U0339491

Obstetric Intensive Care Manual

Fourth Edition

产科重症监护手册

第4版

麦克·R.弗雷

主　编　〔美〕托马斯·H.斯特朗

托马斯·J.加里特

主　译　陈敦金　苏春宏

副主译　王晓怡　陈娟娟

天津出版传媒集团

天津科技翻译出版有限公司

著作权合同登记号:图字:02 - 2015 - 83

图书在版编目(CIP)数据

产科重症监护手册／(美)麦克・R.弗雷
(Michael R. Foley),(美)托马斯・H.斯特朗
(Thomas H. Strong),(美)托马斯・J.加里特
(Thomas J. Garite)主编;陈敦金,苏春宏主译.—
天津:天津科技翻译出版有限公司,2019.1(2021.6 重印)
书名原文:Obstetric Intensive Care Manual
ISBN 978 - 7 - 5433 - 3898 - 2

Ⅰ.①产… Ⅱ.①麦… ②托… ③托… ④陈… ⑤苏
… Ⅲ.①妇产科病 - 险症 - 护理 - 手册 Ⅳ.
①R473.71 - 62

中国版本图书馆 CIP 数据核字(2018)第 265599 号

Michael R. Foley,Thomas H. Strong. Jr., Thomas J. Garite
Obstetric Intensive Care Manual
ISBN:978 - 0 - 07 - 182013 - 4

中文简体字版权属天津科技翻译出版有限公司。

授权单位:McGraw-Hill Education(Asia)Co.
出　　版:天津科技翻译出版有限公司
出 版 人:刘子媛
地　　址:天津市南开区白堤路 244 号
邮政编码:300192
电　　话:(022)87894896
传　　真:(022)87895650
网　　址:www.tsttpc.com
印　　刷:天津新华印务有限公司
发　　行:全国新华书店
版本记录:787×1092　16 开本　24 印张　600 千字
　　　　　　2019 年 1 月第 1 版　2021 年 6 月第 2 次印刷
　　　　　　定价:138.00 元

(如发现印装问题,可与出版社调换)

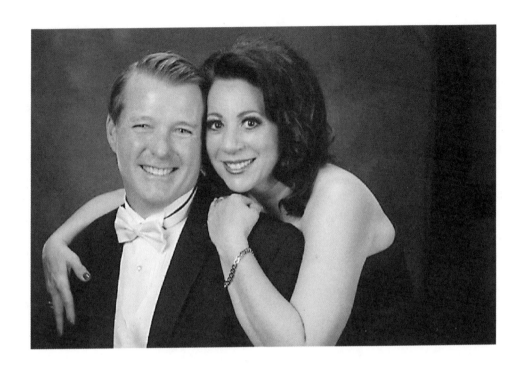

将第 4 版献给我生命中的挚爱——Lisa Dado 博士。她是我的妻子，我的灵感，也是我最好的朋友。

感谢 Lisa、Bonnie、Molly 以及 Michael 给予我无尽的爱和支持。感谢 Bette 及 Ray 给予我机会。

——麦克·R. 弗雷

致我人生的灵魂导师 Rebekah 及 Trey。

——托马斯·H. 斯特朗

致我最想念的导师 Roger Freeman、Ted Quilligan 及 Fred Zuspan，感谢你们指导我如何通过改善妇女儿童的护理和结局来更好地服务于患者，并在对待患者、学生和同事方面为我树立榜样。

——托马斯·J. 加里特

声　明

　　医学是一门充满变化的科学，新兴研究和临床实践在不断拓宽我们视野的同时，也要求我们要不断改进治疗方案和治疗用药。编者及出版者为达到同期出版标准，经过查阅资料并核实，为读者提供了全面完整的信息。然而，鉴于人为误差的可能及医学科学的变化性，编者、译者、出版社或任何参与本书编辑或出版的人员均不能保证本书编著信息是准确无误或完整的，我们不为本书的任何错误或不足承担责任，也不为使用本书带来的结果负责。我们也鼓励读者通过其他资源来证实本书信息的正确性。例如，建议读者核查每种药品包装内的产品信息表，确保本书中信息的正确性，确保推荐剂量或给药禁忌方面没有改变。本声明对于新药或者不常使用的药物而言尤其重要。

译者名单

主　译　陈敦金　苏春宏

副主译　王晓怡　陈娟娟

译　者　(按姓氏汉语拼音排序)

陈敦金　陈娟娟　陈艳红　杜培丽

韩　冬　何　泓　何文君　贺　芳

柯彩萍　李晓梅　李秀英　梁伟璋

林　琳　沈小雅　苏春宏　孙　斌

汪志辉　王晓怡　颜　昊　杨师琪

张慧丽　周冬梅　周燕媚

编者名单

Tamerou Asrat, MD
Department of Perinatology
Kaiser Permanente at Santa Clara
Santa Clara, California
Chapter 13

Michael A. Belfort, MBBCH, DA, MD, PhD, FRCSC, FRCOG
Ernst W. Bertner Chairman and Professor
Department of Obstetrics and Gynecology
Professor, Department of Surgery and Anesthesiology
Baylor College of Medicine
Obstetrician and Gynecologist-in-Chief
Texas Children's Hospital
Houston, Texas
Chapter 10

Paul Berkowitz, MD, FAPM
Director of Behavioral Health
Centegra Health System
Woodstock, Illinois
Diplomate - American Board of Psychiatry and Neurology
General Psychiatry
Psychosomatic Medicine
Buffalo Grove, Illinois
Chapter 21

Linda R. Chambliss, MD, MPH
Chief of Obstetrics
Director of the Division of Maternal–Fetal Medicine
St Joseph's Hospital and Medical Center
Professor of Obstetrics and Gynecology
Creighton University School of Medicine
Clinical Professor of Obstetrics and Gynecology
University of Arizona College of Medicine
Phoenix, Arizona
Chapters 26 and 28

William H. Clewell, MD
Director, Fetal Medicine and Surgery
Phoenix Perinatal Associates
Phoenix, Arizona
Clinical Professor, Obstetrics and Gynecology
University of Arizona College of Medicine
Tucson, Arizona
Chapter 16

Lisa A. Dado, MD
Valley Anesthesiology Consultant
Phoenix Children's Hospital
Phoenix, Arizona
Chapter 20

Gary A. Dildy III, MD
Professor
Vice Chairman of Quality and Patient Safety
Program Director, MFM Fellowship
Department of Obstetrics and Gynecology
Baylor College of Medicine
Chief Quality Officer, Obstetrics and Gynecology
Texas Children's Hospital Pavilion for Women
Houston, Texas
Chapter 14

John P. Elliott, MD
Medical Director
Valley Perinatal Services
Faculty
Department of Obstetrics and Gynecology
Banner Good Samaritan Medical Center
Phoenix, Arizona
Chapter 19

Michael R. Foley, MD
Professor
Department of Obstetrics/Gynecology
University of Arizona College of Medicine–Phoenix
Chairman and Program Director
Obstetrics and Gynecology
Banner Good Samaritan Medical Center
Phoenix, Arizona
Chapter 11

Karrie E. Francois, MD
Partner/Owner
AMOMI Pregnancy Wellness Spa
Scottsdale Healthcare
Perinatal Medical Director, and
Clinical Assistant Professor
University of Arizona
Phoenix, Arizona
Chapter 3

Manisha Gandhi, MD
Assistant Professor
Baylor College of Medicine
Houston, Texas
Chief, Maternal–Fetal Medicine Clinic
Director, Program for Multiples
Associate Residency Program Director, Obstetrics and
  Gynecology
Texas Children's Hospital Pavilion for Women
Houston, Texas
Chapter 8

Thomas J. Garite, MD
Professor Emeritus, Obstetrics and Gynecology
University of California, Irvine
Director of Research and Education for Obstetrix
Pediatrix Medical Group
Littleton, Colorado
Chapter 22

Alfredo F. Gei, MD
Associate Professor
Division of Maternal–Fetal Medicine
Department of Obstetrics and Gynecology and
  Reproductive Sciences
University of Texas Health Science Center
Houston, Texas
Chapters 12 and 23

Cornelia R. Graves, MD
Medical Director
Tennessee Maternal–Fetal Medicine
Director, Perinatal Services
Baptist Hospital
Nashville, Tennessee
Chapter 25

Ravindu Gunatilake, MD
Assistant Professor
Department of Obstetrics and Gynecology
Division of Maternal–Fetal Medicine
University of Oklahoma Health Sciences Center
Oklahoma City, Oklahoma
Chapter 11

Nicole Ruddock Hall, MD
Assistant Professor
Division of Maternal–Fetal Medicine
Department of Obstetrics and Gynecology
Baylor College of Medicine
Texas Children's Hospital Pavilion for Women
Houston, Texas
Chapter 2

Christina S. Han, MD
Assistant Professor
Division of Maternal–Fetal Medicine
Department of Obstetrics, Gynecology and Reproductive
  Sciences
Yale University School of Medicine
New Haven, Connecticut
Chapter 7

Cathleen Harris, MD, MPH
Scottsdale Perinatal Associates, PLLC
Scottsdale, Arizona
Chapter 18

Stephanie R. Martin, DO
Associate Professor
Baylor College of Medicine
Division Director, Maternal–Fetal Medicine
Director, Obstetric Intensive Care Unit
Texas Children's Hospital Pavilion for Women
Houston, Texas
Chapters 2 and 8

Jennifer McNulty, MD
Staff
Department of Maternal–Fetal Medicine
Women's Hospital
Long Beach Memorial Medical Center
Clinical Professor
Department of Obstetrics and Gynecology
University of California, Irvine
Irvine, California
Chapter 15

Keith S. Meredith, MD, MS
Pediatrix and Obstretix Groups, Inc.
Phoenix, Arizona
Chapter 24

Marlin D. Mills, MD
Director of Maternal–Fetal Medicine
Hoag Memorial Presbyterian Hospital
Magella Medical Group
Newport Beach, California
Chapter 21

Robert A. Myers, MD
Director, HIV In-patient service
Associate Program Director
Department of Internal Medicine
Maricopa Integrated Health Systems
Phoenix, Arizona
Instructor of Medicine
Mayo Medical School
Scottsdale, Arizona
Chapter 26

Michael P. Nageotte, MD
Executive Careline Director
Long Beach Memorial Hospital
Long Beach, California
Professor
Department of Obstetrics and Gynecology
University of California, Irvine
Irvine, California
Chapter 13

Corrina Monique Oxford, MD
Assistant Professor of Clinical Obstetrics and Gynecology
Perelman School of Medicine
University of Pennsylvania
Philadelphia, Pennsylvania
Chapter 1

Michael J. Paidas, MD
Professor
Interim Chief
Section of Maternal–Fetal Medicine
Interim Director, Maternal–Fetal Medicine Fellowship
Interim Chief, Obstetrical Service
Co-Director, Yale Women and Children's Center for Blood
    Disorders
Co- Director, National Hemophilia Foundation
Baxter Clinical Fellowship Program at Yale
Division of Maternal–Fetal Medicine
Department of Obstetrics, Gynecology and Reproductive
    Sciences
Yale University School of Medicine
New Haven, Connecticut
Chapter 7

Pranav Patel, MD
Phoenix Perinatal Associates
Cardon Children's Medical Center
Mesa, Arizona
Chapter 24

Jordan H. Perlow, MD
Director, Division of Maternal–Fetal Medicine
Banner Good Samaritan Medical Center
Phoenix, Arizona
Partner, Phoenix Perinatal Associates
Obstetrix Medical Group of Phoenix
Associate Clinical Professor
Department of Obstetrics and Gynecology
University of Arizona School of Medicine
Tucson, Arizona
Chapter 6

Robert A. Raschke, MD
Department of Critical Care
Banner Good Samaritan Medical Center
Phoenix, Arizona
Chapter 17

George R. Saade, MD
Professor, Obstetrics and Gynecology and Cell Biology
Jennie Sealy Smith Distinguished Chair in Obstetrics and
    Gynecology
Chief of Obstetrics and Maternal–Fetal Medicine
Director, Perinatal Research Division
Department of Obstetrics and Gynecology
The University of Texas Medical Branch
Galveston, Texas
Chapter 9

Philip Samuels, MD
Director, Obstetrics and Gynecology Residency Program
The Ohio State University Wexner Medical Center
Columbus, Ohio
Chapter 4

Baha M. Sibai, MD
Professor, Maternal–Fetal Medicine Division
Principal Investigator, Eunice Kennedy Shriver NICHD
    Maternal–Fetal Medicine Network
Director, MFM Fellowship Program
Department of Obstetrics
Gynecology and Reproductive Sciences
The University of Texas Medical School at Houston
Houston, Texas
Chapter 5

Bob Silver, MD
Department of Obstetrics and Gynecology
University of Utah School of Medicine
Salt Lake City, Utah
Chapter 27

Irene P. Stafford, MD
Obstetrix Medical Group of Arizona
Tucson, Arizona
Chapter 14

Victor R. Suarez, MD
Division of Maternal–Fetal Medicine
Department of Obstetrics and Gynecology
Advocate Christ Medical Center
Oak Lawn, Illinois
Chapters 12 and 23

中文版前言

孕产妇死亡率的高低可以反映一个国家与地区的综合实力。近年来,中国孕产妇死亡率已经有了极大程度的降低,但与发达国家相比仍有一定差距。降低孕产妇死亡率是我们一直在努力追求的目标。

随着近年"全面二孩"政策的施行,高危妊娠的孕妇数量有逐年升高的趋势。产科医师能否合理地对危急重症孕产妇进行监护,并进行有效施救,对于提高产科质量、降低孕产妇及围生儿发病率和死亡率至关重要。《产科重症监护手册》是一本关于产科重症监护的实用性很强的书籍,本书已经更新到第 4 版,经过编者的反复修正,不断引入更具有实用性和创新性的内容。书中不仅介绍了血流动力学监护、成分输血的临床基础知识以及妊娠合并症、并发症处理,还包括了神经系统紧急情况处理、孕妇的高级生命支持治疗、危急重症孕产妇三级转诊等实用性临床经验,同时也对一些罕见的重症,如妊娠合并镰状细胞危象的处理进行了阐述,涵盖疾病范围广,内容权威,特别适合指导广大产科医师处理危急重症的孕产妇。

20 年前,广州医科大学附属第三医院在上级行政管理部门的支持下,成立了"重症孕产妇救治中心",对适合中国现况的高危孕产妇管理和救治进行了探索,取得了较好的成绩,目前是"广东省重症孕产妇救治中心"所在地,也是"广东省产科临床治疗控制中心"。

参与本书翻译的译者多为本中心的专家,他们多数身兼数职,在日常临床、科研和教学工作十分繁忙的情况下,为本书翻译付出了艰辛努力,在此表示衷心感谢。

由于我们水平有限,经验不足,书中难免有缺陷与错误,诚望广大读者批评指正。

陈敦金

2018 年 11 月 1 日

序 言

"请一定要仔细护理我们的患者。"

当麦克·弗雷博士主编第 1 版《产科重症监护手册》时,我积极参与编写了护理部分。在护理过程中,我一直将第 1 版《产科重症监护手册》及后续版本作为临床必备资料,并一直将其随身携带在我的白大褂口袋里。弗雷博士的书对于我们这些需要不断成长和努力的人来说是宝贵的资源和重要的参考书。第 4 版的《产科重症监护手册》是建立在基础知识之上编著而成的,读者在书中可了解到无创性血流动力学的进展、地中海贫血(镰状细胞贫血)治疗以及易于使用的表格和法则,书中还对神经系统急症一章进行了扩展,包括 Guillain-Barré 综合征、自主反射失调和脊髓损伤等。

近 5 年来,我已经成为俄亥俄州立大学 Wexner 医学中心的首席执行官。在这个角色中,我逐渐意识到产科患者的急救护理和其他医疗事故患者的紧急护理同样重要。当我参加医院领导者开展的医学论坛时,他们经常向我强调:"当患者需要监护时,必须确保你有能力监护他们。"目前,许多医院已经削减了他们提供的服务内容,因此,当患者需要重症监护时,只能依赖于大型医疗中心。在 H1N1 流感流行期间,这种需要更加迫切地体现在病情变化凶险的孕妇身上。我们的监护病房床位爆满,我们不得不要求更多的血流动力学和心肺监护支援,而人力资源需求也相应增加。我们尽一切努力去满足社区和地域需求,并且这些努力都得到认同。

10 多年来,我对研究医疗护理工作者很感兴趣,并发现职业倦怠在产科护理和重症护理工作中尤为常见。职业倦怠的三个关键因素是需求、干预和支持。显而易见,这些要求对于产科及重症监护而言是非常重要的,我们应该意识到,当患者进入产程或面临急症需要重症监护时,应该适当给予少许临床干预。在上述关键因素中,支持显得非常重要,正如我在第 3 版序言中所强调的,需要重症监护的患者一定要通过技术娴熟、多学科合作的团队来管理。如果要解决重要工作中面临的压力问题,我们就必须支持团队中的每一个成员。基于对这种需要的认识,几年前,我们的医疗中心就建立了一个 STAR 程序,STAR 系指"压力性创伤和恢复"。我们有一个由女性健康专家和顾问组成的技术团队,这个团队可以为患者提供防治服务。参与团队支持的不仅仅是医师、护士以及救护团队中的其他成员,必要时还有家人的参与。我们发现,这些服务可以有效地减少疲劳和倦怠。当然,知识也可以提高临床干预的水平,它能为病情复杂的患者提供护理信息,此时的支持不仅来源于你的同事,也来源于可靠的信息资源。基于这些原因,再次感谢麦克·弗雷博士和他的研究团队为我们提供了第 4 版《产科重症监护手册》。我知道这对一线医疗人员来说非常重要,对我们的患者而言也是非常重要的。

史蒂文·G. 加布
美国俄亥俄州立大学 Wexner 医学中心首席执行官

前 言

对于第 4 版《产科重症监护手册》的出版,我们真诚地感谢前 3 版《产科重症监护手册》的读者,通过你们的评论、建议、修正意见,第 4 版将会成为更具实用性、先进性、指导性的案头书。

前几版书籍的编著不仅给考试委员会提供了帮助,更重要的是,为产科医护人员提供了更新的医疗监护信息。

第 4 版补充了新的知识点,并增加了部分新的章节,力求为产科医师提供更好、更实用的医学工具书。

非常感谢我的导师,Fred Zuspan、Steven Gabbe 和 Daniel O'Keeffe 在我事业发展中给予的帮助,同时十分感谢本书的所有编辑、出版人员做出的贡献。

感谢撒玛利亚医学中心的妇产科医师们给予的帮助,感谢他们对第 4 版《产科重症监护手册》做出的实用性评估。

除此之外,非常感谢所有的编者(包括既往的和现在的编者)以及和我一起共同编著第 4 版的同道们。

请各位谨记,产科重症监护需要团队合作。我们需要建立一个包括重症医学、麻醉科、心血管科、呼吸科、肾内科、护理等多学科合作的团队,该团队的建立对于成功及有效救治患者是非常重要的。

作为女性健康的守护者,我们应该用知识武装自己,引领自身在多学科团队合作中发挥主导作用。

就像上一版《产科重症监护手册》中提及的:

勇于承认未知是最好的,假装对事物已知是一种弊端。

——Lao Tzu

作为教育者和医护人员,我们应努力去掌握和理解疾病的真正本质。

麦克·R.弗雷,MD

美国亚利桑那州天堂谷

致　谢

感谢 Susan Weisman 和 Barbara Shaw 为本书提供的帮助，感谢他们幽默的智慧及和蔼的态度,感谢参与本书编辑的所有工作人员。

目　录

第 1 章

孕产妇基础血流动力学监测

• *Corrina Monique Oxford*

孕产妇基础血流动力学监测相当复杂,要求掌握妊娠生理、监测设备和信息应用。本章将回顾侵入性和非侵入性血流动力学监测方法,让读者了解循环监测功能,及其在正常及患病孕妇中的应用。

■ 血流动力学监测及设备

根据血流动力学数据辨别导致病情恶化的危险信号是非常有效的(表 1–1)。使用侵入性和非侵入性技术进行血流动力学监测可以很及时地反应治疗效果。

功能性血流动力学

侵入性监测

1970 年,J.C. Swan 和 W. Ganz 首先介绍了这种技术[1]。将肺动脉导管(PAC)通过颈内或锁

■ 表 1–1 定义、术语及公式

参数	缩写词	公式	单位
脉压	PP	收缩压−舒张压	mmHg
平均动脉压	MAP	舒张压+1/3 脉压	mmHg
心脏指数	CI	心输出量/体表面积	$L/(min \cdot m^2)$
每搏输出量	SV	心输出量×1000/心率	mL
心搏指数	SI	每搏输出量/体表面积	$mL/(beat \cdot m^2)$
体循环血管阻力	SVR	(平均动脉压−中心静脉压)/心输出量×80	$dyn/(s \cdot cm^{-5})$
体循环血管阻力指数	SVRI	体循环血管阻力×体表面积	$dyn/(s \cdot cm^{-5} \cdot m^2)$
肺循环血管阻力	PVR	(平均肺动脉压−肺毛细血管楔压)/心输出量×80	$dyn/(s \cdot cm^{-5})$
肺循环血管阻力指数	PVRI	肺循环血管阻力×体表面积	$dyn/(s \cdot cm^{-5} \cdot m^2)$
左心室搏出功	LVSW	每搏输出量×平均动脉压× 0.136	g/m
左心室每搏作功指数	LVSWI	左心室搏出功/体表面积	$g/(m \cdot m^2)$
右心室搏出功	RVSW	每搏输出量×平均肺动脉压× 0.136	g/m
右心室每搏作功指数	RVSWI	右心室搏出功/体表面积	$g/(m \cdot m^2)$

骨下静脉置入上腔静脉(SVC)至右心房(RA)，
随血流"漂浮"进入右心室(RV)，之后通过肺动
脉瓣进入肺动脉，顶端膨胀的小球最终将楔入
肺动脉分支(图1-1)。此方法应于呼气末进行。

　　一旦楔入，肺动脉导管波形将出现特殊图
形，每一部分都与左房室的活动相关。"α"波与
心房收缩相关，波形表现为压力升高。"x"波与
心房舒张及充盈前准备相关，波形表现为压力下
降。左房被动充盈，压力升高出现"v波"。"y波"
波则表示心房排空(图1-2和图1-3)。

　　常应用热稀释法通过肺动脉导管测量心输
出量(CO)。将低于血液温度的少量液体注入肺
动脉导管，当血流通过心室时可检测到温度的
改变。将温度变化描记成图，通过计算曲线下面
积(AUC)评估心输出量[1](图1-4和表1-2)。

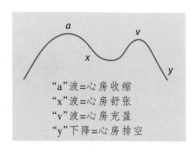

"a"波=心房收缩
"x"波=心房舒张
"v"波=心房充盈
"y"下降=心房排空

图1-2　肺毛细血管楔压(PCWP)波形。(Image reprinted with permission from Medscape Reference [http://emedicine. medscape.com/], 2013, available at: http:// emedicine. med-scape.com/article/1824547-overview.)

　　过去20年，我们一直在评估肺动脉导管的
使用在指导危重症患者抢救中的价值。需要注
意的是，在非妊娠期，一些多中心研究并不能证

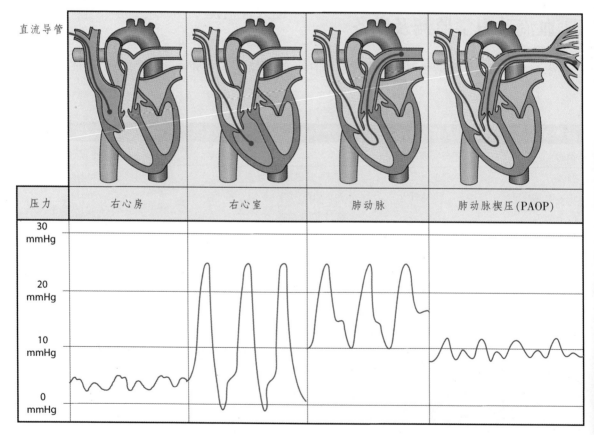

直流导管

| 压力 | 右心房 | 右心室 | 肺动脉 | 肺动脉楔压(PAOP) |

图1-1　肺动脉导管(PAC)压力和波形。(Reproduced with permission from Urden L, *Critical Care Nursing Diagnosis and Management*, 7th ed. Elsevier, 2014.)

外,置入肺动脉导管也并不是没有风险。可能会导致心律失常、医源性气胸、血管破裂和血栓病、瓣膜损伤和中心导管相关的血流感染。虽然近几年这些风险的发生率只有 0.1%~1.3%[4,5],但并发症导致的结局是很可怕的。

将肺动脉导管用于妊娠期非常少见。在产科,最早是将侵入式血流动力学监测方法应用于重度子痫前期并发急性肾衰竭(AKI)和少尿,以及肺水肿的患者,使用肺动脉导管以协助治疗[6]。也有报道用于严重瓣膜病变、肺动脉高压、心肌病变、感染性休克和肾脏疾病[7]。

肺动脉导管测量所获得的数据能有效评估各因素对心脏泵血功能及疗效的影响。这些因素包括静脉反流/前负荷、外周阻力/后负荷、心率和心肌收缩力。从功能来说,可用于评估需要液体复苏患者的容量负荷是否足够,还可以观察到与心率下降相关的血压升高、中心静脉压(CVP)、肺动脉楔压(PAOP)、每搏量变异(SVV)以及理想心输出量的增加[8]。这类患者可在监护下予以进一步的液体治疗,直至充足的

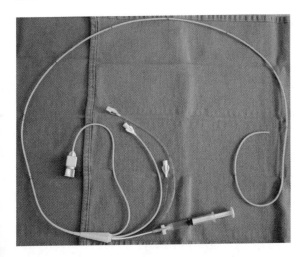

图 1-3　肺动脉导管。(Image reprinted with permission from Sat Sharma,MD,FRCPC,St Boniface General Hospital and University of Manitoba Faculty of Medcine,published by Medscape Reference [http://emedicine.medscape.com/],2014,avaialble at:http://emedicine.medscape.com/article/1824547-overview)

实肺动脉导管能够改善 ICU 和重症围术期患者在 6 个月及 1 年内的病死率[1-3]。很少有临床医师能清楚解释肺动脉导管的相关数据。除此之

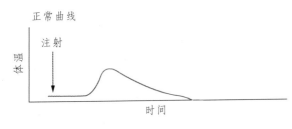

光滑的曲线上升到高峰,然后逐渐下降到基线
计算机找到光滑曲线

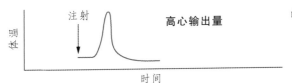

曲线下方小区域代表高心输出量(注射体温随时间有小范围变化)

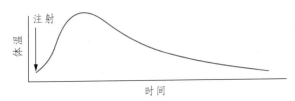

曲线下方大片区域代表低心输出量(注射体温随时间有较大变化)

图 1-4　曲线下的 PAC 面积。

■ 表 1-2　正常 PAC 测量

测量	非妊娠	妊娠	与未孕时相比变化
心输出量,L/min	4.3±0.9	6.2±10	43%
心率,次/分	71±10	83±10	17%
体循环阻力,dyne·cm·s⁻⁵	1530±520	1210±266	−21%
平均动脉压,mmHg	86.4±7.5	90.3±5.8	NS
肺动脉末端压力,mmHg	6.3±2.1	7.5±1.8	NS
中心静脉压,mmHg	3.7±2.6	3.6±2.5	NS
胶体渗透区,mmHg	20.8±1.0	18.0±1.5	−14%

NS,不明显。

Reproduced with permission from Gilbert WM, Towner DR, Field NT, et al. The safety and utility of pulmonary artery catheterization in severe preeclampsia and eclampsia. *Am J Obstet Gynecol* 2000:182:1397–1403.

容量复苏,而其发生肺水肿的风险较低。FACCT 研究指出,没有一个独立的指标能够充分评估容量反应[9]。应采用多个指标进行综合评估。

在肺动脉扩张时,肺动脉导管可以准确连续评估静脉血氧浓度(SVO₂)。静脉血氧浓度代表血液通过组织时释放的氧气量,并且能够评估氧气的消耗和释放之间的平衡。正常时,静脉血氧浓度为 70%~75%[10]。消耗增加时,静脉血氧浓度就会下降,比如锻炼、寒战、严重酸中毒和心力衰竭。动脉血氧浓度低于 30%~40% 时,就会出现严重缺血[10]。

中心静脉压用于评估右心室前负荷。在肺水肿、正压通气、右心室衰竭(通常是左心室衰竭造成的)、肺动脉高压、严重肺栓塞和心包填塞时,中心静脉压升高。仅仅一次中心静脉压测量不能代表所有,测量目的是监测治疗情况。这些设备对那些接受正压通气治疗的患者是非常有用的。如果患者是血管内出血,与其他人相比,他们会因为静脉瓣受压、静脉反流减少而出现心输出量下降(机械通气的吸气阶段)。在这种情况下,中心静脉压比预期稍升高,因为正压通气导致气管内压升高,但患者仍处于低血容量状态。对那些心功能正常、有自主呼吸的患者,在吸气时,气管内呈负压(下降),有利于血液回心,同时增加静脉反流。可以自主呼吸的患

者,吸气时中心静脉压降低 1mmHg(1mmHg=0.133kPa)[8]。然而,在自主通气情况下,其血管内压可能下降得更多。

PAOP 用于间接评估肺静脉压或左房压。随着 PAOP 的应用,可以更有助于评估肺静脉阻力和左心房前负荷[1]。PAOP 对于区别心源性水肿(PAOP 和 CVP 升高)和非心源性水肿(PAOP 正常或降低,CVP 升高)非常有帮助[1]。

在病理情况下,肺毛细血管网损伤或通透性增加,如严重栓塞、脓毒症、急性呼吸窘迫综合征(ARDS)、失血性休克和子痫前期,不适于评估 CVP 和 PAOP[11]。在没有左心衰竭和心内结构正常的患者中,CVP 和 PAOP 体现的价值就有所不同,这是因为在妊娠期,CVP 并不能反应左心功能,只有在过高或过低时才有意义(表 1-3)[12]。

非侵入性监测

Belfort 等[13]在 11 例危重患者中用二维(2D)超声心动图展示了侵入性和非侵入性监测手段之间的相关性[13]。每搏输出量和心输出量评估的相关性良好,可以正常评估肺动脉及心室舒张期压力。这些研究提供了在妊娠期支持采用非侵入性监测手段的最早证据[1]。Belfort 等又对 14 例患者应用非侵入性监测进行研究,除 2 例危重患者之外,其他患者在不使用肺动脉

■ 表 1-3 孕妇血流动力学监测潜在指标

成人呼吸窘迫综合征——无有效补液策略

左心室射血指数<20%的心肌病

术中或分娩时右心衰竭

分娩时心功能分级Ⅲ级或Ⅳ级

肺动脉高压——原发性或继发性

难治性脓毒性休克

水肿严重的重度子痫前期

严重瓣膜病

导管的情况下,均可成功监测血流动力学[14]。经食管多普勒实时检测动脉血流,可用于评估每搏输出量和心输出量,尤其是在手术室进行实时监控时[15]。

通过时 2D 超声心动图技术评估每搏输出量已经用于妊娠期妇女[16],然后再乘以心率就可以得出心输出量(每搏输出量×心率=心输出量)。不久的将来,心脏 3D 成像技术将代替 2D 成像,可以提供更多、更精确的关于心腔的评估数据,并可以减少 2D 成像几何假设过程中

出现的错误[17-19]。而且,正确评估心腔容量和压力之间的相关性依赖于心腔评估的规范性。例如,如果出现舒张期功能障碍(或心腔不能很好地舒张,如心动过速、缺血、脓毒血症、胸内压力升高),超声心动图测量的舒张末期容量(EDV)就会降低,但是通过肺动脉导管测得的充盈压会升高。单独使用肺动脉导管测量,可能导致医师认为患者还有足够的容量,但是这种压力在有并发症的情况下会增加。在孕妇和产后出血患者中已经利用 2D 超声心动图做过长期研究(表 1-4)。

利用动脉压曲线形态评估每搏输出量用于监测动脉压波形(APWF)已证实适用于孕妇。但动脉压波形的准确监测在心律失常、应用主动脉内气囊泵(IABP)、严重的感染性休克和肝衰竭患者中会受到影响[1]。

经气管电子阻抗技术也可用于妊娠期妇女,然而,在肥胖患者中评估结果可能不可靠,而且母体状态对评估结果也有影响[21,22]。生物阻抗方法的优点是可以跟踪心输出量的点对点变化。

■ 表 1-4 妊娠和产后 2D 超声心动图变化[20]

变量	T1(10±1 周)	T2(24±2 周)	T3(34±1 周)	产后 [a](1.7±1 个月)	P
左心室横径,cm	4.3±0.4	4.4±0.4	4.3±0.4	4.3±0.3	NS
左心室纵径,cm	2.8±0.3	2.8±0.3	2.8±0.3	2.8±0.2	NS
左主动脉干尺寸,cm	3.0±0.4	3.2±0.4	3.3±0.4	3.1±0.4	NS
瓣膜厚度,cm	0.8±0.1	0.8±0.1	0.9±0.1	0.9±0.1	NS
后壁厚度,cm	0.8±0.1	0.8±0.1	0.9±0.1	0.9±0.1	NS
左心室缩短率,%	35.4±4	35.0±5	34.5±3	35.0±3	NS
左心室射血分数,%	61±4.5	61±4.5	60±3	60±3	NS
左心室质量,g	108±14	115±16	128±18	116±15	T3 比 T1[b]
左心室质量指数,g/m²	63±8	65±8	72±10	69±7	T3 比 T1[b]

[a] 对照组。

[b] $P < 0.05$。

Reproduced with permission from Mesa A, Jessurun C, Hernandez A, et al. Left ventricular diastolic function in normal human pregnancy. *Circulation*. 1999;99:511-517.

正常妊娠期循环系统血流动力学基线变化

自 20 世纪 50 年代起，人们对妊娠期的生理变化已经有所认识。研究发现，从怀孕 7~8 周开始，孕期前负荷和容量负荷不断增加。其他变化包括心输出量增加，主要是由于每搏输出量增加导致。孕期容量负荷或者高血容量会增加每搏输出量，主要发生在正常妊娠的中期。到孕晚期，心输出量就会到达一个平台，保持相对恒定状态，直到分娩(表 1-5)[23]。这些在产程中血流动力学发生的巨大变化将在后文中详细阐述。

在妊娠期间，尽管血容量有明显升高，但 PAOP 和 CVP 仅有一些细微变化[1]。其原因是妊娠期间体循环阻力(SVR)和肺循环阻力(PVR)降低。在这种低阻力情况下，循环系统可能会容纳更多血液，但血压没有明显变化。

妊娠过程中会发生心脏重塑。其证据是心电图(ECG)变化反映的细胞肥大(特别是左心室)以及心电轴轻微左偏[1,23]，部分是因为妊娠子宫渐渐侵入横隔膜。所有心腔都会扩张，尤其是左心房(LA)[20]。左心房扩张和心肌纤维变长可以触发室上性心律失常，特别是在部分有潜在风险的患者(如甲状腺疾病、先心病未行修补术)。瓣膜瓣环直径增加[20]。妊娠期血流变缓是正常的。超过 90% 的女性有中度肺动脉瓣和三尖瓣关闭不全，这并不是病理现象[24,25]。还有超过 33% 的女性也会出现临床表现并不明显的二尖瓣关闭不全。

体位变化对母体血流动力学的影响

孕 20 周子宫(平脐水平)足以压迫下腔静脉(IVC)，导致回心血量减少，使心输出量、每搏输出量下降，最终导致血压下降。这种妊娠期现象被称为妊娠期仰卧低血压或仰卧位低血压综合征。在妊娠过程中，体位变化对心输出量造成的影响更为明显。与侧卧位相比，仰卧位的心输出量可以减少 30%。至少 15% 的侧向移位(或子宫移位)就足以缓解妊娠子宫对 IVC 的压迫和恢复正常的心输出量。在需要增加心输出量时都应该这样做。然而，在心脏复苏中，为了使心输出量最大值增加，推荐 30% 的侧向移位[26]。

产时和产后正常血流动力学变化

产时正常变化

孕晚期，心输出量保持相对稳定，但在分娩过程中和第三产程之后会急骤升高[23,26,27]。这种变化常见于肥胖患者中。随着子宫收缩，有 300~500mL 血液自动泵入体循环，导致心输出量基线升高 30%~50%[20,23,26,27]。心输出量的增加在第二产程会达到峰值[20,23]。疼痛也会增加心输出量，疼痛减轻时这种作用也相应减弱，特别是在会阴阻滞麻醉时。SVR 随麻醉深入明显下降。剖宫产手术和硬膜外麻醉时，SVR 会降低 26%~31%[28-30]，与平均动脉压(MAP)从基线降低 20% 相关[31]。轴索麻醉时导致血压下降的原因包括子宫左移、静脉内预处理或晶体液水化(虽然节食可预防高血压)、腿部捆绑、低剂量椎管内麻醉并补充阿片类药物、于围术期或治疗时使用苯肾上腺素以及脊椎内使用硬膜外阻滞(表 1-6)[23]。

产后正常变化

第三产程后第一个半小时内，随着子宫胎盘剥离面血管闭合，约有 500mL 血液进入体循环[27]。在这一时期，主动脉压减小后会导致心输出量升高 60%~80%，随时间推移逐渐下降[27]，但在分娩后至少 10 分钟内保持在峰值[28]。有心脏风险的患者分娩后应严密监护 4~6 小时，因为产后血流动力学变化使这一时期成为心脏负荷最容易加重的时期。对有舒张期功能障碍、先天性心脏病和瓣膜病变的患者，产后延时行非侵入性心脏监测可直接监测动脉变化。分娩后 48 小时，心

■ 表 1-5　孕期心输出量趋势

| | Precon | 孕周 | | | | | | | | | | SE | 标准化范围 |
		5	8	12	16	20	24	28	32	36	38		
心率, 次/分	75	79	80	83	83	83	84	85	88	88	87	1	5
主动脉瓣区, cm²	3.66	3.67	3.79	3.89	3.90	4.00	4.05	4.05	4.16	4.16	4.15	0.04	0.17
肺动脉瓣区, cm²	6.21	6.26	6.38	6.50	6.58	6.55	6.67	6.74	6.89	6.96	6.97	0.07	0.29
二尖瓣区, cm²	6.44	6.49	6.62	6.73	6.79	6.95	7.13	7.18	7.21	7.22	7.18	0.07	0.28
主动脉 VI, cm	18.1	18.7	20.3	21.2	22.1	21.9	21.4	21.0	20.04	20.2	20.2	0.4	1.2
肺动脉 VI, cm	10.5	10.7	11.8	12.0	12.5	12.7	12.4	12.2	11.9	11.7	11.8	0.1	0.6
二尖瓣 VI, cm	10.2	10.6	11.6	11.9	12.3	12.3	12.0	11.8	11.5	11.4	11.5	0.1	0.5
主动脉 SV, mL	65.8	68.6	76.9	82.8	86.3	87.2	68.5	85.1	84.7	84.0	83.6	1.3	5.3
肺动脉 SV, mL	65.4	67.0	75.4	78.1	82.6	83.3	83.0	82.2	81.7	81.4	82.2	1.3	5.3
二尖瓣 SV, mL	65.1	68.6	76.6	80.0	83.4	85.4	84.0	84.7	82.5	82.1	82.7	1.3	5.7
主动脉 CO, L/min	4.88	5.40	6.12	6.72	7.09	7.11	7.21	7.18	7.33	7.34	7.22	0.11	0.46
肺动脉 CO, L/min	4.88	5.31	6.16	6.52	6.91	6.98	6.95	7.00	7.12	7.13	7.19	0.11	0.47
二尖瓣 CO, L/min	4.89	5.44	6.15	6.66	7.01	7.11	7.22	7.15	7.19	7.17	7.14	0.10	0.44
收缩压, mmHg	108	109	107	106	107	105	108	109	110	114	114	2	7
舒张压, mmHg	67	68	63	64	63	62	65	65	67	71	72	1	5
TPVR, dyn·S⁻¹·cm⁻⁵	1326	1213	1052	943	893	875	902	904	908	966	966	22	93

数据为平均值。SE 通过变量分析得出。CO, 心输出量; Precon, 预测值; SV, 每搏输出量; TPVR, 总外周血管阻力; VI, 流速积分。

Reproduced with permission from the American Physiological Society: American journal of physiology, Heart and circulatory physiology, 1989.

输出量仍旧保持升高, 3 个月后逐渐下降[27]。

■ 在特殊环境下的实际应用

随着母亲年龄和体重指数(BMI)增加, 我们可以看到各种原因导致的 ICU 患者心力衰竭和心血管疾病不断增加[32]。除此之外, 随着心胸外科不断发展, 越来越多有先天性心脏病的育龄妇女可以妊娠, 但在孕期会由于正常的生理变化而出现心脏并发症。CARPREG 调查

■ 表1-6 妊娠期间正常血流动力学变化

生理变化	妊娠期	分娩	产后
心输出量	增加 30%~50%	增加 50%	15~20min 内增加 60%~80%
血容量	增加 30%~50%	每次宫缩增加 300~500mL	下降到基线
心率	增加 15~20 次/分	随血压和疼痛程度而上升	下降到基线
血压	下降 5~10mmHg	随血压和疼痛程度而上升	下降到基线
体循环阻力	下降	增加	下降到基线
耗氧量	增加 20%	随产力而增加	下降到基线
血细胞比容	增加 15%~20%		

Reproduced with permission from Fujitani S, Baldisseri MR. Hemodynamic assessment in a pregnant and peripartum patient. *Crit Care Med.* 2005 Oct;33(suppl 10):S354–S361.

者已经发现了基于母体危险因素的可靠的心脏预测模型(表1-7)。还有一些数据证实,这个模型可以进一步证明肺源性心室收缩功能下降和(或)在先天性心脏病患者中会有严重的肺动脉反流[33]。在这一部分,我们将再次回顾病理变化,也会提供理解其血流动力学复杂性的框架。

外周休克状态

休克是指组织灌注不足。通过纠正这种紊乱并进行支持干预管理可以改善灌注和组织供氧。如果血压过低,我们可以使用血管加压药物以保持血管紧张度。母体血压过低持续4分钟就会对胎儿产生有害影响[34]。母体血压升高会导

■ 表1-7   CARPREG:心脏病的危险因子评估

并发症	预测因子	OR 值(95%CI)	P
心脏疾病	既往心脏病或心律失常	6(3~14)	<0.001
	心功能>Ⅱ级或贫血	6(2~22)	0.009
	左心衰竭	6(3~14)	<0.001
	右心衰竭	11(4~34)	<0.001

		原发心脏病概率			原发或继发心脏病概率校正指数	
			验证组			
预测因子数量	评估危险性,%	校正指数后分组	校正指数	原始指数	分组	确认组
0	5	7/249(3%)	5/137(4%)	5/136(4%)	10/249(4%)	6/137(4%)
1	27	27/111(24%)	17/64(27%)	16/61(26%)	35/111(31%)	20/64(31%)
>1	75	16/25(64%)	8/13(62%)	9/17(53%)	17/25(68%)	9/13(6%)
C 统计量		0.83	0.80	0.79	0.82	0.81
(95%CI)		(0.77~0.89)	(0.72~0.88)	(0.71~0.87)	(0.76~0.88)	(0.74~0.88)

CI,可信区间。

Reproduced with permission from Siu S, Sermer M, Colman J, et al. Prospective multicenter study of pregnancy outcomes in women with heart disease. Carpreg investigators. *Circulation.* 2001;104:515–521.

致胎盘灌注减少。平均动脉压增加也会使胎盘阻力指数(RI)增加。平均动脉压在 100~120mmHg 之间可以形成正常的胎盘阻力指数,平均动脉压超过 140mmHg 与阻力指数异常有关[35]。在非妊娠条件下,平均动脉压超过 65mmHg 足以维持组织灌注,但在有心脏手术史的孕产妇,推荐行心肺搭桥手术者至少要保持不低于 70mmHg 的灌注压[36]。子宫胎盘灌注更为复杂,并且需要考虑更多因素。胎盘血流(PBF)在整个妊娠期占全部子宫血流(UBF)的 80%~90%,而且是呈线性关系。胎盘血管调控的三个主要特征是非常重要的,包括:①灌注压和血流之间的关系;②螺旋动脉对血管活性物质刺激的反应;③收缩作用。在大多数情况下,子宫静脉压保持恒定不变,体循环压力变化与 PBF 变化大致相等。例如,平均动脉压下降 25% 将导致 PBF 也相应下降 25%[37]。

在感染性休克和血容量减少的情况下,需要进行容量复苏和使用血管升压药。一般来说,对前负荷敏感的患者需要增加血流速度,首先给予补充晶体液,除非是心源性休克。容量反应是指当有 500mL 液体变化时,心输出量至少增加 15%[38]。测量容量反应的其他方法,如使用微创方法(即 Vigileo、PiCCO 和 LiDCO)测量收缩期脉压变化(sPPV)和每搏输出量变化(SVV),是基于在正压通气期间左心室射血的变化。在正压通气呼气阶段,气管内压增加会导致右心室压力增加,这将导致静脉回流减少,右心室容量减少,最终导致心脏收缩后左心室射血减少[39]。在前负荷依赖的患者,左心室 SVV 的周期性变化非常明显,并且 sPPV 与容积变化是相一致的[38]。

如果患者前负荷是正常的,增加血管收缩压后仍然为低血压,那么就属于泵衰竭(心源性休克)[8]。超声心动图是无创诊断的主要方法。有些患者要求行肺动脉导管植入术。在心源性休克时,如果正性肌力不能改善心输出量,增加一些设备,如主动脉内球囊泵(IABP)、心室加速器可能会挽救生命。表 1-8 列出了不同休克类型典型的血流动力学图形。

表 1-8 休克状态下血流动力学描述

休克状态	血流动力学参数		
	CO	左心室灌注压	SVR
低血容量性	↓	↓	↑
心源性	↓	↑	↑
梗阻性	↓	↑	↑
散发性	↑(早期)	↓	↓(早期)
	↓(晚期)		↑(晚期)

低血容量性

低血容量性休克的血流动力学轮廓图显示心输出量减少,左、右侧前负荷减少(中心静脉压下降、心室充盈压下降),并且后负荷代偿性增加(SVR)。这可能是血液大量丢失、胃肠容积丢失、烧伤和胰腺炎中第三腔隙液体潴留的结果。重度子痫前期患者会有第三腔隙大量液体集聚增加(由于渗透压增加、毛细血管通透性增加和组织压下降),并且分娩后血液丢失也会表现为低血容量性休克症状。

心源性

常见于心肌梗死(MI)、心肌病或其他导致心衰的疾病使心肌丧失功能和衰竭时。心源性休克是在有低血压和血液灌流不足证据时,需要进行干预(例如药物、微创或外科手术)的心力衰竭的主要表现。心脏呈典型性肥大并且丧失顺应性。因此,血流动力学表现为心输出量降低和高心室灌注压。无论心输出量降低是何种原因引起,机体只是机械地识别灌流不足,然后代偿性反射性升高 SVR(类似于低血容量性休克,而在泵衰竭的情况下产生反向结果)。

梗阻性

因为左心室或右心室梗阻,导致心输出量降低。同样,由于血流中断、血流灌注不足和心室灌注压升高导致 SVR 增加。由于心包填塞、缩窄性心包炎(可见于转移癌、病毒感染和炎症反应)或闭合性气胸,血流也会被阻断。所有这些都会导致右心血流量急剧减少。临床医师应该通过平衡舒张期压力表现(在左右心舒张期PAC测量结果是一样的)识别心包填塞的类型,通常伴有在吸气时(奇脉)体循环压力(SBP)至少降低10mmHg。针对梗阻原因的治疗(如心包穿刺术、气胸减压)是管理的重要阶段。降低前负荷的干预会加重病情。

散发性

有一种休克状态会由于血管舒张导致SVR降低(在感染性休克早期会出现一过性SVR升高)。在这种类型的休克中,血流动力学图形会根据不同原因而变化(脓毒血症、过敏反应、神经源性因素或肾上腺危象),但心输出量一般为正常或增加,心室灌注压正常或降低。

以纠正这些休克为目的的干预措施,第一步是纠正和维持正常平均动脉压和心输出量。当出现没有典型低血压的泵衰竭时,治疗的目的是降低前负荷(静脉扩张剂和动脉扩张剂)和后负荷(妊娠患者可以使用动脉扩张剂,产后患者可以用血管紧张素转换酶抑制剂和硝普钠)。在心力衰竭和低血压患者中,我们必须改善心脏功能[强心药、IABP、轴流泵装置或心室辅助装置(VAD)],在心脏前后负荷降低之前改善血压。复苏的目的是通过检测乳酸和基础缺陷的正常变化来评估是否达到足够的组织灌注。

子痫前期

并发重度子痫前期是产科患者转入ICU的最常见原因[40-42]。因此,非常有必要了解在这些条件下各种血流动力学的变化。在重度子痫前期,由于肺血管渗透能力增加和局部组织压力下降,患者出现的非心源性肺水肿要比心源性肺水肿更常见[43]。第三腔隙是子痫前期患者生理变化的基础,这些患者液体负荷始终过重但血管内容量减少。Gilbert等人[44]发现,重度子痫前期并发肺水肿将会使左右心灌注量增加,

应行利尿剂治疗。子痫前期并发肺水肿或胸腔积液的患者应进行超声心动图检查以评估心脏功能。

子痫前期血管容量减少将导致心脏过度做功以便维持足够心输出量。然而,Penny等人[45]利用经食管超声心动图发现,在重度子痫前期患者,终止血流动力学评估会导致潜在性低估心输出量达40%。

大多数重度子痫前期患者不需要做侵入性血流动力学监测。虽然没有有力的证据,但在合并急性肾衰竭(AKI)和对容量无反应的持续性少尿的重度子痫前期患者使用PAC具有合理性[46]。Clark等人已经报道了子痫前期并发少尿患者的三种血流动力学模式:①心输出量降低和PAOP及SVA升高;②心输出量和PAOP正常或升高,SVA正常;③心输出量和SVA升高,PAOP降低[46]。

多胎妊娠

双胎妊娠会导致循环血量和心输出量比单胎妊娠分别增加10%和20%[47,48]。

心肌病

一项研究证实,围生期心肌病的患者在诊断时左心室射血分数(LVEF)大于30%者,心功能正常的可能性增加[49]。肥厚性梗阻性心肌病(HOCM)患者需要减慢心率,以便有足够的左心室充盈。患有肥厚性梗阻性心肌病的孕妇,由于心动过速使左心室充盈降低,前后负荷降低,导致流出道梗阻加重,因此当需要提供区域阻滞麻醉时,医师需要注意采取温和的麻醉方式。

瓣膜病变

一般来说,左心室反流患者比那些有严重狭窄的患者(二尖瓣或主动脉瓣关闭不全)更能耐受孕期血流动力学改变。

孕期SVR降低会刺激前负荷血流并减轻回流的严重性。相比较而言,左侧瓣膜狭窄会导

致患者容量负荷相对增加，从而因主动脉压升高导致心律失常和心力衰竭[50]。严重瓣膜狭窄（特别是主动脉瓣）患者伴有心动过速可能会导致冠状动脉缺血（因为冠状动脉起始于主动脉瓣上方右侧分支），也会导致心肌缺血、心力衰竭和梗死。

二尖瓣狭窄

孕期常见的大多数瓣膜损伤是由于风湿性心脏病造成的[27]。在孕妇中，循环血量增加和瓣膜狭窄阻力增加可以导致左心室收缩压升高，左心室扩张和 SVF 以及肺水肿和右心衰竭。严重瓣膜梗阻病例（面积<2cm²），孕期轻度心动过速合并小范围瓣膜病变可导致左心室灌注压下降和高血压及晕厥。用 β 受体阻滞剂[β₁ 选择性阻滞剂（如美托洛尔）优于非选择性阻滞剂（如拉贝洛尔）]预防心动过速可延长心室充盈时间和容积。在产程中，早期区域麻醉可有效缓解由于疼痛和焦虑导致的心动过速。低剂量持续应用对这些患者更为有利，因为当 SVR 快速下降时，可能会加重那些由于区域麻醉导致低血压而无法代偿的患者的病情[51]。严重瓣膜病变患者可以行围生期（包括产后）血流动力学监测，通过 PAC 或侵入性更小的动脉压力波形监测来评估导致心源性肺水肿的心脏变化[52]。

主动脉瓣狭窄

严重的主动脉瓣狭窄患者（瓣膜面积<1.5cm²）[33]也会受到固定心输出量的限制，因为冠状动脉在瓣膜之外分支，所以也会出现一些问题。冠状动脉灌注减少将会导致心肌缺血和梗死。患者死亡率高达 17%[53]。急产和产后容量变化容易导致心源性肺水肿。针对这些患者，可通过侵入性监测去维持足够的前负荷，从而避免肺水肿的发生。为保持平衡，当患者 CVP 和 PAOP 非常低时，可以给予少量晶体液。如果患者 CVP 和 PAOP 对氧饱和度的下降反应性持续升高，并且肺听诊出现啰音，则必须要使用利尿剂。

瓣膜反流

左室瓣膜反流（二尖瓣和主动脉瓣）在妊娠期表现为 SVR 下降和血容量升高，刺激更多的血流通过瓣膜[51]。

■ 先天性心脏病

在孕产妇中，虽然心脏结构异常的发病率非常低，但患有这些疾病的生育期女性心脏手术的概率增加，并需要密切监护。对于这些患者，需要明确影响其死亡率和生存率的危险因素。纽约心脏协会（NHYA）规定，心功能 Ⅰ～Ⅱ 级的女性可以维持正常妊娠，在患有心脏疾病的产妇中，大约有 90% 在这个范围内[27]。在孕期死亡的患者中，超过 85% 是由于在孕早期心功能分级为 Ⅲ级或 Ⅳ级。艾森曼格综合征或发绀型心脏病患者有不可预测的高死亡率，不建议妊娠[27]。

从生理方面讲，发绀型心脏病的患者在妊娠期 SVR 会降低，导致从右（R，脱氧）向左（L，氧合）分流，肺灌注减少，从而出现低氧血症。肺动脉高压和有典型房室间隔缺损的患者要依靠高体循环压力来维持左（L，氧合）向右（R，脱氧）分流。有一个辅助记忆方法，在字母表中 L 在 R 的前面（L→R），如果不是这样，则意味着错误。这些患者不能耐受血容量的丢失或高血压，可能是由于出血或脓毒症导致严重的低氧血症伴休克状态，并且在麻醉时也会出现 SVR 的降低[54]。总之，左向右分流会增加右心室容量负荷，导致肺动脉高压和右向左分流。

肺动脉高压

肺动脉高压导致母亲死亡率（原发和继发原因）高达 30%~50%[55,56]。这些患者应该避孕。一旦怀孕，应尽量延长生存期，这些患者可以受益于孕早期 PAC，在生产时和产后，出现早期 PA 压力升高时可泵入血管扩张剂，如依前列醇[57]。

缺血性心脏病

由于母体心脏疾病导致的母体死亡率正在快速增加[32]。在过去十年中，美国的这种趋势是由母亲年龄增加和肥胖所导致，围生期缺血和梗死发生率有轻微上升[27,58]。最近的美国人口基础调查研究显示，在妊娠中 MI 的发生率是 6.2/10 万次分娩（95%CI 为 3.0~9.4），死亡率为 5.1%[58]。与非生育年龄女性相比，产后女性 MI 的发病率是前者的 6 倍。

总结

为了便于充分评估妊娠期血流动力学，我们必须了解其生理学上的复杂性。关于病理生理学和在妊娠期可以安全给予患者的药物，多学科的方法对那些有复杂结构和功能性心脏疾病的患者是非常有帮助的。在使用非侵入性方法评估心脏功能中，超声心动图是最有力的工具之一。本章的目的是打好基础，帮助读者更好地理解孕期血流动力学图形的独特性，对于那些需要心脏监测的孕妇来说，它作为一种评估工具是非常有帮助的。

（韩冬　张慧丽　陈娟娟　译）

参考文献

1. Mateu Campos ML, Ferrándiz Sellés A, Gruartmoner de Vera G, et al. Techniques available for hemodynamic monitoring. Advantages and limitations. *Med Intensiva*. 2012;36:434-444.

2. Connors AF Jr, Speroff T, Dawson NV, et al. The effectiveness of right heart catheterization in the initial care of critically ill patients. SUPPORT Investigators. *JAMA*. 1996;276:889-897.

3. Sandham JD, Hull RD, Brant RF, et al. A randomized, controlled trial of the use of pulmonary-artery catheters in high-risk surgical patients. *N Engl J Med*. 2003;348:5-14.

4. Matthay MA, Chatterjee K. Bedside catheterization of the pulmonary artery: risks compared with benefits. *Ann Intern Med*. 1988;109:826-834.

5. Boyle M, Lawrence J, Belessis A, Murgo M, Shehabi Y. Comparison of dynamic measurements of pulse contour with pulsed heat continuous cardiac output in postoperative cardiac surgical patients. *Austr Crit Care*. 2007;20:27-32.

6. Gilbert WM, Towner DR, Field NT, et al. The safety and utility of pulmonary artery catheterization in severe preeclampsia and eclampsia. *Am J Obstet Gynecol*. 2000;182:1397-1403.

7. Mabie WC, Sibai BM. Treatment in an obstetric intensive care unit. *Am J Obstet Gynecol*. 1990;162:1-4.

8. Pinsky MR, Payen D. Functional hemodynamic monitoring. *Crit Care*. 2005;9:566-572.

9. The National Heart, Lung, Blood Institute Acute Respiratory Distress Syndrome (ARDS) Clinical trials network. Pulmonary artery versus central venous catheter to guide treatment of acute lung injury. *N Engl J Med*. 2006;354:2213-2224.

10. Rady MY, Rivers EP, Martin GB, Smithline H, Appelton T, Nowak RM. Continuous central venous oximetry and shock index in the emergency department: use in the evaluation of clinical shock. *Am J Emerg Med*. 1992;10:538-543.

11. Wallenburg HC. *Hemodynamics in Hypertensive Pregnancy*. Amsterdam, the Netherlands: Elsevier; 1988.

12. Wallenburg HC. Invasive hemodynamic monitoring in pregnancy. *Eur J Obstet Gynecol Reprod Biol*. 1991;42(suppl):S45-S51.

13. Belfort MA, Rokey R, Saade GR, et al. Rapid echocardiographic assessment of left and right heart hemodynamics in critically ill obstetric patients. *Am J Obstet Gynecol*. 1994;171:884-892.

14. Belfort MA, Mares A, Saade G, et al. Two-dimensional echocardiography and Doppler ultrasound in managing obstetric patients. *Obstet Gynecol*. 1997;90:326-330.

15. Valtier B, Cholley BP, Belot JP, de la Coussaye JE, Mateo J, Payen DM. Noninvasive monitoring of cardiac output in critically ill patients using transesophageal Doppler. *Am J Respir Crit Care Med*. 1998;158:77-83.

16. Easterling TR, Watts DH, Schmucker BC, Benedetti TJ. Measurement of cardiac output during pregnancy: validation of Doppler technique and clinical observations in preeclampsia. *Obstet Gynecol*. 1987;69(6):845.

17. Mor-Avi V, Jenkins C, Kuhl HP et al. Real-time 3-dimensional echocardiographic quantification of left ventricular volumes: multicenter study for validation with magnetic resonance imaging and investigation of sources error. *JACC Cardiovasc Imaging*. 2008;1(4):413-423.

18. Kleijn SA, Aly MFA, Terwee CB, van Rossum AC, Kamp O. Reliability of left ventricular volumes and function measurements using three dimensional speckle tracking echocardiography. *Eur Heart J Cardiovasc Imaging*. 2012; 3(2):159-168.

19. Van der Zwaan HB, Geleijnse ML, McGhie JS, et al. Right ventricular quantification in clinical practice: two-dimensional vs. three-dimensional echocardiography compared with cardiac magnetic resonance imaging. *Eur J Echocariogr*. 2011;12(9):656-664.

20. Mesa A, Jessurun C, Hernandez A, et al. Left ventricular diastolic function in normal human pregnancy. *Circulation*. 1999;99:511-517.

21. Clark SL, Southwick J, Pivarnik JM, et al. A comparison of cardiac index in normal term pregnancy using thoracic electrical bioimpedance and oxygen extraction (Fick) techniques. *Obstet Gynecol.* 1994;83:669-672.

22. Weiss S, Calloway E, Cairo J, et al. Comparison of cardiac output measurements by thermodilution and thoracic electrical bioimpedance in critically ill versus no-critically ill. *Am J Emerg Med.* 1995;13:626-631.

23. Arendt K, Muehlschlegel J, Tsen L. Cardiovascular alterations in the parturient undergoing cesarean delivery with neuraxial anesthesia. *Expert Rev of Obstet Gynecol.* 2012;7(1):59-75.

24. Campos O, Andrade JL, Bocanegra J, et al. Physiologic multivalvular regurgitation during pregnancy: a longitudinal Doppler echocardiographic study. *Int J Cardiol.* 1993;40:265-272.

25. Robson SC, Hunter S, Moore M, et al. Haemodynamic changes during the puerperium: a Doppler and M-mode echocardiographic study. *Br J Obstet Gynaecol.* 1987;94:1028-1039.

26. Thornburg KL, Jacobson SL, Giraud GD, Morton MJ. Hemodynamic changes in pregnancy. *Semin Perinatol.* 2000;24(1):11-14.

27. Fujitani S, Baldisseri M. Hemodynamic assessment in a pregnant and peripartum patient. *Crit Care Med.* 2005;33(suppl):S354-S361.

28. Tihtonen K, Kööbi T, Yli-Hankala A, Uotila J. Maternal hemodynamics during cesarean delivery assessed by whole-body impedance cardiography. *Acta Obstet Gynecol Scand.* 2005;84(4):355-361.

29. Robson SC, Boys RJ, Rodeck C, Morgan B. Maternal and fetal haemodynamic effects of spinal and extradural anaesthesia for elective caesarean section. *Br J Anaesth.* 1992;68(1):54-59.

30. Niswonger JWH, Langmade CF. Cardiovascular changes in vaginal deliveries and cesarean sections. *Am J Obstet Gynecol.* 1970;107(3):337-344.

31. Dyer RA, Reed AR. Spinal hypotension during elective cesarean delivery: closer to a solution. *Anesth Analg.* 2010;111(5):1093-1095.

32. Centers for Disease Control and Prevention. Pregnancy Mortality Surveillance System 2013. Causes of Pregnancy-Related Death in the United States, 2006-2009. http://www.cdc.gov/reproductivehealth/MaternalInfantHealth/PMSS.html. Accessed March 6, 2014.

33. Siu S, Sermer M, Colman J, et al. Prospective multicenter study of pregnancy outcomes in women with heart disease. CARPREG Investigators. *Circulation.* 2001;104:515-521.

34. Corke BC, Datta S, Ostheimer GW, Weiss JB, Alper MH. Spinal anesthesia for ceasarean section: influence of hypotension on neonatal outcome. *Anaesthesia.* 1982;37:658-662.

35. Leiberman J, Meizner I, Fraser D, et al. The association between increased mean arterial pressure and abnormal uterine artery resistance to blood flow during pregnancy. *Obstet Gynecol.* 1993;82:965-969.

36. Chandrasekhar S, Cook C, Collard C. Cardiac surgery in the parturient. *Anesth Analg.* 2009;108:777-785.

37. Greiss F. *Glob Libr Women's Med.* 2008. http://www.glowm.com/section_view/heading/Uterine%20and%20Placental%20Blood%20Flow/item/197. Accessed March 6, 2014.

38. Garcia X, Pinsky M. Clinical applicability of functional hemodynamic monitoring. *Ann Intensive Care.* 2011;1:35.

39. Michard F, Boussat S, Chemla D, et al. Relation between respiratory changes in arterial pulse pressure and fluid responsiveness in septic patients with acute circulatory failure. *Am J Respir Crit Care Med.* 2000;162:134-138.

40. Kilpatrick SJ, Matthay MA. Obstetric patients requiring critical care. A five-year review. *Chest.* 1992;101:1407-1412.

41. DiFederico EM, Burlingame JM, Kilpatrick SJ, et al. Pulmonary edema in obstetric patients is rapidly resolved except in the presence of infection or of nitroglycerin tocolysis after open fetal surgery. *Am J Obstet Gynecol.* 1998;179:925-933.

42. Sciscione AC, Ivester T, Largoza M, et al. Acute pulmonary edema in pregnancy. *Obstet Gynecol.* 2003;101:511-515.

43. Benedetti TJ, Kates R, Williams V. Hemodynamic observations in severe preeclampsia complicated by pulmonary edema. *Am J Obstet Gynecol.* 1985;152:330-334.

44. Gilbert WM, Towner DR, Field NT, et al. The safety and utility of pulmonary artery catheterization in severe preeclampsia and eclampsia. *Am J Obstet Gynecol.* 2000;182:1397-1403.

45. Penny JA, Anthony J, Shennan AH, et al. A comparison of hemodynamic data derived by pulmonary artery flotation catheter and the esophageal Doppler monitor in preeclampsia. *Am J Obstet Gynecol.* 2000;183:658-661.

46. Clark SL, Greenspoon JS, Aldahl D, et al. Severe preeclampsia with persistent oliguria: management of hemodynamic subsets. *Am J Obstet Gynecol.* 1986;154:490-494.

47. Kametas NA, McAuliffe F, Krampl E, Chambers J, Nicolaides KH. Maternal cardiac function in twin pregnancy. *Obstet Gynecol.* 2003;102(4):806-815.

48. Campbell DM. Maternal adaptation in twin pregnancy. *Semin Perinatol.* 1986;10(1):14-18.

49. Elkayam U, Akhter M, Singh H, et al. Pregnancy associated cardiomyopathy: clinical characteristics and a comparison between early and late presentation. *Circulation.* 2005;111:2050-2055.

50. Lupton M, Oteng-Ntim E, Ayida G, et al. Cardiac disease in pregnancy. *Curr Opin Obstet Gynecol.* 2002;14:137-143.

51. Klein LL, Galan HL. Cardiac disease in pregnancy. *Obstet Gynecol Clin North Am.* 2004;31:429-452.

52. Clark SL, Phelan JP, Greenspoon J, et al. Labor and delivery in the presence of mitral stenosis: central hemodynamic observations. *Am J Obstet Gynecol.* 1985;152:984-988.

53. Clark SL. Cardiac disease in pregnancy. *Crit Care Clin.* 1991;7:777-797.

54. Pitkin RM, Perloff JK, Koos BJ, et al. Pregnancy and congenital heart disease. *Ann Intern Med.* 1990;112:445-454.

55. McCaffrey RM, Dunn LJ. Primary pulmonary hypertension in pregnancy. *Obstet Gynecol Surv*. 1964;19:567-591.

56. Weiss BM, Zemp L, Seifert B, et al. Outcome of pulmonary vascular disease in pregnancy: a systematic overview from 1978 through 1996. *J Am Coll Cardiol*. 1998;31:1650-1657.

57. Stewart R, Tuazon D, Olson G, et al. Pregnancy and primary pulmonary hypertension: successful outcome with epoprostenol therapy. *Chest*. 2001;119:973-975.

58. James A, Jamison M, Biswas M, Brancazio L, Swamy G, Myers E. Acute myocardial infarction in pregnancy: a United States population-based study. *Circulation*. 2006;113:1564-1571.

59. Salonen Ros H, Lichtenstein P, Bellocco R, et al. Increased risks of circulatory diseases in late pregnancy and puerperium. *Epidemiology*. 2001;12:456-460.

重症孕产妇成分输血

● *Nicole R. Hall, Stephanie R. Martin*

产后出血仍然是美国孕产妇死亡的主要原因之一，正确输注血制品在产后出血的救治中发挥着重要作用。本章将详细介绍血制品的种类、使用指征及潜在风险。此外，也将简单介绍血制品替代物，如胶体液，以及可避免输血的相关技术，如自体输血、急性等容性血液稀释（ANH）等。

目前并不主张全血输注，而是将全血分离成各种成分血[红细胞（RBC）、血小板、纤维蛋白原和其他凝血因子]并贮存。成分输血可用于治疗特殊血液病患者。使用血制品时，应充分权衡利弊，包括近期及远期可能出现的风险。

■ 输血风险

输血并发症可分为感染性及非感染性。美国每年输注 14 200 000 U 红细胞，其中 10% 可能出现输血并发症。幸运的是，严重并发症不超过 0.5%。然而，由于输血所导致的死亡却被严重低估[1]。人们通常认为，输血的主要并发症是病毒传染性疾病。然而，由于输注血制品导致死亡的患者中，有 40%~50% 是由于非感染性疾病及细菌污染所致[2]。报道指出，美国异体输血所致死亡的首要因素是输血相关的急性肺损伤（TRALI）、ABO 及非 ABO 溶血性输血反应（HTR）和输血相关脓毒症（TAS）[3]。

感染性输血风险

通过改善捐献者监测方法及检测捐献的血制品，可大大降低由于输注污染血制品所致病毒感染的风险。在美国，每一份捐献的血制品都需要检测乙型肝炎病毒表面抗原（HBsAg）、乙肝核心抗体（HBcAb）、丙肝抗体（HCV-Ab）、HIV、人类 T 细胞白血病病毒 （HTLV）1 型及 2 型抗体、西尼罗病毒及梅毒。核酸检测技术可在病毒抗体产生之前检测病毒基因，用于检测 HIV-1 及 HCV。表 2-1 总结了输血感染的种类及其发生率。HIV、HBV、HCV 及 HTLV 感染的综合风险低于 1/30 000。

其他感染性疾病也可通过血制品传播，但是未通过直接检测血制品进行普遍监测。此外，可通过对血制品捐献者进行详细的问卷调查来判断其是否有患潜在特殊性疾病的风险。这些疾病包括巨细胞病毒（CMV）、美洲锥虫病、巴贝西虫病、疟疾、Creutzfeldt-Jakob 病、甲型肝炎病毒、莱姆病、EB 病毒和人类单纯疱疹病毒。需要注意的是，每 100 位捐献者中有 1~2 例 HGV、SEN 病毒及血液传播病毒阳性。这些病毒的致病性仍有待进一步研究[2]。

症状型 CMV 感染常常发生于免疫抑制患者，也可发生于对 CMV 无先天性免疫的原发性患者。成人 CMV 感染常常为无症状性，而妊娠

■ 表 2-1 输血感染的种类及其发生率[4,5]

乙型肝炎病毒（HBV）	1/100 000~1/400 000
丙型肝炎病毒（HCV）	1/1 600 000~1/3 100 000
HIV 1 和 2	1/1 400 000~1/4 700 000
HTLV 1 和 2	1/500 000~1/3 000 000
细菌污染的 PRBC	1/28 000~1/143 000
细菌污染的血小板	1/2000~1/8000

妇女原发性感染所致宫内感染的发生率达 40%，常常会导致严重并发症。因此，血清 CMV 阴性者，建议输注去白细胞血制品。

血制品（尤其是血小板）细菌污染，占血制品输注所致感染性死亡的 17%~22%，是血制品污染的首要原因之一[6]。

非感染性输血风险

非感染性输血风险比感染性输血风险更为常见，并且常常被忽视。非感染性输血风险可进一步分为溶血性及非溶血性。

溶血性输血反应

急性溶血性输血反应

目前已确认的红细胞抗原超过 250 种，当用于不相容的患者时，其中任何一种都可导致溶血性输血反应。可通过检测血型、抗体及交叉配血来避免输注不相容的血型。全人类中约有 0.2%~0.6% 的人敏感[1]。每输注 12 000~19 000 U 红细胞就会有 1 例患者出现因 ABO 血型不合所致的急性溶血反应。临床表现为突然出现发热、寒战、侧腹及背部疼痛、循环衰竭及微血管血栓形成，是错误输注所致的最常见反应。

迟发性溶血性输血反应

迟发性溶血性输血反应常发生于人类白细胞抗原（HLA）不合者，发生率为 1/1000~9000 次红细胞输注[7]。除幼稚红细胞外，其他所有细胞表面均可表达 HLA。HLA 同种免疫反应常发生于有血型不合血液输注史或前次妊娠史的患者。由于这些抗原存在于红细胞之外的组织细胞，溶血反应发生于血管外，因此严重程度低于由红细胞抗原不相容所致的溶血反应。

非溶血性输血反应

非溶血性输血反应更常见（1/100），通常表现为发热或荨麻疹，更严重的反应包括输血相关的急性肺损伤以及移植物抗宿主病。

输血相关的急性肺损伤

输血相关的急性肺损伤（TRALI）是指输血 6 小时内出现的急性肺损伤，而缺乏左肺动脉高压或急性肺损伤的其他危险因素（如肺炎、脓毒症、吸入、骨折及胰腺炎）[8]。TRALI 发生率约为 1/5000，死亡率为 6%，被认为是输血相关死亡的最常见原因[9]。临床表现为突然出现呼吸窘迫、肺水肿、发热及低血压。发病原因仍不清楚，二次突变假说可用于解释 TRALI 的发病机制，即血制品中的某种因子激活受血者的中性粒细胞，从而导致中性粒细胞发生聚集反应[10]。随着献血者中女性的增加，TRALI 发生的风险也逐渐增加[11]。一项多中心队列研究指出，女性献血者的血浆或全血是导致 TRALI 的 3 种成分血之一[11]。如果怀疑 TRALI，应立即停止输注并通知输血科，给予支持及通气治疗。与急性呼吸窘迫综合征（ARDS）不同的是，TRALI 可快速缓解，并且常常为非致死性。需要注意的是，应将急性肺水肿与 TRALI 进行鉴别诊断，避免使用利尿剂，否则会出现严重并发症[12,13]。可通过更换有 TRALI 史的献血者及限制经产妇女来源的血浆来预防 TRALI[8]。

发热反应

输注去白细胞血制品出现发热的概率为每人每年 0.1%~1%，如果为非去白细胞血制品，发生率会更高[14]。发热反应可能是由于白细胞释放细胞因子至血制品，使用去白细胞血制品以及进行预防性退热治疗可以减少发热反应的发生[1]。

过敏反应

过敏反应常常表现为荨麻疹、瘙痒、脸红、皮疹、无发热性血管性水肿。这些反应包括全身性过敏性反应都很常见，也可能很严重，可使用抗组胺药进行预防。症状轻微者，输注同时静脉使用抗组胺药。严重者需停止输注。

同种异体免疫反应会导致血小板抗体的产生，这些抗体可减少患者输注血小板所产生的治疗反应。少数情况下，免疫功能低下的患者在输注血制品后（血小板、白细胞等）会导致移植物抗宿主病。

输血相关移植物抗宿主病

这种并发症比较罕见，主要发生于免疫抑制患者，死亡率>90%。对血制品进行辐照后这些风险会降低[14]。

其他并发症

大量输血，定义为 24 小时内全身血更换或短时间内输血超过 10 U，风险很大。大量输血时，贮存血制品里含有的柠檬酸盐会与钙离子结合，从而导致低钙血症。大量输血还可能导致碱中毒、低体温、血钾紊乱以及 2,3-DPG 降低。将血制品预热及保持患者体温可减少这些副反应的发生。在大量输血时，必须监测酸碱平衡及血钾和血钙水平。大量输血时也会出现凝血功能障碍，需监测并纠正患者的凝血功能。

输血相关免疫调节

血制品输注可抑制患者免疫系统，产生有利或不利的影响。受血者出现肾移植排斥的发生率降低，但是会加重自身免疫疾病的病情，如类风湿性关节炎[1]。然而，最新研究指出，手术及外伤患者接受输血者的死亡率、术后感染率以及多器官功能衰竭发生率都会增加 [2,4,15,16]。因

此，需重新评估重症及手术患者的输血阈值。

输血阈值

输注红细胞的目的是增加携氧量。最新数据显示，对于无活动性出血的重症及手术患者，输血治疗的好处并不明显。一项大样本研究显示，将 7g/dL 作为输血阈值进行输血并不会改善重症患者的预后。然而，研究证实，限制输血量对于年轻（<55 岁）及非重症患者是有利的。在儿科重症患者，也得出了同样的结论，但是缺乏孕产妇相关研究[17-19]。一项对包含 6264 例患者的 19 次研究进行循证医学分析指出，限制性输血可使输注 RBC 的风险降低 39%。与大量输血相比，限制性输血并未增加不良结局（如死亡率、心脏病变、心肌梗死、休克、肺炎、血栓形成），可明显降低住院患者死亡率（RR 0.77，95% CI 0.62~0.95），但住院 30 天死亡率（RR 0.85，95%CI 0.70~1.03）并未降低。限制性输血方案并不影响功能恢复、住院时间或重症监护病房住院时间[20]。对于血红蛋白低于 80g/L 或有急性出血性贫血的患者予以输血，并不会改善术后恢复[21]。对于血流动力学稳定且无活动性出血的患者，其确切的输血阈值仍有待于进一步研究。表 2-2 总结了出血量及其临床表现。

孕产妇常用的血制品通常可分为细胞或血浆成分（表 2-3）。

细胞成分

红细胞

● 进行红细胞替代治疗的大部分患者需输注浓缩红细胞（PRBC）。

● 每单位浓缩红细胞约含红细胞 250mL、血浆 50mL、HCT 80%。减少浓缩红细胞内的血浆成分可避免出现容量负荷过重。

● 每单位浓缩红细胞可使 70kg 患者的血

■ 表2-2 出血量、出血性休克及临床表现

休克程度	临床表现	出血率(%)[a]	出血量(mL)
无	无	达 20	达 900
轻度	心率<100 次/分	20~25	1200~1500
	轻度低血压		
	末梢血管收缩		
中度	心率 100~120 次/分	30~35	1800~2100
	血压 80~100mmHg		
	烦躁		
	少尿		
重度	心率>120 次/分	>35	>2400
	血压<60mmHg		
	意识改变		
	无尿		

[a] 基于孕 30 周时平均血容量为 6000mL。

Reproduced with permission from Creasy and Resnick´s Maternal Fetal Medicine, 1998, Elsevier.

■ 表2-3 成分血种类

成分血	成分	作用	容量(mL)	保存期	预期效果
浓缩红细胞（PRBC）	红细胞,一些血浆,少许 WBC	纠正贫血	300	42 天	每单位提高 HCT 3%、Hgb 1g/U
去白红细胞	红细胞,一些血浆,少许 WBC	纠正贫血,减少过敏反应	250	21~42 天	每单位提高 HCT 3%、Hgb 1g/U
血小板	血小板,一些血浆及红细胞,少许 WBC	治疗由于血小板减少所致的出血	50	5 天	提高全血血小板 7500/(mm³·U)
新鲜冰冻血浆	纤维蛋白原、血浆、凝血因子 V、XI、XII	治疗凝血功能障碍	250	溶解后2小时；冰冻12个月	提高总纤维蛋白原 (10~15)mg/(dL·U)
冷沉淀	纤维蛋白原,凝血因子 V、VIII、XIII、血管假性血友病因子	甲型血友病、血管性血友病、纤维蛋白原缺乏	40	溶解后4~6小时	提高总纤维蛋白原 (10~15)mg/(dL·U)

红蛋白水平增加 10g/L。

- 1℃~6℃下可保存大约 6 周。
- 冰冻红细胞可在−70℃下保存数年,但是在冰冻过程中白细胞会被破坏。
- 去除血液内的白细胞,可降低发热反应的发生。

- 孕产妇确切的输血阈值尚未确定。对于有活动性出血,且血流动力学不稳定或有胎儿窘迫征象的患者,应输注红细胞。

自体血

自体输血是指采集及回输患者自身的红细

胞。因此,供血者及受血者为同一人。单独或补充使用自体血可减少很多输血相关并发症,尤其适用于有多种抗体的患者。无论是妊娠还是非妊娠患者,术前进行自体血贮存都可减少输注异体血的可能[22-24]。自体血贮存在孕期是非常安全的[25-26]。然而,使用自体血并不能减少患者的风险,包括血液贮存过程中的细菌污染以及人为错误。输注自体血的适应证与异体血一致。美国输血标准指出,不允许将自体血应用于常规输血,因为自体血采集者并不是捐献者,未使用的自体血必须丢弃。

对于有癫痫或严重心肺疾病的患者,不能进行自体血贮存。

孕期自体血贮存的标准如下:

- 采血前血红蛋白水平不低于 110g/L。
- 红细胞在液体状态下冷冻的保存期是 6 个月。因此,自体血采集应在可能使用前 6 个月内进行,最后一次采集至少应在分娩前 2 周。
- 每次采血应间隔一周。
- 应选择性使用自体输血,不恰当的自体输血会增加循环负荷过重、细菌污染和人为错误等风险。
- 由于自体血保存的特殊性,其价格会高于异体输血,并且是在医疗保险之外。
- 应充分告知患者自体输血不能完全去除输血相关过敏反应的可能。
- 术前采血有可能导致贫血,也会增加术后输血的风险。因此,应补充使用铁剂、促红细胞生成素及维生素 B_{12}。

血小板

血小板可能是从多个或一个捐献者的血液中采集的。一单位单采血小板相当于 4~6 单位全血中所含的血小板量[27]。血小板的保质期为 5 天。

当患者因血小板减少症或血小板功能下降出现出血时,需输注血小板。但是首先应明确血小板减少症或血小板病的原因。如免疫性血小板减少性紫癜(ITP)是由于抗体所致的血小板破坏,首选治疗应该是激素而不是输注血小板。此外,服用阿司匹林的患者,尽管其血小板计数正常,但也有潜在大出血的风险。输注血小板时应注意以下事项:

- 对于妊娠患者,血小板计数如果低于 100 000/mm³ 即可认为存在血小板减少症。血小板计数 ≥50 000/mm³,术后或创伤后常不会出现出血,提示血小板功能正常。血小板计数为 20 000~50 000/mm³,术后或创伤后常常会出现出血。血小板计数为 10 000~20 000/mm³ 或更少,即使没有出血也可预防性输注血小板。血小板计数低于 10 000/mm³,术后或创伤后出血的风险很大,且会出现自发性出血。
- 短时间内接受大量输血的患者,会出现稀释性血小板减少。一个循环血量被替换,可存留 35%~40% 的血小板。在大量输血时,血小板替代治疗应在血小板计数的指导下进行。
- 每单位单采血小板平均含有 4.2×10^{11} 个血小板。因此,每单位血小板可使 70kg 患者的血小板计数在输注后 1 小时增加 7000~10 000/mm³[27]。因此,可在输注后立即检测血小板计数。
- 血小板含有足够的血清结合 RBC,可产生同种异体免疫。因此,在对 Rh 阴性女性患者输血时,应注意 Rh 阳性捐赠者血液种的 Rh 免疫。
- 血栓性血小板性紫癜(TTP)患者禁止输注血小板,在血小板破坏增加的情况下(肝素诱导性血小板减少症和特发性血小板减少性紫癜)输注血小板也将无效。

■ 血浆成分

新鲜冰冻血浆

新鲜冰冻血浆(FFP)是指在 6 小时内采集、分离并冻存全血中的血浆。每单位 FFP 含有

250mL 液体及 700mg 纤维蛋白原、血浆蛋白及凝血因子。FFP 可纠正出血所致多种凝血因子缺乏。凝血因子不足也可由肝脏疾病、维生素 K 缺乏、大量出血或弥散性血管内凝血（DIC）引起。当缺乏特殊凝血因子进行治疗时，可以使用 FFP（因子 Ⅱ、Ⅴ、Ⅶ、Ⅸ、Ⅹ、Ⅺ），也可快速纠正华法林所致的凝血功能异常。华法林会导致维生素 K 依赖性凝血因子功能障碍（Ⅱ、Ⅶ、Ⅸ、Ⅹ），维生素 K 可治疗这种缺陷，但 FFP 效果更好。

- 每单位 FFP 可使纤维蛋白原增加 10~15mg/dL。使用 FFP 时，最初的用量为 15mL/kg（目标血浆纤维蛋白原水平约为 100mg/dL）。
- 需要注意的是，溶解 FFP 需要 20~30 分钟。
- FFP 内仍然含有抗 ABO 抗体，因此应注意 ABO 相容性。
- 如果只需要因子Ⅷ、血管假性血友病因子或纤维蛋白原，冷沉淀的治疗效果会更好。
- 使用 FFP 进行扩容或营养补充是不恰当的。

冷沉淀

冷沉淀是从融化的 FFP 中获得的，是在较低温度下 FFP 中不可溶解的部分。冷沉淀富含Ⅷ因子（80~120U）、纤维蛋白原（200mg）、血管假性血友病性因子以及Ⅷ因子。每单位冷沉淀提升纤维蛋白原的水平与 FFP 一致（10~15mg/dL）。但是，由于 1 单位冷沉淀仅仅只有 40mL，比 250mL 的 FFP 提升纤维蛋白原水平更有效。冷沉淀可用于治疗血友病、Ⅷ因子缺乏病和产后出血所致的纤维蛋白原低下。使用冷沉淀时不需要考虑 ABO 相容性[28]。

重组ⅦA 因子

重组ⅦA 因子（rFⅦa, NovoSeven）是 FDA 批准用药，可用于治疗血友病 A 或 B 或先天性Ⅶ因子缺乏。然而，也有大量说明书之外的使用报道，包括创伤、心脏手术、围术期减少出血以及产科出血管理。其作用机制是结合在激活的血小板表面，促进 X 因子激活以及凝血酶产生[29]。说明书之外的 rFⅦa 使用并未改善生存率[30]，但是缺乏产科相关的随机对照研究。与 rFⅦa 使用相关的血栓栓塞并发症发生率为 1%~2%，也有报道高达 9.8%[31]，最近一项研究报道动脉栓塞的风险有所增加[32]。产科出血时该因子的适应证及使用剂量尚无定论。目前，该因子并不作为一线推荐用药，但是在常规方法治疗无效时可用于治疗出血。rFⅦa 的使用剂量为 60~90mg/kg，如果临床效果欠佳，可在 30 分钟内重复使用。当出现脓毒症时应警惕，有指征时应及时行子宫切除[33]。

■ 胶体液

静脉内的液体含有不能透过半透膜以及分子量大于 10 000Da 的物质，称之为胶体。与晶体液相比，胶体价格更贵，使用不太方便，也可能会带来过敏反应。胶体液所产生的胶体渗透压高于晶体液，会增加血浆容量，减少细胞外液体含量。使用胶体液前应输注足够量的晶体液。表 2-4 总结了可使用的胶体液。

白蛋白

白蛋白可快速恢复血容量，特别是血清白蛋白水平低于 20g/L 时。只有在血浆容量不足以及细胞外液量过多时使用白蛋白。可使用的白蛋白浓度有 5% 及 25%，烧伤或急性腹膜炎患者应使用 5% 的白蛋白。由于其存在胶体渗透压，25g 白蛋白可在 60 分钟内使血容量增加约 450mL。然而，使用过多也会导致一些并发症的发生，如肺水肿。补充白蛋白可使细胞外液快速重新分布，每小时达 8%。休克或脓毒症患者，速度可达每小时 30% 以上。

右旋糖酐

右旋糖酐是葡萄糖多聚体，分子量达 40 000

■ 表 2-4　胶体液

胶体液	剂量(mL)	等效晶体液	估计持续时间(h)
白蛋白			
5%溶液	500~700	同晶体液	24
25%溶液	100~200	3.5 倍晶体液	24
羟乙基淀粉(Hespan 或 Hextend)	500~1000	同晶体液	24~36
右旋糖酐(70)	500	2 小时后 1050mL	24

(右旋糖酐 40)或 70 000(右旋糖酐 70)。6%右旋糖酐 70 的适应证与 5%白蛋白一样，右旋糖酐 40 很少用于急性扩容。使用 500mL 右旋糖酐 2 小时后可使血管内容量增加 1050mL，也可通过减少血黏度及红细胞聚集增加毛细血管血流。与白蛋白同时使用时，右旋糖酐的作用只是暂时的，如果使用太多可能会导致肺水肿。右旋糖酐最终降解为葡萄糖。

使用剂量超过 20mL/(kg·24h)时，右旋糖酐可通过影响凝血因子功能以及与纤维蛋白结合形成不稳定的凝血块而干扰血小板功能。输注右旋糖酐所致过敏反应的发生率为 1/3300。也有报道其可能会影响血交叉结果。因此，应在使用右旋糖酐之前进行血型检测及血交叉。

羟乙基淀粉

羟乙基淀粉是一种生物合成分子，将其溶于生理盐水中配置成 6%的溶液(Hespan)。与白蛋白及右旋糖酐一样，它可产生胶体渗透压，增加血管内液体容量。羟乙基淀粉可更有效地增加胶体渗透压，持续 24~36 小时，推荐使用剂量是 20mL/(kg·24h)。羟乙基淀粉可延长凝血酶原及部分凝血活酶时间，降低血小板计数，减少凝血块抗拉强度。因此，有凝血功能障碍的患者应慎重使用。羟乙基淀粉可人为增加血清淀粉酶水平。Hextend 是一种新型的羟乙基淀粉 6%的生理电解质溶液，它比 Hespan 分子量小，可

减少凝血功能异常的风险。

■ 围术期血液回收

可在术中或创伤后立即进行血液回收。自体血，包括术前或术中采集的血液，明显优于异体血。作为完全相容性血液，未贮存的自体血会减少病毒性疾病传染或同种免疫的风险。然而，产科术中自体血回收也存在很多潜在的问题。需要考虑的问题是，输注被羊水污染的血液后出现羊水栓塞的风险。这一问题限制了自体血回收技术在产科的应用。

细胞回收技术可有效去除回收血液内的污染物[34-36]。大量研究报道指出，术中细胞回收技术可成功应用于产科[37,38]。美国妇产科学会(ACOG)支持这一结论，推荐有术中出血风险的患者使用这一技术[39]。

清除术野中的羊水后，更换吸管，将血液收集至细胞回收器。在清洗过程中，不能完全去除胎儿血细胞及血红蛋白，需要进行 Kleihauer-Betke 检测，Rh 阴性患者还需要输注 Rh 免疫球蛋白[40]。对于大出血患者，细胞回收技术会去除凝血因子及血小板，从而导致稀释性凝血功能障碍。细胞回收器可在 3 分钟内提供血细胞比容(HCT)达 50%的一单位血液。对于预计可能出现大出血的患者，需要准备多个细胞收集器。

■ 急性等容性血液稀释

术中有大出血风险的患者,如胎盘植入,可使用急性等容性血液稀释(ANH)。术前行中心静脉置管,采集患者血液至含有抗凝剂的特殊保存袋中。同时,以3:1的比例输入晶体液和(或)胶体液,母体血HCT降低,术中丢失的血液被稀释。出血控制住后,回输采集的血液。采集的血液可在室温下保存6小时[41]。其优势包括可保存凝血因子、降低过敏反应及其相应的发病率。

在这一过程中,未发现对胎儿有不良影响[37,42,43]。然而,不能耐受HCT降低的患者不能使用急性等容性血液稀释,如贫血、冠状动脉疾病、肺部疾病、肾功能或肝功能不全患者,或有胎儿窘迫征象的患者。使用时需根据中心静脉压确定采集血量[40]。急性出血时不能使用急性等容性血液稀释。尚无证据显示急性等容性血液稀释会降低同种异体血输注[44]。

■ 大量输血

大量输血是指24小时内输注红细胞超过10U。大量出血是指血液丢失量超过患者总血容量的50%[45]。对于非产科患者,进行大量输血的死亡率高达30%~70%[46]。在处理大量出血患者时,预计并纠正凝血功能障碍、酸中毒及低体温非常重要。有效的复苏包括:足够的静脉通道(包括中心静脉),保持体温高于35℃,使用血液加温器,纠正低钙血症及高钾血症,以及及时输注晶体液及成分血治疗。

美国外科学会规定,一级创伤中心需制订大量输血方案。除确定血制品种类及需要量外,还包括相关部门之间的快速沟通方法。大量输血的最佳方案仍存在争议,尤其是FFP与PRBC的适当比例。军事战场复苏的相关数据指出,其比例应为1:1。民间数据尚不清晰,通常使用的比例是1:1.5~1:2。最新数据显示,非产科创伤患者使用大量输血方案后死亡率会降低。这种降低主要是基于沟通更方便以及血制品输注更有效。方案修改后,死亡率下降了58%,首次输注PRBC的时间缩短了39%[46]。本书提到的方案见图2-1。一些回顾性研究指出,提高PRBC:血小板的比例,会使生存率提高。最近一项关于创伤患者的研究指出,FFP:PRBC为1:2或更高时,可增加30天生存率(59.6%比40.4%)[47]。然而,使用以上比例所出现的生存率的不同可能受到存活偏倚的影响[48]。大多数大量输血方案认为,血浆:血小板:RBC的比例应为1:1:1。

尽管血制品的最佳比例仍未确定,但对于大量输血方案的补充可不断增强学科交流以及多学科之间的合作。当出血得到控制且患者血流动力学稳定后,应注意纠正大量输血所带来的并发症,包括酸碱失衡、电解质紊乱、酸中毒及TRALI[49]。有必要在产科患者中进行大量输血的前瞻性研究。我们医院的方案见表2-5。

■ 新兴疗法

氨甲环酸

氨甲环酸是一种抗纤维蛋白溶解物,目前正在进行一项大规模随机双盲安慰剂对照研究,旨在确定早期使用氨甲环酸的效果,包括对于死亡率、子宫切除以及其他产后出血发病情况的影响。在这项名为世界孕产妇抗纤维蛋白溶解(WOMAN)的试验中,15 000例诊断为产后出血的产妇被随机分为两组,一组使用单次剂量的氨甲环酸,另一组使用安慰剂[50]。之前评估抗纤维蛋白溶解物的研究指出,其可减少产后出血量[51-53],但是无死亡率及远期影响方面的研究。一项包括252项试验的循证医学分析指出,术前预防性使用抗纤维蛋白溶解物可减少手术患者异体血输注量[54]。

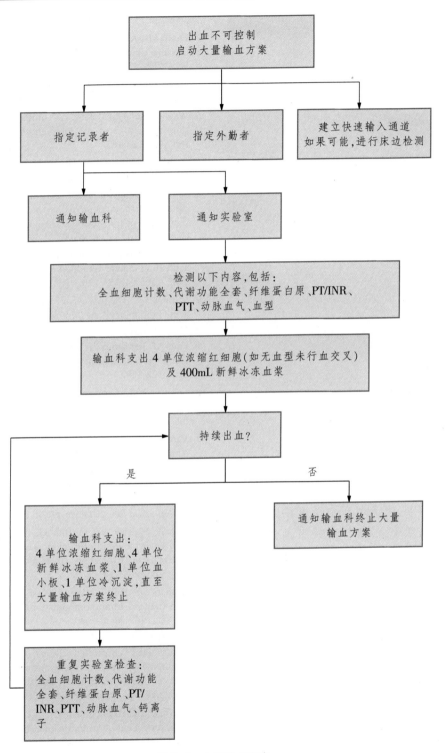

图 2-1 大量输血方案。

■ 表2-5 大量输血处理原则

气道及呼吸管理

评估并找出出血原因

建立两条大的静脉通道

考虑中心静脉及动脉置管

首先补充晶体液(1~2L)

如可能,首先使用大量输血方案

及时补充 PRBC、FFP 及血小板

　FFP:PRBC=1:1.5~1:1.8

保持中心温度>35℃

每30分钟监测 CBC、PT、PTT 及纤维蛋白原

纠正低钙血症

纠正高钾血症

纠正酸中毒(pH=7.4,碱剩余正常,乳酸正常)

持续血制品替代治疗直至

　血流动力学稳定

　血小板计数>50 000

　INR<1.5

止血复苏

　　止血或损伤控制复苏是军事创伤中的一个新名词,目的在于:①避免晶体复苏;②允许控制性低血压;③早期积极使用血制品以防止凝血功能障碍[55]。控制性低血压可在手术或栓塞前控制血液丢失。由于未分娩患者有出现子宫低血压的风险,其在产科的应用受到一定限制[56]。

（陈娟娟　陈敦金　译）

参考文献

1. Despotis GJ, Zhang L, Lublin DM. Transfusion risks and transfusion-related pro-inflammatory responses. *Hematol Oncol Clin North Am.* 2007 Feb;21(1):147-161.

2. Shander A. Emerging risks and outcomes of blood transfusion in surgery. *Semin Hematol.* 2004 Jan;41(1)(suppl 1):117-124.

3. Vamvakas EC, Blajchman MA. Transfusion-related mortality: the ongoing risks of allogeneic blood transfusion and the available strategies for their prevention. *Blood.* 2009 Apr;113(15):3406-3417.

4. Busch MP, Kleinman SH, Nemo GJ. Current and emerging infectious risks of blood transfusions. *JAMA.* 2003 Feb;289(8):959-962.

5. Dodd RY. Current risk for transfusion transmitted infections. *Curr Opin Hematol.* 2007 Nov;14(6):671-676.

6. Wagner SJ. Transfusion-transmitted bacterial infection: risks, sources and interventions. *Vox Sang.* 2004 Apr;86(3):157-163.

7. Goodnough LT. Risks of blood transfusion. *Anesthesiol Clin North America.* 2005 Jun;23(2):241-252.

8. Sayah D, Looney M, Toy P. Transfusion reactions. Newer concepts on the pathophysiology, incidence, treatment and prevention of transfusion-related acute lung injury. *Crit Care Clin.* 2012 Jul;28:363-372.

9. Toy P, Popovsky MA, Abraham E, et al. Transfusion-related acute lung injury: definition and review. *Crit Care Med.* 2005 Apr;33(4):721-726.

10. Silliman CC. The two-event model of transfusion-related acute lung injury. *Crit Care Med.* 2006 May;34(suppl 5):S124-S131.

11. Eder AF, Benjamin RJ. TRALI risk reduction: donor and component management strategies. *J Clin Apher.* 2009;24(3):122-129.

12. Looney MR, Gropper MA, Matthay MA. Transfusion-related acute lung injury: a review. *Chest.* 2004 Jul;126(1):249-258.

13. Moore SB. Transfusion-related acute lung injury (TRALI): clinical presentation, treatment, and prognosis. *Crit Care Med.* 2006 May;34(suppl 5):S114-S117.

14. Kleinman S, Chan P, Robillard P. Risks associated with transfusion of cellular blood components in Canada. *Transfus Med Rev.* 2003 Apr;17(2):120-162.

15. Hill GE, Frawley WH, Griffith KE, Forestner JE, Minei JP. Allogeneic blood transfusion increases the risk of postoperative bacterial infection: a meta-analysis. *J Trauma.* 2003 May;54(5):908-914.

16. Landers DF, Hill GE, Wong KC, Fox IJ. Blood transfusion-induced immunomodulation. *Anesth Analg.* 1996 Jan;82(1):187-204.

17. Hebert PC, Wells G, Blajchman MA, et al. A multicenter, randomized, controlled clinical trial of transfusion requirements in critical care. Transfusion Requirements in Critical Care Investigators, Canadian Critical Care Trials Group. *N Engl J Med.* 1999 Feb;340(6):409-417.

18. Lacroix J, Hebert PC, Hutchison JS, et al. Transfusion strategies for patients in pediatric intensive care units. *N Engl J Med.* 2007 Apr;356(16):1609-1619.

19. Marik PE, Corwin HL. Efficacy of red blood cell transfusion in the critically ill: a systematic review of the literature. *Crit Care Med.* 2008 Sep;36(9):2667-2674.

20. Carson JL, Carless PA, Hebert PC. Transfusion thresholds and other strategies for guiding allogeneic red blood cell

transfusion. *Cochrane Database Syst Rev.* 2012 Apr;4.

21. Carson JL, Terrin ML, Noveck H, et al. Liberal or restrictive transfusion in high-risk patients after hip surgery. *N Engl J Med.* 2011 Dec;365:2453-2462.

22. Bouchard D, Marcheix B, Al-Shamary S, et al. Preoperative autologous blood donation reduces the need for allogeneic blood products: a prospective randomized study. *Can J Surg.* 2008 Dec;51(6):422-427.

23. Yamada T, Mori H, Ueki M. Autologous blood transfusion in patients with placenta previa. *Acta Obstet Gynecol Scand.* 2005 Mar;84(3):255-259.

24. Goodnough LT. Autologous blood donation. *Anesthesiol Clin North America.* 2005 Jun;23(2):263-270.

25. Droste S, Sorensen T, Price T, et al. Maternal and fetal hemodynamic effects of autologous blood donation during pregnancy. *Am J Obstet Gynecol.* 1992 Jul;167(1):89-93.

26. McVay PA, Hoag RW, Hoag MS, Toy PT. Safety and use of autologous blood donation during the third trimester of pregnancy. *Am J Obstet Gynecol.* 1989 Jun;160(6): 1479-1486.

27. Slichter SJ. Platelet transfusion therapy. *Hematol Oncol Clin North Am.* 2007 Aug;21(4):697-729.

28. Yazer MH. The blood bank "black box" debunked: pretransfusion testing explained. *CMAJ.* 2006 Jan;174(1):29-32.

29. Lisman T, Adelmeijer J, Cauwenberghs S, Van Pampus EC, Heemskerk JW, De Groot PG. Recombinant factor VIIa enhances platelet adhesion and activation under flow conditions at normal and reduced platelet count. *J Thromb Haemost.* 2005 Apr;3(4):742-751.

30. Yank V, Tuohy CV, Logan AC, et al. Systematic review: benefits and harms of in-hospital use of recombinant factor VIIa for off-label indications. *Ann Intern Med.* 2011 Apr;154(8):529-540.

31. MacLaren R, Weber LA, Brake H, Gardner MA, Tanzi M. A multicenter assessment of recombinant factor VIIa off-label usage: clinical experiences and associated outcomes. *Transfusion.* 2005 Sep;45(9):1434-1442.

32. Levi M, Levy JH, Andersen HF, Truloff D. Safety of recombinant factor VII in randomized clinical trials. *N Engl J Med.* 2010 Nov;363:1791-1799.

33. Franchini M, Franchi M, Bergamini V, Salvagno GL, Montagnana M, Lippi G. A critical review on the use of recombinant factor VIIa in life-threatening obstetric postpartum hemorrhage. *Semin Thromb Hemost.* 2008 Feb;34(1): 104-112.

34. Bernstein HH, Rosenblatt MA, Gettes M, Lockwood C. The ability of the Haemonetics 4 Cell Saver System to remove tissue factor from blood contaminated with amniotic fluid. *Anesth Analg.* 1997 Oct;85(4):831-833.

35. Catling SJ, Williams S, Fielding AM. Cell salvage in obstetrics: an evaluation of the ability of cell salvage combined with leucocyte depletion filtration to remove amniotic fluid from operative blood loss at caesarean section. *Int J*

Obstet Anesth. 1999 Apr;8(2):79-84.

36. Waters JH, Biscotti C, Potter PS, Phillipson E. Amniotic fluid removal during cell salvage in the cesarean section patient. *Anesthesiology.* 2000 Jun;92(6):1531-1536.

37. Rebarber A, Lonser R, Jackson S, Copel JA, Sipes S. The safety of intraoperative autologous blood collection and autotransfusion during cesarean section. *Am J Obstet Gynecol.* 1998 Sep;179(3 pt 1):715-720.

38. Weiskopf RB. Erythrocyte salvage during cesarean section. *Anesthesiology.* 2000 Jun;92(6):1519-1522.

39. American College of Obstetricians and Gynecologists. Postpartum hemorrhage. The American College of Obstetricians and Gynecologists Practice Bulletin No. 76. *Obstet Gynecol.* 2006;108:1039-1047.

40. Allam J, Cox M, Yentis SM. Cell salvage in obstetrics. *Int J Obstet Anesth.* 2008 Jan;17(1):37-45.

41. Pacheco LD, Saade GR, Gei AF, Hankins GD. Cutting-edge advances in the medical management of obstetrical hemorrhage. *Am J Obstet Gynecol.* 2011 Dec;205: 526-532.

42. Grange CS, Douglas MJ, Adams TJ, Wadsworth LD. The use of acute hemodilution in parturients undergoing cesarean section. *Am J Obstet Gynecol.* 1998 Jan;178 (1 pt 1):156-160.

43. Shander A, Rijhwani TS. Acute normovolemic hemodilution. *Transfusion.* 2004 Dec;44(suppl 12):S26-S34.

44. Catling S. Blood conservation techniques in obstetrics: UK perspective. *Int J Obstet Anesth.* 2007 Jul;16:241-249.

45. Malone DL, Hess JR, Fingerhut A. Massive transfusion practices around the globe and a suggestion for a common massive transfusion protocol. *J Trauma.* 2006 Jun;60(suppl 6):S91-S96.

46. Riskin DJ, Tsai TC, Riskin L, et al. Massive transfusion protocols: the role of aggressive resuscitation versus product ratio in mortality reduction. *J Am Coll Surg.* 2009 Aug;209(2):198-205.

47. Holcomb JB, Wade CE, Michalek JE, et al. Increased plasma and platelet to red blood cell ratios improves outcome in 466 massively transfused civilian trauma patients. *Ann Surg.* 2008 Sep;248:447-458.

48. Snyder CW, Weinberg JA, McGwin G Jr, et al. The relationship of blood product ratio to mortality: survival benefit or survival bias? *J Trauma.* 2009 Feb;66:358-362.

49. Sihler KC, Napolitano LM. Complications of massive transfusion. *Chest.* 2010 Jan;137(1):209-220.

50. Shakur H, Elbourne D, Gülmezoglu M, et al. Study protocol The WOMAN Trial (World Maternal Antifibrinolytic Trial): tranexamic acid for the treatment of postpartum haemorrhage: an international randomised, double blind placebo controlled trial. *Trials.* 2010 Apr;11:40.

51. Gai M, Wu L, Su Q, Tatsumoto K. Clinical observation of blood loss reduced by tranexamic acid during and after cesarean section: a multicenter, randomized trial. *Eur J*

Obstet Gynecol Reprod Biol. 2004 Feb;112(2):154-157.

52. Gohel M, Patel P, Ashoo G, Desai P. Efficacy of tranexamic acid in decreasing blood loss during and after cesarean section: a randomized case controlled prospective study. *J Obstet Gynecol.* 2007;57(3):227-230.

53. Yang H, Zheng S, Shi C. Clinical study on the efficacy of tranexamic acid in reducing postpartum blood loss: a randomized, comparative, multicenter trial. *Zhonghua Fu Chan Ke Za Zhi.* 2001 Oct;36(10):590-592.

54. Henry DA, Charles PA, Moxey AJ, et al. Anti-fibrinolytic use for minimizing perioperative allogenic blood transfusion. *Cochrane Database Syst Rev.* 2011;1:CD001886.

55. Holcomb JB, Jenkins D, Rhee P, et al. Damage control resuscitation: directly addressing the early coagulopathy of trauma. *J Trauma.* 2007 Feb;62:307-310.

56. Ickx BE. Fluid and blood transfusion management in obstetrics. *Eur J Anaesthesiol.* 2010 Dec;27(12):1031-1035.

产后出血

● *Karrie Francois*

产后出血是产科最常见的急症之一，也是全世界孕产妇死亡的三大原因之一[1,2]。产科医师必须全面了解正常分娩相关的血液丢失、出血所致的生理反应、产后出血最常见的病因以及合适的治疗措施，才能更好地处理产后出血。

■ 正常血液丢失

正常分娩的出血量取决于分娩方式。阴道分娩、剖宫产及剖宫产时子宫切除的出血量分别为 500mL、1000mL 及 1500mL[3-5]。由于血液难以收集，出血量常常被低估。

产后出血的定义可见于已出版的文献中[4-6]。其中包括：主观评估出血量高于正常水平，血细胞比容（HCT）下降 10%，以及需要输注血制品。由于定义的不同，产后出血的准确发病率难以确定，粗略估计发病率为 1%~5%[7]。此外，产后出血也可定义为出血过多导致患者出现血流动力学改变。

■ 出血的生理反应

由于孕期出现的血流动力学改变，与非妊娠妇女相比，产妇更能适应出血所带来的改变。这些改变包括红细胞团块增多、血小板体积增大和心输出量增加。出血早期，机体通过增加血阻力来保持重要脏器的血压及灌注压。然而，如果出血持续，血管不能进一步收缩从而导致血压降低、心输出量减少以及末梢器官灌注压降低[3,8]。表 3-1 总结了出血不同时期的各种不同生理反应。由于产后出血量常常被低估，因此，认识这些生理反应对于产科医师非常重要。

■ 产后出血病因

产后出血病因可分为原发性及继发性。原发性是指发生在分娩后 24 小时内；继发性是指发生于分娩 24 小时后至 6 周[9]。表 3-2 列出了

■ 表 3-1 出血分类及生理反应

出血分类	急性出血量	失血率（%）	生理反应
1	1000mL	15	眩晕、心悸、轻微血压改变
2	1500mL	20~25	心动过速、呼吸急促、出汗、乏力、脉压差减小
3	2000mL	30~35	严重心动过速及呼吸急促、烦躁、面色苍白、四肢发冷、低血压
4	≥2500mL	40	心源性休克、缺氧、少尿或无尿

Modified from: Baker[3] and Bonnar[8].

■ 表3-2 产后出血病因

原发性	子宫收缩乏力
	下段生殖道裂伤（会阴、阴道、宫颈、穹隆、尿道周围、直肠）
	上段生殖道裂伤（阔韧带）
	下段泌尿道裂伤（膀胱、输尿管）
	妊娠组织物残留（胎盘、胎膜）
	胎盘植入（胎盘粘连、胎盘植入、胎盘穿透）
	子宫破裂
	子宫内翻
	凝血功能障碍
继发性	感染
	妊娠组织物残留
	胎盘附着部位复旧不全
	凝血功能障碍

原发性及继发性产后出血的常见原因。原发性产后出血多于继发性，本章重点介绍原发性产后出血的高危因素及治疗措施。

子宫收缩乏力

子宫收缩乏力或子宫肌肉不能有效收缩，是原发性产后出血最常见的原因，发生率为 1/20[9-10]。孕晚期胎盘血流量达 500~700mL/min[1]。胎盘娩出后，子宫通过肌肉收缩压迫螺旋动脉以达到止血的目的。如果子宫收缩不充分，将会出现大量阴道出血。

子宫收缩乏力的高危因素包括：子宫过度扩张（多胎妊娠、羊水过多及巨大胎儿），长期使用缩宫素，过快或过长的产程，多产，绒毛膜羊膜炎，胎盘组织残留，前置胎盘和宫缩抑制剂的使用（宫缩抑制剂、麻醉药、硝酸甘油）[11]。

生殖泌尿道裂伤

产后出血第二大原因是生殖泌尿道裂伤。阴道助产仍然是生殖泌尿道裂伤最主要的高危因素，其他因素所致的产科创伤也会加重此种因素所致的出血。这些因素包括胎先露异常、巨

大胎儿、会阴侧切、急产、宫颈环扎术后、Duhrssen切开、肩难产。

如果分娩后有持续阴道出血，尽管子宫收缩良好，也应怀疑是否存在生殖泌尿道裂伤。然而，由于出血位置的因素，出血经常被掩盖，如阔韧带。在这种情况下，出血过多通常会出现难以觉察的血肿。当患者出现疼痛以及休克等症状时，应高度警惕这种裂伤的可能。

妊娠组织物残留

妊娠组织物残留是指胎盘及羊膜组织残留于宫腔，从而影响子宫收缩导致出血。妊娠组织物残留的高危因素包括孕中期分娩、绒毛膜羊膜炎及副胎盘。

胎盘植入

尽管不常见，但胎盘植入也会导致大量产后出血。胎盘植入是指由于底蜕膜缺失以及类纤维蛋白层发育不全，导致胎盘组织与子宫异常粘连。植入性及穿透性胎盘是指胎盘与子宫肌层紧密粘连或植入至子宫肌层。尝试剥离紧密粘连的胎盘组织会导致快速出血，通常需要进行紧急手术治疗。

胎盘植入的主要高危因素包括清宫术或子宫切开手术史、高龄、多产、前置胎盘和前次剖宫产史。如表 3-3 所示，前置胎盘合并前次剖宫产史者出现胎盘植入及产后出血的可能性大[12]。在这种情况下，产前应进行详尽的检查，如果没有生育需求，应考虑择期剖宫产同时行全子宫切除术。

子宫破裂

子宫破裂并不常见，发生率约为 1/2000。一旦发生子宫破裂，母儿将出现生命危险，如破裂处位于胎盘附着部位，将出现大量出血[13]。子宫破裂的危险因素很多，单一或多个危险因素并不能预测子宫破裂的发生[14-16]。尽管如此，数据显示剖宫产术后阴道试产合并一个或多个以下

■ 表 3-3　前次剖宫产后出现胎盘植入及前置胎盘的风险

剖宫产次数	胎盘植入风险(%)
0	3
1	11
2	40
3	61
≥4	67

Reproduced with permission from Silver RM, Landon MB, Rouse DJ, et al. Maternal morbidity associated with multiple repeat cesarean deliveries. *Obstet Gynecol.* 2006; 107(6):1226–1232.

因素者子宫破裂的风险较大，如多次剖宫产史、无阴道试产史、引产、过期妊娠、B 超提示子宫瘢痕处菲薄、多胎妊娠、巨大胎儿、剖宫产术后感染、子宫切开术后单层缝合和妊娠间隔期短[17-34]。其他高危因素包括多产、胎先露异常、梗阻性难产、多胎妊娠、子宫肌瘤剔除术史、子宫内操作(如内倒转)以及中高位阴道助产。

子宫内翻

子宫内翻是指子宫底部内翻至子宫腔，非常罕见，发生率约为 1/2500[35]。子宫内翻可能是不完全、完全或暂时性。不完全子宫内翻是指部分宫底内翻至宫腔。完全性子宫内翻是指宫底穿过宫颈口，在阴道内见一圆形肿块，而在腹部不能触及宫底。子宫脱垂是指整个子宫体穿过宫颈，子宫底部达阴道。所有类型的子宫内翻都需要快速诊断及处理，否则将会出现大量出血及休克。

子宫内翻最常见的原因是胎盘附着于子宫底部，在第三产程时过度牵拉脐带所致[36-37]。胎盘娩出后其他潜在影响子宫收缩的因素包括巨大儿导致子宫过度扩张、长期使用缩宫素、子宫畸形和胎盘植入。

凝血功能异常

凝血功能异常是产后出血最不常见的原因。凝血功能异常可能是原发性也可能是继发性。尽管很罕见，但遗传性凝血功能异常如果治疗效果欠佳，对于临床是很大的挑战。然而，绝大部分凝血功能异常都可以在第三产程或剖宫产术中通过补充凝血物质或其他药物来改善，包括去氨加压素(DDAVP)。

获得性凝血功能异常的病因有很多，包括抗凝物质的使用、脓毒症、重度子痫前期、羊水栓塞、组织坏死(如胎死宫内或外伤)、胎盘早剥和大量出血导致凝血因子消耗过多。图 3-1 显示了消耗性凝血功能异常的发病机制以及其与子宫收缩乏力的关系。

■ 产后出血治疗

当产科医师面对产后出血时，必须有计划地采取措施以尽量减少出血，降低发病率及死亡率。表 3-4 总结了产后出血诊疗计划。

准备工作

处理产后出血，医务工作者首先应该进行相应的准备工作。建立合适的静脉通道非常关键，包括两条大的(16G)静脉通道。此外，应确定患者的血型，并进行交叉配血。应保证患者有足够的氧供，并保持体温。最后，应评估是否需要其他助手协助抢救，包括护士、手术室人员、外科医师及麻醉团队。

出血量评估

产科医师如果对出血量评估不足，常常会导致一些并发症的出现。发生产后出血时，产科医师应该准确评估出血量。此时，应进行相应的实验室检测，包括血红蛋白、血细胞比容、血小板计数、纤维蛋白原、凝血酶原时间、部分凝血活酶时间。如果不能及时进行实验室检测，取 5mL 母血至红色干管，观察血凝块出现的时间，可以粗略评估患者的凝血功能。如果 6 分钟内无可见血凝块，或 30 分钟内形成并溶解，纤维

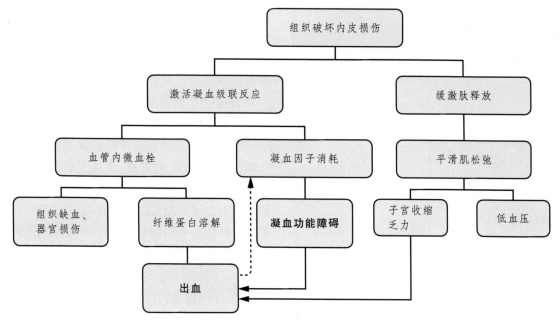

图 3-1　消耗性凝血功能障碍的发病机制。

■表3-4　产后出血诊疗计划	
B	准备工作
L	评估出血量
E	病因
E	EBL替代治疗
D	药物治疗
I	术中处理
N	非产科处理
G	全身并发症处理

蛋白原水平常常低于 150mg/dL。

寻找病因

评估出血量后,应快速寻找出血病因。子宫收缩差提示子宫收缩乏力。如果出血的病因不是子宫收缩乏力,则应进一步寻找出血病因。首先应检查是否存在软产道裂伤,但是出血可能导致视野模糊而增加检查难度。

子宫是首先重点评估的对象。除子宫收缩乏力外,最常见的因素是妊娠组织物残留,可行徒手剥离胎盘,见图 3-2[33],在手上裹住打湿的

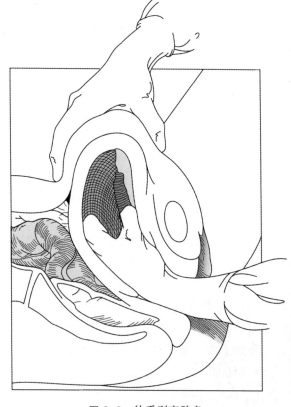

图 3-2　徒手剥离胎盘。

纱布有助于清除残留的胎膜组织。如果因为产妇体位或疼痛的因素,手掌不能或只能部分进入宫腔,则可进行经腹 B 超检测宫腔内是否有妊娠组织物残留。一旦确定有组织物,则可通过人工剥离或清宫术清除。除了评估是否有妊娠组织物残留外,适当的检查也可评估是否有胎盘植入、子宫破裂以及子宫内翻。

排除子宫因素后,应注意是否有下段的生殖泌尿道损伤。由于位置原因,宫颈和(或)阴道穹隆裂伤很难修复。在这种情况下,应尽早加强子宫收缩以减少子宫出血,使裂伤更好地暴露以充分缝合止血。在很多情况下,将患者转移至手术室进行麻醉可充分镇痛,使盆底肌肉松弛,以便更好地暴露术野,这样可以更快速有效地进行缝合,节约时间并减少出血。此外,尿道和(或)肠管附近的裂伤可能会因为术野不清导致缝合困难。在这种情况下,可使用其他工具(如双腔导尿管)保护未损伤的器官,以便更好地进行修补。

排除这些产后出血的常见病因后,应评估其他出血病因。警惕这些病因的高危因素可缩短诊断时间,以争取更多时间进行干预。

预计出血量补液治疗

了解出血患者对液体及血制品的需要量是非常重要的。预计出血量(EBL)补液治疗首先进行液体复苏。首先,给予预计出血量 3 倍的温晶体液可稳定出血患者的病情。完成容量复苏后,再根据患者个体情况及出血量进行输注血制品治疗。临床工作者必须了解血制品治疗的各种临床反应(见第 2 章)。

最佳的血制品替代治疗尚未达成一致意见。来源于军事战争的最新数据显示,当浓缩红细胞:新鲜冰冻血浆:血小板=1:1:1 时,会明显改善患者结局[39-44]。此外,基于医院的大量输血方案可有效治疗产后出血所致的凝血功能障碍。斯坦福大学医学中心认为 RBC:FFP:机采血小板=6:4:1[45]。除此之外,其他医疗机构会加入 6~

10U 冷沉淀[46]。

药物治疗

促宫缩药物是治疗产后出血的常用药物。表 3-5 总结了可用的促宫缩药物的名称、剂量、副反应、作用持续时间以及禁忌证。

如果子宫收缩乏力是由于使用影响钙离子进入细胞的宫缩抑制药物(如硫酸镁、尼非地平)而引起,可加用钙剂。给予氯化钙或葡萄糖酸钙一支静脉推注,可有效改善子宫收缩乏力,尽量减少由子宫收缩乏力所引起的产后出血。

术中处理

术中处理包括保守性处理及子宫切除。当进行手术治疗时,临床工作者必须牢记于心的是:应选择其认为最简单的方法进行止血,避免使用技术难度大或耗时多的方法。

在药物治疗的同时,双手轻柔地按摩子宫。图 3-3 显示了双手按摩子宫的正确手法[38]。要避免按摩过重,因为这样可能损伤阔韧带的大血管。

如果产后出血的原因是妊娠组织物残留,而人工剥离失败,则需要进行清宫术。该操作必须在分娩室进行,如出血过多则需在手术室进行。将患者转移至手术室不仅仅是为了去除干扰因素以进行更有效的治疗,而且这样视野更清晰,患者更放松,同时也可以得到其他科室的帮助,若清宫失败也可及时进行手术治疗。经腹超声引导可帮助医务工作者更好地清除残留的妊娠组织物。

若出血是由于子宫内翻,快速恢复子宫的正常结构可有效治疗出血。最好在手术室麻醉下执行,操作前可使用宫缩抑制剂(如硫酸镁、特布他林)、一氧化氮或卤化物麻醉剂以放松子宫及宫颈。完全放松后,轻压宫底至正常位置即可。一旦子宫恢复至正常位置,应尽快进行促宫缩治疗以加强子宫收缩并预防再次子宫内翻的发生。少数情况下,保守治疗可能失败,需

■ 表3-5　子宫收缩乏力治疗

药物	剂量	使用方法	使用间隔	作用时间	副反应	禁忌证
缩宫素(催产素)	10~80U加入1000mL晶体液	一线:IV 二线:IM或IU	持续使用	1~5分钟	恶心,呕吐,水中毒	无
米索前列醇(喜克溃)	200~1000mg	一线:PR 二线:PO或SL	单剂	PR:40~60分钟 SL:30分钟	恶心,呕吐,腹泻,发热,寒战	无
甲基麦角新碱	0.2mg	一线:IM 二线:IU或PO	每2~4小时	2~5分钟	高血压,低血压,恶心,呕吐	高血压,硬皮病,雷诺综合征
前列腺素 $F_{2\alpha}$(欣母沛)	0.25mg	一线:IM 二线:IU	每15~90分钟(最多8次)	15~30分钟	恶心,呕吐,腹泻,脸红,寒战	活动性心脏、肺、肾脏或肝脏疾病
前列腺素 E_2(地诺前列酮)	20mg	PR	每2小时	10分钟	恶心,呕吐,腹泻,发热,寒战,头痛	低血压

IM:肌内注射;IU:子宫肌内注射;IV:静脉注射;PO:口服;PR:直肠给药;SL:舌下含服。
Modified from Jacobs[40] and Dildy[47].

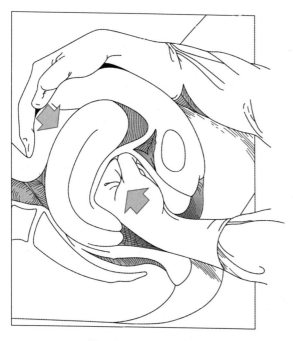

图 3-3　双手按摩子宫。

等水肿减轻后进一步治疗或在腹腔镜下进行手术治疗。

可使用填塞技术进行保守治疗,以避免手术治疗或治疗表面出血。可选择多种材料进行填塞,包括填充物及球囊。填充物是将一块连续的纱布置于消毒的塑料袋,或将凝血酶原5000U稀释至5mL浸湿纱布[46]。填塞物放置12~24小时,严密监测患者生命体征、实验室检查及尿量,应留置尿管及应用广谱抗生素以预防尿潴留及感染。

有几种球囊可用于宫腔填塞,包括Bakri球囊、BT导管以及Glenveigh Ebb完全填塞系统。填塞球囊可单独用于控制产后出血,或联合使用其他技术(如手术或选择性动脉栓塞)。可直接或在B超引导下放置Bakri填塞球囊(COOK Urological,Bloomington,Indiana),如图3-4。放置完毕后,向球囊内注入生理盐水直至出血停

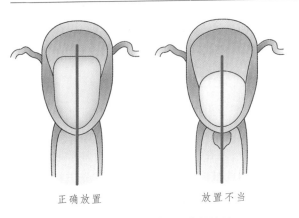

正确放置　　　　　　放置不当

图 3-4　SOS Bakri 填塞球囊的放置。

止，球囊内可注入生理盐水 500mL，平均压力达 300mmHg。监测收集袋内的出血量，出血速度减慢后，可逐渐放出球囊内的生理盐水，之后拔出球囊。BT 导管与 Bakri 球囊相似，由硅胶制成，有双腔导管，可充满盐水及宫腔引流。它的形状像一个倒置的梨形。Glenveigh Ebb 完全填塞系统包括宫腔和阴道填塞(图 3-5)[38]。两个球囊都是由强可塑性的聚氨酯制成，以更好地适应子宫及阴道的形态。此外，在双胎妊娠时，较小的球囊可能体积不够，而该子宫球囊可很快充入生

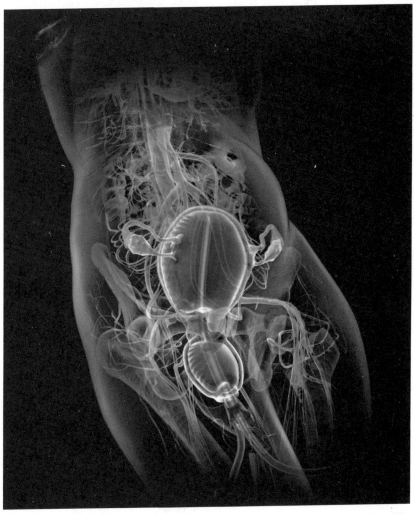

图 3-5　Glenveigh Ebb 完全填充系统。（Reproduced with permission from Francois K，Foley MR. Antepartum and postpartum hemorrhage. Gabbe SG，Niebyl JR，Simpson JL，Landon MB，Galan HL，Jauniaux ERM，Driscoil D，eds. *Obstetrics: Normal and Problem Pregnancies*，6th ed. Philadelphia，PA: Elsevier Saunders; 2012.）

理盐水达 750mL。和其他球囊一样,它有一个通道用于观察子宫内活动性出血,而不同的是,它还有一个通道可向子宫内充入液体。

保守治疗失败时,可考虑行开腹手术治疗,包括动脉结扎、子宫压迫缝合以及子宫切除。

动脉结扎的目的是减少子宫血供及出血。根据结扎动脉的不同,其成功率为 40%~95%[47-51]。可结扎子宫动脉、子宫动脉卵巢支及髂内动脉(图 3-6)。髂内动脉结扎技术要求较高,不推荐使用,除非非常熟练。Bakri 被认为是一种双侧环子宫缝合技术,通过作用于整个子宫壁而压迫子宫血管(图 3-7)。推荐将压迫球囊置于子宫缝合处,以更好地控制出血[52]。

子宫压迫缝合技术可简单有效地控制出血,从而避免子宫切除。在过去的 15 年里,多种技术应用于临床,包括 B-Lynch 缝合、Hayman 垂直缝合、Pereira 水平及垂直缝合和多补丁缝合[53-58](图 3-8 至图 3-11)。压迫缝合技术适用于通过双手按摩可控制的子宫收缩乏力以及局灶性胎盘植入,而且有生育要求者。

子宫切除是难治性产后出血的病因治疗。由于出血速度很快,在很多情况下应考虑行次全子宫切除术,特别是在患者情况不稳定时。此外,可能需要其他外科医师的协助,因此应尽早同外科医师进行沟通。

非产科处理

在产后出血的治疗中,非产科处理非常重要,包括介入放射科、药学及重症医学科。选择性动脉栓塞在产后出血的治疗中常常取得较好效果,因此被广泛使用。该技术首先进行盆腔血管造影显示出血的血管,之后使用明胶海绵堵塞该血管,成功率达 90%~95%[59-62]。栓塞的优点包括:选择性、可保留生育能力、降低发病率以及避免或延迟手术治疗;其缺点包括:栓塞后发热、感染缺血痛和组织坏死。然而,由于其花费时间较长,从而限制了其临床应用。

除介入放射治疗外,其他对于成功治疗产后出血非常重要的非产科处理便是药物。重组活化因子Ⅶa、RiaSTAP 以及止血药物在产后出血中的治疗是非常有效的。重组活化因子Ⅶa的使用方法是 60~100μg/kg 缓慢静脉注射[63-69]。联合使用其他血制品,重组活化因子Ⅶa 可在 10~40 分钟内快速止血。然而,该药物的半衰期很短(2 小时),所以可能需要重复使用[67-69]。

除重组活化因子Ⅶa 外,其他可使用的治疗

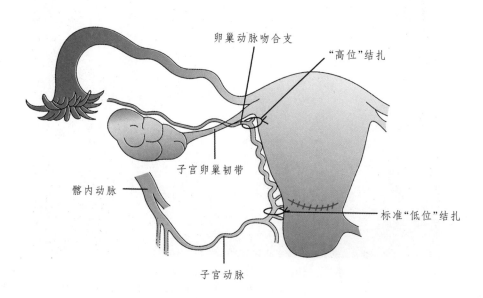

图 3-6 子宫动脉结扎。

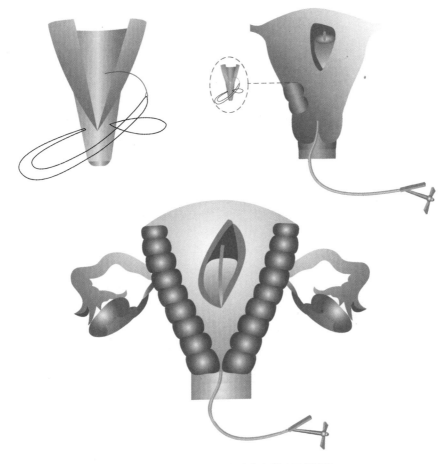

图 3-7　Bakri 球囊压迫子宫血管（BB-LUV）。

凝血功能障碍的药物还有 RiaSTAP、纤维蛋白原。RiaSTAP 从人血浆中提取，静脉使用可补充纤维蛋白原，已通过 FDA 认证。在欧洲，该药已成功用于治疗由于消耗性凝血功能障碍（创伤、手术、胃肠道出血）及先天性纤维蛋白原缺乏症所导致的大量出血[70]。

止血剂包括纤维蛋白黏合剂（如 Tisseal）、局部凝血酶（如凝血酶原和 CoStasis）、止血胶（如 Floseal）、明胶海绵（如 Gelfoam）、氧化再生纤维素（如 Surgicel）和微纤维胶原（如 Avitene）[71]。每种药物都有不同的凝血因子及凝血机制，它们都可单独起效或与控制表面出血联合使用。这些药物尤其适用于出血所致的低血容量性凝血功能障碍。

最后介绍的非产科治疗即是重症医学科团队。由于大量出血及输血所带来的血流动力学改变，出现严重产后出血的患者容易出现很多并发症。这些并发症在重症医学科协助下可以避免或进行更为有效的处理。

全身并发症评估

产后出血成功救治后，患者仍然有出现因出血及治疗所带来的并发症的风险。产科医师应评估患者全身系统性并发症。这些并发症包括：低血压所致的脑、心、肺损伤，感染，持续性凝血功能障碍，由于大量输血所致的急性肺损伤和垂体坏死。充分意识到这些潜在的并发症，可提供更及时恰当的治疗及咨询，以避免病情加重。

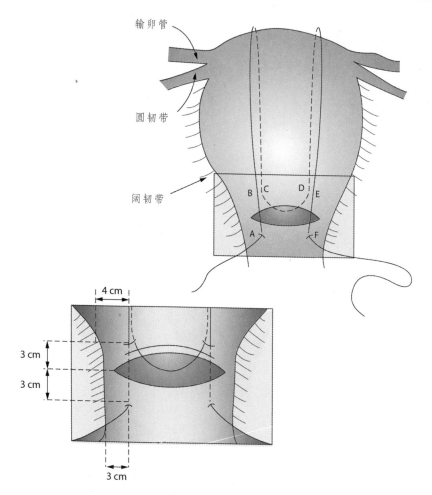

输卵管

圆韧带

阔韧带

4 cm

3 cm

3 cm

3 cm

图 3-8　B-Lynch 缝合。

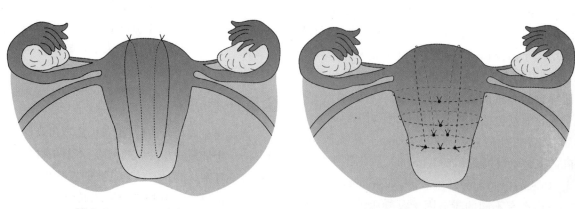

图 3-9　Hayman 垂直缝合。　　　　图 3-10　Pereira 水平及垂直缝合。

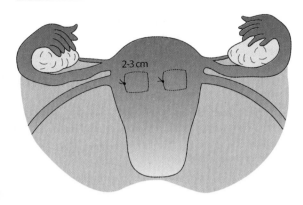

图 3-11　补丁压迫缝合。

（陈娟娟　苏春宏　译）

参考文献

1. Jacobs A. Overview of postpartum hemorrhage. www.uptodate.com. Accessed February 2013.

2. Mousa HA, Alfirevic Z. Treatment for primary postpartum haemorrhage. *Cochrane Database Syst Rev.* 2003;(1): CD003249.

3. Baker R. Hemorrhage in obstetrics. *Obstet Gynecol Annu.* 1977;6:295.

4. Andolina K, Daly S, Roberts N, et al. Objective measurement of blood loss at delivery: is it more than a guess? *Am J Obstet Gynecol.* 1999;180:69S.

5. Stafford I, Dildy GA, Clark SL, Belfort MA. Visually estimated and calculated blood loss in vaginal and cesarean delivery. *Am J Obstet Gynecol.* 2008;199(5):519.

6. Pritchard JA, Baldwin RM, Dickey JC, et al. Blood volume changes in pregnancy and the puerperium. II. Red blood cell loss and changes in apparent blood volume during and following vaginal delivery, cesarean section, and cesarean section plus total hysterectomy. *Am J Obstet Gynecol.* 1962;84:1271-1282.

7. Lu MC, Fridman M, Korst LM, et al. Variations in the incidence of postpartum hemorrhage across hospitals in California. *Matern Child Health J.* 2005;9(3):297-306.

8. Bonnar J. Massive obstetric haemorrhage. *Baillieres Best Pract Res Clin Obstet Gynaecol.* 2000;14(1):1-18.

9. Combs CA, Murphy EL, Laros RK Jr. Factors associated with postpartum hemorrhage with vaginal birth. *Obstet Gynecol.* 1991;77:69-76.

10. Dildy GA . Postpartum hemorrhage: new management options. Clin Obstet Gynecol. 2002;45(2):330.

11. Fuchs K, Peretz BA, Marcovici R, Paldi E, Timor-Tritsh I. The "grand multipara"—is it a problem? A review of 5785 cases. *Int J Gynaecol Obstet.* 1985;23:321-326.

12. Silver RM, Landon MB, Rouse DJ, et al. Maternal morbidity associated with multiple repeat cesarean deliveries. *Obstet Gynecol.* 2006;107(6):1226-1232.

13. Combs CA, Murphy EL, Laros RK Jr. Factors associated with hemorrhage in cesarean deliveries. *Obstet Gynecol.* 1991;77:77-82.

14. Grobman WA, Lai Y, Landon MB, et al. Prediction of uterine rupture associated with attempted vaginal birth after cesarean delivery. *Am J Obstet Gynecol.* 2008;199:30.e1-e5.

15. Macones GA, Cahill AG, Stamilio DM, et al. Can uterine rupture in patients attempting vaginal birth after cesarean delivery be predicted? *Am J Obstet Gynecol.* 2006;195: 1148-1152.

16. Guise JM, McDonagh MS, Osterweil P, Systematic review of the incidence and consequences of uterine rupture in women with previous cesarean section. *BMJ.* 2004;329:19.

17. Landon MB, Hauth JC, Leveno KJ, et al. Maternal and perinatal outcomes associated with a trial of labor after prior cesarean delivery. *N Engl J Med.* 2004;351:2581-2589.

18. Macones GA, Peipert J, Nelson DB, et al. Maternal complications with vaginal birth after cesarean delivery: a multicenter study. *Am J Obstet Gynecol.* 2005;193:1656-1662.

19. Landon MB, Spong CY, Thom E, et al. Risk of uterine rupture with a trial of labor in women with multiple and single prior cesarean delivery. *Obstet Gynecol.* 2006;108:12-20.

20. Mercer BM, Gilbert S, Landon MB, et al. Labor outcomes with increasing number of prior vaginal births after cesarean delivery. *Obstet Gynecol.* 2008;111:285-291.

21. Smith GC, Pell JP, Pasupathy D, Dobbie R. Factors predisposing to perinatal death related to uterine rupture during attempted vaginal birth after caesarean section: retrospective cohort study. *BMJ.* 2004;329:375.

22. Zelop CM, Shipp TD, Repke JT, Cohen A, Lieberman E. Effect of previous vaginal delivery on the risk of uterine rupture during a subsequent trial of labor. *Am J Obstet Gynecol.* 2000;183:1184-1186.

23. Caughey AB, Shipp TD, Repke JT. Rate of uterine rupture during a trial of labor in women with one or two prior cesarean deliveries. *Am J Obstet Gynecol.* 1999;181: 872-876.

24. Miller D, Diaz FG, Paul RH. Vaginal birth after cesarean: a 10-year experience. *Obstet Gynecol.* 1994;84:255-258.

25. Macones GA, Cahill A, Pare E, et al. Obstetric outcomes in women with two prior cesarean deliveries: is vaginal birth after cesarean delivery a viable option? *Am J Obstet Gynecol* 2005;192:1223-1228.

26. McDonagh MS, Osterweil P, Guise JM. The benefits and risks of inducing labour in patients with prior caesarean delivery: a systematic review. *BJOG.* 2005;112:1007-1015.

27. Cahill AG, Waterman BM, Stamilio DM, et al. Higher maximum doses of oxytocin are associated with an unacceptably high risk for uterine rupture in patients attempting vaginal birth after cesarean delivery. *Am J Obstet Gynecol.* 2008;199:32.e1-e5.

28. Durnwald CP, Rouse DJ, Leveno KJ, et al. The Maternal-Fetal Medicine Units Cesarean Registry: safety and efficacy of a trial of labor in preterm pregnancy after a prior cesar-

ean delivery. *Am J Obstet Gynecol.* 2006;195:1119-1126.

29. Rozenberg P, Goffinet F, Phillippe HJ. Ultrasonographic measurement of lower uterine segment to assess risk of defects of scarred uterus. *Lancet.* 1996;347:281-284.

30. Bujold E, Bujold C, Hamiliton EF, Harel F, Gauthier RJ. The impact of a single-layer or double-layer closure on uterine rupture. *Am J Obstet Gynecol.* 2002;186:1326.

31. Durnwald C, Mercer B. Uterine rupture, perioperative and perinatal morbidity after single-layer and double-layer closure at cesarean delivery. *Am J Obstet Gynecol* 2003; 189:925.

32. Shipp TD, Zelop C, Cohen A, Repke JT, Lieberman E. Post-cesarean delivery fever and uterine rupture in a subsequent trial of labor. *Obstet Gynecol.* 2003;101:136.

33. Shipp TD, Zelop C, Repke JT, Cohen A, Lieberman E. Interdelivery interval and risk of symptomatic uterine rupture. *Obstet Gynecol.* 2001;97:175.

34. Esposito MA, Menihan CA, Malee MP. Association of interpregnancy interval with scar failure in labor: a case-control study. *Am J Obstet Gynecol.* 2000;183:1180.

35. Brar HS, Greenspoon JS, Platt LD, Paul RH. Acute puerperal uterine inversion: new approaches to management. *J Reprod Med.* 1989;34:173-177.

36. Lipitz S, Frenkel Y: Puerperal inversion of the uterus. *Eur J Obstet Gynecol Reprod Biol.* 1988;27:271.

37. Watson P, Besch N, Bowes WA Jr. Management of acute and subacute puerperal inversion of the uterus. *Obstet Gynecol.* 1980;55:12-16.

38. Francois K, Foley MR. Antepartum and postpartum hemorrhage. In: Gabbe SG, Niebyl JR, Simpson JL, et al, eds. *Obstetrics: Normal and Problem Pregnancies.* 6th ed. Philadelphia, PA: Elsevier Saunders; 2012.

39. Borgman MA, Spinella PC, Perkins JG, et al. The ratio of blood products transfused affects mortality in patients receiving massive transfusions at a combat support hospital. *J Trauma.* 2007;63(4):805-813.

40. Holcomb JB, Wade CE, Michalek JE, et al. Increased plasma and platelet to red blood cell ratios improves outcome in 466 massively transfused civilian trauma patients. *Ann Surg.* 2008;248(3):447-458.

41. Cotton BA, Au BK, Nunez TC, et al. Predefined massive transfusion protocols are associated with a reduction in organ failure and postinjury complications. *J Trauma.* 2009;66(1):41-48; discussion 48-49.

42. Johansson PI, Stensballe J. Hemostatic resuscitation for massive bleeding: the paradigm of plasma and platelets—a review of the current literature. *Transfusion.* 2010;50(3):701.

43. Inaba K, Lustenberger T, Rhee P, et al. The impact of platelet transfusion in massively transfused trauma patients. *J Am Coll Surg.* 2010;211(5):573.

44. de Biasi AR, Stansbury LG, Dutton RP, Stein DM, Scalea TM, Hess JR. Blood product use in trauma resuscitation: plasma deficit versus plasma ratio as predictors of mortality in trauma. *Transfusion.* 2011;51(9):1925.

45. Burtelow M, Riley E, Druzin M. How we treat: management of life-threatening primary postpartum hemorrhage with a standardized massive transfusion protocol. *Transfusion.* 2007;47(9):1564-1572.

46. Jacobs A. Management of postpartum hemorrhage at vaginal delivery. www.uptodate.com. Accessed February 2013.

47. Dildy GA, Clark SL. Postpartum hemorrhage. *Contemp Obstet Gynecol.* 1993;38:21-29.

48. O'Leary JL, O'Leary JA Uterine artery ligation in the control of intractable postpartum hemorrhage. Am J Obstet Gynecol. 1966;94(7):920.

49. O'Leary JA. Uterine artery ligation in the control of postcesarean hemorrhage. *J Reprod Med.* 1995;40(3):189.

50. Adrabbo F, Salah J. Stepwise uterine devascularization: a novel technique for management of uncontrollable postpartum hemorrhage with preservation of the uterus. *Am J Obstet Gynecol.* 1984;171:694.

51. Clark SL, Phelan JP. Surgical control of obstetric hemorrhage. *Contemp Obstet Gynecol.* 1984;24:70.

52. Bakri YN. Looped uterine sutures and tamponade balloon test (looped us-tb test) for surgical management of massive obstetric hemorrhage (Correspondence, 2009).

53. B-Lynch C, Coker A, Lawal AH, et al. The B-Lynch surgical technique for control of massive postpartum haemorrhage: an alternative to hysterectomy? Five cases reported. *Br J Obstet Gynaecol.* 1997;104:275-277.

54. Allam MS, B-Lynch C. The B-Lynch and other uterine compression suture techniques. *Int J Gynaecol Obstet.* 2005;89(3):236-241.

55. Ferguson JE, Bourgeois FJ, Underwood PB. B-Lynch suture for postpartum hemorrhage. *Obstet Gynecol.* 2000;95(6 pt 2): 1020-1022.

56. Hayman RG, Arulkumaran S, Steer PJ. Uterine compression sutures: surgical management of postpartum hemorrhage. *Obstet Gynecol.* 2002;99:502.

57. Pereira A, Nunes F, Pedroso S, et al. Compressive uterine sutures to treat postpartum bleeding secondary to uterine atony. *Obstet Gynecol.* 2005;106:569.

58. Cho JH, Jun HS, Lee CN. Hemostatic suturing technique for uterine bleeding during cesarean delivery. *Obstet Gynecol.* 2000;96:129-131.

59. Ornan D, White R, Pollak J, et al. Pelvic embolization for intractable postpartum hemorrhage: long-term follow-up and implications for fertility. *Obstet Gynecol.* 2003;102 (5 pt 1): 904-910.

60. Sentilhes L, Gromez A, Clavier E, et al: Predictors of failed pelvic arterial embolization for severe postpartum hemorrhage. *Obstet Gynecol.* 2009;113:992-999.

61. Vedantham S, Goodwin SC, McLucas B, et al. Uterine artery embolization: an underused method of controlling pelvic hemorrhage. *Am J Obstet Gynecol.* 1997;176:938-948.

62. Badawy SZ, Etman A, Singh M, et al: Uterine artery embolization: the role in obstetrics and gynecology. *Clin Imaging*. 2001;25:288-295.

63. Bouwmeester FW, Jonkhoff AR, Verheijen RH, et al. Successful treatment of life-threatening postpartum hemorrhage with recombinant activated factor VII. *Obstet Gynecol*. 2003;101:1172.

64. Moscardo F, Perez F, de la Rubia J, et al. Successful treatment of severe intra-abdominal bleeding associated with disseminated intravascular coagulation using recombinant activated factor VII. *Br J Haematol*. 2001; 114:174.

65. Segal S, Shemesh IY, Blumental R, et al. The use of recombinant factor VIIa in severe postpartum hemorrhage. *Acta Obstet Gynecol Scand*. 2004;83:771.

66. Phillips LE, McLintock C, Pollock W, et al. Recombinant activated factor VII in obstetric hemorrhage: experiences from the Australian and New Zealand Haemostasis Registry. *Anesth Analg*. 2009;109:1908-1915.

67. Welsh A, McLintock C, Gatt S, et al. Guidelines for the use of recombinant activated factor VII in massive obstetric haemorrhage. *Aust N Z J Obstet Gynaecol*. 48:12-6, 2008.

68. Alfirevic Z, Elbourne D, Pavord S, et al. Use of recombinant activated factor VII in primary postpartum hemorrhage: the Northern European registry 2000-2004. *Obstet Gynecol*. 2007;110:1270-1278.

69. Franchini M, Lippi G, Franchi M. The use of recombinant activated factor VII in obstetric and gynaecological haemorrhage. *BJOG*. 2007;114:8-15.

70. Berube C. Disorders of fibrinogen. www.uptodate.com. Accessed February 2013.

71. Parker WH, Wagner WH. Management of hemorrhage in gynecologic surgery. www.uptodate.com. Accessed February 2013.

第 4 章

妊娠合并 DIC 及血小板减少症

● *Philip Samuels*

虽然只有少数患者因为严重出血及凝血功能障碍需要输血,但是每位产科医师都会遇到这种情况。很明显,预防优于治疗。充分了解其病理生理机制,将有助于我们更为快速地做出反应并有效防止病情进一步恶化。即使进行非常精心的护理,也不能预防所有类似事件的发生。部分产科医师通过其快速、果断以及专业的反应,可避免不良结局的发生。本章将介绍弥散性血管内凝血(DIC)及严重的血小板减少症。治疗的目的在于纠正潜在的病理生理问题,以及治疗获得性或遗传性凝血障碍疾病。有多种方法可用于治疗该类临床疾病。本章将概述一种切实可行的治疗措施。

■ 弥散性血管内凝血

弥散性血管内凝血(DIC)描述的是一种临床表现,可由多种病理过程引起。它的特点是纤维蛋白凝块的加速形成以及继发性的纤维蛋白溶解,属于一种消耗性凝血功能障碍。机体消耗凝血因子的速度比产生的快。这一循环重复进行,直至有干预措施阻止该循环,否则患者将死于出血。正常情况下,机体可维持纤维蛋白产生与溶解之间的平衡。当平衡被破坏,凝血级联反应和纤溶系统失去控制,将会出现DIC。DIC可产生于内源性控制机制被过度激活的凝血系统所破坏时,通常是内源性凝血系统激活的结果。

此外,由于创伤或内毒素导致的组织损伤,也可导致血液中的组织因子增加,从而激活Ⅶ因子以及外源性凝血系统,导致 DIC 的发生。蛋白水解酶的释放可能引发DIC,常见于胎盘早剥。这一严重的临床表现可有多种病因,必须迅速明确病因并开始治疗。

病因

导致 DIC 最常见的产科原因见表 4-1。产科最常见的导致轻度 DIC 的原因,通常是由于在阴道分娩或剖宫产手术中失血量估计过少而

■ 表 4-1 DIC 的病因

常见病因

- 大量出血(尤其是子宫收缩乏力),特别是晶体液或胶体液补给不足时
- 胎盘早剥
- 重度子痫前期/ HELLP,不是单纯的血小板减少症

罕见病因

- 脓毒症
- 妊娠期急性脂肪肝
- 羊水栓塞
- 成人呼吸窘迫综合征
- 急性溶血性输血反应
- 自身免疫性疾病
- 恶性肿瘤
- 死胎

使得晶体液或胶体液灌注不足。在这些情况下，常常发生血管痉挛，继而出现内皮损伤并引发DIC。此外，低血压导致组织灌注降低，使得局部缺氧和组织酸中毒，细胞因子释放增加，进一步加重DIC。应保证充足的血容量，即使出现严重贫血，也可避免DIC的发生。

阴道分娩后胎盘剥离，纤维蛋白原被激活，形成纤维蛋白网，覆盖原来胎盘附着的部位。同时结合子宫收缩，可防止分娩后失血过多。正常阴道分娩过程中，纤维蛋白网的形成将消耗10%的可凝固纤维蛋白原。胎盘早剥也是类似的情况，但是是一种病理过程。严重时，在胎儿娩出前，胎盘几乎完全剥离并形成胎盘后凝血块。凝血块进一步增大，不断消耗凝血因子，继之由于纤维蛋白原溶解而出现凝血块分解，从而导致消耗性凝血功能障碍。由于DIC的实验室结果滞后于临床出血，当出现严重胎盘早剥时都要警惕DIC的发生。DIC最早的实验室结果表现为血纤维蛋白原显著下降，其原因是由于转化成纤维蛋白而导致消耗增多。需要注意的是，正常妊娠时纤维蛋白原浓度通常会大大增加。虽然实验室数据提示正常，但是对于妊娠女性来讲已经低于正常。因此，当实验室检查提示纤维蛋白原浓度正常时，临床医师也应提高警惕。对于个别患者来讲，正常低值的纤维蛋白原浓度实际上可能是显著下降，提示出现早期DIC。医师必须根据临床表现综合评估病情，单纯检测纤维蛋白原浓度通常不可靠。

如果分娩不及时，重度子痫前期及HELLP综合征（溶血，肝酶升高，血小板减少）可导致DIC。这些患者通常表现为单纯的血小板减少，在没有合并临床大量出血或其他凝血功能异常时，则应与DIC相鉴别。单纯的血小板减少症是由于网状内皮系统破坏血小板增加或骨髓血小板合成减少，并非消耗性凝血功能障碍。如果血小板平均容积（MPV）增加，表示不成熟血小板释放至外周血，提示血小板减少是由于网状内皮系统破坏血小板增加所引起。在这种情况下

DIC并不常见，除非子痫前期/HELLP持续存在或与之相关的高血压导致了胎盘早剥的发生。然而，亚临床DIC的实验室证据在子痫前期患者中很常见，可能表现为D-二聚体增加，这在妊娠期间并不可靠，因为正常妊娠女性的D-二聚体也可能会增加。

死胎可导致DIC是一种常见的错误认识。这种情况极少发生，并且通常需要数周的时间。通过有效的促进宫颈成熟，不需要太长时间来处理胎儿。然而，估计宫内死胎长时间未被发现，则需要进行凝血功能检测。

无论何种原因引起的脓毒症，都可能与DIC相关。显然，任何感染都应该积极使用广谱抗生素进行治疗。大多数医院都有脓毒症诊治流程，应该严格执行。然而，由于妊娠及患者的过敏史，可能需要对抗生素进行更改。一些药物，如重组人活化蛋白α可以大大降低脓毒症的死亡率和DIC的发生。由于该药可能增加出血倾向，需要在有经验医师的监督下给药。然而，目前尚缺乏妊娠期使用该药的经验。

诊断

DIC的初步诊断通常是临床诊断，需通过实验室检查进行确诊。目前可用于诊断的检测见表4-2。在产科，纤维蛋白原浓度下降通常为DIC的标志。需要记住的是，凝血酶原时间（PT）受维生素K依赖性以及外源性凝血系统（Ⅱ、Ⅶ、Ⅸ、Ⅹ因子）紊乱的影响。在DIC患者，PT/INR延长通常早于活化部分凝血活酶时间（aPTT）的延长。这是因为aPTT取决于内源性凝血系统，其中包括凝血因子Ⅷ。凝血因子Ⅷ不仅在妊娠期间会增加，在DIC的早期也会增加，继发于受损内皮细胞释放凝血因子Ⅷ/血管性血友病因子的增加。然而，随着DIC病情进展，aPTT也将延长。纤维蛋白降解试验，如纤维蛋白降解产物和D-二聚体也会升高。然而，在正常妊娠中，经常发现这些检测结果会轻度升高。不能用单一检测来诊断DIC。

■ 表 4-2　DIC 诊断

临床表现

- 静脉穿刺部位、切口及黏膜出血
- 大量阴道出血(产后而且子宫收缩好)
- 休克(与观察到的失血量不成比例)

实验室检查

- 纤维蛋白原降低
- 纤维蛋白降解产物增加
- D-二聚体增加
- PT/ INR 延长
- aPTT 延长(偶尔)
- 血红蛋白/血细胞比容下降
- LDH 升高
- 胆红素升高
- 外周血涂片见破碎红细胞
- 不凝血

aPTT:活化部分凝血酶原时间;INR:国际标准化比率;
LDH:乳酸脱氢酶。

■ 表 4-3　妊娠期 DIC 治疗

处理突发事件

- 大量出血
  - 病因治疗(宫缩剂,裂伤修补)
- 胎盘早剥
  - 分娩
    - 如果胎儿及母亲病情平稳可尝试阴道分娩
- 子痫前期/ HELLP
  - 分娩
- 急性脂肪肝
  - 分娩
- 羊水栓塞
  - 心血管支持
  - 类固醇激素
  - 抗组胺药
- 脓毒症
  - 静脉使用广谱抗生素
- 成人呼吸窘迫综合征
  - 通气支持
  - 心血管支持
- 死胎
  - 分娩
  - 抗生素(可考虑使用)

成分输血治疗

- 参见表 4-4

治疗

　　DIC 的基本治疗方法是治疗原发病。在治疗原发疾病的同时,应根据需要进行成分输血治疗。不应该盲目使用血液制品,但更为常见的是过迟启动成分输血治疗。若及时处理,则 DIC 更容易逆转。在严重子宫收缩乏力的患者,通常使用宫腔球囊填塞进行治疗。宫腔球囊可有效止血,但是对于持续发展的消耗性凝血功能障碍并无改善。使用血制品可挽救患者生命。即使在大型医院,通常也需要很长时间才能从血液中心获得新鲜冰冻血浆(FFP)或冷沉淀。在小型医院,血液制品需要从当地红十字会转运。如果认为可能需要使用血液制品,应尽早预约。时间非常关键。治疗措施见表 4-3 和表 4-4。应该明确的是,治疗不应该是序贯进行,而应该是多种治疗措施同时进行。因此,应该建立两条静脉通路,并且留置尿管。准确地进行出入量评估非常重要。在进行成分输血治疗的同时也可完成大量液体复苏。除了表 4-4 列出的成分输血治疗外,重组活化因子Ⅶ也可用于治疗危及生命的大出血,主要副作用是血栓形成。因此,只应在治疗难治性病例时使用该药物,而且应当在对该药物有丰富使用经验的医师监护下使用。需要注意的是,应该给予维生素 K 和叶酸,因为 DIC 患者往往存在该类维生素缺乏。有证据表明,抗凝血酶Ⅲ可促进血管内皮愈合,并减少纤溶活性。如前所述,应严密监测患者体内液体状态。由于很容易低估出血量或者晶体液/成分血的使用量,因此密切监测非常关键。如果患者血容量不足,则可能出现急性肾衰竭,将增加治疗及评估的难度。相反,如果补液量过多,患者可

■ 表 4-4 妊娠期 DIC 成分输血治疗

新鲜冰冻血浆 (FFP)(容量= 250mL)

- 用于纠正 PT、aPTT 及纤维蛋白原。通常开始使用 4 单位，然后根据需要增加
- 用于出血，如 INR ≥2 且伴有出血或 aPTT 延长且伴有出血
- 每单位 FFP 可增加循环纤维蛋白原 5~10mg/dL
- 大量出血时，每输 1 单位 RBC 同时输 1 单位 FFP

冷沉淀 (容量= 35~40mL)

- 富含纤维蛋白原，用于提高纤维蛋白原，比 FFP 用量少
- 当纤维蛋白原 <100mg/dL 或者如有出血伴纤维蛋白原 <150mg/dL
- 每单位冷沉淀可增加循环纤维蛋白原 5~10mg/dL

血小板

- 孕妇血小板 <20 000/mm³，伴或不伴出血
- 孕妇血小板 <50 000/mm³，伴有出血
- 每包增加血小板 7000~10 000/mm³。在 DIC，输注的血小板被迅速消耗

PRBC

- 增加携氧能力 (主优先级)
- 输血迅速跟上临床出血，并尽量保持 HCT≥25%
- 溶血时输注红细胞会导致血钾升高
- 每使用 5 单位 PRBC 后，给予 1 安瓿钙作为抗凝剂以螯合循环钙

能出现血容量过多及肺水肿。

■ 血小板减少症

病因

血小板减少症(血小板计数<150 000/mm³)发生于约 4% 的妊娠妇女，是妊娠期血液科会诊最常见的原因。在诊断血小板减少症之前，必须确保患者没有血小板凝集障碍，这会造成血小板减少的假象。使用 EDTA 抗凝的紫头管采集血液用于分析全血细胞计数(CBC)时，3‰人群的血小板会发生凝聚。在这一过程中，自动分析仪则会将聚集在一起的多个血小板计数为单个血小板。使用柠檬酸盐抗凝的蓝头管采集的外周血进行血涂片检查，可以鉴别血小板聚集与血小板减少症。血小板凝聚并不是真正的血小板减少症，也没有出血的风险。评估流程见图 4-1。妊娠期血小板减少的病因见表 4-5。

妊娠期血小板减少症是妊娠期并发血小板减少的最常见原因，发生率约 3%，比其他原因导致的血小板减少症更为常见。一般表现为轻度，在常规血液检查时发现血小板减少。对妊娠期血小板减少症进行侵入性检查或治疗所引起的并发症比疾病本身对患者的影响更大。部分医师选择使用皮质类固醇将血小板计数提高至 100 000/mm³ 以上，以保证患者可在临产及分娩时进行麻醉。妊娠期血小板减少症的发病机制不明。在这种情况下，血小板计数是否对皮质类固醇敏感并不清楚。因此，对于妊娠期血小板减少症患者进行皮质类固醇治疗并无科学依据。也有人采用静脉注射免疫球蛋白治疗妊娠期血小板减少症，但是也没有相应的数据支持。

诊断妊娠期血小板减少症必须满足以下条件：①非妊娠期没有出血病史；②血小板计数> 50 000/mm³；③没有血小板聚集。不超过 1% 的非妊娠妇女血小板低于 100 000/mm³。因此，孕妇血小板计数越低，出现病理改变的可能性越大。妊娠妇女血小板计数介于 50 000~100 000/mm³

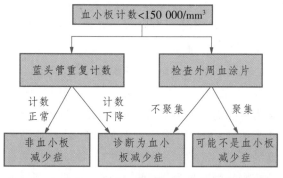

图 4-1 鉴别血小板减少症及血小板凝集障碍的方法。血小板聚集是一个体外过程，虚假的血小板计数降低可能会导致不必要的焦虑、检查及治疗。

■ 表 4-5　妊娠期血小板减少的原因

主要原因

- 妊娠期血小板减少症
- 重度子痫前期
- HELLP 综合征
- 弥散性血管内凝血
- 血小板聚集(虚假)

少见原因

- 免疫性血小板减少性紫癜
- 人类免疫缺陷病毒
- 狼疮抑制剂和抗磷脂抗体综合征
- 系统性红斑狼疮
- 丙型病毒性肝炎

罕见原因

- 血栓性血小板减少性紫癜
- 溶血性尿毒症综合征
- ⅡB 型血管性血友病
- 恶性血液病
- 使用可卡因
- 叶酸缺乏症
- May-Heglin 综合征(先天性血小板减少症)

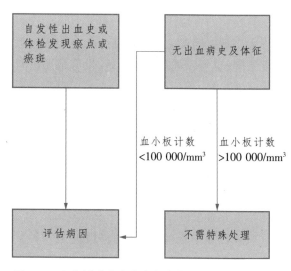

图 4-2　血小板减少症患者的病情评估(妊娠合并血小板减少症的初步评估)。

之间时,出现严重病理改变的可能性不大。血小板计数<100 000/mm³ 非常罕见,因此要进行全面评估,详见图 4-2。需要明确的是,当血小板计数< 50 000/mm³ 时,必须请血液科医师或者擅长血液系统疾病的内科医师进行进一步评估。

免疫性血小板减少性紫癜(ITP)是由于免疫系统紊乱导致网状内皮系统破坏血小板增加所致,妊娠期发病率约 3‰。临床上可分为两种类型,但是难以鉴别。儿童型 ITP 和成人型 ITP 有着截然不同的病史,目前尚不能确定这两种类型对母胎的影响及预后是否一致。儿童型 ITP 也会影响青少年,通常会引起急性感染,表现为急性起病,快速缓解,极少复发。相反,成人型 ITP 是一种慢性疾病,通常需要长期类固醇或免疫球蛋白治疗,反复加重和复发。

由于 ITP 是自身免疫性疾病,需要检测血

小板抗体来诊断。这一检测方法并不统一,所以敏感性和特异性因实验室不同而差异很大。然而,传统的抗体检测并不能区别 ITP 及妊娠期血小板减少症。在妊娠期间鉴别这两种疾病,病史和体格检查比实验室检查更为重要。血小板抗体可以是血小板相关(直接的、血小板结合的)或存在于血液循环中(游离的、间接的、血清中)。然而,这些抗体都不能用于区别 ITP 和妊娠期血小板减少症。血循环(间接的)中的抗血小板抗体与新生儿血小板减少症相关。血小板计数<50 000/mm³ 的妊娠合并 ITP 患者中,13%~24%会分娩胎儿。孕妇血清中出现循环抗血小板 IgG 抗体可作为新生儿出现血小板减少症的预测指标。这些抗体的存在只能作为一个粗略的指标,因为其阴性预测值很高,阳性预测值很低。这意味着,如果未能检测到该抗体,新生儿在出生时出现血小板减少的可能性不大;如果检测到该抗体,提示有风险但可能性较小。再次强调,不同实验室检测结果差异较大,因此我们可以推测,该检测用于预测新生儿血小板减少症的预测价值的差异也很大。重要的是,我们要认识到 ITP 可能是 SLE 或其他自身免疫性疾病的先兆。医师应该详细询问病史,认真体检,寻

找此类疾病的可疑证据。

大多数医师认为，即使新生儿血小板计数严重下降，也可以进行阴道分娩，没有必要进行胎儿血液检测。然而我认为，有必要了解哪些患者可能存在分娩血小板减少症新生儿的风险。因此，我会检测 ITP 患者血液中的循环抗血小板抗体。如果抗体阳性，我将避免使用胎头吸引器助产，并尽量避免使用头皮电极。每一位 ITP 患者在分娩时，我都会通知新生儿科医师，确保进行新生儿血小板计数检测。

血栓性血小板减少性紫癜(TTP)是一种罕见疾病，但是当妊娠妇女的血小板计数严重下降时必须考虑该疾病。临床结局很差，常常会危及生命。病理改变表现为血小板聚集，形成血小板血栓阻塞动脉及毛细血管，造成器官的缺血及梗死。常常影响依赖于微循环的系统，如大脑和肾脏。TTP 的病因不清，可能与花生四烯酸/前列腺素通路，以及血纤维蛋白溶酶原及其活化剂相关。

TTP 是一种临床诊断，表现为五联征(见表4-6)。40%的患者会出现经典的五联征，约75%的患者会出现三联征，即微血管病性溶血性贫血、血小板减少症和神经系统变化。TTP(非家族性)可由抗 ADAMTS-13(一种金属蛋白酶，能特异性裂解血管性血友病因子)的自身抗体引起。妊娠期 TTP 常发生于孕中期，容易与 HELLP 综合征混淆。TTP 患者微血管病性溶血性贫血更为严重，在外周血涂片中也比较明显。HELLP 综合征患者抗凝血酶Ⅲ下降也可以作为鉴别指标。TTP 通常不会复发，虽然少见，但是可能出现间歇发作以及缓慢加重。详细讨论及鉴别诊断见第 15 章。

治疗

ITP 什么时候需要治疗？血小板计数低于 20 000/mm³，可能会出现自发性出血；血小板计数低于 50 000/mm³，可能会出现手术出血。许多血液科医师在血小板计数接近 20 000/mm³ 时也不会予以治疗，除非伴有出血。血小板功能分析仪可通过检测血小板对不同刺激发生聚集所需的时间，来快速判断血小板功能是否正常，从而指导产科医师决定血小板计数减少患者的分娩时机及方式。

妊娠合并 ITP 的治疗方式见表4-7。治疗首选皮质类固醇。如果需要快速起效，可静脉使

表4-6　经典 TTP 表现[a]

- 微血管病,溶血性贫血[b]
- 血小板减少症[b]
- 神经系统异常[b]
  - 意识模糊
  - 头痛
  - 麻痹
  - 幻视
  - 癫痫
- 发热
- 肾功能不全

[a] 经典三联征可见于 40%的患者。
[b] 三联征可见于 75%的患者。

表4-7　妊娠合并 ITP 治疗方式

皮质类固醇
- 静脉
  - 甲泼尼龙 1.0~1.5mg/(kg·d)，分 2~3 次使用
  - 强的松 1.0 mg/(kg·d)
    - 然后逐渐减量

静脉注射免疫球蛋白
- 0.4~1.0 g/(kg·d)，使用 3~5 天
- 可重复使用

脾切除
- 孕中期手术最佳

血小板生成素受体激动剂

血小板输注
- 严重活动性出血
- 可能引起更快速的血小板破坏
- 每单位血小板可提高血小板计数 7000~10 000/mm³

用甲泼尼龙。因为其盐皮质激素效果更少,所以优于氢化可的松。甲泼尼龙剂量为每天 1.0~1.5mg/(kg·d),分 2~3 次使用,常在 2 天内起效,对于难治性病例可能需要长达 10 天才能起效。达到预期效果后,应改为口服泼尼松,注意调整剂量以保持血小板计数在 100 000/mm³ 左右。如果不是紧急状态,可在门诊口服泼尼松开始治疗。起始剂量为 1mg/(kg·d),单次服用。大剂量长期服药时需警惕胃溃疡形成。达到治疗效果后应逐渐减量,并维持血小板计数为 100 000/mm³ 左右。大约 70% 的患者对皮质类固醇治疗有效。为了避免肾上腺危象,使用皮质类固醇治疗两周以上的患者不要快速减量。皮质类固醇减量方案见表 4-8。

妊娠患者对皮质类固醇治疗无效时,应采用静脉注射免疫球蛋白(IVIG)治疗。常用剂量为 0.4~1.0g /(kg·d),维持 3~5 天。少数情况下,用药剂量需要增加至 2.0g /(kg·d)。通常在 2~3 天起效,5 天达高峰。然而,这也是可变的。反应的持续时间不一定,所以分娩前使用静脉注射免疫球蛋白的时机非常关键。总之,如果需要为分娩准备足够数量的血小板,则应该在计划性引产或剖宫产前 5~8 天开始治疗。

■ 表 4-8　皮质类固醇减量方案
激素减量必须个体化,并且观察症状
减量必须警惕肾上腺皮质激素危象
• 年龄
• 患者年龄超过 40 岁必须非常缓慢地减量
• 治疗持续时间
• 治疗 <1 周,不需要逐步减量
• 治疗 1~2 周,快速减量
• 治疗 > 2 周,缓慢减量
• 使用强的松的剂量
• 快速减量至 40mg/d
• 数天内从 40mg/d 减至 20mg/d
• 2~4 周内从 20mg/d 减至停药,尤其是当治疗时间超过 2 周时

如果 IVIG 的治疗效果不好,妊娠期可考虑行脾切除术。最佳的手术时间是在孕中期,这一时期子宫增大不明显,不会影响手术暴露,早产风险也相对偏小。脾切除术后将立即出现血小板计数升高。如果有必要,可在剖宫产同时,缝合子宫切口后,延长腹部切口行脾切除术。

与红细胞生成素可刺激红细胞产生一样,促血小板生成素可促进血小板产生。对于其他治疗效果欠佳的 ITP 患者,可使用血小板生成素受体激动剂治疗以提高血小板计数。生长因子也可用于治疗慢性 ITP。艾曲波帕可用于治疗慢性 ITP 及丙型病毒性肝炎引起的血小板减少症。今后几年里,这些药物以及新的血小板生成素受体激动剂将在血小板减少症的治疗中发挥重要作用。

血小板输注只用于极度血小板减少伴有出血的患者。在等待其他治疗起效或者为急诊手术做准备时输注血小板。有人主张当血小板计数 <50 000/mm³ 时,应在手术过程中输注血小板。至少要保证手术室有血小板随时供该类患者使用。同样适用于血小板计数 <20 000/mm³ 且准备阴道分娩的患者。对于血小板严重减少的患者,由于出现血肿的风险较高,产后应全面检查阴道和会阴。输注血小板的生存时间非常短,因为体内的抗体和网状内皮细胞在清除患者内源性血小板的同时,也会破坏输注的血小板。因此,如果手术需要输注血小板,应在切开皮肤的同时开始输注而不是更早的时间。每单元血小板可增加母体血小板计数约 10 000/ mm³。一种产妇 ITP 的治疗方案见图 4-3。当对患有严重血小板减少症或有任何出血倾向的患者进行手术时,应特别注意手术操作技巧。如表 4-9 所示。

大力度的血浆置换是治疗 TTP 的关键。治疗通常是结合血浆交换术及与含少量血小板的新鲜冰冻血浆(3~4L/d)进行的置换术。血浆交换术可清除血小板聚集性物质,血浆输注可补充抗血小板聚集物质,如 ADAMTS-13,这是患者血浆中所缺乏的。如果不能进行血浆交换,可

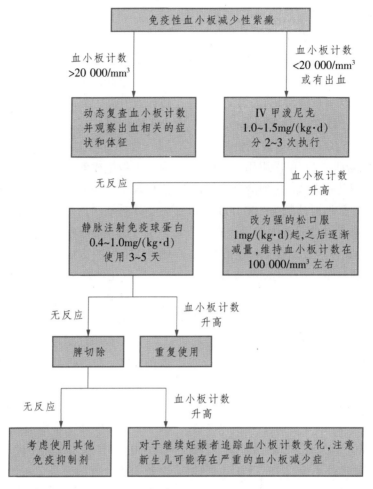

图 4-3　妊娠合并 ITP 的管理。

■ 表 4-9　对有出血倾向的患者进行剖宫产术时的手术技巧

- 若有严重的出血则采用正中切口,否则也可选择下腹部横切口
- 使用电刀,尤其在切开皮下组织时
- 从一开始就细致地关闭子宫。针孔越多,出血的可能性越大
- 保持膀胱瓣开放以防止血肿形成,以后可能会形成脓肿。如果可能的话,烧灼膀胱瓣边缘
- 关闭腹膜以防止边缘出血。这也可以防止因腹腔内出血所致的筋膜下出血,放置筋膜下引流管
- 如果有渗血则放置筋膜下引流,直至无引流液为止
- 即使是横切口,也可使用皮肤缝合器。如果有皮下血肿可部分敞开
- 加压包扎切口,直至无出血风险

输注 FFP[30mL/(kg·d)]作为一个暂时性的过渡处理。治疗时需警惕容量超负荷,必要时予以利尿。如果患者对血浆置换有效, 应至少持续 5 天。如果患者对血浆置换有部分反应,且临床病情没有恶化,则维持 3~4 周以达到完全缓解。此外,应输注浓缩红血细胞(PRBC)以维持血红蛋白浓度。同时应密切监测肾功能。

所有诊断为 TTP 的患者都应当使用皮质类

固醇,常用剂量为甲泼尼龙 0.75mg/(kg·d),直至恢复,之后缓慢减量。

　　若治疗 5 天之后病情未改善,或治疗前 3 天内病情出现恶化,可考虑使用其他治疗,包括长春新碱、硫唑嘌呤和脾切除。对于难治性患者,应该采用去冷沉淀血浆代替 FFP 用于血浆置换。妊娠合并 TTP 治疗见图 4-4。

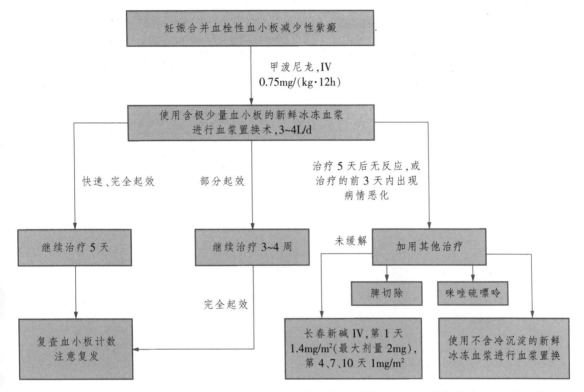

图 4-4　妊娠期 TTP 的治疗。治疗前必须确诊。TTP 是临床诊断,容易与重度子痫前期混淆。TTP 的诊断标准见表 4-6。

(何泓　陈娟娟　译)

推荐读物

Aster RH. Gestational thrombocytopenia. A plea for conservative management. *N Engl J Med.* 1990;323:264.

Boicchi L, Orazi A, Ghanima W, et al. Thrombopoietin receptor agonist therapy in primary immune thrombocytopenia is associated with bone marrow hypercellularity and mild reticulin fibrosis but not other stromal abnormalities. *Mod Pathol.* 2012;25(1):65-74.

Burrows RF, Kelton JG. Fetal thrombocytopenia and its relation to maternal thrombocytopenia. *N Engl J Med.* 1993; 329:1463.

Burrows RF, Kelton JG. Low fetal risks in pregnancies associated with idiopathic thrombocytopenic purpura. *Am J Obstet Gynecol.* 1990;164:1147.

Cines DB, Dusak B, Tomaski A, et al. Immune thrombocytopenic purpura and pregnancy. *N Engl J Med.* 1982;306: 826.

Gabbe SG, Neibyl JR, Simpson JL, eds. *Obstetrics: Normal and Problem Pregnancies.* 4th ed. New York, NY: Churchill Livingstone; 2002:1169-1176.

Hoffman R, Benz EJ Jr, Shattil SJ, et al, eds. *Hematology: Basic Principles and Practice.* New York, NY: Churchill Livingstone; 1991:1394-1405.

Hoffman R, Benz EJ Jr, Shattil SJ, et al, eds. *Hematology: Basic Principles and Practice.* New York, NY: Churchill Livingstone; 1991:1495-1500.

Homelda S, Ebdon C, Batty P, Jackson B, et al. New thrombopoietin receptor agonists for platelet disorders. *Drugs Today.* 2012;48(4):293-301.

Jilma B. Platelet function analyzer (PFA 100): a tool to quantify congenital or acquired platelet dysfunction. *J Lab Clin Med*. 2001;138(3):152-163.

Levi M. Pathogenesis and management of peripartum coagulopathic calamities. *Thromb Res*. 2013;131(suppl 1):S32-S34.

McCrae KR, Samuels P, Schreiber AD. Pregnancy-associated thrombocytopenia: pathogenesis and management. *Blood*. 1992;80:2697.

Repke JT, ed. *Intrapartum Obstetrics*. New York, NY: Churchill Livingstone; 1996:431-446.

Rousell RH, Good RA, Pirofsky B, et al. Non-A non-B hepatitis and the safety of intravenous immunoglobulin pH 4.25. *A retrospective survey*. Vox sang 1988;54:6.

Samuels P, Bussel JB, Braitman LE, et al. Estimation of the risk of thrombocytopenia in the offspring of pregnant women with presumed immune thrombocytopenic purpura. *N Engl J Med*. 1990;323:229.

Tsai HM. Pathophysiology of thrombotic thrombocytopenic purpura. *Int J Hematol*. 2010 Jan;91(1):1-19.

Weiner CP. Thrombotic microangiopathy in pregnancy and the postpartum period. *Semin Hematol*. 1987;24:119.

Wissa I, Ebeid E, El-Shawarby S, et al. The role of recombinant activated factor VII in major obstetric haemorrhage: the Farnborough experience. *J Obstet Gynaecol*. 2009;29(1):21-24.

第 5 章

高血压急症

● *Baha M. Sibai*

高血压疾病是最常见的妊娠合并症，孕妇的发病率为 5%~10%。30% 的妊娠期高血压疾病源于慢性高血压合并妊娠，70% 则为妊娠期高血压及子痫前期。该病的表现包括血压轻度升高或者几乎无临床表现，亦可表现为严重高血压及多器官功能障碍。妊娠期高血压疾病目前仍然是世界上孕产妇及围生儿死亡的主要原因（表 5–1），因此了解此病的病程及其对妊娠的影响至关重要。

■ **表 5–1 严重妊娠期高血压疾病的不良结局**

母体并发症

- 胎盘早剥
- 弥散性血管内凝血
- 子痫
- 肾衰竭
- 肝出血或肝衰竭
- 颅内出血
- 高血压脑病
- 肺水肿
- 死亡

胎儿–新生儿并发症

- 严重宫内发育迟缓
- 羊水过少
- 早产
- 低氧血症–酸中毒
- 神经系统损伤
- 死亡

■ 定义及分类

高血压是指收缩压 ≥140mmHg 或舒张压 ≥90mmHg。血压要在随机状态下测得，最短间隔不能 <6 小时，最长间隔不能 >1 周。值得注意的是，选择合适的袖套有助于消除血压测量误差。妊娠期尿蛋白异常的定义是 24 小时尿蛋白排泄 ≥300mg/dL，蛋白/肌酐比值 ≥0.3，总的尿蛋白排出率的最精确测量方法是收集 24 小时尿。然而，在某些环境下，半定量分析法可能是评估尿蛋白的唯一方法。妊娠期高血压疾病分类见表 5–2。

妊娠期高血压

妊娠期高血压的定义是，孕中期或产后 24 小时血压升高，不伴蛋白尿，不伴血液指标异常（如肝酶升高、血小板减少或血浆肌酐升高），不出现任何临床症状。血压通常于产后 10 天内恢复正常。此类高血压不需要治疗，因为绝大多数的产妇都会有轻度高血压。发病孕周 ≥37 周的妊娠期高血压对孕产妇及围生儿的发病率及死亡率几乎没有影响。然而，未足月时发病的妊娠期高血压患者，将近 40% 会发展为子痫前期或严重高血压。此外，合并这种情况的妊娠会导致胎儿生长受限以及胎盘早剥。出现严重妊娠期高血压的患者存在不良妊娠结局

■ 表 5-2　妊娠期高血压疾病分类

Ⅰ.妊娠期高血压

　轻度

　• 收缩压<160mmHg 或

　• 舒张压<110mmHg

　重度

　• 收缩压≥160mmHg 或

　• 舒张压≥110mmHg

Ⅱ.妊娠期尿蛋白≥300mg/24h 或

　尿蛋白/尿肌酐 0.30 或尿蛋白定性≥1+

Ⅲ.子痫前期(高血压 +/-蛋白尿)

　子痫前期伴严重的指征(以下任何一项):

　• 严重高血压

　• 轻度高血压及严重尿蛋白

　• 持续难以缓解的严重颅内症状

　• 血小板减少症 10 0000/mm³

　• 肝酶升高>正常值上限的 2 倍

　• 肺水肿

　• 血肌酐 1.1mg/dL

Ⅳ.慢性高血压

　孕前高血压

　孕 20 周前出现高血压

Ⅴ.并发子痫前期

　原有的高血压恶化和(或)高血压基础上新发尿蛋白

的风险,应进行重度子痫前期相关管理。若妊娠期高血压患者接受降压治疗,应视为病重,不宜门诊管理。

子痫前期与子痫

子痫前期的症状是经典的三联征:高血压、蛋白尿及子痫前期综合征相关的症状。子痫前期的症状包括头痛、视野改变、上腹或右上腹痛及呼吸急促。子痫前期分为轻度子痫前期及重度子痫前期。两者的区别是血压的严重程度及是否累及其他器官(表 5-2)。两种类型都需要严密监护,因为任何一种类型都可以进展成暴发性疾病。因此,需要询问可疑子痫前期的患者是否存在以下症状:

• 恶心及呕吐;

• 持续存在的、严重的头痛;

• 右上腹部或上腹部疼痛;

• 视野有黑点;

• 视野模糊;

• 呼吸急促;

• 胎动减少;

• 阴道出血;

• 规律宫缩。

子痫前期的一种特殊而严重的类型是 HELLP 综合征,即溶血(H)、肝酶升高(EL)及血小板减少(LP)的首字母缩写。这一诊断有时并不成立,因为血压测量可能在临界值附近。诊断为 HELLP 综合征的患者通常归类为重度子痫前期。子痫前期的另外一种严重类型是子痫,即不能用其他原因解释的孕产妇抽搐。

慢性高血压

若孕妇在孕前就诊断患有高血压, 或在孕 20 周之前就出现高血压, 或分娩 6 个月后持续存在,这种类型的妊娠期高血压疾病被认为是妊娠合并慢性高血压。妊娠合并慢性高血压患者有并发子痫前期的风险。慢性高血压并发子痫前期是指高血压进一步恶化或者出现尿蛋白。

■ 子痫前期

子痫前期患者的胎儿风险与分娩孕周密切相关。患者可能出现严重并发症,包括弥散性血管内凝血(DIC)、颅内出血、肾衰竭、视网膜脱落、肺水肿、肝破裂、胎盘早剥及死亡。因此,应由经验丰富的临床医师来管理子痫前期患者。

病因

子痫前期的病因不明。其病理特征是血管收缩,血液浓缩,胎盘、肾、肝和大脑缺血。以上病理过程通常见于重度子痫前期患者。

病理生理学

心血管系统

子痫前期患者的高血压表现归咎于血管高反应性导致的血管剧烈收缩。血管高反应性的潜在机制可能是正常血管舒张因子（环前列腺素、一氧化氮）及血管收缩因子（血栓素 A2，血管内皮因子）紊乱。重度妊娠期高血压疾病的另一标志是血液浓缩。因此，一些子痫前期患者血管内容量低，对妊娠相关的血液丢失耐受性差。

血液系统

子痫前期中最常见的血液系统异常是血小板减少（血小板计数<100 000/mm³）。血小板减少的具体机制不明。另一种血液学异常是微血管内溶血，见于合并 HELLP 综合征时。当外周血显微镜涂片见裂解红细胞，结合乳酸脱氢酶升高、胆红素水平升高、结合珠蛋白水平降低三者之一时，可做出诊断。目前无法准确解读子痫前期患者的血细胞比容基线水平的意义。低血细胞比容可能意味着溶血，而高血细胞比容可能由血液浓缩所致。

肾脏

子痫前期患者的血管收缩可导致肾血流灌注减少以及肾小球滤过率（GFR）降低。正常妊娠时，GFR 比孕前增加 50% 以上。因此，非子痫前期患者的血清肌酐水平很少高于正常妊娠水平（0.9mg/dL）。密切监测子痫前期患者的血清肌酐水平非常重要，因为肾功能不全可致血清肌酐水平升高>1.1mg/dL。在极少数病例中，严重肾功能不全可致急性肾小管坏死，常见于胎盘早剥、HELLP 综合征及未察觉的、严重的、未被纠正的失血。

肝脏

与子痫前期相关的肝损伤，轻者表现为轻度肝酶升高，重者可出现肝包膜下血肿和肝破裂。后两者常伴有严重的血小板减少。肝脏损伤可由病理活检或尸体解剖发现，包括门静脉出血、缺血性损伤及纤维素沉积。

中枢神经系统

子痫是子痫前期最严重的 CNS 表现，仍然是发展中国家孕产妇死亡的主要原因。子痫的确切病因不明，可能由于高血压性脑病或血管收缩引起的缺血所致。影像学检查发现脑水肿尤其是大脑后半球水肿，可解释子痫前期中出现的视力障碍。其他的 CNS 异常包括头痛、精神状态改变、视野暗点、视力模糊，以及罕见的短暂视盲。

症状严重的子痫前期患者管理

任何出现严重症状的患者在临产后都应收入分娩室（图 5-1）。并马上开始观察，包括胎儿安全评估、孕妇血压监测、观察症状及进行实验室检查。实验室检查项目应包括血细胞比容、血小板计数、血清肌酐、天冬氨酸转氨酶（AST）。行 B 超检查评估胎儿生长情况及羊水指数。全面检查后确定该患者能否进行期待治疗，要将期待治疗的风险与好处详细告知患者。期待治疗指南见表 5-3。胎儿宫内安危评估应基于每天的无应激试验及每周的羊水指数测定。指导患者进行胎动计数。每 2~3 周 B 超监测胎儿生长情况。应每天或每隔 1 天进行 1 次实验室检查。若患者母胎状况稳定，可预期治疗至 34 周。不管孕周大小，若病情恶化，则终止妊娠（表5-3）。出现死胎应终止妊娠。

不管是期待治疗或分娩，血压控制都非常重要。需要时可口服或静脉给予药物以维持血压波动于收缩压 140~155mmHg，舒张压 90~105mmHg。最常用的静脉降压药物有拉贝洛尔及肼苯哒嗪，其他药物包括口服快速起效的硝苯地平。随后的病情管理包括口服药物如拉贝洛尔及长效硝苯地平。高血压紧急治疗的推荐

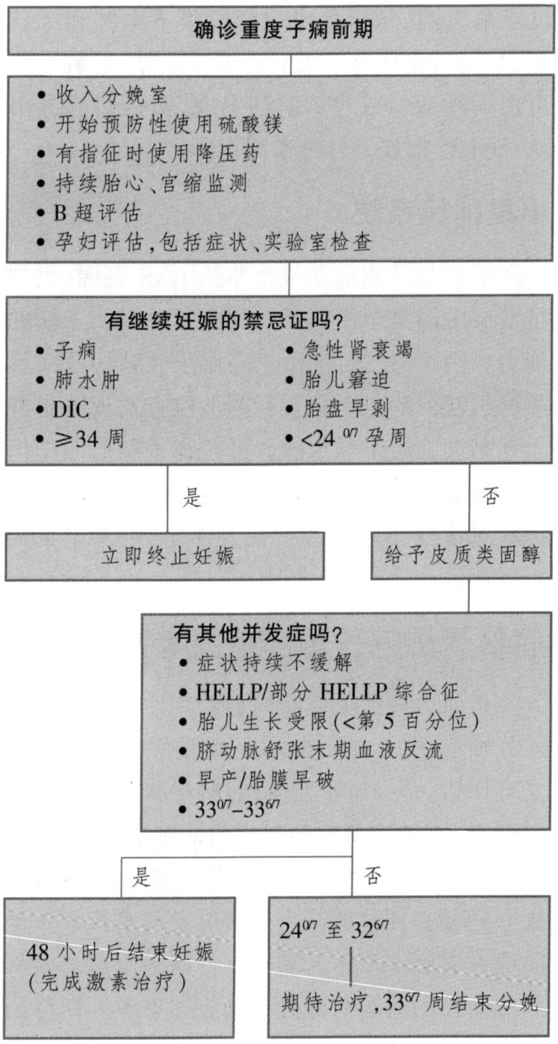
确诊重度子痫前期
• 收入分娩室
• 开始预防性使用硫酸镁
• 有指征时使用降压药
• 持续胎心、宫缩监测
• B 超评估
• 孕妇评估，包括症状、实验室检查
有继续妊娠的禁忌证吗？
• 子痫
• 肺水肿
• DIC
• ≥34 周
• 急性肾衰竭
• 胎儿窘迫
• 胎盘早剥
• <$24^{0/7}$ 孕周
是
否
立即终止妊娠
给予皮质类固醇
有其他并发症吗？
• 症状持续不缓解
• HELLP/部分 HELLP 综合征
• 胎儿生长受限(<第 5 百分位)
• 脐动脉舒张末期血液反流
• 早产/胎膜早破
• $33^{0/7}$–$33^{6/7}$
是
否
48 小时后结束妊娠
(完成激素治疗)
$24^{0/7}$ 至 $32^{6/7}$
期待治疗，$33^{6/7}$ 周结束分娩

图 5-1 重度子痫前期的推荐疗法。

药物剂量见表 5-4。注意不要快速降压，以避免减少肾及胎盘血流灌注。

重度子痫前期患者孕周>30 周和(或)宫颈 Bishop 评分≥6 分可以试产。然而，应根据产程进展程度确定合适的试产容许时限。使用硫酸镁治疗的患者可因子宫收缩乏力存在产后出血的风险，产后 24 小时应严密监控。产后子痫发生率为 25%，因此，硫酸镁应在产后继续使用 24 小时。24 小时后不再需要继续预防抽搐。产后 2~5 天，部分患者可能发生肺水肿、高血压加重。因此需要时，应增加监测频率及短期使用速尿。值得重视的是，要避免对这些患者使用非甾体抗炎药(NSAID)或抗炎药以缓解疼痛，因为这些药物对患者有潜在的肾毒性。若有需要，推荐使用对乙酰氨基酚配伍可待因止痛。

HELLP 综合征

显示溶血、肝酶升高、血小板减少的特殊实验室检查项目见表 5-5。HELLP 综合征的临床症状多种多样。然而，HELLP 患者以多产、白人女性多见，而且于<35 周时出现症状。Sibai 指出，诊断 HELLP 综合征的患者中，20%无高血压，30%有轻度高血压，50%有严重高血压。因此，HELLP 综合征的诊断并不排除血压正常患者，有其他体征和症状合并子痫前期时即能诊断。

鉴别诊断

HELLP 综合征可能会与其他疾病相混淆，尤其是血压正常时。鉴别诊断见表 5-6。HELLP 综合征会与一些特殊的疾病相混淆，如妊娠期急性脂肪肝、血栓性血小板减少性紫癜/溶血性尿毒症综合征(TTP/HUS)、狼疮性肾炎。以上三者的鉴别诊断应依据特殊的实验室检查。

患者管理

HELLP 综合征患者的初步病情评估与症状严重的子痫前期患者一样。28~37 周的 HELLP 综合征患者应收入三级医疗中心。初步的患者管理包括孕妇及胎儿评估、控制重度高血压(如果出现)、开始使用硫酸镁、纠正凝血功能障碍(如果出现)及镇静。如果孕周>34 周，应立即结束分娩。若孕周<34 周，未能证明胎肺成熟，应予以皮质类固醇治疗，若无孕妇或胎儿情况恶化，48 小时后终止妊娠。类固醇、扩容剂、血浆置换法、抗血栓药等使用于 HELLP 综合征患者仅产生微小的治疗效果，尽管有些证据支持类固醇激素治疗可改善孕妇的血小板计数。然而，两个多中心安慰剂对照试验显示，大剂量的地

■ 表 5-3 孕妇/胎儿指南:重症产前子痫管理指南

	孕妇	胎儿
立即终止妊娠(72 小时内)	当出现以下 1 个或更多时: • 控制不佳的严重高血压 [a] • 子痫 • 血小板计数<100 000/mm³ • AST 或 ALT>正常上限的 2 倍;伴有右上腹或上腹痛 • 肺水肿 • 肾功能受损 [b] • 胎盘早剥 • 持续、严重的头痛或视力损害	当出现以下 1 个或更多时: • 反复的晚期减速或严重变异的胎心减速 • 相隔 4 小时随机两次生物物理评分≤4 • B 超估计胎儿体重<第 5 百分位 • 脐动脉舒张期血液反流
考虑保守治疗	当出现以下 1 个或更多时: • 控制良好的高血压 • 任意量的蛋白尿 • 可通过补液改善的少尿[<0.5mL/(kg·h)] • AST/ALT>正常上限的 2 倍而无右上腔或上腹痛	当出现以下 1 个或更多时: • 生物物理评分>6 • B 超估计胎儿体重<第 6 百分位 • 确保胎心率正常

[a] 尽管使用 2 种降压药的最大推荐剂量,血压仍持续>160/110mmHg。

[b] 血清肌酐在基线水平上升高至少 1mg/dL。

■ 表 5-4 高血压紧急处理

药物	起效时间(min)	剂量
肼苯哒嗪	10~20	5~10mg,IV,直至最大剂量 30mg
拉贝洛尔	10~15	20mg,IV,然后每 10 分钟 40~80mg,直至最大剂量 300mg
硝苯地平	5~10	10mg 口服,30 分钟后再次口服,(20mg 口服)×2 倍剂量,必要时;然后 10~20mg 每 4~6 小时,直至最大剂量 240mg/24h
尼卡地平		以 3mg/h 的速度输注,以 0.5mg/h 的速度增加(根据血压调整滴速)
硝普酸钠	0.5~5	0.25~5μg/(kg·min),IV 延长使用时间有致胎儿氰化物中毒风险

■ 表 5-5 HELLP 综合征的临床标准

溶血	• 外周血涂片异常 • 总胆红素≥1.2mg/dL • 血清结合珠蛋白减少
肝酶升高	• 血清 AST>70U/L • 乳酸脱氢酶为正常上限的两倍
血小板减少	• <100 000/mm³

■ 表 5-6 HELLP 综合征的鉴别诊断

妊娠期急性脂肪肝	阑尾炎穿孔
脑出血	尿崩症
胆囊病	严重胃肠炎
肾小球肾炎	溶血性尿毒症
妊娠剧吐	特发性血小板减少
胰腺炎	肾盂肾炎
系统性红斑狼疮	抗磷脂抗体综合征
血栓性血小板减少性紫癜	病毒性肝炎,包括疱疹

■ 表5-7　HELLP/TTP/HUS/AFLP 临床表现/实验室检查

	HELLP	TTP/HUS	AFLP
氨	正常	正常	升高
贫血	±	严重	正常
抗凝血酶Ⅲ	±	正常	减少
AST	升高	正常	升高
胆红素	大多间接地升高	升高	大多直接升高
肌酐	±	显著升高	显著升高
纤维蛋白原	正常	正常	在所有情况下都会减少
葡萄糖	正常	正常	减少
高血压	出现	±	±
乳酸脱氢酶	升高	显著升高	升高
蛋白尿	出现	±	±
血小板减少	出现	严重	±

AFLP,妊娠期急性脂肪肝;AST,天冬氨酸转氨酶;HELLP,溶血、肝酶升高及血小板减少;HUS,溶血性尿毒症综合征;TTP,血栓性血小板减少性紫癜。

塞米松并未改善产前或产后 HELLP 综合征孕产妇的情况。近期一项荟萃分析也支持此观点。HELLP 综合征保守治疗存在以下风险:胎盘早剥、肺水肿、成人呼吸窘迫综合征、肝破裂出血、急性肾衰竭、DIC、子痫、颅内出血及孕产妇死亡。因此,当权衡胎儿受益小和孕妇风险大时,不推荐保守治疗超过 48 小时。

HELLP 综合征患者如果宫颈条件良好,特别是临产时,应当进行阴道试产。某些情况下剖宫产可能更危险。然而,当患者孕周较小,宫颈不成熟时,应考虑选择性剖宫产。应将 HELLP 综合征患者的血小板变化趋势及时告诉麻醉医师。一旦患者需要进行剖宫产,应准备 6~10 单位的血小板并于手术时进行输注。然而,在输注血小板的同时伴随着血小板的快速消耗。术中应考虑放置引流管(筋膜下、皮下,或两者皆有),渗液会缓慢流出。HELLP 综合征患者的产后管理应包括至少 48 小时的血流动力学监测。应进行实验室检查以监测病情是否恶化。绝大多数患者在 48 小时内实验室参数可恢复正常。因此,我们中心不推荐产后使用地塞米松。

HELLP 综合征另一个潜在的威胁生命的并发症是肝包膜下血肿。此并发症的临床症状有膈神经痛,心包、腹膜、胸膜、肩、食管等处的疼痛都是源自膈神经的牵涉痛。可通过 CT、B 超、MRI 等手段确诊。如果能保证严密监测血流动力学,连续评估凝血功能,使用影像学检查连续评估血肿,对于血流动力学稳定、肝包膜下血肿未破裂患者可进行保守治疗。若患者血流动力学失代偿,应考虑诊断肝包膜下血肿破裂。若怀疑血肿破裂,必须实施紧急干预。肝血肿破裂合并失血性休克可威胁生命,应与急诊医师和血管外科医师通力合作。必须纠正凝血功能障碍并输注大量血制品。通常破裂处位于肝右叶,即使及时干预,孕妇及胎儿死亡率仍>25%。妊娠期肝包膜下血肿破裂的推荐疗法是,在病情允许的情况下进行填塞及引流。

子痫

在美国,子痫的发病率是 0.05%~0.1%,发展中国家发病率更高。子痫一直是世界范围内孕妇和围生期发病率/死亡率的主要病因。孕妇死亡率为 1%~2%，围生儿死亡率为 13%~30%。子痫可发生于产前(50%)、产时(25%)或产后(25%)。子痫也可发生于产后 4 周。

治疗

子痫患者抽搐时，主要对策是支持疗法。子痫的治疗如下：

1.避免损伤：给床的护栏装上衬垫，制动。

2.维持氧合：吸氧，脉搏血氧仪，动脉血气分析。

3.减少误吸：侧卧位，清理上呼吸道。

4.开始使用硫酸镁。

5.控制血压。

6.准备分娩(若孕周<28 周，使用皮质类固醇；抢救中心应有具有丰富子痫治疗经验的专家)。

大部分抽搐是自限性的，仅持续 1~2 分钟。硫酸镁是预防子痫的药物，也可用于预防子痫复发。接受硫酸镁治疗的子痫患者约 10%不会再次抽搐。子痫抽搐后，立即发生胎心率曲线的异常，包括胎心过缓、变异减速、晚期减速、反射性胎心过速。值得重视的是，如果病情允许，不要在抽搐后立即进行剖宫产。即使在一次子痫抽搐后，经阴道分娩仍然是更受推崇的分娩方式。应只对有产科指征的患者施行剖宫产。如果患者整个分娩过程都需要硫酸镁维持，则要使用缩宫素或前列腺素引产。对患者总血容量要足够重视，子痫患者可能存在严重的血液浓缩。因此，在硬膜外麻醉过程中和(或)严重失血时，应严密监测血流动力学。血容量减少患者对急性失血也许不会马上反应出来，但是限制液体仍然很重要，因为这些患者毛细血管通透性增高，有发展为肺水肿的倾向。产后 24 小时内应使用硫酸镁。除非出现昏迷或神经系统定位征象持续存在，或不确定诊断，否则没必要进行颅内影像学检查。产后子痫是一个诊断难题，任何产后抽搐的产妇在排除其他诊断的前提下都应该考虑子痫。发展至产后子痫的患者一般在抽搐前有一些前驱症状，包括严重而持续的头痛、

视力模糊、畏光、上腹部疼痛、恶心呕吐、短暂的神志改变。因此，必须告知患者若有以上症状出现时，应及时报告医务人员以进行子痫前期的评估。子痫患者抽搐后应接受硫酸镁治疗至少 24 小时。若患者实验室检查指标正常，高血压已控制，短期内可出院，并且嘱患者注意症状，1 周内回门诊评估病情。

硫酸镁

子痫前期患者的管理中使用硫酸镁是为了预防子痫抽搐。硫酸镁预防抽搐的机制未明，尽管其早在 12 世纪就应用于预防子痫复发及其他相关的孕妇/围生儿并发症。推荐用法见表 5-8。推荐静脉注射，因为肌内注射硫酸镁很痛，偶尔会引起臀肌脓肿形成。硫酸镁并非绝对安全。接受硫酸镁治疗的患者因子宫收缩乏力而致产后出血的风险增高。医师使用硫酸镁时应预见此风险，使用量增加时，应做好交叉配血的准备。使用硫酸镁期间，应检测患者是否出现硫酸镁中毒迹象，包括：诱导深部腱反射，评估精神状态，检查呼吸频率，记录尿量。不同血清镁离子浓度相关的各项临床表现见表 5-8。如果患者出现镁中毒迹象，应马上停止输注。通过检查及血氧饱和度评估患者呼吸受损情况，应给氧及检测血清镁离子水平。一旦诊断镁中毒，应给予 10mL 10%葡萄糖酸钙溶液，静脉注射时间为 3 分钟。钙离子能够在神经肌肉接头处竞争性阻断镁离子，减小毒性效应。钙离子的作用是短暂的，应继续密切监测患者的镁中毒情况。一旦出现呼吸或心跳暂停，应立即复苏，包括气管插管，以及立即机械通气。

■ 降压药

降压药物种类繁多，必须熟悉药物对孕妇及胎儿的副作用，以及药物的作用机制，从而为孕妇选择最有效的药物。降压药通过降低心输出量、外周血管阻力、中心动脉压或阻断血管紧

■ 表 5-8　硫酸镁:剂量、血清镁离子浓度及相关临床发现

硫酸镁剂量

负荷剂量	6g,IV,用时 20~30 分钟(6g 50%的硫酸镁溶液溶于 150mL 5%的葡萄糖注射液)
维持剂量	2~3g,IV,每小时一次(40g 溶于 1L D₅LR,以 50mL/h 的速度静脉注射)
子痫复发	再次注射 2g,用时 5~10 分钟,1~2 次和(或)250mg 异戊巴比妥钠静脉注射

镁离子水平及相关临床表现

膝反射消失	8~12mg/dL
发热,面红耳赤,复视	9~12mg/dL
嗜睡	10~12mg/dL
说话含糊不清	10~12mg/dL
肌肉松弛	15~17mg/dL
呼吸困难	15~17mg/dL
心跳骤停	20~35mg/dL

■ 表 5-9　降压治疗指征

1.产前及产时

- 血压持续上升至少 1 小时
  收缩压≥160mmHg 或
  舒张压≥110mmHg

- 血压持续上升至少 30 分钟
  收缩压≥200mmHg 或
  舒张压≥120mmHg

- 血小板减少或充血性心衰 [a]
  收缩压≥155mmHg 或
  舒张压≥105mmHg

2.产后

收缩压≥160mmHg 或
舒张压≤110mmHg 在 1 小时内
或收缩压≥150mmHg 或舒张压≤100mmHg 随机两
次测试,间隔至少 4 小时

[a] 持续至少 30 分钟。

张素的产生而发挥药效。治疗指征见表 5-9。孕期常用药见表 5-4。

　　几项随机对照试验比较了静脉注射肼苯哒嗪、静脉注射拉贝洛尔或口服快速起效的硝苯地平以及口服硝苯地平、静脉注射拉贝洛尔三种方法的功效或副作用,结果表明,只要医护人员熟悉使用剂量、预期起效时间及这些药物的潜在副作用,静脉注射肼苯哒嗪或拉贝洛尔或口服硝苯地平都能用于治疗孕期严重高血压。因为肼苯哒嗪及硝苯地平与心动过速有关,不建议用于心率>100 次/分的患者。拉贝洛尔是上述患者的最适宜药物。另外,应避免将拉贝洛尔用于心动过缓(心率<60 次/分),以及哮喘和充血性心衰患者。上述患者应选择用肼苯哒嗪或硝苯地平。硝苯地平能改善肾灌注,增加尿量,适用于治疗尿量减少患者及产后重度高血压。理论上来讲,硝苯地平与硫酸镁联合使用可导致极度低血压和神经肌肉阻滞,因此不推荐将硝苯地平用于正在接受硫酸镁治疗的患者。然而,最近一项关于此争议的研究指出,这两种药物联合使用并未增加重度子痫前期患者出现极度低血压及神经肌肉阻滞的风险。

　　全身水肿和(或)血液浓缩的患者(血细胞比容≥40%)血浆容量通常显著下降。关于此问题的综述表明,对这些患者联合使用快速起效的血管舒张剂(肼苯哒嗪或硝苯地平)能导致极度低血压反应,其次是组织血流灌注及子宫胎盘血流减少。因此,与血管舒张剂相比,这些患者更应该优先考虑 250~500mL 的生理盐水静脉滴注。

高血压急症

有时，患者会出现需要立即控制血压的危及生命的临床征象，例如：高血压脑病，急性左心室衰竭，急性主动脉夹层或者典型表现为儿茶酚胺水平增加的特殊征象(嗜铬细胞瘤、可乐定停药、可卡因摄入)。高危人群包括有潜在性心脏疾病和慢性肾脏疾病，需要应用多种药物才能控制的高血压，在妊娠中期并发子痫前期，胎盘早剥合并 DIC。尽管舒张压 115mmHg 或者更高被考虑为高血压急症，但这个标准是随意的，血压变化率可能比一个单一的数值更有相关性。血压的升高和新的证据或者终末器官进行性损伤相结合，决定了临床情况的严重程度。

高血压脑病

未经基本治疗的高血压进展为高血压危象占 1%~2%。在长期存在慢性高血压的患者中，当收缩压高于 220mmHg 或者舒张压高于 120mmHg 时，常常会发生高血压脑病。高血压急性发作的患者在一个较低水平的血压下，常常比那些慢性高血压患者更容易发生高血压脑病。正常情况下，脑血流量大约为每分钟 50mL/100g 组织。为了维持这个水平的灌注量，当血压下降时，脑小动脉扩张；当血压升高时则反之。当舒张压在 60~120mmHg 之间时，这种机制正常运作。高血压脑病被认为是脑小动脉的自身紊乱，这是由于超出了自我调节的上限。典型的高血压脑病在 24~72 小时内亚急性发作。

在高血压危象期间，别的终末器官损伤的证据也可能呈现：心脏、肾脏或者肾功能失调可能使血管失去自我调节，进一步发展到器官灌注不足。可能出现肾缺血(火焰形的肾出血、肾梗死或者视神经乳头水肿)，导致视力急剧下降。冠状血流量的调控异常并且显著增加血管壁的压力能导致心绞痛、心肌梗死、充血性心力衰竭、恶性心律失常、肺水肿或者主动脉夹层动脉瘤。肾小球入球小动脉坏死可导致皮质和髓质大出血、纤维蛋白样坏死和增生性动脉内膜炎，导致血清肌酐超过 3mg/dL、蛋白尿、少尿、血尿、透明管型或红细胞管型以及进行性氮质血症。严重的高血压几小时内就能导致胎盘早剥合并 DIC。此外，肾素、血管紧张素、醛固酮、去甲肾上腺素和抗利尿激素一起进行性损伤血管。这些循环的激素增加了出球微动脉的张力。这些内分泌改变的影响在维持高血压危象中是重要的。因此，关注体液和电解质平衡也很重要。

高血压脑病的治疗

高血压的治疗目的是预防高血压急症的发生。有高血压危象风险的患者，在分娩期间或者产后 48 小时内应该接受血压调控。尽管怀孕使诊断复杂化，但一旦发现危及生命的症状，不能因为妊娠而减慢改变治疗方式。唯一可靠的确诊高血压脑病的临床标准是根据降压治疗的反应。头痛和中枢神经系统常症状明显，有时候出现在治疗后 1~2 小时内。在有尿毒症的患者和治疗前症状持续很长时间的患者中，全面的恢复是缓慢的。持续性的脑血管灌注不足应考虑别的诊断，比如休克。

高血压脑病或者高血压危象的患者应住院治疗，并建立静脉通道用于体液调控和药物治疗。虽然目前主张严格控制高血压危象患者的钠摄入量，但是可能会出现因尿钠排泄所致的容量不足。从仰卧位到直立位舒张压显著下降和心率明显加快是摄入量减少的证据。在第一个 24~48 小时，建议使用生理盐水扩容。钠的注入有助于减少肾素-血管紧张素-醛固酮系统的活动，从而较好地控制血压。与此同时，应持续地监测血压、血流、尿排泄、心电图和精神状态。动脉的基线也许能够提供最准确的血压记录。实验室检查包括用于鉴别诊断的全血细胞计数和血液生化检查。尿液分析能得到尿蛋白、尿糖、血细胞、脱落细胞和细菌的测量值。应该通过中枢神经系统、视网膜、肾脏和心血管系统定期评估终末器官损伤。怀有具有存活能力胎儿的孕妇应该进行持续的胎心监测。

低血压

高血压危象的首选药物为硝普钠。也可以使用其他一些药物,如硝酸甘油、硝苯地平、三甲硫酚、拉贝洛尔、肼苯哒嗪。这些药物的使用有使血压下降过快,血压过低的风险。治疗的目的是使主要的动脉压下降不超过 15%~25%。在治疗的第一个小时内,缓慢地降低血压,使收缩压下降到 150~160mmHg,舒张压下降到 100~110mmHg。慢性高血压患者有一个右向的脑自身调节,反应性引起脑血管壁增厚。血压下降太快也许会引起脑缺血、休克和昏迷。冠状动脉血流量、肾灌注量及胎盘子宫动脉血流也许会进一步恶化,导致胎儿窘迫或胎儿死亡。越来越难控制的高血压是分娩的指征。如果患者结果提示程度严重,应考虑并做好围死期剖宫产的准备。

硝普钠

硝普钠通过阻断注入量和细胞内钙离子的活动两方面来使动静脉舒张。用法是静脉注射,0.25~5.0μg/(kg·min)。药物起效很快,停药后,药效还能持续 3~5 分钟。硝普钠引起的低血压应该在停药后几分钟内缓解,因为药物的半衰期很短。如果没有缓解,应该考虑其他引起低血压的原因。硝普钠对子宫血流的影响尚不明确。硝普钠能代谢为硫氰酸盐,通过尿液排出。如果肾功能不全或者肝功能代谢减弱,大剂量[>10μg/(kg·min)]或者长时间使用(>48小时)会导致氰化物蓄积。中毒的征象包括纳差、方向障碍、头痛、疲劳、心神不定、耳鸣、谵妄、幻觉、恶心、呕吐和代谢性酸中毒。如果注入量不超过 2μg/(kg·min),则不会产生氰化物。最大剂量 10μg/(kg·min) 不能持续使用超过10 分钟。有文献资料报道,在妊娠期使用硝普

钠是有规定的,如果在标准剂量内使用则很少引起硫氰酸盐中毒。任何时候怀疑中毒,都应该开始使用 3% 亚硝酸钠,以不超过 5mL/min的速率静滴,直至达到最大剂量 15mL。10 分钟后开始将 12.5g 的硫代硫酸钠加入 50mL 的 5%右旋糖酐溶液中静滴。

硝酸甘油

硝酸甘油是一种动脉扩张药物,但是它也能使静脉扩张。用于静脉给药,开始时的速率为5μg/min,根据血压情况每 3~5 分钟缓慢增加,直到最大剂量 100μg/min。为了控制高血压合并呼吸系统疾病,它是子痫前期合并肺水肿的一种可选药物。副作用包括头痛、心动过速和高铁血红蛋白症。不应在高血压脑病中应用该药,因为它会增加脑血流和颅内压。

■ 总结

重度子痫前期、HELLP 综合征和高血压急症的患者,孕产妇和围生儿的发病率和死亡率都会增加,应采取各种措施改善妊娠结局。胎儿的风险在很大程度上取决于孕周的大小。母亲则可能出现严重并发症,包括出现 DIC、脑出血、肾衰竭、视网膜脱落、肺水肿、肝破裂、胎盘早剥和死亡。因此,明智的有经验的临床医师应该为这些患者提供护理。

(李晓梅　李秀英　王晓怡　陈娟娟　译)

推荐读物

Aali BS, Nejad SS. Nifedipine or hydralazine as a first-line agent to control hypertension in severe preeclampsia. *Acta Obstet Gynecol Scand.* 2002;81:25-30.

Barton JR, Hiett AK, Conover WB. The use of nifedipine during the postpartum period in patients with severe preeclampsia. *Am J Obstet Gynecol.* 1990;162:788-792.

Belfort MA, Anthony J, Kirshon B. Respiratory function in severe gestational proteinuric hypertension: the effects of rapid volume expansion and subsequent vasodilation with verapamil. *Br J Obstet Gynaecol.* 1991;98:

964-972.

Bolte AC, Van Geijn HP, Dekker GA. Management and monitoring of severe preeclampsia. *Eur J Obstet Gynecol Reprod Biol.* 2001;96:8-20.

Chames MC, Livingston JC, Ivester T, et al. Late postpartum eclampsia: a preventable disease? *AM J Obstet Gynecol.* 2002;186:1174-1177.

ACOG Practice Bulletin (No 33). Diagnosis and management of preeclampsia and eclampsia. *Obstet Gynecol.* 2002;99:159-167.

Katz VL, Farmer R, Kuller JA. Preeclampsia into eclampsia: toward a new paradigm. *Am J Obstet Gynecol.* 2000;182:1389-1396.

MacKay AP, Berg CJ, Atrash HI. Pregnancy related mortality from preeclampsia and eclampsia. *Obstet Gynecol.* 2001;97:533-538.

Magee L, Sadeghi S. Prevention and treatment of postpartum hypertension. *Cochrane Database Syst Rev.* 2005;1:CD004351.

Magee LA, Cham C, Waterman EJ, Ohlsson A, Von Dadelszen P. Hydralazine for treatment of severe hypertension in pregnancy: meta analysis. *BMJ.* 2003;327:955-960.

Magee LA, Miremadi S, Li J, Cheng C, et al. Therapy with both magnesium sulfate and nifedipine does not increase the risk of serious magnesium-related maternal side effects in women with preeclampsia. *Am J Obstet Gynecol.* 2005;193:153-163.

Magee LA, von Dadelszen P. The management of severe hypertension. *Semin Perinatol.* 2009;33:138-142.

Report of the National High Blood Pressure Education Program Working Group on High Blood Pressure in Pregnancy. *Am J Obstet Gynecol.* 2000;183:1S-22S.

Scardo JA, Vermillion ST, Newman RB, et al. A randomized, double-blind, hemodynamic evaluation of nifedipine and labetalol in preeclamptic hypertensive emergencies. *Am J Obstet Gynecol.* 1999;181(4):862-866.

Sibai BM, Barton JR. Expectant management of severe preeclampsia remote from term: patient selection, treatment, and delivery indications. *Am J Obstet Gynecol.* 2007;196:514.e1-514.e9.

Sibai BM, Mabie WC, Harvey CJ, Gonzalez AR. Pulmonary edema in severe preeclampsia: analysis of thirty-seven consecutive cases. *Am J Obstet Gynecol.* 1987;156:1174-1178.

The Magpie Trial Collaborative Group. Do women with preeclampsia and their babies benefit from magnesium sulfate? The Magpie Trial. *Lancet.* 2002;359:1877-1890.

Vadhera RB, Pacheco LD, Hankins GDV. Acute antihypertensive therapy in pregnancy-induced hypertension. Is nicardipine the answer? *Am J Perinatol.* 2009;26(7):495-499.

Vigil-De Gracia P, Lasso M, Ruiz E, et al. Severe hypertension in pregnancy: hydralazine or labetalol. A randomized clinical trial. *Eur J Obstet Gynecol Reprod Biol.* 2006;128:157-62.

Witlin AG, Mattar F, Sibai BM. Postpartum stroke: a twenty-year experience. *Am J Obstet Gynecol.* 2000;183:83-88.

第 6 章

产科肥胖高危患者

• *Jordan H. Perlow*

■ 介绍

　　尽管肥胖对于健康的不利影响已经广为人知，但肥胖仍然广泛流行，由此导致大量人口面临许多严重疾病及过早死亡的威胁，这对于临床医师、科研工作者、公共卫生决策者和卫生保健系统的工作是一个挑战。这个问题并不局限在发达国家，由于肥胖关系到全球公共卫生的决策，它已经成为世界卫生组织（WHO）的关注焦点。恶性肿瘤、整容后遗症、糖尿病、高血压、脑卒中、心脏病、未成年死亡和其他严重疾病（表 6-1）已经被详细描述，但是让大众达到一个正常的体重指数（BMI）仍是一个难以实现的公共卫生目标。不幸的是，肥胖是被公认为可增加死亡率的共同特征，而且，调查显示，较之瘦人，肥胖（包括超重）的成年人对于任何原因引起的疾病都处于更高的风险。尽管有社会心理学、经济、环境等多方面的因素，但久坐的生活习惯和不健康的饮食习惯对这种不幸而且代价昂贵的情况有很大的作用。讽刺的是，尽管多年以来无脂、低脂、无糖、低卡路里的食物和饮料已经广泛出现，还有大量的健康俱乐部，但肥胖的美国人比历史上任何时期都多。超过 78 000 000 的美国成年人（即超过 1/3 成年人口）达到肥胖标准，使得每年与肥胖相关的卫生保健费用达到将近 1500 亿美元。12 500 000 名美国儿童和青少年（占儿童及青少年人口的 17%）被认为达到肥胖的标准，同时，2~19 岁的所有美国儿童中 1/3 被认为达到超重或者肥胖的标准。成年男性和女性的肥胖比例大致相等，分别是 35.7% 和 35.8%，而近年来，男性肥胖比例增幅明显。虽然肥胖比例会因受教育程度、收入和种族而不同，但是所有社会经济阶层的男性和女性的肥胖比例都有所增加。1962 年，美国肥胖人口仅占 13%，现在大约 2/3 的美国女性被认为超重或者肥胖，其中最高比例出现在非西班牙裔黑人群体。科罗拉多州人最"苗条"，只有超过 20% 的人口是超重或者肥胖的，密西西比州人最"丰满"，将近 35% 的成年人口是肥胖的。显然，美国健康人（Healthy People）2010 年关于使成年人及儿童的肥胖率分别控制在 15% 及 5% 的目标并未实现。实际上，美国成年女性平均 BMI 为 28.7。这个有关体重的不幸数字，可能最终会使美国自 20 世纪末期以来取得的所有关于健康卫生方面的成果归零，并且导致现在每年 300 000 名美国人的死亡。由于肥胖人口众多，而且肥胖对健康的不利影响较多，寻找对肥胖的遏制及治疗方法是所有健康卫生学科的首要任务。

　　糖尿病伴随着肥胖而来，已经影响了美国将近 10 000 000 名肥胖女性。与 1991 年相比，糖尿病发病率上升了 61%。所有女性中，将近 4% 是既肥胖又患有糖尿病的，而在糖尿病的女性患者中，超过 80% 为超重或肥胖。肥胖个体的

■ 表6-1　肥胖对于健康的威胁
过早死亡
脑卒中
心脏病
冠心病
心力衰竭
心律失常
高血压
呼吸系统疾病
阻塞性睡眠呼吸暂停/肺动脉高压
高血压
呼吸困难
糖尿病/胰岛素抵抗
代谢综合征
血脂异常
静脉血栓症
恶性肿瘤
结肠/直肠
肝脏/胆囊
胰腺
卵巢
乳腺
子宫
宫颈
食管
非霍奇金淋巴瘤/多发性硬化症
抑郁症/焦虑症
不孕不育/月经不调
性功能障碍
慢性肾病
尿失禁
肝胆疾病
非酒精性肝脂肪变性
胆石病
胃食管反流
骨关节炎
皮肤疾病
伤口愈合不良
黑棘皮病
腹股沟脆皮症
皮纹
多毛症
痛风
不良围生结局
手术及麻醉并发症

血压、血糖及胆固醇水平更难控制,所以肥胖的糖尿病患者将面临更高的心血管及微血管疾病的风险。

肥胖对健康的不利影响不尽相同,肥胖在不同人群中的发生率各异。与西班牙裔女性及非西班牙裔白人女性肥胖率(分别为41.4%和32.3%)相比,非洲裔美国女性肥胖率最高(53%)。然而,很偶然地,整体肥胖率的趋势近期正在逐步减慢,而非西班牙裔黑人女性和墨西哥美国女性的肥胖率趋势持续升高。非洲裔美国女性与肥胖相关的早亡的人数最多,这是个很尖锐的数字。缺乏经济来源的患者却不成比例地达到更高的肥胖率。收入达到或高于贫困线350%的人肥胖率较低,只有29%,而收入低于贫困线130%的女性肥胖率已经上升至42%。另外,现在关于儿童肥胖率的研究显示,1/7低收入家庭的学前儿童是肥胖的。3 700 000名2~4岁的儿童中,将近1/3达到超重或者肥胖的标准。从20世纪80年代早期开始,6~11岁的儿童超重的百分比上升一倍,而成人上升两倍。

肥胖与妊娠

临床实践证实,繁忙的产科医师确信肥胖对围生期风险有着巨大影响,关于这方面的大量研究支持这一说法。肥胖实际上对所有不良妊娠结局都有消极影响,其中,肥胖对先天畸形、糖尿病、胎儿生长异常、产程异常、高剖宫产率、高剖宫产并发症率都是高危因素。最新的消息表明,肥胖所导致的额外负担对胎儿发育有不利影响,从而影响下一代的远期健康,因为孕期高BMI被认为是儿童期肥胖的高危因素。孕期肥胖被认为是围生期健康卫生资源高消耗的重要原因,导致了高昂的卫生保健费用。

即使对于有丰富经验的医师而言,这些患者身上与肥胖相关的疾病也是一种挑战,特别是它还与围生期的疾病诊断和分娩期处理有关。产科中最让人恐惧的情况——孕妇死亡,在

21 世纪也呈现上升的态势,而肥胖被认为是很重要的原因。我们应该更多地关注这些高危患者,以尽可能地减少其发病率及死亡率,从而改善围生期结局。本章的目的在于通过回顾产前、产时、产后关于这一方面的考虑,告知读者对于肥胖孕妇的多方面的产科处理知识。

定义

关于肥胖,有着各种各样的定义和描述,我们会用各种词语描述其程度,例如,严重、极端、特大、大体积、病态,甚至"奇形怪状"。直到前不久,我们依然缺乏关于超重和肥胖程度的标准定义,现在文章中使用 BMI(表 6-2)来区分被调查人口的不同组别,也用以作为区分体重分组的不同组别的标准程度。"超重"和"肥胖"两个词都用于描述大于特定身高而言适当的体重的范围,同时用于描述有证据表明会增加疾病和其他不良健康结局可能性的体重范围。重要的是,BMI 与体脂率有关,但并不能测量体脂率。因此,某些个体,例如运动员,其 BMI 或许达到"超重",但其实其体脂率并未过高。评估体脂率及体脂分布的其他方法包括测量皮褶厚度、腰围、腰臀比,以及超声、计算机断层扫描和磁共振成像。

尽管上面提到,肥胖可能与很多因素相关,如社会心理、经济、环境因素,但肥胖通常主要与和消耗量、体力活动相比过多的热量摄入相关。各种神经及内分泌调节异常可能占一小部分原因(表 6-3)。一个 BMI 大于或等于 30 的成年人,即被认为是"肥胖",而如果 BMI 在 25~29.9 之间,则被认为是"超重"。在表 6-2 中,肥胖的分类也已经有所描述。肥胖的流行病学已广为人知,我们也注意到,女性中处于最高 BMI 值的百分比明显升高。超过 50%孕妇超重或肥胖,8%育龄女性"严重肥胖"(BMI≥40),在过去 20 年里,女性中 BMI≥50 的人数百分比上升了 5 倍。这是个严峻的数字,因为肥胖与大部分严重健康问题和围生期疾病相关。

由于肥胖与健康之间的关系,减肥手术越来越普遍,而且在育龄患者群体中并不罕见。事实上,这些手术过半都是实施于育龄女性。既往有因肥胖而进行胃部手术史的孕妇在分娩前应得到专业的建议和有效的监督。普遍而言,为了保证充足的减肥时间和减少由于营养缺陷所导致的潜在有害影响,我们建议患者于手术 12 个月后再怀孕。尽管有报道指出,伴随着减肥手术带来的效果,一些问题得到了缓解,如子痫前期、妊娠期糖尿病和巨大儿,但也有报道提出孕期胃带并发症和营养不良的风险。孕期发生的胃肠道出血和其他手术相关并发症(包括母胎死亡)均已有报道。有这类手术史的患者如出现腹部不适,应立即予以全面评估,如出现急腹症体征,我们可以适当放宽外科会诊、外科探查的指征。大部分减肥手术后的患者于孕期内仍然符合肥胖的标准,而且持续处于肥胖相关的围

表 6-2　体重指数:计算方法与定义		
体重指数(BMI)=体重(kg)/身高(m²)		
定义	**体重指数(kg/m²)**	**肥胖分类**
体重过低	<18.5	
正常	18.5~24.9	
超重	25.0~29.9	
肥胖	30.0~34.9	I
	35.0~39.9	II
极端肥胖	≥40.0	III

表 6-3　肥胖:鉴别诊断(<1%流行病学资料)	
甲状腺功能减退症	胰岛素瘤
普瑞德威利综合征	肥胖性生殖器退化症
色素性视网膜炎-多指(趾)畸形-性发育不全综合征	部分性脂肪代谢障碍
下丘脑疾病	多囊卵巢
颅咽管瘤	库欣综合征
特发性低促性腺激素性性腺功能减退症	

生期不良结局的风险中。我们高度建议孕前咨询,而且孕前达到正常的 BMI(18.5~24.9)应被看作是降低不良妊娠结局风险的首要目标。表 6-4 和表 6-5 包含了孕期与肥胖相关的主要母胎风险。

病理生理学

妊娠期间,血容量和心输出量增加约 40%,在分娩期间,心输出量增加更为显著,达到孕前的 180%。由于血容量和心输出量与体脂率和组织大小的增加等比例升高,肥胖将使以上变化更加明显。肥胖患者的药物动力学会有所改变,亲脂性药物在肥胖患者分布更广泛,在消瘦者和组织液中分布较少。以上的改变可能会使肥胖患者更易受药物低剂量效应和毒性效应的影

表 6-4　肥胖与围生期结局:母体风险

产科死亡
　误吸
　出血
　血栓栓塞
　脑卒中
软产道异常性难产
剖宫产——首次/二次/急诊
失败的瘢痕子宫阴道试产(VBAC)
剖宫产
　手术及麻醉相关并发症
　出血量多
　子宫内膜炎发生概率升高
　手术时间延长
　硬膜外定位失败
　呼吸系统并发症(肺不张、肺炎)
　切口感染/裂开
　血栓栓塞
其余并发症(见表 6-1)
　慢性高血压
　糖尿病——孕前糖尿病和妊娠期糖尿病
　子痫前期
住院时间更长
尿路感染

表 6-5　肥胖与围生期结局:胎儿/新生儿风险

早产
围生儿患病率更高
阿普加评分较低
胎儿生长受限/低出生体重
巨大儿
过期妊娠
肩难产/产伤
NICU 监护
不良胎儿印迹/新生儿/儿童期肥胖
先天性畸形

响。

妊娠期间存在着过度换气的状态,这可能是由孕酮介导。呼吸频率无改变,但由于潮气量增加,每分钟通气量增加约 50%,导致 PaO_2 升高、$PaCO_2$ 下降。因此,当评估呼吸系统疾病时,需注意"正常的"$PaCO_2$。肥胖患者在呼吸系统生理上有明显的不正常改变。事实上,肥胖孕妇的功能残气量明显减少,除了残气量(在大于 40 岁的孕妇中)得到相对保留,肺容量、肺活量、肺总量也明显下降。分娩中,PaO_2 减少。而且,还会出现通气量需求增加、呼吸功提高、呼吸肌低效率和呼吸系统顺应性下降。在仰卧位中表现特别明显的异常通气/血流比值和血氧不足,更加显示出肥胖对于母体呼吸系统生理的潜在不利影响。在肥胖患者中,肺总顺应性平均下降 50%,相当于在一个正常人的胸腹部放置了 50 磅(22.7kg)重物!这些呼吸系统的变化导致肥胖产妇的呼吸功较正常产妇提高 3 倍。正由于呼吸暂停期间,氧气由功能残气量提供,所以呼吸暂停期间缺氧情况会迅速出现。由于功能残气量下降和需氧量增加,在气管插管前预先吸氧显得尤其重要。

肥胖还与呼吸性睡眠暂停综合征(OSA)有关,即使努力呼吸,睡眠中仍出现呼吸暂停(无呼吸或严重低气流),可能导致右心功能不全,继而出现肺动脉高压。产前呼吸系统合并症可

能由于静止不动、体位、疼痛以及阿片类药物的使用而加重,产前确诊 OSA 对制订干预措施以减少呼吸系统发病率有所帮助。我们建议降低睡眠障碍评估、肺部疾病咨询、睡眠医学咨询和孕妇心电图检查的标准。经鼻持续正压通气(CPAP)可能可以改善结局。这些患者心脏做功增加,在评估潜在的心功能不全时应加以考虑。尽管缺乏相关数据,OSA 可能增加子痫前期和妊娠期糖尿病风险。即使没有 OSA,肥胖患者也应该进行母体心电图的检查,特别是在慢性高血压可能已经导致高血压性心肌病的情况下 (表6-6)。

■ 分娩期管理

肥胖患者的分娩期管理涉及多学科协作。产科医师、助产士、麻醉医师、麻醉护士的注意力都应集中在取得最好的围生期结局上。母胎医学专家应该成为这个团体中不可或缺的部分。存在合并症的患者如果已经进入产程,参与对其诊疗的医学专家都应知悉,如果出现既往未确诊的疾病,各专科医师,如心脏专科医师、呼吸科专科医师、内分泌专科医师等,都应召集起来参与会诊。鉴于肥胖孕妇明显的生理变化和合并其他疾病的高风险性,我们建议处于最

高风险的患者(处于高级别肥胖)在临产后应予以迅速的麻醉科会诊。考虑到处于最高风险的肥胖患者(例如,极端肥胖,既往存在其他合并症或并发症,既往腹部手术) 在分娩期的高风险,在这些患者的管理中,我们应该考虑到“内部”麻醉和产科团队反应能力的重要性。这些患者应被告知围生期需转诊至三级医疗单位。另外,医院应准备好适合这些患者的特殊设备,例如,更大更坚固的手术台、轮椅、电梯,及长器械、大血压测量袖带、大的正压通气设备等。

在患者临产前,应对其进行充分的病史采集及体格检查。除了患者的心血管及肺部的情况,气道情况也需进行详细的评估,包括子痫前期患者的咽部水肿情况。这一点无论怎么强调都不过分,因为与麻醉相关的产妇死亡中,80%为肥胖患者,而无法完成气管内插管是其主要原因。由于肥胖患者的体型,保证静脉通道和准确的血压测量也存在难度,因此,使用中心静脉通道和动脉通道在个体案例中非常有帮助。极端肥胖的患者如果进入产程,她的医师可以预先制订一个关于一旦发生需进行剖宫产或出现其他分娩期并发症的情况的方案,以便获得其他手术相关的帮助。

我们应该持续监测母体脉搏血氧及胎心变化。如果由于患者肥胖的体型或者特殊的体位,使得体外胎心、宫缩监测无法持续监测,那么必须放置子宫内压力导管及胎儿头皮电极。我们应特别关注肥胖孕妇的分娩体位,左侧卧位被认为可以增加母体氧合、子宫胎盘血流,可以防止压迫下腔静脉。头、胸部抬高可以防止气道关闭,改善氧合,提高孕妇整体舒适度,肥胖的患者可由此受益。持续的脉搏血氧饱和度监测给产科医师提供了关于产妇血氧饱和度的信息,由此评估产妇缺氧程度及需要提供的氧气量,产妇的目标血氧饱和度是≥95%。此外,由于在极端肥胖的产妇身上进行体外监测非常困难,因此产妇脉搏血氧监测是胎心监测的一种辅助手段。产程异常并不罕见,我们必须密切监测及

■ 表6-6　生理:肥胖与心肺生理
肺容量、肺活量减小
肺/胸壁顺应性下降
呼吸效率/气体交换下降
相对缺氧
肺血管分流→心功能代偿
血/血清容量→↑心脏做功
缺血/梗死→↓心脏效率
(心)—功能衰竭—(呼吸系统)
肺源性心脏病
肺动脉高压←肥胖/肺换气不足
综合征(匹克维克综合征)

处理产程。肥胖的孕妇分娩巨大儿的可能性大，因此，产科医师必须警惕肩难产、产后出血及会阴Ⅳ度裂伤的发生。

产程管理中另一个重要的方面是提高肺功能、降低心肌耗氧量。肥胖孕妇的呼吸系统所需做功量约是正常 BMI 孕妇的 3 倍。硬膜外麻醉可降低呼吸系统做功量，提高氧合作用，而且由于疼痛缓解，可以降低儿茶酚胺（提高心脏做功、心输出量的激素）的释放，以上都有好处。也许硬膜外麻醉最重要的作用在于有利于紧急剖宫产的实行，通过已经存在的导管，可以尽快达到手术需要的麻醉水平。研究结果显示，新生儿结局并没有因此受到影响。这是非常重要的，因为从已有的病例来看，大约 6% 需进行剖宫产的产妇在气管插管方面遇到困难。与普通的手术患者相比，孕妇气管插管失败的可能性是其 10 倍，而麻醉导致的产妇死亡中，90% 归因于全身麻醉，这主要是由于胃内容物误吸并发症及气管内插管失败。尽管最近全身麻醉相关的产妇死亡率有所下降，但我们必须注意到，在麻醉相关的产妇死亡中，86% 出现在正在进行剖宫产手术的产妇，这接近全身麻醉产妇的麻醉相关死亡率的 2 倍。所以，文献报道在区域麻醉下进行剖宫产的产妇的死亡率明显降低。由于气管插管操作困难，肥胖孕妇的全身麻醉风险增大，所以，除非存在禁忌证，否则区域麻醉可以作为麻醉方式选择之一。禁忌证包括：凝血障碍、血小板减少、产妇使用抗凝药物、近期使用低分子肝素、血流动力学不稳定、急性出血和进针处感染。随着区域麻醉使用的增加，我们预测与麻醉相关的产妇死亡率会持续下降。已经有研究表明，对于肥胖患者来说，区域麻醉成功定位可能需要多次尝试，这对于紧急情况而言是个比较严峻的问题。因此，在肥胖产妇分娩期，强烈推荐在紧急情况发生前预先做好硬膜外置管定位。肥胖患者区域麻醉也可以减少术后肺部并发症的发生。长效的脊柱或硬膜外麻醉药物经常用于术后镇痛，可减少注射用麻醉药物导致呼吸抑制的风险。另外，使用这种方法的患者可以更早下地走动，使血栓栓塞并发症发生的可能性下降。患者背部高高堆积的脂肪层、变形的解剖标志以及患者难以配合摆好体位等因素可能会妨碍麻醉的定位，即使在非紧急情况下，对于麻醉师的技术来说也是一种挑战。

由于孕期激素和体格变化及麻醉药物的使用，肥胖孕妇发生胃内容物误吸的可能性较一般患者高。禁食和预防性使用药物都可以降低这种风险。肥胖孕妇产程中应尽量避免进食固体食物，而发生误吸可能性较高的患者应该考虑限制进食，例如极端肥胖、困难气道插管和糖尿病患者。由于酸性胃内容物误吸可能导致严重的肺部损伤，在麻醉诱导开始前（区域/全身麻醉），患者应该接受非颗粒抗酸剂（0.3M 柠檬酸钠 30mL；双枸橼），如果区域麻醉的患者手术时间超过 1 小时，则应重复使用。如果患者发生误吸风险较大，产程中应用 H_2 受体阻滞剂（例如，雷尼替丁 150mg 口服或 50mg 静脉注射）和质子泵抑制剂[PPI（奥美拉唑）40mg 静脉注射]可能有助于减少误吸的后遗症。多巴胺拮抗剂（例如胃复安 10mg 缓慢静脉注射）可减少产前的恶心呕吐，从而减少误吸的发生。注射了 H_2 受体阻滞剂后，至少需要 60 分钟来降低胃酸达到"安全的 pH 值"。因此，这些药物应在入院或者产程期间使用，而不是只在紧急情况下。如果肥胖孕妇准备行计划性剖宫产或者引产，应在手术前晚使用雷尼替丁，入院后重复使用，术后或产后适当时间再次使用。如果行剖宫产术，应联合使用双枸橼及 H_2 受体阻滞剂。这些预防性措施可使 99% 患者的胃酸 pH 值提高至大于 3。我们绝不是在过分强调这些措施的重要性，因为由于胃内容物误吸导致的肺炎和呼吸衰竭是麻醉相关产妇死亡的最重要的单一因素。如果通过评估患者气道情况发现可能出现气管插管困难，考虑清醒插管和使用纤维喉镜则很重要。应准备好困难气管插管的专业设备并经常检查，这可以帮助整个麻醉团队应对无法预料的产科气道突发事件。值得再次强调的是,这些有麻醉并发症高风险的肥胖孕妇在围生期应到麻醉科进行咨询,她们进入产程后应有一次麻醉科会诊。

肥胖产妇发生择期剖宫产和急诊剖宫产的风险升高,肥胖产妇的剖宫产相关围术期并发症加重了这一风险。肥胖产妇进行剖宫产术和发生围术期并发症的风险与 BMI 具有相关性,产妇 BMI 越高,进行剖宫产的可能性越大,其中多数与难产及不容乐观的胎心率有关。肥胖相关风险是这些不良结局的独立因素。肥胖孕妇行剖宫产的风险包括:需行紧急剖宫产、硬膜外麻醉最初定位失败、明显延长的皮肤切口、出血多、血栓栓塞、住院时间长,还有术后发生子宫肌内膜炎和伤口感染的概率升高 10 倍。而且,瘢痕子宫阴道试产(TOLAC)成功率似乎与 BMI 值负相关,BMI≥40 的女性瘢痕子宫阴道试产失败率高达 40%。据报道,体重超过 300 磅(136kg)的女性瘢痕子宫阴道试产成功率仅为 13%。肥胖产妇发生子宫破裂的风险也较高。由于肥胖产妇在 TOLAC 过程中行紧急剖宫产和发生严重手术及麻醉相关并发症的可能性,她们如果考虑瘢痕子宫阴道分娩(VBAC),产科医师需为她们制订包含多方面的个体化方案。

预防性使用抗生素

多种围生期保健方案已经被运用来防止肥胖孕产妇剖宫产相关并发症的发生,这些并发症中最普遍的是感染。预防性使用抗生素被认为是减少术后伤口感染和子宫内膜炎最重要的因素。在减肥手术患者中,术前一次性使用 2g 头孢唑林,其在血清和组织的水平与非肥胖患者使用 1g 相一致。在这种情况下,加之最近的药代动力学数据显示头孢菌素在肥胖患者身上的药物分布体积和清除率较高,单次大剂量预防性使用抗生素是合理的。

预防血栓栓塞

与阴道分娩相比,剖宫产后产妇发生致死性肺血栓的可能性高达 10 倍。早下床行走(例如术后 12~24 小时内或更早时间内)可降低血栓并发症的风险,应积极鼓励产妇早下床。我们也推荐术前、完全行走或出院前使用医用弹力袜和气压治疗。所有没有进行血栓预防的剖宫产患者,我们都推荐使用下肢气压治疗。尽管大量有力的前瞻性随机对照研究显示血栓栓塞预防在中-高危普通外科、泌尿外科、妇产科围术期减少静脉血栓栓塞方面有明显作用,但仅 3 个试验入组了剖宫产术后患者。无论如何,预防性使用低分子肝素减少血栓栓塞并发症的效果是确切的,特别是对于 BMI 值较高的孕妇,而对于合并其他高危因素(包括:糖尿病、高龄)的孕妇也有好处,使用时可以个体化。母胎医学学会(SMFM)建议对于合并有 1 个或者 2 个或者更多高危因素(特别是比较严重,例如 BMI>50)且需进行剖宫产的孕产妇可预防性使用抗凝药物,包括低分子肝素或者普通肝素(例如:依诺肝素 40mg qd 或者普通肝素 5000 单位 q12h)。高危因素包括:高龄产妇、BMI>30、多胎妊娠、吸烟、长期卧床或不动,还有血栓栓塞既往史。疗程不固定,笔者的经验是预防性使用直至完全行走自如为止,如果有其他高危因素(例如:血栓形成倾向、静脉血栓既往史、BMI>50、长期制动),疗程会不同程度延长。尽管硬膜外或脊髓麻醉相关的出血并发症较为罕见,对使用抗凝剂孕产妇的区域麻醉的关注促使美国区域麻醉及疼痛医学学会(ASRA)推荐剖宫产术后或硬膜外导管移除后 12 小时(以更迟的为准)再使用预防血栓栓塞药物。

表 6-7 列举了关于产时、产后管理的建议。

剖宫产

我们必须重视产科医师术前在产妇仰卧于手术台时对产妇进行触诊评估的重要性。关键

■ 表6-7　分娩期及产后管理挑战

肥胖相关的临床挑战/风险	可能的解决方案/辅助护理
呼吸系统做功/心肌耗氧量增加	硬膜外麻醉,辅助供氧,左侧卧位分娩
难以建立外周静脉通道	中心静脉通道,超声引导
血压监测不准确或者困难	动脉压力监测导管,适当尺寸的袖带
先前存在的肺心疾病	心脏病、肺、麻醉等多科室会诊,持续监测心电图,动脉血气分析和胸部X线检查,产前超声心动图检查/睡眠测试
困难气管插管可能/全身麻醉的风险较高	预先硬膜外/局部麻醉
紧急局部麻醉定位困难	预先硬膜外置管
误吸风险	预防性硬膜外给药,麻醉前预先给予0.3M柠檬酸柠檬酸钠(双枸橼)30mL,H_2受体阻滞剂(雷尼替丁)HCL 50mg IV q6~8h,术前45分钟或者PPI(奥美拉唑)40mg IV qd。胃复安10mg IV,持续1~2分钟,术前45分钟,非口服
血栓栓塞风险	见正文:TED大腿高度的弹力袜,气压治疗,如果有额外的高危因素和(或)BMI>40~50,考虑药物预防血栓
子宫内膜炎/伤口并发症	充分备皮,缝合关闭皮下脂肪层,高剂量预防性使用抗生素;考虑切开前1小时内使用头孢唑林2g IV
手术风险	使用大小适当的设备(手术床,手术器械),得到充分的帮助,术前对解剖进行充分评估

在于注意解剖标志,关注耻骨联合、脐部、腹壁赘肉的深度和腹壁赘肉悬垂至在耻骨联合下的位置。重要的是在预测子宫位置时不要只依赖脐部,耻骨联合和髂嵴更为可靠,并且能够帮助避免在通过并切断腹壁赘肉的皮肤切口处出现严重并发症。

比切口选择更重要的是适当的患者体位,建议手术台向左倾斜15°,这样可以防止仰卧位低血压综合征,促进胎儿氧合作用,保证产妇的舒适,减少产妇呼吸困难。适当的患者体位可减少围术期的神经、关节和软组织损伤。一些医师会根据不同患者的高危因素进行个体化处理(例如,既往腹部手术史、贫血、前置胎盘),并为这些有更多出血可能的患者进行交叉配血。同时,准备好适合这些患者体积尺寸的设备器械也是必须的。需要长的剪刀、手术刀柄、产钳、手术钳和带有更长手柄的宽牵开器。

由于缺乏随机临床试验,肥胖孕产妇剖宫产的首选皮肤切口尚不明确,因为切口可能影响到术野暴露、娩胎的容易程度、术后疼痛、产妇呼吸用力和伤口并发症。无论如何,研究表明竖切口发生伤口并发症(以必须再次打开伤口为标准)的概率较横切口高大约12倍。竖切口提供了对肥胖患者尽快开腹的途径,横切口关腹更安全,切断的脂肪更少,术后疼痛较轻。也许采取横切口最重要的原因是,降低了肺不张、血氧不足的风险,减轻了术后疼痛,促使产妇更早下地走动和深呼吸,这对于避免肺部和血栓栓塞并发症来说都很重要。对于低横切口的批评主要是,在一个温暖、潮湿易腐烂的环境里出现一个手术伤口,可能导致感染风险升高、难以暴露术野和难以暴露上腹部。对于肥胖患者而言,建议使用弹性绷带或蒙哥马利贴带固定在手术床的边缘。这样可以让下腹部充分暴露,使位置较低的横切口(例如,Pfannensteil切口)切断的脂肪组织最少(图6-1)。然而有时候,腹壁赘肉太多,以致不能向头部方向移动,而这样做在脂肪层较厚的患者身上会导致明显的心肺功

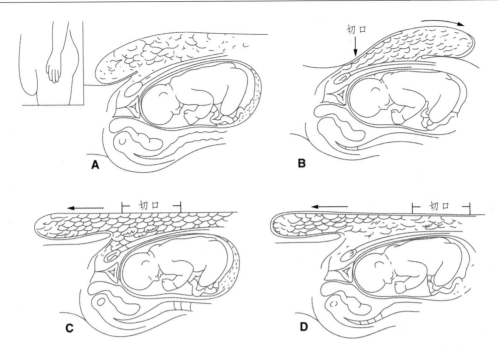

图 6-1　关于肥胖孕产妇脂肪层位置的图解：(A)实行 Pfannenstiel 切口后脂肪层的收缩。(B)脂肪层以上位置较低的正中竖切口。(C) 位置较高的正中竖切口。(D) 脐周部切口。(Reproduced with permission from Gross TL. *Clin Perinatol*. 1983;10:411–421.)

能损害，或者引起收缩，从而使血管翳形成一个垂直的"墙"，妨碍进入下腹部。在这种情况下，脐周的横切口或者竖切口都可以采用。这在极端肥胖的患者(>226kg)非常适用。这样可较好地暴露术野，而且无需进行腹壁赘肉切除，避免了潜在的心肺功能损害(图 6-2)。切口围绕在腹壁赘肉的对擦区域，避免了在"高 Pfannenstiel 切口"或低竖切口中既厚又水肿的脂肪组织。已证实，实施脐上竖切口、子宫基底部切口后以臀牵引取出胎儿这种方式，与低横切口相比，在病态肥胖的患者中术后并发症概率是相似的。

　　因为皮下组织中经常见大口径静脉，其解剖过程必须小心翼翼。注意不要过度切开筋膜层。一旦选定某种腹部切口，切口一定要足够大以便娩胎时不会伤害胎儿。部分医师提倡 Joel-Cohen 和 Misgav Ladach 剖宫产手术方式中的手工分离组织，而不倾向于锐性分离。这些方法在肥胖患者中有待进一步研究，但总体而言，对于

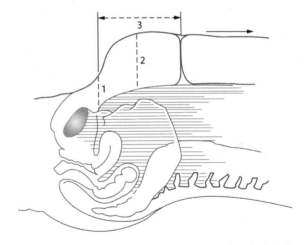

图 6-2　腹部切口可能的位置。实线箭头表示脂肪层收缩的方向。1= 耻骨联合前位置较低的腹部横切口。2= 耻骨联合前位置较高的腹部横切口。3= 位置较低的腹部正中竖切口。(Reproduced with permission from Krebs HB. *Obstet Gynecol*. 1984;63:241–245.)

高危患者,这些方法都值得考虑。

　　有时在剖宫产中,我们也需要使用胎头吸引术。在剖宫产术中,随着胎先露娩出,宫底压力会在患者腹腔中消散,所以对于娩胎不一定有帮助。

　　缝合子宫切口可采取普通方法,注意彻底止血。肥胖患者的手术时间更长,出血量更大。有时候,术野不够清晰,这种情况下医师必须注意尖锐的手术器械。针刺伤很常见,由此发生感染的风险升高,可考虑使用钝针。这些缝针在剖宫产中很有效,而且一项研究已经证实了它们的接受程度和有效性。在肥胖患者中使用一种特定的牵拉器 (Alexis-O;Applied Medical, Rancho Santa Margarita, CA)可以通过压缩皮下组织深度和机械性地建立一个宽阔的术野来帮助暴露子宫。缝合筋膜层时必须小心谨慎。如果采用竖切口,建议使用 Smead-Jones 或者改良 Smead-Jones方法缝合(图 6-3)。娴熟的横切口筋膜层缝合提供了愈合过程中伤口所需的张力,因此是非常重要的。应使用可吸收或不可吸收缝线来进行简单连续缝合。如果采用可吸收缝线,0 号或1 号 PDS 线是一个很好的选择。缝合筋膜层时应至少距离切缘 1cm,针距不应大于 1cm,同时应该避免过大的张力以防止皮下组织坏死(伤

口裂开的主要原因)。

　　当皮下组织至少 2cm 厚时,关闭皮下脂肪层可使随后伤口裂开的可能性减少 33%。由于随机试验结果显示其对伤口并发症发生率无改善作用,因此我们并不推荐在皮下组织放置闭式引流管。

　　缝合时可采用皮下缝合和无菌皮肤钉,然而,如果要在肥胖患者身上使用皮肤钉,一定要小心不要在切口愈合前移除。一般来说,如果术后第 3 天移除皮肤钉,伤口裂开的可能性较大。目前仍然缺乏在肥胖患者中这两种方法的随机试验,但一般而言,皮下缝合后发生伤口裂开的可能性较低。出院前良好的临床判断和密切的伤口观察可帮助判断哪位患者需要返院,出院后数天,患者需移除皮肤钉。

　　最后,这些患者出院时都应予以充分的指导,包括伤口感染和裂开、子宫肌内膜炎、血栓栓塞并发症(深静脉栓塞 DVT 和肺栓塞)的表现,并且对其合并症或并发症的管理要进行密切随访。

　　总而言之,对于肥胖孕产妇的管理和保健极具挑战性,同时也充满风险。我们必须重视准备工作,得到足够的手术方面的帮助、有尺寸适合的设备、术前对患者身体状况和病情充分评估和知悉疾病与手术方式的关系,对于获得最好的临

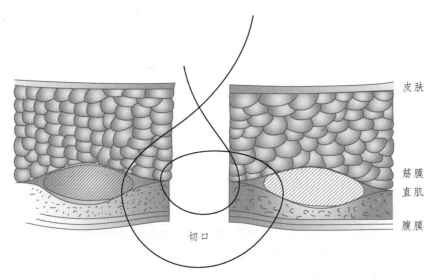

皮肤

筋膜
直肌

腹膜

切口

图 6-3　Smead-Jones 缝合图解。(Reproduced with permission from Gross TL. *Clin Perinatol.* 1983;10:411–421.)

床结果非常重要。医师的建议、干预和对细节的留意，会让高危孕妇获得最好的围生期结局，并减少她们的发病率和死亡率。我们希望，通过努力，我们可以建立一个互信的、紧密的医患关系，在肥胖孕产妇身上构建积极的长期影响。

预防是疾病管理的最佳方法，最后，我们再次强调，恰当地减肥非常重要，无论是改变生活习惯、使用药物或者是进行减肥手术。通过以上方式减肥后，以后妊娠的风险可降低，这些患者在下次妊娠前，建议先达到一个正常的 BMI 值，控制好已经存在的疾病。我们强烈建议预先制定管理方案，这对于患者远期及以后妊娠的健康有巨大的好处。

肥胖孕妇剖宫产注意事项

1.O：氧气（OXYGEN）——通过镇痛，倾向于"预防性硬膜外镇痛"，以降低产妇心肌耗氧量。通过分娩或产妇左侧卧位来提高胎儿氧合能力。监测产妇血氧饱和度，必要时供氧。

2.B：血液（BLOOD）——失血量较大，产后出血风险较高。如果围生期出现贫血，需保证补铁。如果预计有输血可能性，需对患者进行血型检测及交叉配血。

3.E：设备（EQUIPMENT）——确保有可以承受肥胖孕妇体重的设备：手术台、马桶、轮椅。确保手术设备大小合适。Alexis 牵引器可提供很好的术野暴露。

4.S：工作人员（STAFF）——工作人员必须进行足够的恰当训练。受过纤维气管镜辅助插管训练的麻醉师很重要。全体工作人员都应该有同情心和娴熟的临床技术。

5.I：气管插管风险（INTUBATION RISK）——失败的气管插管是产妇死亡的原因之一，特别是对于肥胖产妇。"预防性硬膜外置管"可减少这种风险，在临床中强烈推荐，同时需在术前采取措施降低胃酸 pH 值。

6.T：预防血栓（THROMBOPROPHYLAXIS）——妊娠是发生致命性深静脉血栓的高危因素。额外的因素包括剖宫产和肥胖。需采取措施防止这种并发症的发生。术前应统一使用气压治疗，也可以个性化使用肝素。

7.Y：自信心（YES WE CAN！）——尽管肥胖孕妇的保健与管理面临着各种各样的挑战，特别是对极端肥胖的孕妇施行剖宫产所产生的手术相关的巨大困难，但积极的态度、良好的医患沟通、小心谨慎的准备工作和持续的教育培训都会对这些高危现象产生积极的影响。

（杜培丽 杨师琪 陈娟娟 译）

推荐读物和网络资源

流行病学

http://www.cdc.gov/obesity/data/adult.html. Accessed March 23, 2013.

http://www.cdc.gov/obesity/data/childhood.html. Accessed March 23, 2013.

American College of Obstetricians and Gynecologists. Obesity in Pregnancy. ACOG Committee Opinion. No 549. January 2013.

Berrington de Gonzalez A, Hartge P, Cerhan J, et al. Body-mass index and mortality among 1.46 million white adults. *N Engl J Med*. 2010;363:2211-2219.

Bibbins-Domingo K, Coxson P, Pletcher MJ, Lightwood J, Goldman L. Adolescent overweight and future adult coronary heart disease. *N Engl J Med*. 2007;357:2371-2379.

Casazzara K, Fontaine KR, Astrup A, et al. Myths, presumptions, and facts about obesity. *N Engl J Med*. 2013;368: 446-454.

Chu SY, Bachman DJ, Callaghan WM, et al. Association between obesity during pregnancy and increased use of health care. *N Engl J Med*. 2008;358:1444-1453.

Flegal KM, Carroll MD, Kit BK, Cynthia OL. Prevalence of obesity and trends in the distribution of body mass index among US adults, 1999-2010. *JAMA*. 2012;307:491-497.

Fontaine KR, Redden DT, Wang C, Westfall AO, Allison DB. Years of life lost due to obesity. *JAMA*. 2003;289(2): 187-193.

Huda SS, Brodie LE, Sattar N. Obesity in pregnancy: prevalence and metabolic consequences. *Semin Fetal Neonatal Med*. 2010;15:70-76.

Mokdad AH, Ford ES, Bowman BA, et al. Prevalence of obesity, diabetes, and obesity-related health risk factors, 2001. *JAMA*. 2003;289:76-79.

Must A, Spadano J, Coakley EH, Field AE, Colditz G, Dietz WH. The disease burden associated with overweight and obesity. *JAMA*. 1999;282(16):1523-1529.

Pereira MA, Kottke TE, Jordan C, O'Connor PJ, Pronk NP, Carreón R. Preventing and managing cardiometabolic risk: the logic for intervention. *Int J Environ Res Public Health.* 2009;6:2568-2584.

Power ML, Schulkin J. *The Evolution of Obesity.* Baltimore, MD: Johns Hopkins University Press; 2009.

Rahman M, Temple JR, Breitkopf CR, Berenson AB. Racial differences in body fat distribution among reproductive-aged women. *Metabolism.* 2009;58:1329-1337.

Stewart ST, Cutler DM, Rosen AB. Forecasting the effects of obesity and smoking on U.S. life expectancy. *N Engl J Med.* 2009;361:2252-2260.

Swinburn BA, Sacks G, Hall KD, et al. The global obesity pandemic: shaped by global drivers and local environments. *Lancet.* 2011;378:804-814.

Wolin KY, Carson K, Colditz G. Obesity and cancer. *Oncologist.* 2010;15:556-565. http://theoncologist.alphamedpress.org/content/15/6/556. Accessed March 22, 2013. http://www.cancer.gov/cancertopics/factsheet/Risk/obesity. Accessed March 21, 2013.

Yanovski SZ, Yanovski JA. Obesity. *N Engl J Med.* 2002;346:591-602.

肥胖和围生期结局

Arendas K, Qiu Q, Gruslin AJ. Obesity in pregnancy: preconceptional to postpartum consequences. *J Obstet Gynaecol Can.* 2008;30:477-488.

Callaway LK, O'Callaghan M, McIntyre HD. Obesity and the hypertensive disorders of pregnancy. *Hypertens Pregnancy.* 2009;4:1-21.

Catalano PM. Management of obesity in pregnancy. *Obstet Gynecol.* 2007;109:419-433.

Freedman MA, Preston LW, George WM. Grotesque obesity: a serious complication of labor and delivery. *South Med J.* 1972;65:732-736.

Gross T, Sokol RJ, King K. Obesity in pregnancy: risks and outcome. *Obstet Gynecol.* 1980;56:446-450.

Gunatilake RP, Perlow JH. Obesity and pregnancy: clinical management of the obese gravida. *Am J Obstet Gynecol.* 2011;204:106-119.

Lewis DF, Chesson AL, Edwards MS, Weeks JW, Adair CD. Obstructive sleep apnea during pregnancy resulting in pulmonary hypertension. *South Med J.* 1998;91:761-762.

Louis J, Auckley D, Miladinovic, B, et al. Perinatal outcomes associated with obstructive sleep apnea in obese pregnant women. *Obstet Gynecol.* 2012;120:1085-1092.

Marshall NE, Spong CY. Obesity, pregnancy complications, and birth outcomes. *Semin Reprod Med.* 2012;30:465-471.

Nelson SM, Matthews P, Poston L. Maternal metabolism and obesity: modifiable determinants of pregnancy outcome. *Hum Reprod Update.* 2010;16:255-275.

Perlow JH, Morgan MA, Montgomery DM, Towers CV, Porto M. Perinatal outcome in pregnancy complicated by massive obesity. *Am J Obstet Gynecol.* 1992;167:958-962.

Wax JR. Risks and management of obesity in pregnancy: current controversies. *Curr Opin Obstet Gynecol.* 2009;21:117-123.

肥胖手术和妊娠

Adams TD, Gress RE, Smith SC, et al. Long-term mortality after gastric bypass surgery. *N Engl J Med.* 2007;357:753-761.

American College of Obstetricians and Gynecologists. Bariatric Surgery and Pregnancy. ACOG Practice Bulletin No. 105. June 2009.

Beard JH, Bell RL, Duffy AJ. Reproductive considerations and pregnancy after bariatric surgery: current evidence and recommendations. *Obes Surg.* 2008;18:1023-1027.

Guelinckx I, Devlieger R, Vansant G. Reproductive outcome after bariatric surgery: a critical review. *Hum Reprod Update.* 2009;15:189-201.

Kjaer MM, Lauenborg J, Breum BM, Nilas L. The risk of adverse pregnancy outcome after bariatric surgery: a nationwide register-based matched cohort study. *Am J Obstet Gynecol.* 2013;208:464.e1-5.

Lesko J, Peaceman A. Pregnancy outcomes in women after bariatric surgery compared with obese and morbidly obese controls. *Obstet Gynecol.* 2012;119:547-554.

Maggard MA, Yermilov I, Li Z, et al. Pregnancy and fertility following bariatric surgery: a systematic review. *JAMA.* 2008;300:2286-2296.

Sheiner E, Balaban E, Dreiher J, Levi I, Levy A. Pregnancy outcome in patients following different types of bariatric surgeries. *Obes Surg.* 2009;19:1286-1292.

Wax JR, Cartin A, Wolff R, Lepich S, Pinette MG, Blackstone J. Pregnancy following gastric bypass surgery for morbid obesity: maternal and neonatal outcomes. *Obes Surg.* 2008;18:540-544.

Wax JR, Cartin A, Wolff R, Lepich S, Pinette MG, Blackstone J. Pregnancy following gastric bypass surgery for morbid obesity: effect of surgery-to-conception interval on maternal and neonatal outcomes. *Obes Surg.* 2008;18:1517-1521.

Yurcisin BM, Gaddor MM, DeMaria EJ. Obesity and bariatric surgery. *Clin Chest Med.* 2009;30:539-553.

肥胖和手术风险,剖宫产

Alexander CI, Liston WA. Operating on the obese woman—a review. *BJOG.* 2006;113:1167-1172.

American College of Obstetricans and Gynecologists. Use of prophylactic antibiotics in labor and delivery. ACOG Practice Bulletin No. 120. *Obstet Gynecol.* 2011;117:1472-1483.

American College of Obstetricians and Gynecologists. Thromboembolism in pregnancy. ACOG Practice Bulletin No. 123: *Obstet Gynecol.* 2011;118:718-729.

Berghella V, Baxter JK, Chauhan SP. Evidence-based surgery for cesarean delivery. *Am J Obstet Gynecol.* 2005;193:1607-1617.

Chauhan SP, Magann EF, Carroll CS, et al. Mode of delivery for the morbidly obese with prior cesarean delivery: vaginal versus repeat cesarean section. *Am J Obstet Gynecol.* 2001;185:349-354.

Chelmow D, Rodriguez EJ, Sabatini MM. Suture closure of subcutaneous fat and wound disruption after cesarean delivery: a meta-analysis. *Obstet Gynecol.* 2004;103:974.

Dodd JM, Anderson ER, Gates S. Surgical techniques for uterine incision and uterine closure at the time of caesarean section. *Cochrane Database Syst Rev.* 2008;16;CD004732.

Edwards RK, Harnsberger DS, Johnson IM, Treloar RW, Cruz AC. Deciding on route of delivery for obese women with a prior cesarean delivery. *Am J Obstet Gynecol.* 2003;189:385-390.

Gallup DG. Modifications of celiotomy techniques to decrease morbidity in obese gynecologic patients. *Am J Obstet Gynecol.* 1984;150:171-178.

Gross TL. Operative considerations in the obese pregnant patient. *Clin Perinatol.* 1983;10:411-421.

Gunatilake RP, Perlow JH. Obesity and pregnancy: clinical management of the obese gravida. *Am J Obstet Gynecol.* 2011;204:106-119.

Hibbard JU, Gilbert S, Landon MB, et al. Trial of labor or repeat cesarean delivery in women with morbid obesity and previous cesarean delivery. *Obstet Gynecol.* 2006;108:125-133.

Horlocker TT, Wedel DJ, Rowlingson J, et al. Regional anesthesia in the patient receiving antithrombotic or thrombolytic therapy: American Society of Regional Anesthesia and Pain Medicine evidence-based guidelines (3rd ed.). *Reg Anesth Pain Med.* 2010;35:64-101.

Houston MC, Raynor BD. Postoperative morbidity in the morbidly obese parturient woman: supraumbilical and low transverse abdominal approaches. *Am J Obstet Gynecol.* 2000;182:1033-1035.

Johnson D, SMFM Consult Publications Committee, Society for Maternal-Fetal Medicine. Management of cesarean delivery in the morbidly obese woman. *Contemp Ob Gyn.* 2012;57(10):57-60.

Kamran SI, Downey D, Ruff RL. Pneumatic sequential compression reduces the risk of deep vein thrombosis in stroke patients. *Neurology.* 1998;50(6):1683-1688.

Krebs HB, Helmkamp FB. Transverse periumbilical incision in the massively obese patient. *Obstet Gynecol.* 1984;63:241-245.

Mackeen AD, Berghella V, Larsen ML. Techniques and materials for skin closure in caesarean section. *Cochrane Database Syst Rev.* 2012;9:CD003577.

Magann EF, Chauhan SP, Rodts-Palenik S, et al. Subcutaneous stitch closure versus subcutaneous drain to prevent wound disruption after cesarean delivery: a randomized clinical trial. *Am J Obstet Gynecol.* 2002;186:1119-1123.

Nielsen TF, Hokegard KH. Postoperative cesarean section morbidity: a prospective study. *Am J Obstet Gynecol.* 1983;146:911-916.

Pai MP, Bearden DT. Antimicrobial dosing considerations in obese adult patients. *Pharmacotherapy.* 2007;27:1081-1091.

Perlow JH, Morgan MA. Massive obesity and perioperative cesarean morbidity. *Am J Obstet Gynecol.* 1994;170:560-565.

Porreco RP, Adelberg AM, Lindsay LG, Holdt DG. Cesarean birth in the morbidly obese woman: a report of 3 cases. *J Reprod Med.* 2007;52:231-234.

Ramsey PS, White AM, Guinn DA, et al. Subcutaneous tissue reapproximation, alone or in combination with drain, in obese women undergoing cesarean delivery. *Obstet Gynecol.* 2005;105:967-973.

Shepherd MF, Rosborough TK, Schwartz ML. Heparin thromboprophylaxis in gastric bypass surgery. *Obes Surg.* 2003;13(2):249-253.

Varner MW, SMFM Consult Publications Committee, Society for Maternal-Fetal Medicine. Thromboprophylaxis for cesarean delivery. *Contemp Ob Gyn.* 2011;56(6):30-33.

肥胖和麻醉发病率和死亡率

Cheesman K, Brady JE, Flood P, Li G. Epidemiology of anesthesia-related complications in labor and delivery, New York State, 2002-2005. *Anesth Analg.* 2009;109:1174-1181.

Hawkins J, Chang J, Palmer S, Gibbs C, Callaghan W. Anesthesia-related maternal mortality in the United States: 1979-2002. *Obstet Gynecol.* 2011;117:69-74.

Hood DD, Dewan DM. Anesthetic and obstetric outcome in morbidly obese parturients. *Anesthesiology.* 1993;79:1210-1218.

Pisegna JR. Switching between intravenous and oral pantoprazole. *J Clin Gastroenterol.* 2001;32:27-32.

Soens MA, Birnbach DJ, Ranasinghe JS, van Zundert A. Obstetric anesthesia for the obese and morbidly obese patient: an ounce of prevention is worth more than a pound of treatment. *Acta Anaesthesiol Scand.* 2008;52:6-19.

肥胖和产妇死亡率

Jones T. Morbid obesity: a risk factor for maternal mortality. *Int J Obstet Anesth.* 2007;16:384-385.

May JW, Greiss Jr FC. Maternal mortality in North Carolina: a forty-year experience. *Am J Obstet Gynecol.* 1989;161:555-561.

Mhyre J, Riesner M, Polley L, Nughton N. A series of anesthesia-related maternal deaths in Michigan, 1985-2003. *Anesthesiology.* 2007;106:1096-1104.

Obesity Ups Risk of Death in Pregnancy. Medpagetoday.com. http://www.medpagetoday.com/MeetingCoverage/SMFM/. Accessed February 13, 2012.

Thompson D, Graham C, Burch D, Watson A, Phelps AN. Pregnancy-related mortality associated with obesity in Florida; 199 through 2002. http://www.doh.state.fl.us/family/mch/docs/pdf/PAMR_BMI.pdf. Accessed May 17, 2005.

第 7 章

妊娠合并血栓栓塞性疾病

● *Christina S. Han*, *Michael J. Paidas*

血栓栓塞性疾病是围生期孕产妇发病和死亡的主要原因,据世界卫生组织(WHO)统计,2006 年有 14.9% 的孕产妇因血栓栓塞性疾病而死亡[1]。在发达国家,血栓栓塞性疾病已超越产后出血及高血压,成为孕产妇死亡的首要原因[2]。静脉血栓栓塞性疾病(VTE)包括深静脉血栓、肺栓塞、脓毒症性盆腔栓塞性静脉炎、卵巢静脉血栓形成等,其发生率为 0.76‰~1.72‰[3]。血栓栓塞性疾病管理的基础是预防、准确诊断和尽早治疗。本章将从病因、诊断、治疗和预防四方面进行阐述。

■ 止血的调节

关于凝血系统、抗凝系统、纤溶系统的详细讨论超出了本书的范围,可在专业教材中查询。止血和纤溶途径见图 7-1。

妊娠

因为妊娠期的生理变化,孕妇静脉血栓栓塞性疾病的发生率是非妊娠者的 4 倍[4]。产褥期更易形成血栓,其静脉血栓栓塞性疾病发生的数量是妊娠期间 6 周发生的 2 倍。但静脉血栓栓塞性疾病相对较少发生,与妊娠期止血机制相悖。

胎盘形成早期,合体滋养细胞侵蚀母体子宫血管建立子宫胎盘循环。血管内的绒毛外细

胞滋养细胞侵入蜕膜和子宫肌层浅表动脉,使这些血管变为高容低阻的状态并延伸至绒毛间隙。胎儿存活取决于在这些过程中没有严重的蜕膜出血(如早剥)或绒毛间血栓形成,为保证母婴存活,妊娠期应避免蜕膜出血。

第三产程母亲面临着最严峻的止血挑战,胎儿娩出后,随着胎盘自子宫壁剥离 40 条被塑形的螺旋状子宫动脉必须快速止血,避免严重产后出血的发生。胎盘部位止血机制中局部因素如蜕膜组织因子(凝血酶原激酶)表达增高,为达到止血目的,母体凝血及抗凝血因子的表达也会发生显著改变。

先天性血液高凝状态、静脉血液瘀滞和血管壁损伤形成魏尔啸三角[5](图 7-2)。妊娠期子宫脉管系统阻力降低和雌激素介导的血管舒张导致静脉血液瘀滞[6]。手术产、高血压疾病、吸烟以及合并感染者产褥期常发生内皮损伤。

危险因素

一项回顾美国国际疾病分类-9 (ICD-9)代码中 900 多万孕妇和美国国家住院病例(NIS)中 73 000 多个产后病例的研究,分析出了已知的产科 VTE 危险因素,常见的 VTE 危险因素见表 7-1 和表 7-2。

易栓症

潜在的高凝状态是 VTE 和产科不良结局

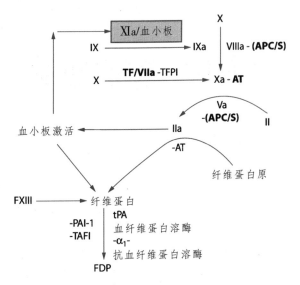

图 7-1　止血和纤溶途径。组织因子(TF)是凝血反应的始动因子，正常情况下表达于血管内皮细胞的 TF 无法与血液直接接触，血循环中无 TF。当血管损伤，细胞膜结合的 TF 释放入血，与血浆来源的 FⅦ及其活化的 FⅦa 形成复合物，直接激活 FX 转换成 FXa。TF/FⅦa 也可以通过转换 FIX 至 FIXa 间接激活 FXa。相反，FⅦa 复合物也可激活 FX 转换成 FXa，FXa 一旦激活就与 FVa 形成复合物，使凝血酶原(Ⅱ)转化为凝血酶(Ⅱa)，凝血酶激活血小板和纤维蛋白原裂解成血纤维蛋白单体，通过凝血酶活化 FⅩⅢa 使其自发地聚合和交联在一起，形成一个稳定的血凝块。抗凝过程中一系列凝血蛋白受到抑制，起初的抗凝反应是通过 TF 途径抑制物(TFPI)，形成 TF/FⅦa/FXa 的复合物，迅速抑制 TF 介导的凝血途径。然而，凝血酶激活 FⅪa 在血小板的表面以另一种方式激活 FIX 继续抗凝。因此，抑制抗凝需要级联预防 FIXa 和 FXa 介导的凝血途径。活化蛋白 C 和蛋白 S(APC/S)复合物分别可以灭活 FⅧa 和 FVa。然而，最重要的内源性凝血系统中抗凝血酶(AT)直接灭活凝血酶和 FXa。纤维蛋白原最后降解成纤维蛋白单体。纤溶系统由组织型纤溶酶原激活物(tPA)介导，结合纤维蛋白而激活纤溶酶。但纤溶酶也可以通过 α2 - 抗纤溶酶嵌入，降解纤维蛋白原形成纤维蛋白单体。纤维蛋白的降解主要是通过抑制纤溶酶原激活物抑制物-1(PAI-1)对 tPA 的快速灭活。凝血酶激活的纤维蛋白溶解抑制剂(TAFI)是另一种抗纤溶蛋白。

的高危因素。这些血栓形成状态可以分为遗传性和获得性。

遗传性易栓症

最常见的遗传性易栓症包括凝血因子 V Leiden(FVL)突变和凝血酶原 G20210A(PGM)基因突变。其他罕见的原因包括抗凝血酶(AT)缺乏症、蛋白质 S 缺乏和蛋白质 C 缺乏症。遗传性易栓症的种类及其遗传模式和血栓形成的风险见表 7-3。

获得性易栓症

最常见的获得性易栓症是抗磷脂抗体综合征(APAS)。约 2% 的 APAS 患者在妊娠期间发生 VTE，约占所有孕妇发生 VTE 事件的 14%。2006 年国际共识会议制定了 APAS 的诊断标准，至少需要一个临床症状和一个实验室指标[8](表 7-4)。

APAS 是血栓形成性疾病，源于自身免疫抗体结合到内皮细胞膜上带负电荷的心磷脂靶抗原上，如心磷脂和磷脂酰丝氨酸。超过一半的 APAS 患者抗体反应失调，如系统性红斑狼疮(SLE)。SLE 是血管内皮细胞的膜磷脂发生了抗原抗体反应，即抗磷脂抗体结合到带负电荷的心磷脂靶抗原上，被免疫系统识别，增加了内源性血栓形成的风险。抑制阴离子磷脂结合内源性抗凝剂(如 β2 糖蛋白 I、膜联蛋白 V、抗凝血酶、血栓调节蛋白、蛋白质 C 和 S)和诱导促凝血剂(如组织因子、纤溶酶原激活物抑制剂-1、血管性血友病因子和补体活化)。

根据抗磷脂抗体的类型和浓度预估其致病性，抗心磷脂 IgG 和 IgM 弱阳性者很少需要治疗。中至高滴度的抗心磷脂抗体和狼疮抗凝物同时存在，其形成血栓的速度增加 4 倍以上。

妊娠期血栓栓塞性疾病筛查

妊娠期血栓栓塞性疾病的筛查目前仍有很多争议。美国妇产科学会目前推荐如检查结果

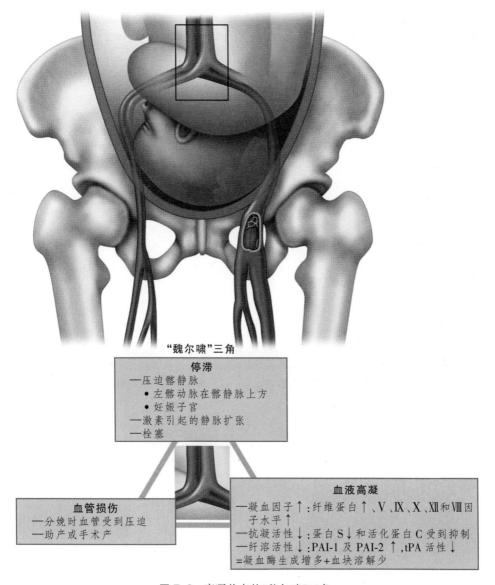

"魏尔啸"三角

停滞
—压迫髂静脉
　● 左髂动脉在髂静脉上方
　● 妊娠子宫
—激素引起的静脉扩张
—栓塞

血液高凝
—凝血因子↑：纤维蛋白↑、Ⅴ、Ⅸ、Ⅹ、Ⅻ和Ⅷ因子水平↑
—抗凝活性↓：蛋白S↓和活化蛋白C受到抑制
—纤溶活性↓：PAI-1及PAI-2↑，tPA活性↓
＝凝血酶生成增多＋血块溶解少

血管损伤
—分娩时血管受到压迫
—助产或手术产

图 7-2　高凝状态的"魏尔啸"三角。

影响治疗时间和剂量等管理决策时,建议筛查[9]。下列情况建议筛查:

● 有 VTE 病史,无复发的危险因素(如骨折、外伤、长期固定)。

● 直系亲属(如父母或兄弟姐妹)在 50 岁之前有已知的易栓症或 VTE 高风险,而无其他危险因素。

以下情况不建议常规筛查遗传性易栓症:如不良孕产史、流产、子痫前期、胎儿生长受限、胎盘早剥。然而,有易栓症病史的患者可酌情筛查抗磷脂抗体。

■ 深静脉血栓

诊断

孕期大多数深静脉血栓发生于左下肢（约90%),原因可能为左髂总静脉受跨越其前方的

■ 表 7-1　医疗状况和 VTE 风险[4]

并发症	相对危险（OR）	95%CI
易栓症	51.8	38.7~69.2
血栓形成史	24.8	17.1~36.0
抗磷脂抗体综合征	15.8	10.9~22.8
狼疮	8.7	5.8~13.0
心脏病	7.1	6.2~8.3
镰状细胞病	6.7	4.4~10.1
肥胖	4.4	3.4~5.7
糖尿病	2.0	1.4~2.7
高血压	1.8	1.4~2.3
吸烟	1.7	1.4~2.1
药物滥用	1.1	0.7~1.9

CI：可信区间。

■ 表 7-2　产科情况和 VET 的风险[4]

并发症	相对危险（OR）	95%CI
输血	7.6	6.2~9.4
水电解质酸碱平衡失衡	4.9	4.1~5.9
产后感染	4.1	2.9~5.7
贫血	2.6	2.2~2.9
妊娠剧吐	2.5	2.0~3.2
产前出血	2.3	1.8~2.8
剖宫产与阴道分娩	2.1	1.8~2.4
多胎妊娠	1.6	1.2~2.1
产后出血	1.3	1.1~1.6
子痫前期和妊娠期高血压	0.9	0.7~1.0
早产	0.9	0.7~9.5
遗传性血小板减少症	0.6	0.8~4.1

■ 表 7-3　妊娠合并静脉血栓栓塞患者的 VET 风险[7]

健康状况	遗传	欧洲人口的流行率	无血栓形成风险的病史	有血栓形成风险的病史
抗凝血酶缺乏症	AD	0.02%~1.1%	3.0%~7.2%	11%~40%
凝血酶原突变（PGM）	AD			
纯合子		0.02%	2.8%	>10%
杂合子		2.9%	0.37%~0.5%	>10%
因子 V Leiden（FVL）	AD			
纯合子		0.07%	1.5%	>10%
杂合子		5.3%	0.26%	>10%
复合杂合子 FVL/PGM		0.17%	4.7%	
蛋白 C 缺乏	AD	0.2%~0.3%	0.8%~1.7%	
蛋白 S 缺乏	AD	0.03%~0.13%	<1%~6.6%	
同型半胱氨酸血症	AR	<5%	OR 6.1	
活化 VII 因子	AD		~0.1%	
活化 VIII 因子	AD		~0.1%	
活化 XI 因子	AD		~0.1%	

AD，常染色体显性遗传。

右髂总动脉及肾动脉的压迫[10,11]。DVT 的某些非特异性症状与妊娠期的生理性变化重叠，如轻度水肿，使其诊断难度增大。有研究发现，临床怀疑为 DVT 的孕妇中只有 10% 得到证实，非孕妇中却有 25% 得到证实[12]。联合多种方式准确及时的诊断对降低孕产妇和胎儿的发病率至关重要。

临床症状与体征

- 急性发作；
- 单侧肢体红斑、疼痛、发热、水肿；

■ 表 7-4　抗磷脂抗体综合征的诊断

临床标准	产科	• 无诱因连续 3 次妊娠 10 周内的流产,或
		• 1 次不明原因 ≥10 周的死胎史(形态学和核型正常),或
		• <34 周的早产史,有子痫前期或子宫胎盘功能不全的后遗症,包括以下:
		• 不确定的检测提示胎儿低氧血症(例如,异常多普勒流速波形)
		• 羊水过少(羊水指数≤5cm)
		• 胎儿宫内生长受限(IUGR)小于第十百分位
		• 胎盘早剥
	非产科	• 动脉血栓形成,包括脑血管意外、短暂性脑缺血发作、心肌梗死和一过性黑蒙
		• 静脉血栓栓塞(VET),包括深静脉血栓形成(DVT)、肺栓塞(PE)或小血管血栓形成
实验室标准	在出现临床症状前不超过 5 年,间隔 >12 周,至少出现 2 次	
	• 抗心磷脂抗体	
	• 同种型 IgG 或 IgM,存在中等或高滴度(即>40 GPL 或 MPL,或大于第 99 百分位),或	
	• 抗 β2GPI 抗体	
	• 同种型 IgG 或 IgM(大于第 99 百分位),或	
	• 血浆中的狼疮抗凝剂,进行下列测试之一	
	• 稀释罗素毒蛇毒时间(dRVVT)	
	• 狼疮抗凝剂	

• 可有反射性动脉痉挛、发冷、四肢苍白和脉搏下降("股白肿");

• 下腹部疼痛;

• Homans 征;

• Wells 及其同事在非孕妇人群中结合体格检查结果及高危因素建立风险评估模型,可以在检验前预测其可能性[13](表 7-5)。

实验室检查

• D-二聚体:D-二聚体是由交联纤维蛋白分解产生,在非妊娠的急性血栓性事件中,能用酶联免疫吸附试验(ELISA)检测到其升高。研究发现,正常妊娠期间 D-二聚体会有生理性升高,84%的妇女孕早期 D-二聚体正常,33%的妇女孕中期正常,1%的妇女孕晚期正常[14]。D-二聚体的峰值出现在分娩时和产褥早期。产科并发症如胎盘早剥、子痫前期和脓毒症中 D-二聚体水平升高。因此,尽管 D-二聚体在非妊娠人群中排除 VTE 中起着重要作用,但其在妊娠期间的作用仍然存在较多争议。

影像学检查

• 加压法多普勒超声:深静脉血栓的主要诊断工具是加压超声。加压法彩色多普勒超声对腘静脉、股静脉血栓的诊断敏感性(92%)和特异性(98%)较高,但对于评估小腿静脉

■ 表 7-5　DVT 临床特征评分系统(高≥3、中=1~2、低≤0)

临床特征	分值
活跃期癌症	+1
固定(石膏、局麻或全麻)	+1
卧床休息>3d 或 12 周内手术	+1
深部静脉系统的局部压痛	+1
整个腿肿	+1
胫骨粗隆下 10cm,不对称小腿肿胀>3cm	+1
仅在有症状的腿部出现凹陷性水肿	+1
侧支非曲张浅静脉	+1
深静脉血栓形成病史	+1
替代诊断至少和 DVT 一样	−2

血栓形成稍欠佳,只有50%~70%的灵敏度,特异性为60%[15]。孤立性髂静脉血栓形成的患者有时可以通过评估左侧卧位时随着呼吸运动的多普勒血流变化来诊断。若上述超声表现异常,可以诊断为静脉血栓形成并开始治疗。相反,若超声检查正常,且患者无其他危险因素(如静脉血栓史、血栓形成倾向或者病情进展),可一周内重复该检查,若结果仍为阴性,则无须治疗。若超声检查正常,但有指标提示高度可疑,应行静脉造影术或者磁共振(MRI)静脉成像。

● 顺行静脉造影术:静脉造影术是诊断妊娠期深静脉血栓的金标准,其阴性预测值为98%。然而,因其具有侵入性和高度复杂性,已经不太主张使用。造影剂注入下肢静脉和腿、盆腔的静脉系统,通过放射图像来评估静脉系统。孕妇腹部使用铅屏障时,胎儿受到的辐射量非常低(0.005Gy),远低于胎儿致畸致癌的量。3%的患者出现化学性静脉炎和血栓形成。

● 阻抗容积描记法:阻抗容积描记法是一种不同于其他电阻检测的无创检测方法,反映由血管收缩导致的血流改变。尽管其对于近端血管的阻塞高度敏感,但对于较细小的下肢血管的敏感性只有50%[16]。对继发于妊娠子宫所致的机械性梗阻的误诊率更高。

● 磁共振成像(MRI):MRI对发现大腿和骨盆静脉血栓形成是有益的。虽然磁共振成像对孕妇的安全性还有待证明,但尚未发现不良影响。在妊娠期静脉注射钆仍存在争议。动物试验中已发现大剂量重复静脉注射钆具有致畸性[17]。在成年人群,可观察到钆引起的肾纤维化。有人指出,钆可以通过胎盘进入胎儿循环,则有可能在羊水中持续存在。目前,钆被美国食品和药物管理局列为C类药物,评估使用其诊断PE的益处大于风险时方可使用[18]。

总之,加压法多普勒超声是妊娠期检测是否存在深静脉血栓的首选方法。若超声发现深静脉血栓,则应该开始治疗。对于结果可疑者,可行静脉磁共振成像(对于盆腔血栓症),详见图7-3。

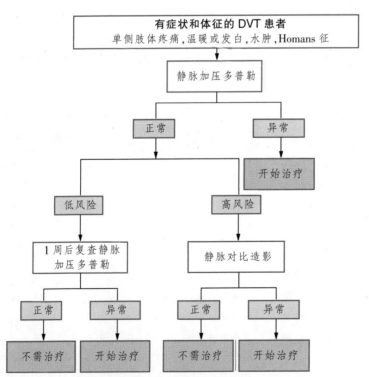

图7-3 排除怀孕期间的DVT。

DVT 治疗原则

- 肝素抗凝(详见后文)。
- 治疗性抗凝应持续 12~20 周。
- 预防性抗凝应在首次治疗后开始，持续 6~12 周，直至产后 6 周。
- 对复杂型 DVT（包括涉及髂股血管的），推荐进行预防性抗凝治疗 4~6 个月。
- 若产褥期患者血药浓度许可，可考虑口服华法林。
- 抬高下肢。
- 热敷以减轻肿胀，缓解症状。
- 出现 DVT 时，避免长时间使用弹力袜压迫。

■ 肺栓塞

妊娠合并肺栓塞(PE)的发生率约为 0.4‰。肺血管树处的血栓栓塞可导致肺动脉血流堵塞、小动脉收缩、肺泡表面活性物质的进行性丢失。妊娠期的血栓栓子通常来自髂血管。

诊断

临床症状及体征

- 急性起病。
- 呼吸困难、呼吸急促、胸膜炎性胸痛、咯血。
- 心动过速。
- 发绀。
- 晕厥。
- 胸膜摩擦音。
- 第二心音固定。

实验室检查

- D-二聚体。
- 动脉血气(ABG)：在非妊娠状态合并肺栓塞的女性人群中，ABG 可反映低氧血症、低碳酸血症和呼吸性碱中毒。17% PaO_2 正常的妊娠合并肺栓塞患者的 ABG 提示缺氧。PaO_2 下降并非特异性指标，因为妊娠晚期仰卧位 PaO_2 能降至 15mmHg。此外，呼吸性碱中毒在正常孕妇及妊娠合并肺栓塞患者中都可出现。

影像学检查

- 加压法超声多普勒：标准静脉超声检查未必能排除肺栓塞。随机选出的肺栓塞患者中，<30% 发生 DVT 的患者出现 DVT 的超声或放射图像。反过来说，既然 DVT 和 PE 都涉及抗凝治疗，一旦肢端多普勒超声阳性就可开始抗凝治疗。
- 心电图：心电图提示右束支传导阻滞，电轴右移，Ⅲ 导联及 aVF 导联出现 Q 波，Ⅰ 导联及 aVL 导联 S 波>1.5mm，Ⅲ 导联及 aVF 导联 T 波倒置，或出现心房颤动。然而，这些提示都非敏感指标，因为它们只有在大的肺动脉闭塞时才会出现。
- 超声心动图：超声心动图可提示右室扩张、运动功能减退、三尖瓣反流和肺动脉扩张。仅有 30%~40% 的妊娠合并肺栓塞患者的经胸超声心动图检查(TTE)结果表现异常[19]。经食管超声心动图(TEE)能进行肺动脉主干、右肺动脉重要部分及左肺动脉近端的直接成像，疾病诊断敏感性提高至 58%~97%，特异性提高至 88%~100%[20]。
- 胸部 X 线片 (CXR)：PE 患者的 X 线片上可见肺实质异常、肺不张、胸腔积液、心肌肥大、患侧膈肌抬高、肺动脉扩张及楔形灌注缺损。然而，这些结果的敏感性及特异性都不高，有无 PE 的患者都可见。1/4 妊娠合并 PE 的患者 CXR 所见正常[21]。CXR 检查中胎儿暴露的辐射量<0.001rad，远低于 5rad（能产生自发性流产、致畸和围生儿死亡等不良影响的分界线）。
- 通气/血流显像(V/Q 显像)：可疑 PE 的首选评估手段应为 V/Q 显像。显像结果应结合临床表现进行分析。只有低临床风险背景下的阴性、可能性小的显像,以及高临床风险下阳性、可能性大的显像结果才具有临床诊断意义。无诊断指向的显像(可能性偏中等)或有高危因素患者(如有血栓形成倾向、ECG 或超声心动图提示有异常)的显像结果提示发病可能性小的,都应进行远侧肢端加压法彩色多普勒超声检查。进行 V/Q 显像,[99]锝灌注显像胎儿辐射暴露<0.012rad,[133]氙通气显像胎儿辐射暴露<0.019rad。尽管辐射暴露总量已经低至<0.031rad,但仍可通过灌注研究进一步限制辐射暴露量。由于正常的灌注检查不需进一步检测,其辐射暴露能减少至少一半。

• 肺血管造影(PA):PA 一度被认为是非妊娠合并 PE 的诊断金标准,高风险患者采用加压法超声检查结果阴性时常选择用 PA。PA 结果为阴性,可排除临床相关 PE。但其辐射暴露远大于螺旋 CT 肺血管造影(CT-PA),发生亚段栓塞时敏感性下降[22]。经肱动脉 PA 的胎儿辐射暴露是 0.05rad,经股动脉是 0.22~0.33rad。

• 螺旋 CT 肺血管造影(CT-PA):据报道,与 PA 相比,CT-PA 的敏感性范围较大(64%~93%)。尽管 CT-PA 诊断中央肺动脉栓塞的敏感性及特异性相对较高,但其对亚段血栓不敏感。因此,CT-PA 更多地作为体积较大的、中央栓子的确诊试验,但不能排除体积小的、外周栓子的可能。患者有 PE 高危因素,加压法超声检测、V/Q 显像指向不明但 CT-PA 阳性时需要治疗,而高危背景下 CT-PA 结果阴性时,提示需进行肺血管造影或 MRI 造影。比起 V/Q 显像,CT-PA 的优点有:胎儿辐射暴露相对减小,操作更方便,结果更直观。使用合适的腹部遮蔽屏障及小型透视机,整个 CT-PA 检查过程中胎儿辐射暴露为 0.013rad,与之相比的 V/Q 显像是 0.031rad。相反地,与 V/Q 显像相比 CT-PA 时孕妇乳腺组织的辐射暴露量增加。

总的来说,胸部 X 线片检查正常后,肺通气检查被认为是一线检查方法,伴或不伴肢端的加压法多普勒超声检查。明确诊断应行螺旋 CT-PA 检查。PE 的诊断程序见图 7-4 和图 7-5[23]。各种检查方法的辐射暴露见表 7-6。

深静脉血栓的预防

• 最近,"LEFt"临床预防标准已经开始实行,并在国内调查的 194 例可疑深静脉血栓的妊娠妇女中得到证实。这些标准结合了 3 个可变因素:左腿的症状(L)、小腿周径增加 2cm 或者更多(E 代表肿胀)和早孕期即出现(Ft)。他们发现,46% 不符合 LEFt 标准的妇女无深静脉血栓,而 16.2% 符合至少一条 LEFt 标准的妇女亦

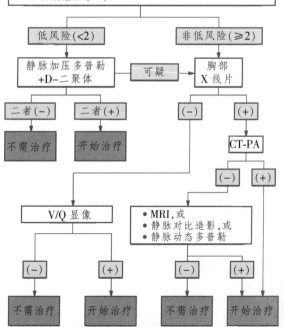

图 7-4　排除怀孕期间的 PE。

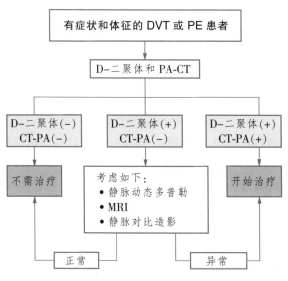

图 7-5 D-二聚体和 CT-PA 的联合方法。

无深静脉血栓[24]。一项纳入 157 例孕妇的研究表明,孕妇 LEFt 标准阴性,确诊为深静脉血栓的比例非常低,但该作者认为,这个标准不应该作为排除妊娠期深静脉血栓的单独标准,而是D-二聚体的检测联合加压法多普勒超声检查的一个补充[25]。

PE 的一般处理原则

- 肝素抗凝治疗(详见后文)。
- 抗凝治疗 12~20 周。

- 对于 PE 患者,建议预防性抗凝治疗 4~6 个月。
- 维持母体 PaO_2 在 70mmHg 以上,或者氧饱和度超过 94%。

盆腔血栓

盆腔血栓有两种类型:感染性盆腔血栓和卵巢源性盆腔血栓。这两种盆腔血栓可能有着相同的病理生理和临床表现,也常常发生在同一患者。分娩者盆腔血栓的发生率大概为 1/3000(阴道分娩 1/9000,剖宫产 1/800),高危因素包括剖宫产、盆腔手术、感染和潜在的恶性肿瘤[26-28]。

感染性盆腔血栓

感染性盆腔血栓(SPT)是一种罕见的盆腔感染,与阴道分娩相比,剖宫产更易发生,但是也有报道在妇科手术后出现。盆腔静脉血栓的形成是由炎性细胞因子导致盆腔血管内皮细胞组织因子的高表达。

临床表现和体征

- 无特异性的临床症状。
- 高热,尽管使用足量抗生素治疗。

表 7-6 胎儿放射线暴露[23]

成像模式	放射线暴露(mGy)	放射线暴露(rad)
胸部 X 线片		<0.001
静脉对比造影(局部),腹部屏蔽	<0.5	<0.05
静脉对比造影(全身),无腹部屏障	3.1	0.31
肺通气/灌注显像:[99]锝灌注显像	<0.12	0.012
肺通气/灌注显像:[133]氙肺通气显像	<0.19	0.019
螺旋 CT-PA	<0.13	0.013
肺血管造影(肱动脉)	<0.5	0.05
肺血管造影(股动脉)	2.2~3.3	0.22~0.33

胎儿的影响

5 rads=自然流产、致畸和围生期发病率的风险增加。

1 rad=儿童白血病的风险轻度增加(从基线的 1/3000 到 1/2000)[24]。

- 可能存在多发的感染性栓子。
- 通常发生在分娩或手术后的几天之内。
- 常无腹部压痛。

实验室检查

- 全血细胞计数:70%~100%的感染性盆腔血栓患者白细胞超过 12 000/μL[29]。
- 血培养:产后发热,特别是持续的高热需行血培养。阴性的血培养结果可能诊断为感染性盆腔血栓,而阳性的血培养结果可能是选择抗生素的一个指标。

影像学检查

MRI 或 CT 有助于感染性盆腔血栓的诊断。CT 成像可以发现感染静脉扩张、血管壁增厚和低密度管腔。MRI 显示血栓血管较正常信号高。然而,盆腔静脉里的血栓标本才是确诊感染性盆腔血栓的唯一金标准。成像技术的效用尚未得到证实。

一般处理原则

传统的治疗是一个抗凝治疗过程。临床需考虑治疗和诊断两方面,期望在 48~72 小时内退热,建议持续 7~10 天或者满 6 周的抗凝治疗。但是,最近有研究质疑感染性盆腔血栓的抗凝治疗。在纳入 14 例 CT 证实是感染性盆腔血栓的小样本研究中发现,8 例仅接受持续性的抗生素治疗(氨苄青霉素、庆大霉素和克林霉素)组与其他 6 例接受持续的肝素和抗生素治疗组的发热持续时间没有区别[30]。

卵巢源性盆腔血栓

卵巢源性盆腔血栓的典型表现为产后 2~3 天出现急性疼痛(伴或不伴发热)。有时会误诊为产后阑尾炎。此外,卵巢源性盆腔血栓有时也发生于产前和不伴感染的患者。在分娩期的发病率为 1/4000。可用 MRI 或者 CT 来诊断,最常见的是右侧卵巢静脉。卵巢源性盆腔血栓的治疗与感染性盆腔血栓相同。

颅内静脉血栓形成

与妊娠相关的脑血管病变比较少见,但对母体发病率和死亡率有重要意义,有 8%~15% 的死亡风险。美国的一项流行病学研究表明,每 100 000 例分娩者中有 34.2 例发生休克,2% 是因为颅内静脉血栓形成(CVT)[31]。尽管有潜在性血栓的孕妇可能在孕早期出现症状,但 75% 是在产后出现症状[32]。妊娠期颅内静脉血栓形成的危险因素包括:剖宫产、脱水、产伤、贫血、高同型半胱氨酸血症、血栓形成倾向、营养不良、社会经济地位低和由于持续的椎管内麻醉所导致的脑脊液压力低[32]。最常见的是上矢状窦[33]。

临床表现[33]

- 头痛:颅内静脉血栓形成最常见的症状是进行性、严重的、放射性的、难以忍受的头痛。但 10% 的患者可表现为急性"一过性头痛"。
- 眩晕、恶心、嗜睡。
- 40% 的患者有癫痫发作。
- 视乳头水肿。
- 局部神经系统症状:这些症状在很大程度上取决于受影响的血管部位,表现为侧支循环的建立和对颅内压的影响。
  - 上矢状窦血栓形成可导致头痛、颅内压增高、视乳头水肿、运动障碍、头皮水肿和头皮静脉扩张。
  - 对于侧窦血栓形成,症状与基础状况(中耳感染)相关,包括全身症状、发热和失聪。此外,因皮质的参与,有时会出现偏盲、对侧无力、失语。
  - 脑静脉深静脉系统栓塞(大脑内静脉,大脑大静脉和直窦)可能会导致丘脑和基底神经节的梗塞,神经功能快速恶化。这些病变可能涉及双侧脑。
- 昏迷。

实验室检查[33]

- 美国心脏协会(AHA)和美国卒中协会(ASA) 推荐对可疑 CVT 患者行血常规检查,包括总血细胞计数、生化组合,凝血酶原时间、活化部分凝血活酶时间。

- 腰椎穿刺 (LP):LP 不是常规的检测指标,除非临床怀疑为脑膜炎。80%行腰穿的 CVT 患者脑脊液压力升高。

- D-二聚体:DVT 和 PE 的一个指标,正常状态下 D-二聚体的含量很少。D-二聚体水平正常的患者发生 CVT 的可能性低。

影像学检查

磁共振成像是诊断 CVT 的金标准。CT 平扫通常是阴性的, 但 30%的患者可能表现出血凝块或梗死迹象。头颅 CT 有利于排除其他病因引起的神经症状。

一般处理原则

美国心脏协会(AHA)和美国卒中协会(ASA)推荐的 CVT 处理流程见图 7-6。

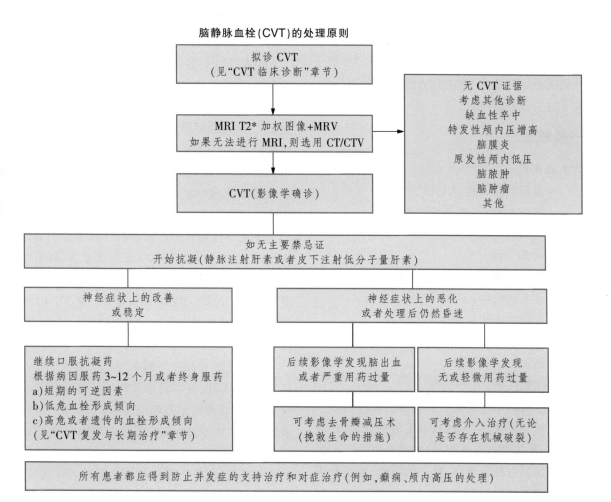

图 7-6　脑静脉血栓(CVT)的处理原则。

■ 静脉血栓栓塞的治疗

一旦诊断为深静脉血栓或肺栓塞，应立即予以抗凝治疗。在一些情况下，特别是高度怀疑急性肺栓塞时，若无抗凝禁忌证，在完成诊断评估前应先予以经验性用药。对于非孕妇女，五大治疗方法是可行的：肝素、华法林、手术、下腔静脉滤器和溶栓治疗。但是，基于致畸性及出血风险增加的考虑，在产科 VTE 的处理中，有必要详细了解妊娠期各种治疗的利弊。

肝素

当前的肝素及其衍生物包括：普通肝素（UFH）、生物低分子量肝素（LMWH）和 Xa 因子合成戊糖抑制剂，各种类型的肝素皆可注射给药，皮下注射或静脉注射。

一般概念

肝素的作用

- 提高抗凝血酶（AT）活性。
- 增加 Xa 因子抑制剂的活性。
- 抑制血小板的聚集。

肝素的优点

- 孕期肝素的水平能够被监测或调整。
- 没有致畸性。
- 不能穿透胎盘或者进入母乳。
- 半衰期短。

肝素的缺点

- 需要注射。
- 不适用于有机械心脏瓣膜患者的预防。
- 由于肝素结合蛋白（如玻璃粘连蛋白、纤连蛋白、血管性血友病因子、血小板因子 4 和妊娠期的富组氨酸糖蛋白）水平的变化，人群所需要的治疗剂量是可变的。

药物目标水平

- 抗 Xa 因子的活性：
  - 治疗水平：0.6~1.2U/mL。
  - 预防水平：0.1~0.2U/mL。
- 活化部分凝血活酶时间（aPTT）：治疗水平在 1.5~2.5 倍正常对照值。
- 肝素治疗水平（鱼精蛋白的测定）在 0.2~0.4 U/mL 之间。

普通肝素

给药途径：皮下或静脉注射。

剂量

- 静脉普通肝素治疗：初始剂量是普通肝素 80U/kg 静脉注射，继而每小时 18U/kg 静脉滴注；每 6 小时监测一次活化部分凝血活酶时间、血清肝素和抗 Xa 因子水平直至正常。常用的普通肝素给药原则见表 7-7。
- 皮下注射普通肝素：只要满足以下任意一个标准就可以从静脉注射转成皮下注射：①临床症状改善；②无合并症的静脉血栓栓塞者已完成了 5 天的静脉注射治疗；或③大面积血栓或肺栓塞者静脉注射 7~10 天。普通肝素皮下注射剂量每 8~12 小时 10 000~15 000U。99% 的患者经过 4 次或（48 小时）普通肝素皮下注射后病情稳定[35]。
- 皮下注射普通肝素预防治疗：作为预防性治疗，通常皮下注射 5000U 每天 2 次。随着孕周的增加，血浆浓度下降，可经验性地增加剂量，孕 14~26 周 7500U 每天 2 次，孕 27~40 周 10 000U 每天 2 次。

监测

- 活化部分凝血活酶时间：抗凝治疗中的 aPTT 特异性高，可实验室监测。肝素治疗 6 小时后 aPTT 应调整至基础值的 1.5~2.0 倍（或肝素浓度至少为 0.2U/mL）。狼疮抗凝物可使 aPTT 延长。
- 抗 Xa 因子：狼疮抗凝物阳性者可选择。治疗剂量的目标值是 0.6~1.2 U/mL，预防剂量的目标值是 0.1~0.2 U/mL。

抗凝时间与分娩的关系

- 预防剂量，分娩前 4 小时使用。

■ 表 7-7　实际体重对应肝素用量[34]

1.单次剂量:80U/kg 总体重

2.维持剂量:18U/(kg·h)(25 000U 肝素溶于 250mL D5W)

3.调整:每 4~6 小时评估 aPTT,根据 aPTT 调整用量。

aPTT 值	调整方法
<35s(<1.2×参考值)	重复单次剂量 80U/kg,输液速度增加 4U/(kg·h)
35~45s(1.2~1.5×参考值)	重复单次剂量 40U/kg,输液速度增加 2U/(kg·h)
46~70s(1.6~2.3×参考值)	剂量无变化
71~90s(2.4~3.0×参考值)	输液速度减少 2U/(kg·h)
>90s(>3.0×参考值)	停止输液 1 小时,速度减少 3U/(kg·h)

4.实验室结果监测

• CBC

  • 治疗开始前检查

  • 治疗开始后 3~7 天复查血小板

• aPTT

  • 治疗开始前检查

  • 治疗开始后 6 小时、剂量调整后均复查

  • 当连续 2 次 aPTT 值在治疗范围(50~70s),aPTT 需每 24 小时复查 1 次

5.对于转口服华法林的产后患者,一旦 aPTT 处于治疗范围,即可给予首剂华法林

• 治疗剂量,术前需监测 aPTT。

• 阴道分娩后 6 小时或剖宫产术后 8~12 小时可重新开始抗凝治疗。

普通肝素的抗凝活性逆转

• 硫酸鱼精蛋白可与肝素分子结合而逆转其抗凝作用。1mg 硫酸鱼精蛋白可中和 100U 肝素。缓慢静注,每分钟不超过 20mg,10 分钟内注入量不超过 50mg。

低分子量肝素

给药途径:皮下注射。

剂量

• 依诺肝素

  • 治疗:1mg/kg 皮下注射,q12h。

  • 预防:40mg 皮下注射,每天 1 次,或者 30mg 皮下注射,q12h。

• 达肝素(法安明)

  • 治疗:100U/kg 皮下注射,q12h,或 200U/kg 皮下注射,每天 1 次。

• 预防:5000U 皮下注射,每天 1 次。

• 亭扎肝素(亭扎肝素钠):175 IU/kg 皮下注射,每天 1 次。

监测

• 治疗剂量时,抗 Xa 水平应调整至 0.6~1.2 U/mL。调整剂量给药 4 次后 4 小时监测抗 Xa 水平最佳。按 10%~25%增加或减少剂量。

• 建议孕 36 周从低分子肝素转换为普通肝素治疗,避免增加出血和区域麻醉并发症。

用药时间与分娩的关系

• 预防剂量:停药后 12 小时分娩。

• 治疗剂量:停药后 18~24 小时分娩。

• 阴道分娩后 6 小时或剖宫产术后 8~12 小时可重新开始抗凝治疗。

低分子量肝素的抗凝活性逆转

• 不同于普通肝素,硫酸鱼精蛋白不能完全中和低分子量肝素的抗凝活性,但能减少出血量。1mg 硫酸鱼精蛋白可中和 100U 低分子量肝素的抗 Xa 因子活性。

合成低分子量肝素

合成的肝素类戊糖类似物如磺达肝素和依达肝素对 AT 具有高亲和力。其在妊娠期应用的安全性尚无证据。使用合成低分子量肝素的指征包括肝素诱导的血小板减少症(HIT)和继发性血小板第 4 因子活性缺乏。最初的体外研究认为，推荐剂量的合成低分子量肝素无胎盘转运。然而，孕期大剂量使用磺达肝素者的脐带血中可检测到少量磺达肝素[36]。磺达肝癸钠被列为 B 类妊娠药物。

给药途径：皮下注射。

剂量

- 磺达肝癸钠。
- 治疗剂量：5~10mg 皮下注射，每天 1 次，依据体重给药，平均 0.1mg/kg。
- <50kg：5mg/d。
- 50~100kg：7.5mg/d。
- >100kg：10mg/d。
- 预防剂量：2.5mg 皮下注射，每天 1 次。
- 依达肝素(每周一次给药，磺达肝素衍生物)。
- 因其长效性不建议在妊娠期使用。

监测：可监测抗 Xa 因子，如上所述。

逆转抗凝：尚未发现。

肝素和椎管内麻醉[37]

以下内容是依据美国局部麻醉与疼痛医学协会 2010 年发布的椎管内阻滞和抗凝的专家共识推荐。

普通肝素和椎管内麻醉

- 临产后停止静脉注射肝素。
- 在引产、剖宫产或自然分娩前 24 小时，应停止皮下注射普通肝素。
- 实施椎管内麻醉的时机：
  - 当 aPTT 达到正常时，可予以椎管内麻醉。
  - 近期有安置硬膜外导管的患者若有必要静注普通肝素抗凝，在硬膜外导管放置或者取出后至少 1 小时内不应使用。
- 去除椎管内麻醉的时机：
  - 停用肝素至少 2~4 小时后拔除硬膜外导管，确保患者凝血功能恢复正常。

低分子量肝素和椎管内阻滞麻醉

- 实施椎管内阻滞麻醉的时机：
  - 预防性使用(小剂量)LMWH：因存在椎管内血肿形成的风险，应停用低分子量肝素至少 12 小时后再行椎管内阻滞。
  - 治疗性使用(大剂量)LMWH：应停用低分子肝素至少 24 小时后再行椎管内阻滞。
- 去除椎管内阻滞麻醉的时机：
  - 每天 1 次 LMWH 治疗方案：保留硬膜外导管，停用 LMWH 至少 10~12 小时再拔除导管。
  - 每天 2 次 LMWH 治疗方案：接受每天 2 次 LMWH 治疗方案的患者，应在重新开始使用 LMWH 预防血栓形成前拔除硬膜外导管。若每天 2 次 LMWH 治疗方案者需保留硬膜外导管，可推迟至术后第 2 天拔除，应至少在拔管后 2 小时才能恢复 LMWH 的应用。
- 产后或椎管内阻滞麻醉后抗凝治疗时机：
  - 每天 1 次 LMWH 治疗方案：术后至少 6~8 小时后再开始恢复使用。
  - 每天 2 次 LMWH 治疗方案：术中充分止血的前提下，术后至少 24 小时后再开始恢复使用。
  - 无论是每天 1 次或每天 2 次 LMWH 治疗方案，术后在拔除硬膜外导管后 2 小时才能恢复使用 LMWH。

合并症/副作用

- 出血：合用阿司匹林、近期手术、血小板减少症、合并肝脏疾病会增加出血风险。
- 肝素诱导的血小板减少症(HIT)：3%的患者发生 HIT，分 2 种类型：速发型——一过性出现，继发于肝素诱导的血小板聚集；迟发型——免疫介导型，发生在首次应用肝素后 2 周，继发于 IgG 的形成。通过 ELISA 检测 H-PF4 抗体确诊。

- 一旦发生免疫介导型 HIT,应立即停药,但与普通肝素相比, 低分子量肝素抗凝治疗患者的发生率相对较低。推荐首次治疗后每周检测 1 次血小板计数, 若高度怀疑 HIT 可缩短检查间隔时间。

- 骨质疏松症:多见于使用普通肝素每天超过 15 000U,时间超过 6 个月的患者。推荐每天补充 1500mg 钙。可考虑对产后长期抗凝患者进行骨密度测定, 可转诊至内科医师或生殖内分泌医师。

直接凝血酶抑制剂

直接凝血酶抑制剂不与血浆蛋白结合,不依赖于体内的抗凝血酶,不与 PF4 发生中和反应,抑制纤维蛋白结合和循环中的凝血酶,优于肝素[38]。水蛭素类药物可用于 HIT 患者及使用普通肝素或低分子量肝素有局部不良反应者。以下是在美国市面上可买到的几种直接凝血酶抑制剂。

- 来匹卢定(重组水蛭素)是水蛭素的二价重组体, 被批准用于治疗 HIT 患者的急性血栓形成。它是妊娠 B 级药物,但妊娠期使用该药物的成功病例报道不多[39]。

- 比伐卢定是人工合成的二价水蛭素多肽类似物,也是妊娠 B 级药物。

- 阿加曲班是人工合成的一价直接凝血酶抑制剂,半衰期短,也是妊娠 B 级药物。

直接凝血因子 Xa 抑制剂

直接凝血因子 Xa 抑制剂是一种新型的抗凝药物,包括可口服的利伐沙班(拜瑞妥),及尚在研究中的阿哌沙班、奥米沙班。这种类型的抗凝药物是 FDA 批准的,用于预防整形手术患者静脉血栓栓塞症的发生(VTE)。迄今尚无妊娠期药物试验或病例报道。

华法林

华法林的作用

- 抑制维生素 K,维生素 K 参与凝血因子Ⅶ、Ⅸ、Ⅹ 及凝血酶原的合成。

- 能通过胎盘。

- 乳汁中未发现。

华法林的副作用

- 孕 7~12 周使用有 33% 发生胚胎疾病,包括鼻骨发育不全、骨骺发育不全及中央神经系统异常, 如胼胝体发育不全、Dandy-Walker 综合征、中线小脑萎缩和导致视神经萎缩的腹中线发育不全。

- 妊娠过程中的胎盘和胎儿出血。

- 华法林诱导的异常栓塞,仅次于华法林对抗凝蛋白 C 的快速抑制作用,与其他凝血因子相比。

产科适应证

- 人工心脏瓣膜:置换上一代人工瓣膜患者使用普通肝素(UFH)或低分子肝素(LMWH)后,增加血栓并发症的风险,包括孕产妇瓣膜血栓形成。孕 12~36 周使用华法林发生孕产妇瓣膜血栓死亡的风险大于华法林对胎儿的危害。

- 产后。

给药途径:仅口服。

剂量

- 初始剂量:5~10mg×2 天, 再根据 INR 调整剂量。

- 在开始使用华法林的前 4 天, 应重叠应用普通肝素(UFH)或低分子肝素(LMWH),直至 INR 达到目标范围。

监测

- INR:患者 PT 值/正常对照 PT 值,INR 是不同实验室测定 PT 经过 ISI 校正计算得到。根据患者 INR 调整华法林剂量,INR 目标范围是 2~3。华法林初始治疗后 36~72 小时出现峰浓度, 半衰期是 36~42 小时。

华法林逆转

- 维生素 K 或新鲜冰冻血浆能逆转华法林的抗凝作用,口服或皮下注射 5mg 维生素 K,PT 在 6 小时内恢复正常。

下腔静脉滤器

经皮放置下腔静脉(IVC)滤器可机械性阻挡下腔静脉远端的血凝块，防止下肢静脉远端血栓形成的栓子通过。如今，有多种结构和形状的过滤器，对于需要该治疗的孕妇来说可能是最适合的。

适应证

- 抗凝禁忌证：
  - 近期手术。
  - 出血性卒中。
  - 活动性出血。
- 现有的抗凝治疗无效或有不良反应：
  - 充足抗凝治疗后复发的肺栓塞。
  - 既往有严重的出血并发症。
  - 过敏反应。
  - 大面积的肺栓塞合并明显受损的肺血管树，若发生肺栓塞复发，死亡率高。

手术及溶栓治疗

肺栓塞危及生命时应考虑肺动脉栓子切除术。血流动力学不稳定的大面积肺栓塞是妊娠期溶栓治疗的唯一适应证 [如组织型纤溶酶原激活剂(tPA)、尿激酶、链激酶]，这些药物引起胎盘早剥的风险高。然而，目前尚无对照研究证明孕期溶栓治疗的有效性及安全性。一篇包含 172 名进行溶栓治疗孕妇的综述显示，孕妇死亡率是 1.2%，胎儿丢失率是 6%，孕妇出血合并症的发生率为 8%[40]。

■ 预防

复发

据报道，孕期发生过 VTE 的孕妇，复发率是 2.4%~10%[41]。有研究统计了 1085 名妊娠相关静脉血栓栓塞患者及 7625 名无明显诱因的 VTE 患者，发现她们的复发率分别是 5.8% 及 10.4%[42]。

预防性抗凝的指征

图 7-7 列出了易栓症和抗凝治疗的方法总结。

- 以下患者若未进行抗凝治疗，可考虑进行产前 DVT 的预防：
  - 易栓症。
  - 血栓形成倾向风险高者(FVL 纯合型，PGM 纯合型，AT 缺乏症，FVL/PGM 双重杂合型)。
  - 血栓形成倾向风险低者(FVL 杂合型，PGM 杂合型，蛋白 C 缺乏症，蛋白 S 缺乏症)和有 VTE 个人或家族史者(一级亲属在 50 岁前发生 VTE)。
  - 抗磷脂抗体综合征(需预防性使用阿司匹林治疗，若有 VTE 病史则联用治疗性抗凝)。
  - 在以下情况下近期发生 VTE：
    - 复发。
    - 孕期发生。
    - 口服避孕药期间。
- 出现以下情况时应进行产后 DVT 预防：
  - 所有接受产前预防性抗凝治疗的患者，除外血栓形成倾向风险低者为预防复发性流产而预防性抗凝。
  - 血栓形成倾向低且无近期 VTE 史的患者，若计划剖宫产分娩或有其他 VTE 的危险因素(如肥胖，长期制动)。
  - 非复发条件下近期发生 VTE。
  - 肥胖(BMI $\geqslant 30 kg/m^2$)。

物理预防措施

- 孕晚期左侧卧位能减轻妊娠子宫的压迫，改善下肢的静脉回流。
- 充气加压袜：充气加压袜能加速血液流动，减轻静脉血液瘀滞，增加股血管血流达 240%，加快纤维蛋白溶解。一篇中危外科手术的荟萃分析发现，充气加压袜能使 DVT 发生率降低 60%。使用充气加压袜无出血风险，因此是

易栓症和肝素使用指征

易栓症的高危因素：
1.个人或者一级亲属(<50岁)有静脉血栓(非复发高危因素)病史
2.≥3次10周以内流产，或者1次>10周的流产，或者≥1次出现IUGR或者子痫前期的<34周的早产(只有LAC,ACA 抗 B2 GlyP1)病史
3.一级亲属有易栓症高危因素

易栓症相关检查
1.只针对自身免疫性疾病(狼疮抗凝物质、抗心磷脂抗体(IgG、IgM)、抗 B2 糖蛋白抗体(IgG、IgM)
2.第 V 凝血因子 Leiden 突变
3.凝血酶原 G20210A 突变
4.抗凝血酶活性
5.蛋白 C 活性(< 60% abn)
6.蛋白 S 抗原活性：首先检查其活性，如果<55% 然后检查 Prot S Ag<30%(孕中期)<24%(孕晚期)为 abn

产前需接受"治疗全剂量"肝素治疗者？
1.人工瓣膜(加用小剂量阿司匹林)
2.慢性房颤
3.复发性静脉血栓并接受长期抗凝治疗的患者，或者发生深静脉血栓次数≥2次的患者(无论是否存在易栓症)
4.本次妊娠中发生过静脉血栓(如果出血风险升高且 w/o HR 易栓症，孕6月后可以减少用量)
5.个人 VTE 病史和 HR 易栓症：
　-抗凝血酶缺乏症
　-纯合型的第 V 凝血因子 Leiden 突变
　-纯合型的凝血酶原 G20210A 突变
　-杂合型的第 V 凝血因子 Leiden 突变及凝血酶原 G20210A 突变

需接受"预防剂量"的肝素治疗者？
1.有(单次或多次发生，但没有长期抗凝)与特发性静脉血栓症、妊娠、OCP 有关的静脉栓塞病史，可能有与较小风险的易栓症(如非复发型——则只需监测及产前抗凝)相关的静脉栓塞病史
2.HR 易栓症，无静脉血栓病史
3.有或无静脉血栓病史的抗磷脂抗体综合征(肝素加上 LDA)
4.偶然发现的低风险易栓症，或没有子宫动脉栓塞史但存在风险升高的危险因素

"治疗全剂量"肝素的用法
1.普通肝素泵或者>10 000U 皮下注射 q12h 以使中期 aPTT 达到两倍参考值，或者注射后6小时抗因子 Xa 水平维持在 0.35~0.7U/mL
2.低分子量肝素
　皮下注射，q12h，调整具体用量，使注射低分子量肝素后4小时抗因子 Xa 水平维持在 0.6~1.2U/mL(考虑使用依诺肝素 1mg/kg 皮下注射 q12h)
　★注意：对于有人工瓣膜的患者使用 1~1.2U/mL，需考虑加用小剂量阿司匹林

"预防剂量"肝素的用法
1.普通肝素皮下注射(5000~10 000U)q12h，调整具体用量使注射后6小时抗因子 Xa 水平维持在 0.1~0.2U/mL
2.低分子量肝素
3.低分子量肝素(依诺肝素 30~40mg)皮下注射 q12~24h，使注射后4小时抗因子 Xa 水平维持在 0.1~0.2U/mL

肝素产时管理
1.引产或剖宫产前24小时应停用肝素(无论是普通肝素还是低分子量肝素)
2.对于极高危患者(2周内曾发生深静脉血栓或者肺栓塞，慢性房颤，已更换人工瓣膜者)，应于分娩前4~6小时停用肝素。或者在分娩前一周安装下腔静脉滤器，产后移除

产后抗凝
1.在孕期曾使用肝素的患者(无论是预防性还是治疗性)，都应在产后继续抗凝，阴道分娩后4~6小时开始，剖宫产后6~12小时开始
2.没有静脉血栓病史的偶然发现的低危易栓症患者

图7-7　易栓症实验室检查及抗凝治疗。(© Michael R. Foley, MD, Professor and Chairman, Department of Obstetrics and Gynecology, Banner Good Samaritan Medical Center)(待续)

3.产后抗凝剂:使用香豆素至产后 6 周,目标 INR 为 2.0,一开始与肝素重叠使用(4~5 天)者,目标 INR 为>2.0(或者使用预防量肝素至产后 6 周)

重点
1.肝素导致的易栓症——当血小板计数小于下限值50%,或者在开始使用肝素 5~15 天后血小板计数小于 100,应考虑此病。应进行 HIT 检查,同时考虑转用磺达肝素
2.对于既往曾发生深静脉血栓的患者,考虑使用逐级加压弹力袜
3.对于使用普通肝素且 PTT 正常的女性而言,硬膜外麻醉是安全的,而低分子肝素末次使用需在 24 小时前

图 7-7(续)

妇产科手术术后预防 DVT 的有效措施,可能成为高危妊娠患者预防 DVT 的理想措施(如长期卧床的有血栓形成倾向的患者或接受剖宫产分娩的患者)。

• 分级加压弹力袜:分级加压弹力袜在妊娠晚期能加快股静脉血液流速,但尚未证实其有减少妊娠期 VTE 的作用。

药物预防措施

请参照之前的关于肝素的预防剂量和药物监测。

对生活质量的长期影响

下肢深静脉血栓形成后综合征是急性 DVT 后遗症,患肢可能出现水肿、疼痛、皮肤色素沉着和溃疡[43]。一项大型病例对照研究显示,患有妊娠相关 VTE 但没有 PTS 的患者,他们 3~16 年后的远期生活质量和主观幸福感与参照组没有显著差异。但是,DVT 最终发展成 PTS 患者的生活质量下降,健康普遍受损[44]。

结论

• DVT 和 PE 的临床症状体征常常是不典型的,应通过影像学诊断。加压多普勒超声是诊断 DVT 的标准。对临床可疑 PE 症状的患者,可以联合 V/Q 成像、螺旋 CT 或远端加压多普勒超声等检查来诊断。

• 产前应及时迅速应用肝素和低分子肝素抗凝治疗 12~20 周。

• 未合并 VTE 但有发展为 VTE 倾向的患者,产前和产后应预防性抗凝治疗。

• 有 VTE 病史合并非 VTE 复发的危险因素,或者一级亲属里有高血栓形成倾向的,或者无其他高危因素 50 岁前发生 VTE 的患者,需行遗传性和获得性易栓症的筛查。其他情况下,不推荐常规筛查患者的遗传性血栓形成倾向,如不良孕产史。有产科病史的患者可行抗磷脂抗体的筛查。

(陈艳红 杨师琪 陈娟娟 译)

推荐读物

1. Marik PE, Plante LA. Venous thromboembolic disease and pregnancy. *N Eng J Med*. 2008;359:2025.

2. James AH, Jamison MG, Brancazio LR, Myers MR. Venous thromboembolism during pregnancy and the postpartum period: incidence, risk factors, and mortality. *Am J Obstet Gynecol*. 2006;194:1311-1315.

3. Bourjeily G, Paidas M, Khalil H, et al. Pulmonary embolism in pregnancy. *Lancet*. 2010;375:500-512.

4. Miyakis S, Lockshin MD, Atsumi T, et al. International consensus statement on an update of the classification criteria for definite antiphospholipid syndrome (APS). *J Thromb Haemost*. 2006;4:295-306.

5. Ginsberg JS, Greer I, Hirsch J. Use of antithrombotic agents during pregnancy. *Chest*. 2001;119:S122-S131.

6. Van Belle A, Buller HR, Huisman MV, et al. Effectiveness of managing suspected pulmonary embolism using an algorithm combining clinical probability, D-dimer testing, and computed tomography. *JAMA*. 2006;295(2):172-179.

7. Horlocker TT, Wedel DJ, Rowlingson JC, et al. Regional anesthesia in the patient receiving antithrombotic or thrombolytic therapy: American Society of Regional Anesthesia and Pain Medicine evidence-based guidelines (3rd ed). *Reg Anesth Pain Med*. 2010;35(1):64-101.

8. Gabbe SG, Niebyl JR, Simpson JL, et al. Thromboembolic disorders. In: *Obstetrics: Normal and Problem Pregnancies*. 5th ed. Philadelphia, PA: Churchill Livingstone Elsevier; 2007:1064-1076.

参考文献

1. Khan KS, Wojdyla D, Say L, et al. WHO analysis of causes of maternal death: a systematic review. *Lancet.* 2006;367:1066-1074.

2. Chang J, Elam-Evans LD, Berg CJ, et al. Pregnancy-related mortality surveillance: United States, 1991-1999. *MMWR Surveill Summ.* 2003;52:1.

3. Marik PE, Plante LA. Venous thromboembolic disease and pregnancy. *N Eng J Med.* 2008;359:2025.

4. James AH, Jamison MG, Brancazio LR, Myers MR. Venous thromboembolism during pregnancy and the postpartum period: incidence, risk factors, and mortality. *Am J Obstet Gynecol.* 2006;194:1311-1315.

5. Bourjeily G, Paidas M, Khalil H, et al. Pulmonary embolism in pregnancy. *Lancet.* 2010;375:500-512.

6. Goodrich S, Wood JE. Peripheral venous distensibility and velocity of venous blood flow during pregnancy or during oral contraceptive therapy. *Am J Obstet Gynecol.* 1964;90:740.

7. Gabbe SG, Niebyl JR, Simpson JL, et al. Thromboembolic disorders. In: *Obstetrics: Normal and Problem Pregnancies.* 5th ed. Philadelphia, MA: Churchill Livingstone Elsevier; 2007:1064-1076.

8. Miyakis S, Lockshin MD, Atsumi T, et al. International consensus statement on an update of the classification criteria for definite antiphospholipid syndrome (APS). *J Thromb Haemost.* 2006;4:295-306.

9. American College of Obstetricians and Gynecologists. Practice bulletin no. 124: inherited thrombophilias in pregnancy. *Obstet Gynecol.* 2011;118:730-740.

10. Gherman RB, Goodwin TM, Leung B, et al. Incidence, clinical characteristics, and timing of objectively diagnosed venous thromboembolism during pregnancy. *Obstet Gynecol.* 1999;94:730.

11. Greer IA. Prevention and management of venous thromboembolism in pregnancy. *Clin Chest Med.* 2003;24:123.

12. Ginsberg JS, Greer I, Hirsch J. Use of antithrombotic agents during pregnancy. *Chest.* 2001;119:S122-S131.

13. Wells PS, Hirsh J, Anderson DR, et al. A simple clinical model for the diagnosis of deep-vein thrombosis combined with impedance plethysmography: potential for an improvement in the diagnostic process. *J Intern Med.* 1998;243:15-23.

14. Kovac M, Mikovic Z, Rakicevic L, et al. The use of D-dimer with new cutoff can be useful in diagnosis of venous thromboembolism in pregnancy. *Eur J Obstet Gynecol Reprod Biol.* 2010;148:27-30.

15. Gaitini D. Current approaches and controversial issues in the diagnosis of deep venous thrombosis via duplex Doppler ultrasound. *J Clin Ultrasound.* 2006;34(6):289-297.

16. Wells P, Hirsh J, Anderson DR, et al. Comparison of the accuracy of impedance plethysmography and compression ultrasound in outpatients with clinically suspected deep venous thrombosis. A two center paired-design prospective trial. *Thromb Haemost.* 1995;74:1423-1427.

17. Okuda Y, Sagami F, Tirone P, et al. Reproductive and developmental toxicity study of gadobenate dimeglumine formulation (E7155)—Study of embryo-fetal toxicity in rabbits by intravenous administration. *J Toxicol Sci.* 1999;24(suppl 1):79-87.

18. Chen MM, Coakley FV, Kaimal A, et al. Guidelines for computed tomography and magnetic resonance imaging use during pregnancy and lactation. *Obstet Gynecol.* 2008;112(2, pt 1):333-340.

19. Gibson NS, Sohne M, Buller HR. Prognostic value of echocardiography and spiral computed tomography in patients with pulmonary embolism. *Curr Opin Pulm Med.* 2005;11(5):380-384.

20. Leibowitz D. Role of echocardiography in the diagnosis and treatment of acute pulmonary thromboembolism. *J Am Soc Echocardiogr.* 2001;14(9):921-926.

21. Elliott CG, Goldhaber SZ, Visani L, et al. Chest radiographs in acute pulmonary embolism: results from the International Cooperative Pulmonary Embolism Registry. *Chest.* 2000;118:33-38.

22. Wittram C, Waltman AC, Shepard JA, et al. Discordance between CT and angiography in the PIOPED II study. *Radiology.* 2007;244(3):883-889.

23. Van Belle A, Buller HR, Huisman MV, et al. Effectiveness of managing suspected pulmonary embolism using an algorithm combining clinical probability, D-dimer testing, and computed tomography. *JAMA.* 2006;295(2):172-179.

24. Chan WS, Lee A, Spencer FA, et al. Predicting deep venous thrombosis in pregnancy: out in "LEFt" field? *Ann Intern Med.* 2009;151(2):85-92.

25. Righini M, Jobic C, Boehlen F, et al. Predicting deep venous thrombosis in pregnancy: external validation of the LEFt clinical prediction rule. *Haematologica.* 2013;98(4):545-548.

26. Brent RL. The effect of embryonic and fetal exposure to x-ray, microwaves, and ultrasound: counseling the pregnant and nonpregnant patient about these risks. *Semin Oncol.* 1989;16:347-368.

27. Stewart A, Kneale GW. Radiation dose effects in relation to obstetric x-rays and childhood cancers. *Lancet.* 1970;1:1185-1188.

28. Wysokinska EM, Hodge D, McBane RD II. Ovarian vein thrombosis: incidence of recurrent venous thromboembolism and survival. *Thromb Haemost.* 2006;96(2):126-131.

29. Witlin AG, Sibai BM. Postpartum ovarian vein thrombosis after vaginal delivery: a report of 11 cases. *Obstet Gynecol.* 1995;85(5, pt 1):775-780.

30. Brown CE, Stettler RW, Twickler F, et al. Puerperal septic pelvic thrombophlebitis: incidence and response to heparin theory. *Am J Obstet Gynecol.* 1999;181:143-148.

31. James AH, Bushnell CD, Jamison MG, Myers ER. Incidence and risk factors for stroke in pregnancy and the

puerperium. *Obstet Gynecol.* 2005;106(3):509-516.

32. Edlow JA, Caplan LR, O'Brien K, Tibbles CD. Diagnosis of acute neurological emergencies in pregnant and post-partum women. *Lancet Neurol.* 2013;12(2):175-185.

33. Saposnik G, Barinagarrementeria F, Brown RD Jr, et al; on behalf of the American Heart Association Stroke Council and the Council on Epidemiology and Prevention. Diagnosis and management of cerebral venous thrombosis: a statement for healthcare professionals from the American Heart Association/American Stroke Association. *Stroke.* 2011;42:1158-1192.

34. Raschke RA, Reilly BM, Guidry JR, et al. The weight-based heparin dosing nomogram compared with a "standard care" nomogram. A randomized controlled trial. *Ann Intern Med.* 1993;119:874.

35. Prandoni P, Bagatella P, Bernardi E, et al. Use of an algorithm for administering subcutaneous heparin in the treatment of deep venous thrombosis. *Ann Intern Med.* 1998;129(4):299-302.

36. Lagrange F, Vergnes C, Brun JL, et al. Absence of placental transfer of pentasaccharide (Fondaparinux, Arixtra) in the dually perfused human cotyledon in vitro. *Thromb Haemost.* 2002;87(5):831-835.

37. Horlocker TT, Wedel DJ, Rowlingson JC, et al. Regional anesthesia in the patient receiving antithrombotic or thrombolytic therapy: American Society of Regional Anesthesia and Pain Medicine evidence-based guidelines (3rd ed). *Reg Anesth Pain Med.* 2010;35(1):64-101.

38. Hirsh J, O'Donnell M, Weitz JI. New anticoagulants. *Blood.* 2005;105:453-463.

39. Chapman ML, Martinez-Borges AR, Mertz HL. Lepirudin for treatment of acute thrombosis during pregnancy. *Obstet Gynecol.* 2008;112(2, pt 2):432-433.

40. Turrentine MA, Braems G, Ramirez MM. Use of thrombolytics for the treatment of thromboembolic disease in pregnancy. *Obstet Gynecol Surv.* 1995;50:534.

41. Brill-Edwards P, Ginsberg JS, Gent M, et al. Safety of withholding heparin in pregnant women with a history of venous thromboembolism. *N Eng J Med.* 2000;343:1439-1444.

42. White RH, Chan WS, Zhou H, et al. Recurrent venous thromboembolism after pregnancy-associated versus unprovoked thromboembolism. *Thromb Hemost.* 2008;100(2):246-252.

43. Wik HS, Jacobsen AF, Sandvik L, et al. Prevalence and predictors for post-thrombotic syndrome 3 to 16 years after pregnancy-related venous thrombosis: a population-based, cross-sectional, case-control study. *J Thromb Haemost.* 2012;10:840-847.

44. Wik HS, Jacobsen AF, Sandvik L, et al. Long-term impact of pregnancy-related venous thrombosis on quality-of-life, general health and functioning: results of a cross-sectional, case-control study. *BMJ Open.* 2012;2:e002048.

妊娠期心脏病

• Manisha Gandhi, Stephanie R.Martin

在美国，近4%的孕妇合并有心脏疾病，而这些孕产妇死亡的风险却不成比例地增加（10%~25%）[1,2]。孕妇中先天性心脏病的发生率是后天性成年型畸形的3倍。因妊娠合并心脏病入住重症监护病房（ICU）的患者占因产科相关因素入住ICU的15%，其死亡率占ICU中孕产妇死亡的50%[3-9]。随着生育年龄的增长，女性高血压和肥胖的发生率随之升高，妊娠期急性冠状动脉事件的发生率也随之增加[10]。妊娠期心脏病患者因心脏损害类型的不同而存在的心脏失代偿和不良妊娠结局的风险亦不同。在患有结构性心脏疾病的女性中，妊娠可能对心脏的舒张和收缩功能产生负性作用，并能持续到孕6月[11]。正常妊娠的症状如呼吸困难、乏力、心悸、端坐呼吸和下肢水肿，与心脏病加重的症状相似，使得临床医师在评估妊娠合并心脏病的患者时面临挑战，使情况变得更加复杂。

本章我们将回顾血管病变、先天性和后天获得性心脏疾病及其对妊娠的影响。分别列出上述相关疾病的重点，包括产前管理、麻醉、分娩的关键点。

■ 单胎妊娠的生理改变

全面了解正常妊娠的心脏生理改变对成功管理心脏病患者至关重要。心脏病患者非妊娠期无临床症状可能于妊娠期发生恶化。表8-1列出了关键的正常单胎妊娠的生理改变。可以预见多胎妊娠的生理改变将更显著。表8-2列出了妊娠期心血管状况的评估方法。

■ 患者咨询

建立心功能基线对于妊娠期心脏病患者很重要。心脏疾病患者的心功能分级常参照纽约心脏协会（NYHA）的分级系统，见表8-3。NYHA心功能Ⅰ级或Ⅱ级的患者相对于心功能Ⅲ级或Ⅳ级的患者发生并发症风险更低[12]。表8-4依据孕产妇的死亡风险对各种心脏畸形进行了分类，然而，该方法并未考虑患者特定的既往史[13]。

最近一项近600例妊娠合并心脏病患者的研究中，作者使用孕产妇并发症的特定预测因子，建立了一种预测孕产妇心血管事件发生可能性的CARPREG风险评分[14]（表8-5）。

肺水肿和心律失常是最常见的心血管事件。一项纳入超过1300例心脏病的大型多中心研究表明，妊娠期高血压和子痫前期是最常见的产科并发症。合并冠状动脉疾病、肺动脉高压、心内膜炎、心肌病和心律失常的孕产妇死亡风险最高[16,17]。

新生儿并发症常见于妊娠期需要抗凝治疗、有吸烟史、多胎妊娠、左心梗阻的NYHA心功能Ⅱ级以上的患者。这些并发症包括小于胎龄儿、34周前分娩和新生儿死亡[18]。妊娠合并心

■ 表 8-1　产前、分娩期、产褥期相应的生理性改变

产前

- 血容量增加 20%~50%
- 非妊娠女性的总血容量为 60~70mL/kg
- 全身血管阻力下降 20%
  - 主要表现为血压下降
  - 循环血容量的增加不伴随血压上升
- 血压(坐位)
  - 不论孕周大小,BP≥140/90 为异常
  - 28 周时血压降至最低
  - 28 周以后,血压回升到非孕水平直至分娩
- 平均动脉压不变
- 心率增加 10~15 次/分
- 每搏输出量增加 30%
- 心输出量增加 30%~50%
  - CO=心率×每搏输出量,主要靠每搏输出量的增加
  - 一般孕妇心输出量增加出现在孕 8 周
  - 中孕期末出现高峰,持续到分娩
  - 分娩时达 6L/min
- 肺毛细血管楔压(左心前负荷)不变
- 中心静脉压(右心前负荷)不变
- 肺血管阻力下降 30%
- 高凝状态
  - 纤维蛋白原增加
  - 血小板不变
  - 尽管红细胞量增加 30%,但仍有稀释性贫血

分娩期

- 宫缩期
  - 300~500mL 血液进入循环
  - 心率增加
  - 心输出量增加 30%
  - 血压增加 10~20mmHg
- 仰卧位可使心输出量减少 20%

产褥期

- 产后 2~5 天多尿
- 产后心输出量即增加 50%
- 产后每搏输出量即增加 60%
- 出现反射性心动过缓(15%)
- 这些改变将持续到产后 2 周

■ 表 8-2　妊娠期心血管检查的改变

心血管检查	妊娠期表现
胸片	心脏明显扩大
	左心房增大
	血管纹理增加
心电图	心轴右偏
	右束支传导阻滞
	左胸前导联 ST 段下压 1mm
	Ⅲ 导联 Q 波
	Ⅲ、V2、V3 导联 T 波倒置
超声心动图	三尖瓣轻度反流
	肺动脉反流
	左房增大
	左室舒张末压增加 6%~10%
	二尖瓣反流
	心包积液

■ 表 8-3　纽约心脏协会心功能分级系统

Ⅰ级	活动量不受限制。平时一般活动不引起呼吸困难、心绞痛、疲乏和心悸
Ⅱ级	体力活动受到轻度限制。平时一般活动时可出现上述症状,休息时无自觉症状
Ⅲ级	小于平时一般活动即引起上述症状,休息时无自觉症状
Ⅳ级	不能从事任何体力活动,休息状态下也出现心衰症状

脏病孕妇的新生儿死亡率接近 2%[15]。2%~18%的先天性心脏病患者分娩的胎儿患有结构性心脏异常(不包括常染色体显性遗传病)。因此,对于所有合并结构性心脏缺陷的孕妇,推荐行胎儿心脏超声检查。可导致胎儿先天性心脏病风险的孕产妇合并疾病见表 8-6。

即使在产后,这些患者仍有发生并发症的高风险,约 10%~15%的患者在分娩中或产后发生至少一次的心衰[15]。在一项纳入 100 例患者的研究中,有约 4%的 NYHA Ⅰ级/Ⅱ级的患者发生产褥期并发症,而 NYHA Ⅲ级/Ⅳ级的患者则高达 27%[19]。

■ 表 8-4　妊娠相关的孕产妇死亡率

第 1 组—死亡率<1%

房间隔缺损

室间隔缺损

动脉导管未闭

二尖瓣狭窄—NYHA Ⅰ 级或 Ⅱ 级

肺动脉瓣/三尖瓣瓣膜病

矫正后的法洛四联症

生物瓣膜

第 2 组—死亡率 5%~15%

2A

　二尖瓣狭窄—NYHAⅢ级或Ⅳ级

　主动脉瓣狭窄

　主动脉缩窄无瓣膜受累

　未矫正的法洛四联症

　既往有心肌梗死病史

　主动脉正常的马方综合征

2B

　二尖瓣狭窄伴房颤

　人工瓣膜

第 3 组—死亡率 25%~50%

肺动脉高压

　原发性

　艾森门格综合征

主动脉缩窄伴有瓣膜受累

马方综合征伴有主动脉受累

产褥期心肌病伴有持续性左心室功能不全

Reproduced with permission from Belfort M, Saade g, Foley M(eds). *Critical Care Obstetrics*. Wiley-Blackwell; 2010.

治疗的一般原则

具体的管理细节如下:

孕前保健

- 对心功能的基线评估。
- 提供母儿妊娠风险的咨询。
- 有条件的情况下请心血管和母胎医学专家会诊。
- 回顾目前的用药情况来决定孕期的合理用药。
- 对每位患者常规进行孕前保健:评估免疫接种状况、按指征筛查基因疾病、补充叶酸。

可能为妊娠禁忌证[14,20]

- 任何原因的肺动脉高压。
- 马方综合征,伴有主动脉根部扩张>40mm。
- 二叶主动脉瓣相关的主动脉疾病,伴主动脉扩张>50mm。
- 严重的左心室梗阻损害(严重二尖瓣狭窄、严重的有症状的主动脉狭窄、严重的先天性主动脉缩窄)。

■ 表 8-5　CARPREG 风险评分:孕产妇心血管事件的预测因子

NYHA 心功能分级>Ⅱ级

发绀(室内空气,氧饱和度<90%)

既往心血管事件

心室收缩射血分数<40%

左心梗阻

若存在以上任一 CARPREG 预测因子,则赋值 1 分

孕产妇心血管并发症的风险评估

预测因子的个数	妊娠期心血管事件的风险(%)
0	5
1	27
>1	75

■ 表 8-6　母体疾病导致的胎儿心脏畸形的风险

母体疾病	风险(%)
法洛四联症	2~4.5
主动脉缩窄	4~14.1
房间隔缺损	4.6~11
室间隔缺损	6~15.6
肺动脉狭窄	5.3~6.5
主动脉狭窄	8~17.9
动脉导管未闭	4.1
马方综合征	50
22q11 缺失综合征	50

• 严重的左心室功能不全(左心室射血分数<30%,NYHA Ⅲ~Ⅳ级)。

• 既往有围生期心肌病,尤其是伴有左心室功能受损。

产前保健

• 建议由包括母胎医学科、心血管科和麻醉科医师组成的团队进行产前保健管理。尤其是对于有先天性心脏病的患者。

• 应定期对患者的心脏失代偿的体征和症状进行评估。

• 患有先天性心脏病的孕妇,有指征于孕20~24周进行胎儿心脏超声检查。

• 定期行超声检查评估胎儿的发育。

• 若有胎儿生长受限或母体并发症,于孕30~34周开始产前胎儿监测。

分娩保健

• 关注液体出入量,心功能Ⅳ级者使用输液泵补液。

• 避免仰卧位。

• 吸氧。

• 不建议常规行剖宫产。

• 泌尿生殖系统的手术不再常规预防感染性心内膜炎,即使患者患病率高[21]。

■ 心脏瓣膜病

心脏瓣膜疾病分为先天性或后天性。但大部分瓣膜疾病是后天性的,继发于风湿热,占全球妊娠期心脏病的90%。心力衰竭是最常见的并发症,合并瓣膜疾病的患者较其他先天性心脏病患者死亡率高。依据瓣膜病变类型、受累的瓣膜数目和二尖瓣或三尖瓣的瓣膜梗阻的程度不同,其并发症(尤其是心律失常和肺水肿)发生的风险高低亦不同。按受累的瓣膜常见程度排序依次为:二尖瓣、主动脉瓣、三尖瓣以及肺动脉瓣。妊娠期二尖瓣狭窄风险最大。表8-7总结了瓣膜疾病的母胎相关风险[22]。下面将分节列出各种瓣膜疾病。表8-8列出了常见的心血管药物及其对子宫血流和胎儿的影响。

■ 表8-7 根据母胎风险的瓣膜性心脏病分类		
低母胎风险	高母胎风险	高母体风险
无症状的主动脉缩窄,伴有低平均流出道压力阶差(<50mmHg);正常的左心室收缩功能	严重的主动脉缩窄,伴或不伴症状	射血分数<40%
主动脉瓣关闭不全,左心室功能正常的NYHA Ⅰ级或Ⅱ级	主动脉瓣关闭不全,NYHA Ⅲ级或Ⅳ级	既往心衰病史
二尖瓣关闭不全,左心室功能正常,NYHA Ⅰ级或Ⅱ级	二尖瓣狭窄,NYHA Ⅱ级、Ⅲ级或Ⅳ级	既往卒中或短暂性脑缺血发作(TIA)病史
二尖瓣脱垂伴无至中度二尖瓣关闭不全,左心室功能正常	二尖瓣关闭不全,NYHA Ⅲ级或Ⅳ级	
轻度至中度的二尖瓣狭窄,无肺动脉高压	主动脉瓣或二尖瓣疾病,伴肺动脉高压	
轻度至中度肺动脉狭窄	主动脉瓣或二尖瓣疾病,伴左心室功能不全	
	母体发绀	
	NYHA Ⅲ级或Ⅳ级	

■ 表 8-8　产科重症监护病房常用的心血管药物及其对子宫血流和胎儿的影响

药物（FDA 分类）	剂量	子宫血流（UBF）	胎儿的影响
正性肌力药物			
地高辛（C）	负荷剂量 0.5mg IV 超过 5min，后 0.25mg IV q6h×2 维持量 0.125~0.375 mg IV/PO qd	无改变	经胎盘转运；长期维持高剂量对胎儿有影响；无致畸性
多巴胺（C）	起始 5μg/(kg·min)，每分钟以 5~10μg/kg 递增，最大滴速为 50μg/(kg·min)	直接减少 UBF 可能通过改善母体血流动力学来增加 UBF	暂未发现胎儿不良反应
多巴酚丁胺（B）	起始 1.0μg/(kg·min)，最大滴速为 20μg/(kg·min)		暂未发现胎儿不良反应
肾上腺素（C）	气管内给药，0.5~1.0mg q5min；IV 0.5mg 推注，后 2~10μg/(kg·min)输注		无致畸性
血管扩张剂			
硝普钠（C）	起始 0.3μg/(kg·min)，最大滴速 10μg/(kg·min)	增加 UBF，除非母体血压明显下降	暂未发现胎儿不良反应；潜在的胎儿氰化物中毒风险；避免长时间使用
肼苯哒嗪（C）	静注 5~10mg q 15~30min；总量不超过 30mg		无致畸性
硝酸甘油（B）	0.4~0.8mg 舌下含服；10μg/min IV 输注，每分钟递增 10~20μg		无致畸性
β-阻滞剂			
普萘洛尔（C）	按需 1mg IV q2min	UBF 可能因子宫肌力增强和（或）因母体血压下降而减少	无致畸性；易通过胎盘屏障；胎儿心动过缓 IUGR
拉贝洛尔（C）	10~20mg IV，随后 20~80mg IV q10min，总量不超过 150mg		若用于中晚孕期则为 D 类药物
阿替洛尔（D）	开始 5min 5mg IV，每 5min 重复，达到总剂量 15mg		
美托洛尔（C）	开始 5min 5mg IV，10min 后可重复		
艾司洛尔（C）	开始 1min 500μg/kg IV，随后维持滴速为 50~200μg/(kg·min)		暂未发现胎儿不良反应代谢快（半衰期 11 分钟）
钙通道阻滞剂			
维拉帕米（C）	2.5~5mg IV 推注超过 2min，5min 后重复，后 q30min prn 到达最大剂量 20mg	UBF 轻度减少	无致畸性
硝苯地平（C）	10mg PO，每 6h 重复		
地尔硫卓（C）	20mg IV 推注超过 2min，15min 后重复		
血管收缩剂			
硫酸麻黄碱（C）	10~25mg 缓慢 IV 推注，每 15min 重复 prn×3	无影响	无致畸性，胎儿中血药浓度是母体的 70%

（待续）

■ 表 8-8(续)

药物(FDA 分类)	剂量	子宫血流(UBF)	胎儿的影响
间羟胺(C)	起始 0.1mg/min,最大滴速 2mg/min	UBF 轻度减少	无相关数据
抗心律失常药物			
利多卡因(B)	1mg/kg 推注,若需要可重复每 10min 推注 1/2 剂量 4 次;输注 1~4mg/min;总剂量 3mg/kg	无影响	无致畸性;易通过胎盘屏障
普鲁卡因(C)	起始 100mg/kg 超过 30min,后 2~6mg/min 输注;总剂量 17mg/kg		
奎尼丁(C)	起始 15mg/kg 超过 60min,后 0.02mg/(kg·min)		
溴苄胺(C)	先 IV 静推 5mg/kg,后 1~2mg/min 输注	UBF 减少	未知
苯妥英钠(D)	300mg IV,后每 5min 100mg,达到总量 1000mg	无影响	致畸性;胎儿乙内酰脲综合征
胺碘酮(D)	起始 IV 5mg/kg 超过 3min,后每天 10mg/kg		暂时性心动过缓;QT 延长
房室结阻滞剂			
腺苷	1~3s 内静脉推注 6mg,后溶于 20mL 生理盐水推注;可在 1~2min 内重复给予 12mg 2 次	UBF 可能增加或减少	暂未发现胎儿不良反应
维拉帕米	同上		
β-阻滞剂	同上		
地高辛	同上		

Reproduced with permission from Mcanulty JH. heart and other circulatory diseases. In: Bonica JJ, McDonald JS, eds. Principles and Practice of Obstetric Analgesia and Anesthesia. 2nd ed. Baltimore, MD: William & Wilkins; 1995;1019–1020.

肺动脉狭窄

关键点

- 孤立的病变常见于后天性,如继发于静脉吸毒者的心内膜炎。
- 妊娠期耐受较好,右心衰竭的风险最低。

推荐检查及临床表现

- 超声心动图评价右心室流出道梗阻的程度(严重梗阻>60mmHg)。

潜在并发症

- 若有严重梗阻,易发生右心衰竭。

药物治疗

- 一般无指征。

抗凝治疗

- 无指征。

麻醉事项

- 可选择硬膜外麻醉。

分娩

- 合并常见的产科手术指征可以剖宫产；无证据证明剖宫产可改善结局。

三尖瓣疾病

- 孤立的病变常因静脉吸毒者的心内膜炎导致。
- 妊娠期的耐受性较好,右心衰竭的风险最低。
- 妊娠期几乎无临床意义。

二尖瓣狭窄

关键点

图 8-1 是二尖瓣狭窄的示意图。

- 妊娠期常见的瓣膜病变。
- 二尖瓣狭窄阻碍血流从左心房流向左心室。
- 通过狭窄的开口时，需升高左心房压力以维持足够的左心室充盈。
- 具有中度或重度狭窄的患者易合并心脏并发症。

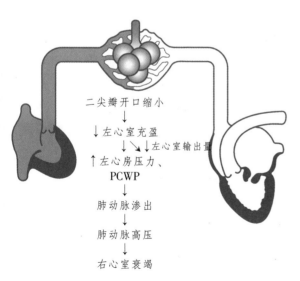

二尖瓣开口缩小
↓
↓左心室充盈
↓↓左心室输出量
↑左心房压力、PCWP
↓
肺动脉渗出
↓
肺动脉高压
↓
右心室衰竭

图 8-1　二尖瓣狭窄的病理生理示意图。PCWP,肺毛细血管楔压。

- 除非妊娠的生理性改变暴露了病变,否则患者可无症状。
- 有症状的患者可于妊娠期行球囊瓣膜切开术。

推荐检查和临床表现

- 超声心动图可确定狭窄的程度和左心房大小。
- 除非瓣膜面积小于 $2cm^2$,否则症状不典型。
- 中度的二尖瓣狭窄:瓣膜面积 $1{\sim}1.5cm^2$。
- 重度的二尖瓣狭窄:瓣膜面积 $<1cm^2$。
- 对于左心房增大的患者,心电图(ECG)可排除房颤。心电图可反映左心房增大,也可反映肺动脉高压时的右心室肥厚以及右心房增大。
- 听诊:第一心音增强,开瓣音,收缩期隆隆样杂音。

潜在并发症

- 肺水肿、心房纤颤、室上性心动过速是常见的母体并发症。
- 60%的患者于孕 30 周发生肺水肿。
- 左心房扩张可形成血栓栓塞,导致脑卒中。

预防重点

预防:二尖瓣狭窄

1. 避免心动过速(避免减少心室舒张充盈时间)。

2. 避免液体负荷过重(可引起心房纤颤、肺水肿以及右心衰竭)。

3. 避免全身性血管阻力减少/低血压(心输出量减少)。

4. 避免肺血管阻力增加(缺氧)。

治疗

治疗目标:

1. 预防心动过速:疼痛管理、β-受体阻滞剂。目标:心率少于100次/分。

2.维持左心室充盈(前负荷)以克服梗阻。若前负荷不足以克服梗阻,可导致左心室充盈不足和心输出量的降低。

- 按需使用利尿剂治疗肺水肿。
- 按需使用地高辛治疗房颤。

抗凝治疗

- 若有左心房扩张或慢性房颤,则可考虑抗凝治疗。

麻醉事项

- 可选择硬膜外麻醉;可在分娩中减少疼痛以控制心动过速。
- 避免突然的交感神经阻滞,因其可降低前负荷。

分娩

- 宫缩抑制剂可引起心动过速,禁用(如特布他林)。
- 严重二尖瓣狭窄的患者行血流动力学监测。
- 可考虑第二产程助产。
- 合并常见的产科手术指征者可行剖宫产;无证据证明剖宫产可改善结局。

二尖瓣关闭不全

关键点

图8-2为二尖瓣关闭不全的示意图。
- 妊娠期耐受性较好。
- 常见于二尖瓣脱垂。
- 长期的关闭不全可导致心室功能不全和(或)心房增大。

推荐检查和临床表现

- 超声心动图评估关闭不全程度、左心房

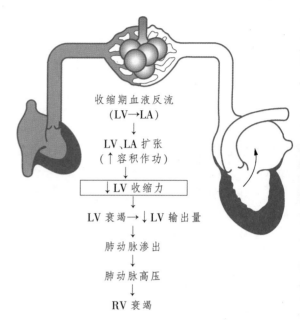

图8-2 二尖瓣关闭不全的病理生理示意图。LA,左心房;LV,左心室;RV,右心室。

增大和心室功能。
- 心电图排除因左心房增大引起的心房纤颤。

潜在并发症

- 较少,肺水肿或心脏节律异常。

预防重点

预防:二尖瓣关闭不全、主动脉瓣关闭不全
1.避免心律失常(若发生,立即处理)。
2.避免心动过缓(增加反流)
3.避免全身性血管阻力增加(增加反流)。
4.避免抑制心肌药物。

药物治疗

- 只有在心室功能不全或心律失常时需要药物治疗。

抗凝治疗

- 若有左心房扩张或慢性房颤,则可考虑抗凝治疗。

麻醉事项

- 可选择硬膜外麻醉。

分娩

- 若合并常见的产科手术指征可行剖宫产;无证据证明剖宫产可改善结局。

主动脉瓣狭窄/特发性肥厚性主动脉瓣狭窄(IHSS)

关键点

图 8-3 为主动脉瓣狭窄的示意图。

- IHSS 为常染色体显性遗传,与主动脉瓣狭窄有着同样的风险和管理步骤。其以左心室流出道梗阻的室间隔肥厚为主要表现。
- 若是单瓣膜狭窄,通常由二叶主动脉瓣引起,若是多瓣膜受累,往往是源于风湿性疾病。
- 瓣膜正常直径为 3~4cm²。

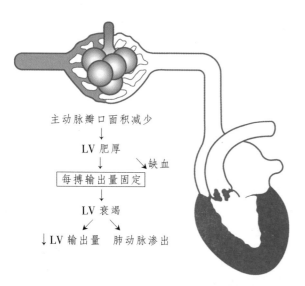

图 8-3　主动脉瓣狭窄的病理生理示意图。LV,左心室。

主动脉瓣口面积减少
↓
LV 肥厚 → 缺血
↓
每搏输出量固定
↓
LV 衰竭
↓　　　　↓
↓LV 输出量　肺动脉渗出

- 妊娠期能较好地耐受轻度病变（瓣膜面积>1.5cm²,峰值梯度<50mmHg）。
- 重度病变（瓣膜面积<1cm²,峰值梯度>75mmHg 或射血分数<55%）风险大,建议孕前纠正。
- 狭窄的瓣膜导致心输出量固定。
- 出现症状的患者结局更差。具有重度病变的患者应限制活动。
- 低灌注或过多的血流均可引起并发症。低灌注的后果比因液体过载的肺水肿更能危及生命。目标:肺动脉楔压为 15~17mmHg。
- 慎用利尿剂避免低灌注。

推荐检查和临床表现

- 超声心动图评估主动脉瓣的开口大小、跨瓣血流梯度和射血分数。
- 心电图可提示左心室肥厚和左心房增大,若有明显的左心房增大可有心律失常。
- 粗糙的收缩期射血杂音。

潜在并发症

- 若无法克服梗阻并维持足够的心输出量:
  - 心绞痛:由于冠脉灌注减少。
  - 晕厥:由于脑灌注不足。
  - 猝死:由于心律失常。
  - 血容量过多可导致肺水肿。

预防重点

预防:主动脉瓣狭窄

1.避免低血压(需要维持冠脉灌注)。

2.避免静脉回流的减少(如:过度的血液丢失、体位、Valsalva 手法)

3.避免心动过缓:心率和每搏输出量维持心输出量。若梗阻限制每搏输出量,心动过缓可降低心输出量。

4.避免血容量过多:可导致肺水肿。

药物治疗

- 出现心律失常,则需要药物治疗。

抗凝治疗

- 无治疗指征。

麻醉事项

- 慎用硬膜外麻醉以避免低血压,可使用硬膜外麻醉药品。

分娩

- 若合并常见的产科手术指征可行剖宫产,无证据证明剖宫产可改善结局。
- 避免用力,可考虑缩短第二产程。
- 自体输血的效应可导致产褥期肺水肿的发生。

主动脉瓣关闭不全

关键点

图 8-4 是主动脉瓣关闭不全的示意图。

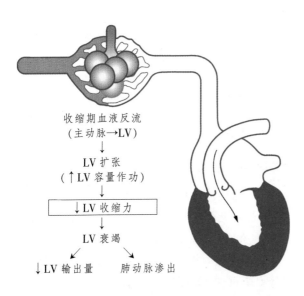

图 8-4　主动脉瓣关闭不全的病理生理示意图。LV,左心室。

- 妊娠期耐受性较好。
- 长时间的反流可导致左心室功能不全。

推荐检查和临床表现

- 超声心动图评估反流程度、左心房扩张程度和心室功能。

潜在并发症

- 一般很少发生并发症,有左心室功能不全的风险。

预防重点

- 参考二尖瓣关闭不全的"预防重点"。

药物治疗

- 出现心律失常,则需要药物治疗。

抗凝治疗

- 无治疗指征。

麻醉事项

- 可选择硬膜外麻醉。

分娩

- 若合并常见的产科手术指征可行剖宫产,无证据证明剖宫产可改善结局。

二尖瓣脱垂

- 妊娠期常见的心脏疾病之一。
- 多数妇女可无症状,部分可有心悸。
- 妊娠期耐受性较好。
- 产前或妊娠期管理无改变。

机械心脏瓣膜

关键点

- 预防机械瓣膜的血栓形成是妊娠期管理的难题,机械瓣膜患者需终身抗凝。非妊娠女性推荐华法林抗凝。

- 非机械瓣膜不增加血栓栓塞的风险,无其他高危因素(如心房纤颤)不需抗凝。
- 以下因素是血栓形成的高危因素[23]:
  - 任何机械二尖瓣。
  - 机械主动脉瓣伴有以下危险因素:房颤、既往血栓病史、射血分数小于 30%、高凝状态、老一代易血栓形成的瓣膜或多个瓣膜。
  - 老一代的易血栓形成的瓣膜包括主动脉球形瓣膜和倾斜式阀瓣瓣膜（如:Lillehei Kaster,Omniscience,Starr Edwards)。
- 机械瓣膜患者 10 年生存率为 70%,妊娠并不降低生存率[24]。

推荐检查和临床表现

- 超声心动图能确定瓣膜的位置和类型,并能除外栓塞。对评估左心室的功能不全也有着重要意义。
- 心电图能确定基线和除外心房纤颤,发现主动脉球形瓣膜和倾斜式阀瓣瓣膜(如:Lillehei Kaster,Omniscience,Starr Edwards)。
- 听诊根据瓣膜的类型和位置可听到开瓣音。

潜在并发症

- 母体的死亡率接近 3%[25]。
- 瓣膜衰竭可能与妊娠无关。
- 瓣膜的血栓形成是重点。
- 过量或不足的抗凝可对母儿带来风险。
- 妊娠丢失率增加,尤其是服用华法林的患者。

预防重点

预防:机械瓣膜的抗凝

1. 避免妊娠 6 周后使用华法林,以免发生胎儿华法林综合征。

2. 避免不足量的抗凝。

3. 避免分娩期继续抗凝。

4. 避免产褥期延迟抗凝(4~6 小时)。

5. 避免产褥期单独使用华法林,应合用肝素或低分子量肝素直至治疗剂量。

药物治疗

- 见后文。
- 治疗房性心律失常。

抗凝治疗

- 是否抗凝治疗应衡量患者的危险因素和个性化,以及依从性。
- 美国胸科医师协会(ACCP)2008 第 8 版的抗凝指南总结如下[26]:

方案 1:高剂量低分子量肝素治疗贯穿整个孕期。起始依诺肝素 1mg/kg q12h。注射后 4 小时目标抗 Xa 水平是~1(0.7~1.2)U/mL。

方案 2:高剂量普通肝素治疗贯穿整个孕期。UFH 皮下注射 q12h。抗 Xa 水平中期目标区间是 0.35~0.7U/mL 或 aPTT 中期目标区间≥2 倍对照组。

方案 3:以上任一方案使用至孕 12 周,然后改用华法林直至孕 36 周或接近分娩。目标 INR~3(2.5~3.5)。UFH 或 LMWH 在分娩前可恢复使用。

方案 4:香豆素类药物可贯穿整个孕期直至接近分娩。因其增加胎儿的并发症,这个方案只能用于高风险的患者(既往血栓病史,老一代的人工二尖瓣)

LMWH:低分子肝素;UFH 普通肝素。

- 每日低剂量阿司匹林可明显降低患者的血栓风险。

麻醉事项

- 可选择硬膜外麻醉，但必须调整末次抗凝的剂量以使硬膜外血肿的风险最小化。
- 高剂量低分子量肝素应于硬膜外置管前24小时停用。
- 若使用高剂量的普通肝素，应于硬膜外置管前监测aPTT[27]。

分娩

- 若合并常见的产科手术指征可行剖宫产；无证据证明剖宫产可改善结局。因抗凝的需要，手术分娩会增加出血的风险。
- 孕36周或分娩前改用普通肝素。分娩的4~6小时前停用普通肝素，分娩后4~6小时恢复普通肝素的使用。
- 分娩后4~6小时开始使用低分子量肝素或普通肝素。分娩同一天开始使用华法林。维持低分子量肝素或普通肝素直至华法林治疗的24~48小时，或至少72小时。

■ 先天性心脏病

大部分先天性心脏病患者手术后的妊娠并不复杂，尽管有近1/3患者心功能等级下降，但有超过2/3的患者将于产后得到改善[28]。约有1%的患者发生迟发性妊娠期心血管事件，常表现为心律失常和心力衰竭[29]。

房间隔缺损、室间隔缺损和动脉导管未闭使得心脏内血流经缺损部位分流。因此，心脏需适应更多血流量的需求。久而久之，可引起心室功能不全、心房过度扩张、心力衰竭、肺动脉超负荷以及肺动脉高压。分流是指血流的方向，肺至全身的血流平衡。血流最初是经间隔缺损从左向右。随着肺动脉的压力增加，分流可改变方向，发展为从右向左，也就是艾森门格综合征，将于后面讲述。

房间隔缺损(ASD)

关键点

- 继发孔型房间隔缺损是妊娠期常见的缺损。
- 成人的房间隔缺损大小和血流可恶化，成人房间隔缺损自发性关闭的比较罕见[30]。
- 妊娠期耐受性较好。
- 妊娠并不改变缺损封堵的指征。有症状的患者(反常性栓塞、运动不耐受、乏力、心力衰竭、心律失常)或肺动脉–体循环分流比率大于2:1，则有封堵缺损的指征。

推荐检查和临床表现

- 超声心动图可评估缺损的大小、分流的程度和测量肺动脉的压力。妊娠期可能被人为地高估超声心动图下肺动脉的压力[31]。
- 心电图可检测不完全性右束支传导阻滞、心轴右偏和右心室肥厚。
- 听诊可于胸骨左缘闻及收缩期喷射性杂音，以及固定分裂的第二心音。

潜在并发症

- 患有巨大缺损和明显左向右分流的患者可能在孕期发生房性心律失常(心房纤颤)和充血性心力衰竭。
- 可能出现肺动脉高压并由此进展为艾森门格尔综合征(将于后面讲述；见图8–5)。
- 反常性栓塞：原发下肢、盆腔或缺损部的栓塞可通过缺损栓塞到大脑，未修复的缺损病变有5%发生静脉血栓栓塞的风险[32]。

药物治疗

- 应治疗房性心律失常。

抗凝治疗

- 无指征。抗凝治疗在有未修复缺损的反

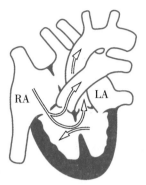

1. 房间隔缺损或
2. 室间隔缺损或
3. 动脉导管未闭
↓
左向右分流
↓
肺动脉高压
↓
右向左分流或双向分流

图 8-5　艾森门格尔综合征的病理生理示意图。LA，左心房；RA，右心房。

常栓塞病史的患者中作用尚不明确。然而，对于长期卧床或围术期的患者则推荐静脉血栓栓塞(VTE)疾病的预防。

麻醉事项

- 可选择硬膜外麻醉。

分娩

- 若合并常见的产科手术指征可行剖宫产；无证据证明剖宫产可改善结局。

室间隔缺损(VSD)

关键点

- 儿童常见；可自然闭合或于成年期通过手术修复。

- 较小的 VSD(<0.5cm)能限制血流通过缺损病变部位，即使未修复，发展为艾森门格尔综合征风险也较低。较大的缺损(>1cm)使得左心或右心间有更多的等量分流，其与成年期的肺动脉压力升高和艾森门格综合征的发生更加相关。

- 由于较大的缺损一般在成年期已修复，妊娠期能较好耐受。

推荐检查和临床表现

- 超声心动图能检测缺损的大小、血液分流的方向、评估肺动脉压力以及心室的功能。

- 心电图：常表现正常，但需注意偶有左心室或右心室肥厚。

- 听诊：于胸骨左缘闻及全收缩期震颤杂音。

潜在并发症

- 与 ASD 相似。

- 较大的缺损可能发生充血性心力衰竭或心律失常。

预防重点

> **预防：ASD、VSD 和 PDA**
>
> 1. 避免高血压(增加体循环血管阻力，增加左向右的分流)。
>
> 2. 避免肺血管阻力下降(增加左向右分流)。
>
> 3. 避免室上性心律失常、心动过速(可能增加左向右分流)。
>
> 4. 如果有肺动脉高压，避免增加肺血管阻力(代谢性酸中毒、过量的儿茶酚胺、缺氧、一氧化氮、高碳酸血症、药物性血管收缩剂和肺过度通气)和低血压。两者均可加重右向左分流和导致艾森门格综合征。

药物治疗

- 应治疗心律失常。

抗凝治疗

- 无指征。参考 ASD 一节。

麻醉事项

- 若无肺动脉高压或艾森门格综合征，可选择硬膜外麻醉。

分娩

- 若合并常见的产科手术指征可行剖宫产；无证据证明剖宫产可改善结局。

- 所有静脉管道使用空气过滤器以减少反常性栓塞的风险。

动脉导管未闭(PDA)

关键点

- 多数病例于儿童期就被诊断和纠正。
- 非妊娠期常见病。
- 小的 PDA 常无症状,妊娠期耐受性较好。
- 大的 PDA 与心室超负荷和肺动脉高压相关,与 ASD、VSD 相似。

推荐检查和临床表现

- 超声心动图评估动脉导管的直径和长度,计算肺循环–体循环的分流比率,大于 2:1 则考虑为大的 PDA。
- 心电图常无异常,但有时表现出左心室或右心室肥厚。
- 听诊:锁骨下可闻及 3/6 级的持续性舒张期和收缩期杂音(Gibson 杂音)。

潜在并发症

- 与 ASD、VSD 相似(见图 8-5)。

预防重点

参考 VSD 一节。

药物治疗

- 应治疗心律失常。

抗凝治疗

- 无指征。参考 ASD 及 VSD 章节。

麻醉事项

- 若无肺动脉高压或艾森门格综合征,可选择硬膜外麻醉。

分娩

- 若合并常见的产科手术指征可行剖宫产;无证据证明剖宫产可改善结局。

继发性肺动脉高压和艾森门格综合征

关键点

图 8-5 展示了 ASD、VSD 和 PDA 导致艾森门格综合征的示意图。

- 继发性肺动脉高压是因慢性的经心内通道(常见于 ASD、VSD 和 PDA)的左向右(体循环–肺循环)分流导致过量的血流进入肺循环。
- 肺动脉压力可高于体循环压力。当发生这种情况时,分流的血流逆转为右向左。导致了肺灌注的下降、缺氧和因缺氧导致的肺动脉高压加重。这种逆转称为艾森门格综合征。
- 死亡率较高。应与患者讨论终止妊娠事项,即使该孕周的胎儿尚不能在子宫外存活。
- 母儿死亡率接近 50%,其常常发生于围生期或产褥期初期。

推荐检查和临床表现

- 对于怀疑继发性肺动脉高压的患者(如,不明原因的未再升高的肺动脉高压),推荐以下评估手段[35]:
  - 血氧饱和度(手指或脚趾),伴或不伴吸氧。
  - 心电图可表现为心室肥厚伴 ST-T 波改变或右心房异常。
  - 胸片的异常包括中心肺动脉的扩张、外周肺动脉分支的突然中断和右心增大。
  - 全血细胞计数。
  - 肺核素显像。
  - 经胸和经食管超声心动图,心血管磁共振显像(CMRI)或计算机断层扫描(CT)。
  - 发绀、杵状指和活动耐力差是典型表现。
  - 常见红细胞增多症。

潜在并发症

- 妊娠期体循环血管阻力下降，趋于加重右向左分流和缺氧，最终导致约 30%~50% 的患者死亡。死亡的发生常见于产褥期的第一周，往往是由于缺氧、容量减少和血栓栓塞。

预防重点

> **预防：继发性肺动脉高压和艾森门格综合征**
>
> 1. 避免低血压（减少体循环血管阻力导致大量的右向左分流，肺循环的分流导致严重缺氧和加重肺动脉高压）。
> 2. 避免过多的血液丢失和容量减少（通过减少静脉回流引起低血压）。
> 3. 避免肺血管阻力的增加（如，缺氧、高碳酸血症、代谢性酸中毒和过量使用儿茶酚胺）。
> 4. 避免心肌抑制药物。
> 5. 避免缺铁。
> 6. 避免高原环境。
> 7. 避免活动。

药物治疗

- 推荐肺动脉扩张剂[36]。

抗凝治疗

- 肺动脉血栓常见于非妊娠患者（20%~70%），更常见于女性[37,38]。对于选择继续妊娠的患者，应考虑预防性抗凝治疗。

麻醉事项

- 硬膜外麻醉是禁忌证，可考虑单纯麻醉药的硬膜外麻醉。

分娩

- 剖宫产和阴道分娩的结局相似。无论行何种手术，艾森门格综合征的非妊娠患者死亡率更高（19%）[39]。
- 持续的血氧饱和度监测和吸氧以维持氧饱和度 ≥90%。
- 避免气体栓塞。

主动脉缩窄

关键点

- 妊娠期罕见，因大多数在童年期已被修复。
- 高血压是成人的典型表现。
- 缩窄常见于左锁骨下动脉末梢，因此，双上肢的血压相等。然而，股动脉搏动相对上肢搏动弱；下肢血压低于上肢血压。
- 对"峰值–峰值"梯度大于 20mmHg（缩窄部位近端和远端峰值血压的差值）的成人推荐手术治疗[40]。
- 手术后的患者仍有再次缩窄、主动脉瘤/主动脉夹层和高血压的风险。
- 30%~40% 的患者为二叶式主动脉瓣。
- 10% 的患者有颅内动脉瘤（普通人群为2%）。
- 所有患者应行胸主动脉和颅内血管的磁共振成像。

推荐检查和临床表现

- 超声心电图确定缩窄的程度，评估左心室的功能，除外其他的心脏缺损。
- 心电图常无异常，偶有左心室肥厚。
- 听诊可正常。若有其他相关的畸形或侧支血管生成，则可有多种杂音。

潜在并发症

- 未修复缩窄的成年人可有高血压和冠状动脉疾病，具有主动脉夹层和心力衰竭的风险。可于妊娠期加重。

预防重点

预防：主动脉缩窄

　　1.避免过多的血液丢失(静脉回流减少导致低血压)。

　　2.避免使用心肌抑制药物。

　　3.避免心动过缓。

　　4.避免 Valsalva 动作。

药物治疗

- 应治疗系统性高血压。

抗凝治疗

- 无指征。

麻醉事项

- 谨慎使用硬膜外麻醉以避免低血压。可考虑硬膜外麻醉药物。

分娩

- 因颅内出血或主动脉夹层的风险，剖宫产率较高。

- 分娩时通过维持适当的心脏前负荷和减少 Valsalva 动作，以及在适当的疼痛控制和血压波动下可完成阴道分娩。

法洛四联症

关键点

- 四种畸形：
  - 室间隔缺损。
  - 主动脉骑跨。
  - 右心室流出道梗阻。
  - 右心室肥厚。
- 多数患者出生后第一年就完成心脏内修复。

- 修复后主要的远期问题是右心室功能不全/衰竭、三尖瓣反流、房性或室性心律失常和猝死。

- 患者可有持续的心内分流、肺动脉高压、主动脉根部扩张或主动脉瓣膜功能不全。

- 最常见的猝死原因是突发心脏骤停和心力衰竭。术后 25 年的每年死亡率接近 1%。

推荐检查和临床表现

- 超声心动图可确定心脏畸形，评估瓣膜及右心室的功能，评估肺动脉高压和测量主动脉根部的直径。

- 心电图罕有异常，依据不同的修复术式而不同。其对建立基线和除外房性/室性心律失常有一定意义。

潜在并发症

- 自发性胎儿丢失率升高。

- 经手术修复的法洛四联症患者一般妊娠期耐受性较好。然而，具有右心室功能不全、严重肺动脉反流、肺动脉高压或缺氧的患者，其心脏并发症的风险增加。这些并发症包括心律失常、心脏衰竭、发绀加重、肺水肿和肺栓塞[42]。

- 具有持续性心内分流的患者还有额外的风险。参见 VSD、ASD 和 PDA 的相关章节。

药物治疗

- 应治疗心律失常。

- 可能需要利尿剂、β-受体阻滞剂或抗高血压的药物。

抗凝治疗

- 无指征。

麻醉事项

- 若无心内分流可选择硬膜外麻醉。

分娩

- 因心血管风险,常选择剖宫产。然而与阴道分娩相比,缺乏证明其可改善结局的相关数据。

马方综合征

关键点

- 常染色体显性遗传疾病,具有心血管和非心血管的临床表现。80%的患者具有心血管表现。
- 主动脉瘤扩张和主动脉夹层是马方综合征发病和死亡的主要原因。
- 60%~80%的成年马方综合征患者具有主动脉根部扩张。
- 若主动脉根部直径>4cm,妊娠期主动脉撕裂或夹层的风险约有 10%[43]。若主动脉根部直径>4cm,不建议妊娠。
- 即使主动脉尺寸正常,主动脉撕裂和夹层也偶有发生(<1%)。所以应告知所有马方综合征患者避免妊娠。若胎儿已达可存活的孕周,应与患者讨论终止妊娠[44]。
- 若患者期待妊娠,主动脉根部直径>4.5cm 是孕前修复的指征。手术修复可降低夹层的风险,但并不能完全除外。
- 若主动脉根部直径>4cm,妊娠可加重主动脉根部的扩张[45]。

推荐检查和临床表现

- 超声心动图确定主动脉根部的尺寸,并应持续随访,即使其基础直径正常。
- 马方综合征与其他畸形相关,如:关节活动过度、晶状体异位、漏斗胸、不成比例的手臂外展、脊柱侧凸和蜘蛛样指。

潜在并发症

- 主动脉根部夹层和撕裂是妊娠期最显著的并发症。

预防重点

预防:马方综合征

1. 避免高血压。
2. 避免心动过速。
3. 避免 Valsalva 动作。

药物治疗

- 使用拉贝洛尔或美托洛尔以维持母体心率在最大量活动后小于 110 次/分,休息时小于 90 次/分。

抗凝治疗

- 无指征。

麻醉事项

- 可选择或推荐硬膜外麻醉,其可最小化因疼痛导致的心动过速发生和分娩过程中的 Valsalva 动作需要。

分娩

- 避免心动过速——可考虑持续性 β-阻滞剂。
- 第二产程助产以最小化 Valsalva 动作的作用。避免产程中的推力。
- 对于主动脉根部大于 4cm、主动脉根部夹层或心力衰竭的患者,剖宫产可能有益[46]。

围生期心肌病

关键点

- 围生期心肌病(PPCM)的诊断标准。
- 典型的:
  - 妊娠的最后 1 个月或产后 5 个月内发生心力衰竭。
  - 没有可确定的心力衰竭的原因。

- 妊娠最后 1 个月之前，没有已知的心脏疾病。
- 附加的：
- 左心室收缩功能不全：射血分数小于 45%、短轴缩短率小于 30% 和左心室收缩末直径大于 2.7cm/m² 体表面积[47]。
- 90% 出现在产后 2 个月内。
- 死亡中的一半发生在产褥期前 6 周内。
- 即使心功能明显恢复，后续妊娠的复发率也很高。下次妊娠前，应行负荷超声心动图评估心功能。不完全康复的患者(射血分数<50%)具有较高的失代偿发生率，因此应告知避免妊娠。
- 推荐低盐饮食(<4g/d)、液体限制(<2L/d)和限制活动。

推荐检查和临床表现

- 超声心动图(参见上述"关键点")，确定基线并每 3 个月复查一次，或有症状加重时复查。
- 心电图可无特殊发现，可有心房纤颤。
- 胸片可显示心影增大和肺水肿。
- 患者可有典型的呼吸短促、端坐呼吸、乏力和下肢水肿等表现。
- B-型脑钠肽(BNP)可显著升高。

潜在并发症

- 心力衰竭和肺水肿加重。初始射血分数小于 25% 的患者具有极高的需要心脏移植的风险[48]。
- 产后 6 个月心功能无法恢复至正常的患者 5 年病死率达 85%。
- 心律失常、进展性心力衰竭和血栓栓塞是常见的死亡原因。心房纤颤是围生期心肌病最常见的心律失常[49]。

预防重点

预防：心肌病

1. 避免高血压。
2. 避免液体过多。
3. 避免增加心需求。

药物治疗

- 治疗目标：
- 减少前负荷：利尿剂治疗(即呋塞米 20~40mg PO qd)。
- 减少后负荷：血管扩张剂治疗(如,肼屈嗪 25~100mg PO qd,氨氯地平 5~10mg PO qd；产褥期,依那普利 5mg bid)。
- 改善收缩力：地高辛 0.25~0.5mg PO qd。
- 减少心肌氧需求：目标心率 80~100 次/分(美托洛尔 25~100mg PO qd,或卡维地洛 3.25~25mg PO qd)。
- 己酮可可碱 400mg PO tid,可减轻炎症和降低病死的风险[50,51]。

抗凝治疗

- 若有明显心室扩张或房性心律失常,应行抗凝治疗。PPCM 相关的 VTE 风险在产后前 4 周内最高[52]。

麻醉事项

- 硬膜外麻醉可减少前负荷和后负荷,也能最小化疼痛引起的心动过速。

分娩

- 若合并常见的产科手术指征可行剖宫产；无证据证明剖宫产可改善结局。
- 若有明显心功能不全,考虑第二产程助产。

急性心肌梗死

关键点

- 罕见的事件,但妊娠可增加其风险。
- 三个主要的危险因素:年龄大于 30 岁、高血压和糖尿病。
- 80%的患者出现在产前或产褥期。
- 在急性心肌梗死(MI)中的发现:动脉粥样硬化(40%)、冠状动脉夹层(27%)、冠脉栓塞(21%)和正常冠状动脉(13%~29%)[53,54]。
- 肌钙蛋白和(或)CKMB 的升高合并异常心电图可确定诊断。常与 ST 段升高相关(STEMI)。

推荐检查和临床表现

- 超声心动图除外难以辨认的结构性心脏畸形,评估心室功能。
- 心电图确定诊断:ST 段升高或压低,异常 Q 波。
- 实验室检查包括:肌钙蛋白、血常规、PT/INR、aPTT、电解质、镁、BUN、肌酐、血糖和血脂。

潜在并发症

- 心脏骤停可能,做好抢救中剖宫产的准备。
- 母体死亡率(院内 MI)5%~7%[55,56]。
- 心力衰竭或心律失常。

药物治疗

- 一旦怀疑急性心肌梗死的处理原则:(目标在 10 分钟内完成 MONA)。

    M:硫酸吗啡 2~4mg IV。

    O:鼻导管或面罩给氧。

    N:硝酸甘油 0.5mg 舌下含服 q5min×3。

    A:阿司匹林 160~325mg PO(咀嚼)。

- 随后完成 12 导心电图(若初始心电图正常或怀疑有心肌梗死,每 5~10 分钟重复)
- 若心电图显示 ST 段升高或新的左束支传导阻滞,咨询心血管专家,按急性心肌梗死

治疗:

- β 受体阻滞剂。
- 静脉注射硝酸甘油。
- 静脉注射肝素。
- 抗血小板药(氯吡格雷)。
- 静脉注射吗啡控制疼痛。
- 抗血栓治疗。
- 咨询心血管专家,考虑再灌注治疗。
- 若胎儿可存活,治疗过程中监测胎心率。

抗凝治疗

- 见上述。

麻醉事项

- 推荐硬膜外麻醉以减少后负荷、最小化疼痛及由此导致的心动过速。

分娩

- 专家意见推荐延期至心梗后 2~3 周分娩以最小化心脏的额外需求[54]。
- 若尝试阴道分娩,考虑第二产程助产以最小化心脏负荷[57]。
- 分娩路径应个体化。剖宫产可能与死亡率的增加相关[57]。
- 避免高血压和心动过速。
- 避免使用甲基麦角新碱和前列腺素,因其可引起冠脉血管收缩。

(梁伟璋 陈娟娟 译)

参考文献

1. Berg CJ, Atrash HK, Koonin LM, Tucker M. Pregnancy-related mortality in the United States, 1987-1990. *Obstet Gynecol*. 1996 Aug;88(2):161-167.

2. Berg CJ, Chang J, Callaghan WM, Whitehead SJ. Pregnancy-related mortality in the United States, 1991-1997. *Obstet Gynecol*. 2003 Feb;101(2):289-296.

3. El-Solh AA, Grant BJ. A comparison of severity of illness scoring systems for critically ill obstetric patients. *Chest*. 1996 Nov;110(5):1299-1304.

4. Loverro G, Pansini V, Greco P, Vimercati A, Parisi AM,

Selvaggi L. Indications and outcome for intensive care unit admission during puerperium. *Arch Gynecol Obstet*. 2001 Nov;265(4):195-198.

5. Mabie WC, Sibai BM. Treatment in an obstetric intensive care unit. *Am J Obstet Gynecol*. 1990 Jan;162(1):1-4.

6. Mahutte NG, Murphy-Kaulbeck L, Le Q, Solomon J, Benjamin A, Boyd ME. Obstetric admissions to the intensive care unit. *Obstet Gynecol*. 1999 Aug;94(2):263-266.

7. Naylor DF Jr, Olson MM. Critical care obstetrics and gynecology. *Crit Care Clin*. 2003 Jan;19(1):127-149.

8. Tang LC, Kwok AC, Wong AY, Lee YY, Sun KO, So AP. Critical care in obstetrical patients: an eight-year review. *Chin Med J (Engl)*. 1997 Dec;110(12):936-941.

9. Zeeman GG, Wendel GD Jr, Cunningham FG. A blueprint for obstetric critical care. *Am J Obstet Gynecol*. 2003 Feb;188(2):532-536.

10. Roos-Hasselink JW, Dukevot JJ, Thomas SA. Pregnancy in high risk cardiac conditions. *Heart*. 2009;95:680-686.

11. Cornette J, Ruys TPE, Rossi A, et al. Hemodynamic adaptation to pregnancy in women with structural heart disease. *Int J Cardiol*. 2012; http://dx.doi.org/10.1016/j.ijcard.2012.10.005. Accessed March 6, 2014.

12. Hsieh TT, Chen KC, Soong JH. Outcome of pregnancy in patients with organic heart disease in Taiwan. *Asia Oceania J Obstet Gynaecol*. 1993 Mar;19(1):21-27.

13. Clark SL. Structural cardiac disease in pregnancy. In: Clark SL, Cotton DB, Phelan JP, eds. *Critical Care Obstetrics*. Oradell, NJ: Medical Economics Books; 1987:92.

14. Siu SC, Sermer M, Colman JM, et al. Prospective multicenter study of pregnancy outcomes in women with heart disease. *Circulation*. 2001 Jul 31;104(5):515-521.

15. Roos-Hasselink JW, Ruys TPE, Stein JI, et al. Outcome of pregnancy in patients with structural or ischaemic heart disease: results of a registry of the European Sociaty of Cardiology. *Eur Heart J*. 2012; DOI:10.1093/eurheartj/ehs270.

16. Dye TD, Gordon H, Held B, Tolliver NJ, Holmes AP. Retrospective maternal mortality case ascertainment in West Virginia, 1985 to 1989. *Am J Obstet Gynecol*. 1992 Jul;167(1):72-76.

17. de SM. Maternal mortality from heart disease in pregnancy. *Br Heart J*. 1993 Jun;69(6):524.

18. Siu SC, Colman JM, Sorensen S, et al. Adverse neonatal and cardiac outcomes are more common in pregnant women with cardiac disease. *Circulation*. 2002 May 7; 105(18):2179-2184.

19. Subbaiah M, Sharma V, Kumar S, et al. Heart disease in pregnancy: cardiac and obstetric outcomes. *Arch Gynecol Obstet*. 2013; doi 10.1007/s00404-013-2730-2.

20. Thorne SA. Pregnancy in heart disease. *Heart* 2004;90(4):450-456.

21. Wilson W, Taubert KA, Gewitz M, et al. Prevention of infective endocarditis: guidelines from the American Heart Association: a guideline from the American Heart Association Rheumatic Fever, Endocarditis, and Kawasaki Disease Committee, Council on Cardiovascular Disease in the Young, and the Council on Clinical Cardiology, Council on Cardiovascular Surgery and Anesthesia, and the Quality of Care and Outcomes Research Interdisciplinary Working Group. *Circulation*. 2007 Oct 9;116(15):1736-1754.

22. Reimold SC, Rutherford JD. Clinical practice. Valvular heart disease in pregnancy. *N Engl J Med*. 2003 Jul 3; 349(1):52-59.

23. Douketis JD, Berger PB, Dunn AS, et al. The perioperative management of antithrombotic therapy: American College of Chest Physicians Evidence-Based Clinical Practice Guidelines (8th ed.). *Chest*. 2008 Jun;133(suppl 6): 299S-339S.

24. North RA, Sadler L, Stewart AW, McCowan LM, Kerr AR, White HD. Long-term survival and valve-related complications in young women with cardiac valve replacements. *Circulation*. 1999 May 25;99(20):2669-2676.

25. Chan WS, Anand S, Ginsberg JS. Anticoagulation of pregnant women with mechanical heart valves: a systematic review of the literature. *Arch Intern Med*. 2000 Jan 24;160(2):191-196.

26. Bates SM, Greer IA, Pabinger I, Sofaer S, Hirsh J. Venous thromboembolism, thrombophilia, antithrombotic therapy, and pregnancy: American College of Chest Physicians Evidence-Based Clinical Practice Guidelines (8th ed.). *Chest*. 2008 Jun;133(suppl 6):844S-886S.

27. Neal JM, Bernards CM, Hadzic A, et al. ASRA Practice Advisory on Neurologic Complications in Regional Anesthesia and Pain Medicine. *Reg Anesth Pain Med*. 2008 Sep;33(5):404-415.

28. Wacker-Gussmann A, Threimer M, Yigitbasi M, et al. Women with congenital heart disease: long-term outcomes after pregnancy. *Clin Res Cariol*. 2012; DOI 10.1007/s00392-012-0522-5.

29. Balint OH, Siu SC, Mason J, et al. Cardiac outcomes after pregnancy in women with congenital heart disease. *Heart*. 2010;96:1656-1661.

30. McMahon CJ, Feltes TF, Fraley JK, et al. Natural history of growth of secundum atrial septal defects and implications for transcatheter closure. *Heart*. 2002 Mar;87(3):256-259.

31. Penning S, Robinson KD, Major CA, Garite TJ. A comparison of echocardiography and pulmonary artery catheterization for evaluation of pulmonary artery pressures in pregnant patients with suspected pulmonary hypertension. *Am J Obstet Gynecol*. 2001 Jun;184(7):1568-1570.

32. Webb G, Gatzoulis MA. Atrial septal defects in the adult: recent progress and overview. *Circulation*. 2006;114(15):1645-1653.

33. Franklin WJ, Gandhi M. Congenital heart disease in pregnancy. *Cardiol Clin* 2012;30:383-394.

34. Presbitero P, Somerville J, Stone S, et al. Pregnancy in cyanotic congenital heart disease. *Circulation* 1994;89(6): 2673-2676.

35. Warnes CA, Williams RG, Bashore TM, et al. ACC/AHA 2008 Guidelines for the Management of Adults with Con-

genital Heart Disease: a report of the American College of Cardiology/American Heart Association Task Force on Practice Guidelines (writing committee to develop guidelines on the management of adults with congenital heart disease). *Circulation*. 2008 Dec 2;118(23):e714-e833.

36. Warnes CA, Williams RG, Bashore TM, et al. ACC/AHA 2008 Guidelines for the Management of Adults With Congenital Heart Disease: a report of the American College of Cardiology/American Heart Association Task Force on Practice Guidelines (writing committee to develop guidelines on the management of adults with congenital heart disease). *Circulation*. 2008 Dec 2;118(23):e714-e833.

37. Silversides CK, Granton JT, Konen E, Hart MA, Webb GD, Therrien J. Pulmonary thrombosis in adults with Eisenmenger syndrome. *J Am Coll Cardiol*. 2003 Dec 3;42(11):1982-1987.

38. Perloff JK, Hart EM, Greaves SM, Miner PD, Child JS. Proximal pulmonary arterial and intrapulmonary radiologic features of Eisenmenger syndrome and primary pulmonary hypertension. *Am J Cardiol*. 2003 Jul 15; 92(2):182-187.

39. Vongpatanasin W, Brickner ME, Hillis LD, Lange RA. The Eisenmenger syndrome in adults. *Ann Intern Med*. 1998 May 1;128(9):745-755.

40. Warnes CA, Williams RG, Bashore TM, et al. ACC/AHA 2008 Guidelines for the Management of Adults with Congenital Heart Disease: a report of the American College of Cardiology/American Heart Association Task Force on Practice Guidelines (writing committee to develop guidelines on the management of adults with congenital heart disease). *Circulation*. 2008 Dec 2;118(23):e714-e833.

41. Warnes CA, Williams RG, Bashore TM, et al. ACC/AHA 2008 Guidelines for the Management of Adults with Congenital Heart Disease: a report of the American College of Cardiology/American Heart Association Task Force on Practice Guidelines (writing committee to develop guidelines on the management of adults with congenital heart disease). *Circulation*. 2008 Dec 2;118(23):e714-e833.

42. Veldtman GR, Connolly HM, Grogan M, Ammash NM, Warnes CA. Outcomes of pregnancy in women with tetralogy of Fallot. *J Am Coll Cardiol*. 2004 Jul 7;44(1):174-180.

43. Expert consensus document on management of cardiovascular diseases during pregnancy. *Eur Heart J*. 2003 Apr;24(8):761-781.

44. Bonow RO, Carabello BA, Chatterjee K, et al. ACC/AHA 2006 guidelines for the management of patients with valvular heart disease: a report of the American College of Cardiology/American Heart Association Task Force on Practice Guidelines (writing committee to revise the 1998 guidelines for the management of patients with valvular heart disease) developed in collaboration with the Society of Cardiovascular Anesthesiologists endorsed by the Society for Cardiovascular Angiography and Interventions and

the Society of Thoracic Surgeons. *J Am Coll Cardiol*. 2006 Aug 1;48(3):e1-e148.

45. Meijboom LJ, Vos FE, Timmermans J, Boers GH, Zwinderman AH, Mulder BJ. Pregnancy and aortic root growth in the Marfan syndrome: a prospective study. *Eur Heart J*. 2005 May;26(9):914-920.

46. Vahanian A, Baumgartner H, Bax J, et al. Guidelines on the management of valvular heart disease: The Task Force on the Management of Valvular Heart Disease of the European Society of Cardiology. *Eur Heart J*. 2007 Jan;28(2):230-268.

47. Pearson GD, Veille JC, Rahimtoola S, et al. Peripartum cardiomyopathy: National Heart, Lung, and Blood Institute and Office of Rare Diseases (National Institutes of Health) workshop recommendations and review. *JAMA*. 2000 Mar 1; 283(9):1183-1188.

48. Habli M, O'Brien T, Nowack E, Khoury S, Barton JR, Sibai B. Peripartum cardiomyopathy: prognostic factors for long-term maternal outcome. *Am J Obstet Gynecol*. 2008 Oct;199(4):415.

49. Isezuo SA, Abubakar SA. Epidemiologic profile of peripartum cardiomyopathy in a tertiary care hospital. *Ethn Dis* 2007;17(2):228-233.

50. Sliwa K, Skudicky D, Candy G, Bergemann A, Hopley M, Sareli P. The addition of pentoxifylline to conventional therapy improves outcome in patients with peripartum cardiomyopathy. *Eur J Heart Fail*. 2002 Jun;4(3):305-309.

51. Sliwa K, Fett J, Elkayam U. Peripartum cardiomyopathy. *Lancet*. 2006 Aug 19;368(9536):687-693.

52. Howlett JG, McKelvie RS, Costigan J, et al. The 2010 Canadian Cardiovasscular Society guidelines for the diagnosis and management of heart failure update: Heart failure in ethnic minority populations, heart failure and pregnancy, disease management, and quality improvement/assurance programs. *Can J Cardiol* 2010;26(4): 185-202.

53. Roth A, Elkayam U. Acute myocardial infarction associated with pregnancy. *J Am Coll Cardiol*. 2008 Jul 15;52(3): 171-180.

54. Roth A, Elkayam U. Acute myocardial infarction associated with pregnancy. *Ann Intern Med*. 1996 Nov 1;125(9): 751-762.

55. Ladner HE, Danielsen B, Gilbert WM. Acute myocardial infarction in pregnancy and the puerperium: a population-based study. *Obstet Gynecol*. 2005 Mar;105(3):480-484.

56. James AH, Jamison MG, Biswas MS, Brancazio LR, Swamy GK, Myers ER. Acute myocardial infarction in pregnancy: a United States population-based study. *Circulation*. 2006 Mar 28;113(12):1564-1571.

57. Badui E, Enciso R. Acute myocardial infarction during pregnancy and puerperium: a review. *Angiology*. 1996 Aug;47(8):739-756.

第 9 章

孕产妇脓毒症

• *George R. Saade*

脓毒症、严重脓毒症和感染性休克是感染引起的一系列全身性反应。在北美洲，脓毒症是重症监护病房中的主要死亡原因，是10%孕产妇死亡的直接原因。多数脓毒症患者的死亡原因是多器官功能障碍综合征（MODS），其为脓毒症的终末阶段。因妊娠与感染性疾病，如肾盂肾炎、绒毛膜羊膜炎、子宫内膜炎、伤口感染、坏死性筋膜炎和胆囊炎等之间的关系，产科患者易受脓毒症的攻击。高达4%的菌血症患者会出现感染性休克，而40%~60%的感染性休克者患有菌血症。菌血症与脓毒症的关系也受其他因素影响，如免疫抑制和相关的医疗状况。革兰阴性需氧菌曾被认为是脓毒症的主要病原体，然而，近年来脓毒症患者的革兰阳性菌感染率逐渐上升，与革兰阴性菌的感染率相当。

■ 定义

脓毒症是指由感染引起的全身炎症反应综合征（SIRS）（表9-1）。若合并器官功能障碍，则称为严重脓毒症。感染性休克由脓毒症所致，经补液（血管升压药）仍无法纠正的低血压（收缩压<90mmHg，平均动脉压<70mmHg，或较基础血压下降>40mmHg）。脓毒症导致的组织低灌注是指感染引起的低血压、乳酸升高（≥4mmol/L）或少尿[尽管予以足够的液体复苏，仍至少有2小时尿量<0.5mL/(kg·h)]。

■ 表9-1 全身炎症反应综合征的定义

- 体温>38℃或<36℃
- 呼吸>20 次/分或 $PaCO_2$<32mmHg
- 脉搏>90 次/分
- 白细胞计数>12 000/mL，或<4000/mL，或未成熟细胞>10%

至少满足以上2个标准。

■ 病因

有学说认为，脓毒症是继发于感染的不受控制的炎症反应。这个假说是基于动物实验以及人类免疫反应的检测，包括细胞因子水平。但在临床试验中使用抗生素并不能减少死亡率，而且严重受损的免疫系统也无法抵御感染。脓毒症患者的免疫反应可能是双相的，在最初的反应后是抗感染相。脓毒症患者的心血管表现是周围血管张力和心功能改变的结果。使用平滑肌松弛剂如一氧化氮引起血管张力下降，同时影响动静脉系统。微血管的变化，如内皮细胞肿胀、纤维蛋白沉积和循环细胞的聚集均能导致脓毒症患者的血流异常。心输出量依赖于患者的心室内容量。感染性休克的早期，心输出量因低血容量和低心脏充盈量而减少。补液后心输出量可增加。感染性休克的患者常有心功能不全，并影响左右心室。许多细胞因子，如一氧化氮，都是心肌的抑制因子。

■ 诊断

妊娠者脓毒症的体征和症状不如非妊娠者明显,因此不易诊断。某些临床表现可能与正常的妊娠一致,如心动过速、呼吸过快、白细胞增多症和血小板减少症;而有些表现则相反,如体温低和白细胞减少。少尿 [经足量的液体复苏后,仍至少有 2 小时尿量<0.5mL/(kg·h)]和血清肌酐升高(升高>0.5mg/dL)有时会被误诊为子痫前期或低血容量。其他的体征和症状为呕吐、腹泻、斑丘疹和精神改变。早期识别和治疗需要有高度的警惕性。对可疑感染并伴有任何上述症状的患者应考虑为脓毒症。

■ 治疗

脓毒症患者的一般治疗原则见表 9-2。下面主要讨论脓毒症,尤其是感染性休克的治疗总原则。每一项细节(中心血流动力学的监测、药理学、胎儿情况等) 将于后续章节中详细阐述。大量研究表明,遵照指南早期识别和管理脓毒症能改善结局。

在进行初始评估时,应对孕产妇常见的感染来源(表 9-3)进行筛查。行胸部 X 线片检查以除外肺炎,行盆腹腔 CT 或 MRI 探查是否有脓肿、子宫肌层坏死和子宫积脓,行羊膜腔穿刺

■ 表 9-2　脓毒症的一般治疗原则

- 广谱抗生素
- 根据中心静脉压或肺动脉导管,计算补液量
- 使用血液制品(贫血、DIC)
- 血管收缩药和强心药
- 去除感染源
- 呼吸通气支持
- 支持治疗(预防深静脉血栓形成、营养支持、预防应激性溃疡、血液滤过)
- 免疫治疗
- 终止妊娠作为最后手段(非绒毛膜羊膜炎)

■ 表 9-3　产科患者常见的感染来源

- 生殖道
- 泌尿系统
- 伤口感染
- 绒毛膜羊膜炎
- 胆囊炎
- 呼吸系统

以除外羊膜腔感染。感染的诊断依赖于临床征象和找到感染原。经放射检查确诊后,应按指南抽出或吸出标本,进行革兰菌和真菌的染色和培养。化脓的伤口或弥散性蜂窝织炎应用棉签快速刷取标本送培养。若怀疑污染伤口合并感染,在培养结果回报前先考虑厌氧菌感染。当有发热或寒颤时,应在使用抗生素前尽快抽取血培养送检。使用 70%异丙醇或含碘溶液擦拭皮肤两遍后,穿刺获取新鲜静脉血培养。每个培养瓶需 10~30mL 血液,若血液不足,则优先供给需氧培养瓶。进行培养瓶接种前,应更换静脉穿刺针头。可疑菌血症患者应行 2~3 次血液培养。重症患者脓毒症的来源常常是医源性的, 如中心静脉导管(CVC)、留置尿管或使用呼吸机引起。应遵照特定的技术和操作来进行这些感染原的培养。包括从 CVC 中抽取血液进行培养、CVC 末端的定量培养和 CVC 穿刺部位的培养。从气管内获取的分泌物标本应进行革兰染色和细菌真菌培养。大于 10mm 的胸腔积液应抽液、培养并行革兰和真菌染色。除非有禁忌证,否则对可疑呼吸机相关肺炎者应进行支气管镜检查。不推荐住院患者常规进行假丝酵母菌的筛查。在脓毒症患者中,重症患者更常见侵入性真菌感染。假丝酵母菌感染的脓毒症患者应进行两个以上不同部位的血培养。

最初几个小时的治疗对脓毒症患者至关重要,尤其是组织低灌注者。产科医师应警惕合并感染的孕产妇进展成脓毒症的可能。若怀疑脓毒症,应尽快进行治疗和复苏,不要延误至患者病情加重。因此,产科医师应熟练掌握脓毒症的

早期识别和管理。尽早使用抗生素能减少脓毒症患者的患病率和死亡率。起始治疗应经验性使用广谱抗生素。对于妊娠合并的感染，青霉素、氨基糖苷类联用针对厌氧菌的克林霉素或甲硝唑能覆盖大部分病原体。碳青霉烯类、三代或四代头孢菌素可用于非中性粒细胞缺乏的患者。氨曲南和氟喹诺酮类抗革兰阳性菌活性不强，因此并不推荐用于最初的经验性治疗。万古霉素应用于疑有耐甲氧西林葡萄球菌感染者（导管相关感染或耐甲氧西林葡萄球菌为优势菌的病灶）。抗真菌药不常规应用于经验性治疗。当机体有免疫抑制或其他易导致真菌感染的情况时，可导致最初的刺激反应，应考虑两性霉素或等效的抗生素。氟康唑与两性霉素 B 具有相同作用，对非中性粒细胞缺乏者毒性小。两性霉素 B 在药敏试验确诊前应作为中性粒细胞缺乏的脓毒症患者的一线治疗用药。在最初和后续治疗的抗生素选择中，应考虑患者过敏史、肝肾功能、培养结果和院内或社区的特定微生物药敏试验。培养结果可能有假阳性或假阴性，因此有些病原体可能未被检出。产科有潜在多重感染的患者更需警惕。

血流动力学支持是脓毒症管理的核心组成部分，目的是重建组织灌注和恢复细胞代谢。容量治疗，通常仅补液就足以逆转低血压，重建血流动力学的稳定和改善氧气的运输。容量治疗应根据血压（维持收缩压至少在 90mmHg，或平均动脉在 60~65mmHg 之间）、心率、尿量≥0.5mL/(kg·h)进行调整。开始时应快速输液，速度至少为 30mL/kg，推荐在 5~15 分钟内输注 250~1000mL 晶体液。严重脓毒症或感染性休克的液体复苏不应使用羟乙基淀粉。对于需补充大量晶体液的严重脓毒症或感染性休克患者，可使用白蛋白。妊娠期渗透压下降，而营养不良或子痫前期的患者更明显。脓毒症患者的毛细血管渗出倾向和妊娠相关的渗透压下降使得妊娠期或产褥期女性发生肺水肿概率升高。起始的液体输注量可根据患者的血管内容量状态

（最初的液体补充和丢失）、血管内渗透压（营养状态、可致渗透压下降的疾病等）和肺功能的检查（氧饱和度、肺部听诊等）来决定。若治疗后仍有持续低血压，应根据中心静脉压(CVP，维持在 8~12mmHg)或肺毛细血管楔压（维持在 12~16mmHg）做进一步的扩容治疗。某些情况下 CVP 不能完全反映左心室收缩末压（如子痫前期），或 CVP 升高时，肺毛细血管楔压可能更适于指导扩容治疗。若有中心监测的指征，放置导管监测上腔静脉或混合静脉血的氧合血红蛋白饱和度有益于指导后续的治疗。全身氧气的运输依赖于心输出量及血液的携氧能力。心输出量的增加与血管扩容的程度成正比，通过增加血红蛋白含量可提升携氧能力。脓毒症患者的血红蛋白浓度推荐维持在 9~10mg/dL。

当液体和红细胞替代疗法无法重建适宜的器官灌注时，需使用血管收缩剂（表 9-4）。不同血管收缩剂的选择根据心脏和外周血管之间的平衡决定。多巴胺和肾上腺素比去甲肾上腺素和苯肾上腺素更易增加心率，多巴胺和去甲肾上腺素升高血压和心脏指数。总的来说，去甲肾上腺素是最优的血管收缩剂，与其他血管收缩剂相比更少导致心动过速，不干扰下丘脑垂体轴。在感染性休克中，去甲肾上腺素比多巴胺更有效，可增加心输出量、肾血流和尿量。当需要额外的血压维持时，可添加肾上腺素或作为去甲肾上腺素的有效替代。接受血管收缩剂治疗的患者应开放动脉通道。尽管脓毒症对心功能有负性作用，但多数患者在接受伴或不伴去甲肾上腺素的血管扩容后能增加心输出量。若心输出量持续低于正常值或下降，则需要强心剂，

■ 表 9-4　感染性休克的血管收缩剂使用剂量

多巴胺	10~25μg/(kg·min)
去甲肾上腺素	1~50μg/min
肾上腺素	1~10μg/min
苯肾上腺素	40~180μg/min
抗利尿激素	0.01~0.04U/min

而多巴酚丁胺是最适当的选择[起始 $2.5\mu g/(kg\cdot min)$，每 30 分钟增加 $2.5\mu g/(kg\cdot min)$ 以达到心指数 3 或以上]。若存在低血压，多巴酚丁胺应联合血管收缩剂去甲肾上腺素。最后，在使用高剂量血管收缩剂和强心药的情况下，若仍有器官灌注不良，应添加血管加压素，剂量限制于 $0.01\sim0.04U/min$ 以防止内脏、冠状动脉缺血或心输出量的降低。不推荐常规行静脉碳酸氢盐治疗酸中毒和超常氧运输（增加的氧运输高于正常）。最初几个小时的治疗对预后影响很大，因此，识别感染患者发生感染性休克对积极和及时的心血管管理十分重要。在最初的 6 小时，复苏的目标是维持 CVP 在 $8\sim12mmHg$，平均动脉压大于或等于 $65mmHg$，尿量大于或等于 $0.5mL/(kg\cdot h)$，上腔静脉血氧饱和度 70% 或混合静脉血氧饱和度 65%。在乳酸升高的孕产妇中，纠正上述失衡是另一种改善组织灌注的重要方法。

应在患者状况允许的情况下尽早排除感染源。若为伤口感染或筋膜炎，则有指征进行感染和失活组织的清创术。子宫超声能确定是否有残余物的存在及是否需要刮宫。若经 CT 或 MRI 检查发现界限清晰和易处理的腹腔或盆腔内脓肿，可先经皮引流，一可明确治疗，二可暂时性改善患者情况，为腹腔镜检查作准备。对于界限不清晰、需要清除坏死组织和经皮引流失败的，应考虑腹腔镜探查。放射科医师应警惕产褥期患者子宫肌层坏死的可能，可通过 CT 或 MRI 发现，需行子宫切除。妊娠合并脓毒症的患者，若未发现明显的感染来源，需行羊膜腔穿刺以排除绒毛膜羊膜炎。通过羊水葡萄糖浓度和革兰染色，若确定为羊膜腔内感染，需终止妊娠。因妊娠和产后女性有发生胆囊炎的倾向，需排除胆囊炎，若有胆囊炎则行胆囊切除术。同样，肾盂肾炎与尿路梗阻相关，应行输尿管支架和引流。

严重脓毒症或感染性休克的患者应尽早行气管插管和机械通气，避免无创正压通气。机械通气的指征是呼吸急促（呼吸频率>40 次/分）、呼吸肌衰竭（使用呼吸辅助肌）、精神状态改变和吸氧情况下严重的低氧血症。在一些复杂病例中，少数措施如减少潮气量（标准体重 $6mL/kg$ 维持呼气末峰压<$30cmH_2O$）和采取俯卧位能改善高碳酸血症。急性肺损伤或急性呼吸窘迫综合征患者的呼吸管理将在第 12 章讨论。

在重症患者的治疗中，部分为支持疗法，尤其是产科脓毒症患者，如静脉血栓栓塞的预防、营养支持、应激性溃疡的预防和肾功能不全的血液滤过。脓毒症和妊娠均为血栓栓塞的高危因素，故需预防深静脉血栓的形成。可使用小剂量普通肝素（5000U 3 次/天）或低分子肝素，必要时可加用间歇充气加压装置。若患者有肝素禁忌证（凝血功能异常、活动性出血、过敏），可改用物理措施预防。推荐给予脓毒症患者营养支持。这部分在其他章节会作更详细的介绍。总之，首选口服或肠内营养，肠外营养为第二选择。美国胸科医师协会和美国肠内肠外营养协会对脓毒症患者给予特定的建议（表 9-5，非产科患者专用）。最近倾向第一周给予低卡路里的营养支持（如，500kcal/d）。大量重症患者的临床试验证实，使用抗酸剂如硫糖铝或 H-2 受体拮抗剂有益于预防应激性胃溃疡出血。严重脓毒症患者，若血小板计数≤$10\,000/mm^3$ 而无明显出血，或≤$20\,000/mm^3$ 而有明显的出血征象时，应预防性输注血小板。

近年来，某些辅助治疗兴起又衰落，而有些尚处于试验阶段。可的松目前被认为是最好

■ 表 9-5　脓毒症患者的营养指导

- 每日能量摄入：25~30kcal/kg
- 蛋白质：$1.3\sim2.0g/(kg\cdot d)$
- 糖类：占非蛋白类 30%~70%，维持血糖<225mg/dL
- 脂类：占非蛋白类 15%~30%

Established by the american college of chest physicians and the American Society of Parenteral and Enteral Nutrition consensus conferences.

的免疫治疗药物。可的松可应用于难治的感染性休克,但不能用于不伴休克或轻度休克的脓毒症患者。若液体复苏和血管收缩剂未能重建血流动力学的稳定性,可添加氢化可的松 200mg/d。现在不推荐强化胰岛素治疗以维持血糖在 80~100mg/dL,目前推荐的目标血糖值,高值≤180mg/dL,低值为不至低血糖。每 1~2 小时监测血糖,而当连续 2 次血糖值高于 180mg/dL 时需开始胰岛素治疗。治疗过程应避免高血糖(>180mg/dL)、低血糖和血糖大幅波动。脓毒症患者的末梢血糖值可能不能反应循环血糖的水平。粒细胞集落刺激因子不应用于非粒细胞缺乏的患者,无肾功能不全指征不应使用血液滤过。其他如丙泊酚、前列腺素、己酮可可碱、N-乙酰半胱氨酸、硒、抗凝血酶Ⅲ、免疫球蛋白和生长激素等若无研究表明有明显益处则不应用于脓毒症患者。一项回顾性分析指出,无足够证据支持脓毒症患者使用重组活性蛋白 C(rhAPC),且其已撤出市场。

重症脓毒症对妊娠的影响将在其他章节讨论。妊娠合并脓毒症患者存在子宫胎盘供血不足和早产的风险。根据孕周和患者的意愿决定是否予持续性胎心监测和(或)安胎治疗。可疑的胎心率曲线和频繁宫缩可通过纠正孕妇的低氧血症和短期的酸中毒而改善。孕妇长期低氧血症和酸中毒可能导致永久性胎儿损害或发动产程分娩。若无绒毛膜羊膜炎、临产、胎儿窘迫,应基于孕周和患者状况决定是否终止妊娠。若经积极治疗,患者的呼吸和心血管功能仍持续恶化,孕 28 周后可通过降低妊娠子宫压力而提高静脉回流和肺容量。

(梁伟璋　陈娟娟　译)

推荐读物

The Acute Respiratory Distress Syndrome Network. Ventilation with lower tidal volumes as compared with traditional tidal volumes for acute lung injury and the acute respiratory distress syndrome. *N Engl J Med*. 2000;342: 1301-1308.

Bollaert PE, Bauer P, Audibert G, et al. Effects of epinephrine on hemodynamics and oxygen metabolism in dopamine-resistant septic shock. *Chest*. 1990;98:949-953.

Brun-Buisson C, Doyon F, Carlet J, et al. Incidence, risk factors, and outcome of severe sepsis and septic shock in adults: a multicenter prospective study in intensive care units. *JAMA*. 1995;274:968-974.

Cook DJ, Reeve BK, Guyatt GH, et al. Stress ulcer prophylaxis in critically ill patients: resolving discordant meta-analyses. *JAMA*. 1996;275:308-314.

Cooper MS, Stewart PM. Corticosteroid insufficiency in acutely ill patients. *N Engl J Med*. 2003;348-727.

Dellinger RP. Cardiovascular management of septic shock. *Crit Care Med*. 2003;31:946-955.

Dellinger RP, Levy MM, Rhodes A, et al. Surviving Sepsis Campaign Guidelines Committee including the Pediatric Subgroup. Surviving sepsis campaign: international guidelines for management of severe sepsis and septic shock: 2012. *Crit Care Med*. 2013;41:580-637.

Haase N, Perner A, Hennings LI, et al. Hydroxyethyl starch 130/0.38-0.45 versus crystalloid or albumin in patients with sepsis: systematic review with meta-analysis and trial sequential analysis. *BMJ*. 2013;346:f839.

Hack CE, Zeerleder S. The endothelium in sepsis: source of and a target for inflammation. *Crit Care Med*. 2001;29: S21-S27.

Hinds C, Watson D. Manipulating hemodynamic and oxygen transport in critically ill patients. *N Engl J Med*. 1995;333:1074-1075.

Hotchkiss RS, Karl IE. The pathophysiology and treatment of sepsis. *N Engl J Med*. 2003;348:138-150.

Mabie WC, Barton JR, Sibai B. Septic shock in pregnancy. *Obstet Gynecol*. 1997;90:533-561.

Marshall JC. Inflammation, coagulopathy, and the pathogenesis of multiple organ dysfunction syndrome. *Crit Care Med*. 2001;29(suppl):S99-S106.

Martin C, Papazian L, Perrin G, et al. Norepinephrine or dopamine for the treatment of hyperdynamic septic shock? *Chest*. 1993;103:1826-31.

Martin GS, Mannino DM, Eaton S, et al. The epidemiology of sepsis in the United States from 1979 through 2000. *N Eng J Med*. 2003;348:1546-1554.

Perel P, Roberts I, Ker K. Colloids versus crystalloids for fluid resuscitation in critically ill patients. Cochrane Database Syst Rev. 2013 Feb 28;2:CD000567

Rangel-Frausto MS, Pittet D, Costigan M, et al. The natural history of the systemic inflammatory response syndrome (SIRS). *JAMA*. 1995;273:117-123.

Rivers EP, Ahrens T. Improving outcomes for severe sepsis and septic shock: tools for early identification of at-risk patients and treatment protocol implementation. *Crit Care Clin*. 2008;23:S1-S47.

Rivers E, Nguyen B, Havstad S, et al. Early goal-directed therapy in the treatment of severe sepsis and septic shock. *N Engl J Med.* 2001;345:1368-1377.

Sharma S, Kumar A. Septic shock, multiple organ failure, and acute respiratory distress syndrome. *Curr Opin Pulm Med.* 2003;9:199-209.

Wojnar MM, Hawkins WG, Lang CH. Nutritional support of the septic patient. *Crit Care Clin.* 1995;11:717.

甲状腺和其他内分泌系统急症

● *Michael A. Belfort*

甲状腺和其他内分泌急症

本章阐述孕期常见的内分泌急症。虽然大多数被忽略或未经处理的内分泌系统疾病都可发展成急症，但本章的目的并非赘述孕期内分泌系统并发症，而在于强调临床工作中 ICU 患者常见的病种。这些病种包括甲状腺功能亢进或甲状腺危象、甲状腺功能减退、黏液性水肿昏迷、急性肾上腺皮质危象（艾迪生病危象）、嗜铬细胞瘤、原发性高钾血症和尿崩症。糖尿病和酮症酸中毒已在其他章节阐述。

甲状腺疾病

甲状腺疾病是育龄期女性常见的第二大内分泌系统疾病。产科医师需关注孕前已经存在的甲状腺功能不足或甲状腺功能亢进状态的孕妇。因为妊娠可影响甲状腺功能，即便孕前病情稳定的女性，妊娠也可能造成病情失控而需要持续的监测和药物控制。此外，自身血液循环中存在循环抗体的孕妇，其胎儿可能面临较大的风险。虽然甲状腺功能亢进在孕期并不常见（0.2%），而且甲状腺功能亢进危象更罕见，但鉴于其潜在的发病率和死亡率，对这类疾病不能放松警惕。

定义

甲状腺毒症并非正式术语，是指由于甲状腺分泌激素过多或血液循环中甲状腺激素过量引起的一类临床症状或生化状态。孕期造成甲状腺毒症的最常见原因是 Graves 病。它是一种自身免疫性疾病，可分泌甲状腺刺激免疫球蛋白（TSI）和甲状腺抑制免疫球蛋白（TBII），两者分别作用于促甲状腺激素（TSH）受体以刺激或抑制甲状腺激素的分泌。

甲状腺功能亢进危象以急性、急剧恶化的甲状腺功能亢进为特征。

甲状腺功能低下起因于甲状腺激素分泌不足，黏液性水肿昏迷是它的一种极端情况。

甲状腺炎可由甲状腺的自身免疫性炎症或第一次分娩后诱发。它通常是无痛性的，表现为甲状腺功能低下，短暂性甲状腺毒症，或在产后一年内继发于甲状腺功能亢进的甲状腺功能低下。

病理学

四碘甲状腺胺酸（T_4）是甲状腺分泌的主要激素。大多数 T_4 在外周组织中转化为三碘甲状腺胺酸（T_3），它是 T_4 的活性形式，受垂体 TSH 的直接调控。细胞表面 TSH 受体与黄体生成素（LH）和人绒毛膜促性腺激素（hCG）类似。T_3 和 T_4 在外周血中运输并与甲状腺结合球蛋白（TBG）、甲状腺素运载蛋白（旧称前白蛋白）及清蛋白结合。小于 0.05% 的血清 T_4 和小于 0.5% 的血清 T_3 呈非结合状态，且能与靶组织相互反应。常规 T_4 测量反映血清总 T_4 浓度,可因血液循环蛋白浓度的增减而出现非真实改变。TBG血清浓度可因肝清除率减低和雌激素介导的TBG 结构改变(延长其血浆半衰期)在妊娠 20周增加 2.5 倍。这种 TBG 改变可引起妊娠期甲状腺检测结果的明显改变。血清总 $T_4(TT_4)$ 可增加 25%~45%,从妊娠前 5~12mg% 升高至妊娠后 9~16mg%。血清总 $T_3(TT_3)$ 在妊娠早期增加30%,随后增加 50%~65%。为保持游离 T_4 的平衡,甲状腺会产生更多的 T_4 直到妊娠中期达到新的平衡状态。因此,外周甲状腺激素代谢的改变需要持续生成 T_4 以维持血浆正常 T_4 浓度。TSH 水平因妊娠早期 hCG 升高而暂时降低,但在妊娠中晚期可恢复正常(表 10-1)。

胎儿影响

胎儿的下丘脑-垂体-甲状腺轴的发育不受孕妇甲状腺功能影响。胎儿在妊娠 10~12 周开始蓄积碘。胎儿垂体 TSH 在妊娠 20 周具备功能。胎盘是阻挡孕妇血液循环中 T_3、T_4 和 TSH的有效屏障。尽管如此,对于先天性甲状腺功能低下,依然有足够的母体甲状腺激素通过胎盘(脐血水平占正常的 25%~50%)以预防出生后甲状腺功能低下。免疫球蛋白 G(IgG)自身抗体、碘、促甲状腺激素释放激素(TRH)和抗甲状腺药物(丙基硫氧嘧啶 PTU)可以轻易通过胎盘并干扰胎儿甲状腺激素的活性。孕妇服用甲状腺素的胎儿有罹患甲状腺功能低下和甲状腺肿的风险,故应受到严密监测。可使用靶向超声连续监测胎儿的发育畸形和甲状腺大小。亦可采用产前胎心监测和偶尔经皮采集胎儿血(超声提示明显的甲状腺肿)。因为 IgG 抗体可以通过胎盘,所以对有甲状腺毒症病史的女性进行 TSI和 TBII 检查很重要。

甲状腺功能亢进

甲状腺功能亢进的病因见表 10-2。甲状腺功能亢进发病率占妊娠妇女的 0.2%,而甲状腺毒症占其中的 90% 以上。拮抗 TSH 受体的自身抗体[甲状腺激素抗体(TSAb),旧称长效甲状腺刺激素(LATS)]作为 TSH 的兴奋剂,因此可刺激并增加甲状腺激素的生成。轻度甲状腺功能亢进的临床表现与正常妊娠期的症状相似(疲劳、食欲增加、呕吐、心悸、心动过速、心慌、尿频、失眠、情绪不稳),不易诊断。更特异性的症状和体征如震颤、紧张、大便频繁、多汗、反射亢进、肌无力、甲状腺肿、高血压和体重减轻高度提示甲状腺功能亢进。甲状腺眼症(凝视、眼睑挛缩、突眼症)和皮肤病(局部或胫前黏液性水肿)可诊断甲状腺功能亢进。本疾病可在妊娠早期加重但在晚期减轻。未经治疗的甲状腺功能亢进会对孕妇和胎儿造成一定风险,包括宫内生长受限(IUGR)、早产、重度子痫前期和心功能衰竭(表 10-3)。

■ 表 10-1　孕期甲状腺功能改变

正常下丘脑-垂体-甲状腺轴

孕早期 TSH 因 hCG 而受到抑制,之后恢复正常

孕早期:0.24~2.99

孕中期:0.46~2.95

孕晚期:0.43~2.78

肾脏碘清除率增高(肾小球滤过率增加)

甲状腺肿发生在碘充足区域;碘缺乏区域甲状腺大小增加 30%

血 TBG 增多;T_3 酸树脂摄取量减少

血总 T_4 和 T_3 增加

正常血游离 T_3 和 T_4

■ 表 10-2　孕期甲状腺功能亢进的原因

Graves 病

毒性多结节甲状腺肿(育龄期少见)

毒性腺瘤

滋养细胞疾病

甲状腺炎(慢性、亚急性、病毒性)

外源性甲状腺激素

■ 表 10-3　末治疗的甲状腺功能亢进对胎儿和孕妇的危害

胎儿	孕妇
自发性流产	子痫前期
早产	孕妇心力衰竭
低出生体重	感染
	贫血
胎儿/新生儿甲状腺功能亢进	甲状腺功能亢进危象

胎儿和新生儿并发症

围生期风险包括 IUGR、早产、心律失常和胎死宫内。对任何妊娠期甲状腺毒症应警惕胎儿甲状腺毒症。母亲患有甲状腺毒症的新生儿可因自身抗体透过胎盘（甲状腺疾病和满意自身免疫性甲状腺炎）而具有继发免疫介导的甲状腺功能亢进和甲减的风险。TBII 可导致短暂性新生儿甲状腺功能减退，而 TSI 可引起新生儿甲状腺功能亢进。硫代酰胺治疗的普及降低了这些抗体的滴度，使其发病率降低（<0.5%）。因新生儿清除孕妇抗体缓慢，导致新生儿甲状腺疾病的症状发作延迟。有甲状腺毒症病史但已接受手术或放射碘治疗或孕期未接受硫代酰胺治疗的孕妇，其新生儿因甲状腺抗体的持续存在仍有较高罹患甲状腺疾病的风险。

实验室诊断

甲状腺功能亢进的实验室确诊为血清 TSH 下降伴游离 T_4（或 FTI）水平增高且不合并结节性甲状腺肿或甲状腺肿块。极少数情况下，血清总 T_3 可能比 T_4 的增加更显著或更早出现（T_3 型甲状腺功能亢进）。

甲状腺功能亢进亦可能由升高的 hCG 所致，见于滋养细胞疾病或者妊娠剧吐。这些情况很少需要治疗，因为当滋养细胞组织排出或呕吐抑制后甲状腺功能亢进可自行缓解。生化指标异常的甲状腺功能亢进可见于 66% 合并严重妊娠剧吐的孕妇（TSH 水平测不出或 FTI 升高

或两者同时存在），但前者通常于孕 18 周缓解。如果需要治疗，治疗措施应直接针对潜在的甲状腺疾病（如抗生化性甲状腺功能亢进），因为临床甲状腺功能亢进合并妊娠剧吐极其罕见。妊娠期心脏功能失代偿通常发生于甲状腺功能亢进控制不良合并贫血、感染或高血压者。可逆的扩张性心肌病、充血性心力衰竭、心室纤颤已报道可见于甲状腺功能亢进危象。表 10-4 列出了妊娠合并甲状腺功能亢进相关的血流动力学改变。

β-肾上腺素能阻滞剂在理论上禁用于充血性心力衰竭，因为心脏的肾上腺素能刺激作用是对抗心力衰竭的主要代偿机制。β-肾上腺素能阻滞剂造成的负性肌力作用可抑制心肌的收缩。然而，这些药物对于甲状腺功能亢进合并的心房纤颤和室上性心动过速十分有效。因此，建议慎用肾上腺受体阻滞剂，因为妊娠期容易发生充血性心力衰竭。在关键时刻，肺动脉导管可作为 β-肾上腺素能阻滞剂的重要辅助治疗以确保其安全性及有效性。其他有用的治疗措施包括利尿剂、地高辛和卧床休息。在甲状腺功能恢复正常后心功能不全仍可持续数月。

妊娠期合并甲状腺功能亢进的治疗

治疗的主要目的是有效控制甲状腺功能不全直至产后。保护胎儿免受疾病或药物不良反应的影响是次要目的。基础治疗项目见表 10-5。

■ 表 10-4　甲状腺功能亢进时血流动力学改变

心输出量和每搏输出量增加
脉率增加
外周血管阻力降低
血容量增加
心肌收缩功能受损
心电图改变：
　左心室肥大（15%）
　心房纤颤（21%）
　预激综合征

表10-5　甲状腺功能亢进的治疗措施
观察
抗甲状腺药物
β-肾上腺素能阻滞剂
甲状腺手术

对于临床症状轻微、无心血管功能受损的甲状腺功能亢进可暂时观察。对症状明显的甲状腺功能亢进，抗甲状腺药物是治疗的主要措施。PTU和甲硫咪唑（他巴唑）是美国目前常用的两种硫代酰胺药物。在欧洲则使用甲硫咪唑衍生物卡比咪唑，因为后者可迅速转化为甲硫咪唑。甲硫咪唑和PTU可有效阻止甲状腺组织内的激素合成，但是PTU还可抑制甲状腺组织外T_4向T_3的转化。上述两种药物可透过胎盘屏障，可能抑制胎儿的甲状腺功能。甲硫咪唑对胎儿的生物活性比PTU高4倍，并与胎儿的皮肤发育不全相关。鉴于以上两个原因，在美国治疗妊娠期甲状腺功能亢进时优先选用PTU。然而这些观点最近倍受争议，因为有研究证实PTU治疗组和甲硫咪唑治疗组，在胎儿脐血中TSH或T_4水平与皮肤发育不全的发病率并无差异性。通常治疗甲状腺功能亢进所用PTU的单次剂量为150~200mg每天2次或100mg每天3次，疗程4~8周。药物不敏感通常是因为患者不配合，可能需要住院治疗。治疗的目的是使用最小剂量以维持孕妇的游离T_4水平达到或稍高于参考值的上限。应每2~4周进行临床及实验室检查（TSH，游离T_3和T_4）。大多数女性（90%）的病情可在2~4周内明显改善。如果病情改善需要迅速减少药物剂量。因为病情改善通常发生于妊娠中期，故约40%的孕妇可能终止治疗。然而，继续小剂量药物治疗可以减少因TSAb透过胎盘屏障诱发胎儿甲状腺功能亢进的风险并明显降低孕妇妊娠期和分娩时甲状腺功能亢进危象的发生。

甲状腺功能亢进治疗的初始阶段应检测白细胞和肝功能的基础水平，因为甲状腺功能亢进本身可导致肝酶升高和白细胞减少症。硫代酰胺治疗时合并粒细胞减少症发生率为0.1%~0.4%，容易出现发热和咽痛。出现这些症状应立即终止药物治疗并排除白细胞减少症。肝酶异常时也应终止抗甲状腺功能亢进药物治疗。以上药物可在产后临床症状再次出现时重新使用，但内科医师应牢记使用其他硫代酰胺药物治疗时的交叉反应。硫代酰胺的其他主要不良反应包括狼疮样综合征、血小板减少症、肝梗死和血管炎（发生于不到1%的患者）。少数不良反应包括皮疹、关节痛、恶心、厌食、发热和味觉或嗅觉丧失（发生于5%的患者）。服用常规剂量的PTU期间不影响哺乳，因其进入乳汁的量极少。即使进入乳汁的量比PTU多，服用甲硫咪唑期间仍适合哺乳。

β-肾上腺素能阻滞剂可作为辅助用药，用于控制硫代酰胺降低甲状腺激素水平时出现的震颤和心悸症状。心得安是控制这些症状最常用的β-肾上腺素能阻滞剂。β-肾上腺能阻滞剂的相对禁忌证包括阻塞性肺疾病、心脏传导阻滞、心力衰竭和正在使用胰岛素。虽然不常见，但该药物对胎儿的不良反应包括心动过速、生长受限和新生儿低血糖。故妊娠期应缩短β-肾上腺素能阻滞剂的使用时间。

对于出现抗甲状腺药物严重不良反应和无法控制的甲状腺功能者，可考虑行甲状腺次全切除术。为减少妊娠期合并症，通常在妊娠中期手术治疗。术前应使用抗甲状腺药物控制甲状腺功能亢进7~10天。β-肾上腺素能阻滞剂（心得安，20mg，3~4次/天）和无机碘化物（卢戈液，3滴，2次/天）可术前使用4~5天，于术后48小时停用。应慎重使用碘化物，以减轻胎儿严重甲状腺功能减退和甲状腺肿的风险。

因放射碘治疗可溶解胎儿的甲状腺组织，妊娠期禁用。建议^{131}I治疗后4个月内避免受孕和哺乳。这些药物可在妊娠10~12周时轻易通过胎盘屏障造成胎儿甲状腺的永久损害。妊娠早期（10周前）意外使用^{131}I通常并不会造成远期胎儿或新生儿甲状腺功能的不良影响。

甲状腺功能亢进危象

甲状腺功能亢进危象虽然罕见，但潜在的胎儿甲状腺功能亢进可引起孕妇的高代谢并发症，以心血管功能受损（如与发热无关的心动过速、心律失常、心力衰竭），高热和中枢神经系统症状（如多动、焦虑、精神状态改变、精神错乱和癫痫）为主要表现（表10-6）。甲状腺功能亢进危象约发生于 1%~2% 妊娠合并甲状腺功能亢进的患者。它是一种罕见但危害极大的并发症，常见于甲状腺功能亢进控制不良且合并生理性刺激如感染、手术、血栓栓塞、子痫前期和分娩的患者。表10-7 列举了甲状腺功能亢进危象的诱发因素。该病诊断比较困难，如果诊断延误，患者可能陷入休克和（或）昏迷。表10-8 列举了诊断评分标准。甲状腺功能亢进危象孕妇的实验室检测可表现为白细胞增多症、肝酶升高和血镁升高（偶见）。甲状腺功能检测与甲状腺功能亢进相符（如 FT$_3$ 和 FT$_4$ 升高，TSH 降低），但其增长与甲状腺功能亢进危象的严重性不相符。对疑似甲状腺功能亢进危象患者，内科医师应立即开始治疗，而不能等待实验室检查确诊结果。处理宜在产科 ICU 完成。表10-9 列举了甲状腺功能亢进危象患者的基本辅助性支持治疗。治疗的基本目的包括：

1.减少甲状腺激素的合成与释放。

2.清除循环血中的甲状腺激素并提高 TBG 的浓度。

3.抑制外周组织中的 T$_4$ 向 T$_3$ 转换。

4.抑制外周组织中的甲状腺激素活性。

5.治疗甲状腺功能亢进危象的并发症并提供支持方法。

6.鉴别和治疗潜在的合并症。

以下药物适用于上述目标：① PTU 和甲硫咪唑，两者均可抑制酪氨酸碘化（造成甲状腺激素合成减少）和抑制外周组织中 T$_4$ 向 T$_3$ 转化。

■ 表 10-6　甲状腺功能亢进危象的诊断

高代谢

发热 >100°F(37.8℃)

多汗

温暖、发红的皮肤

心血管

心动过速

房颤

室颤

充血性心力衰竭

可逆性扩张型心肌病

中枢神经系统

易怒

躁动

震颤

精神状态改变（谵妄、精神错乱、昏迷）

胃肠道

恶心、呕吐

腹泻

黄疸

实验室依据

白细胞增多

肝功能数值升高

高钙血症

低 TSH，高游离 T$_4$ 和（或）T$_3$

■ 表 10-7　甲状腺功能亢进常见诱发因素

外科急症

麻醉诱导

糖尿病酮症酸中毒

肺栓塞

抗甲状腺药物不耐受

心肌梗死

感染

高血压/子痫前期

分娩

严重贫血

^{131}I 治疗

■ 表10-8 甲状腺功能亢进危象诊断的得分量表

标准	分值	标准	分值
体温调节失衡		胃肠道-肝功能异常表现	
温度(℉)		缺如	0
99.0~99.9	5	轻度(腹泻、腹痛、恶心/呕吐)	10
100.0~100.9	10	重度(黄疸)	20
101.0~101.9	15		
102.0~102.9	20	中枢神经系统紊乱表现	
103.0~103.9	25	缺如	0
>104	30	轻度(躁动)	10
		中度(谵妄、精神错乱、极度嗜睡)	20
心血管		重度(惊厥、昏迷)	30
心动过速(次/分)			
100~109	5	起病情况	
110~119	10	阳性	0
120~129	15	阴性	10
130~139	20		
>140	25		
房颤			
缺如	0		
存在	10		
充血性心力衰竭			
缺如	0		
轻度	5		
中度	10		
重度	20		

总分数：
>45　甲状腺危象
25~44　即将发生甲状腺危象
<25　不太可能发生甲状腺危象

Reproduced with permission from Burch HB, Wartofsky l, 1993. Life-threatening hyperthyroidism: thyroid storm. *Endocrinol Metab Clin North Am* 22:263–277.

单独使用上述药物可使 T_3 浓度减少至75%。②治疗甲状腺功能亢进危象，可使用卢戈液、SSKI(饱和碘化钾溶液)、碘化钠、碘泊酸钠和碳酸锂。这些药物通过抑制甲状腺球蛋白水解而抑制存储激素的释放。这些药物的不良反应之一就是治疗初期可增加甲状腺激素的合成，故在碘剂治疗前使用PTU至关重要。皮质类固醇通过抑制存储激素的释放(与碘剂相同)和阻碍外周组织中 T_4 转换为 T_3(与硫代酰胺相同)而成为治疗的主体，故应在甲状腺功能亢进得以确诊后尽快进行。图10-1描述了抗甲状腺药物的作用机制。药物治疗的详情见下文：

1.口服PTU(必要时通过鼻胃管)，初始剂量 300~600mg，然后每4~6小时口服150~

■ 表 10-9　甲状腺功能亢进危象患者的辅助性支持治疗

静脉补充液体和电解质
心脏监测
考虑肺动脉置管(中央血流动力学监测以指导高动力性心力衰竭的 β 阻滞剂治疗)
降温措施：毯子、海绵擦浴、对乙酰氨基酚
氧疗(连续血气分析后考虑动脉置管)
非水杨酸类(T$_4$增加)
不能吞咽者使用鼻胃管(可能是 PTU 给药的唯一通路)

200mg。

2. PTU 治疗后 1~2 小时开始使用碘剂。

a.口服 SSKI 抑制 T$_4$ 释放(每 8 小时 2~5 滴)。

b.静脉输入碘化钠,每 8 小时 500~1000mg。

c.口服卢戈碘液(每 6 小时 8 滴)。

d.其他碘剂缺乏时可使用(62%碘)。口服 3g 可抑制甲状腺激素释放 2~3 天。

e.口服碳酸锂,每 6 小时 300mg(治疗水平=1mEq/L)。

3. 肾上腺皮质类固醇:可使用地塞米松, 2mg 静脉或肌肉注射,每 6 小时 1 次,共 4 次 (或氢化可的松 300mg/d 静脉注射或强的松 60mg/d)。

4. 心得安可有效控制心动过速。(每 4~6 小时 20~80mg 口服或鼻胃管注入或按 1~2mg/min 速度静脉注射 5 分钟,总量 6mg,然后每 4 小时静脉注射 1~10mg)。如果患者有严重支气管痉挛病史,可选用利血平或胍乙啶。

a. 利血平,每 4~6 小时 1~5mg 肌肉注射。

b. 胍乙啶,每 12 小时 1mg/kg 口服。

5. 苯巴比妥,6~8 小时口服 30~60mg,可用

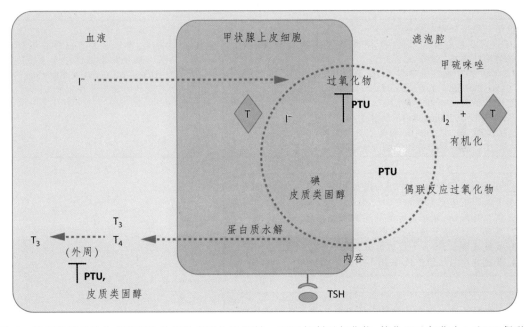

图 10-1　甲状腺激素的合成和药物治疗的病理生理机制。 PTU 抑制过氧化物,催化(1)I$^-$氧化为 I$_2$ 和(2)偶联反应促进 T$_3$ 和 T$_4$ 合成。甲硫咪唑阻碍碘与酪氨酸结合(在甲状腺球蛋白上)。碘和皮质类固醇抑制已结合 T$_3$ 和 T$_4$ 的 TG 的水解,从而抑制 T$_3$ 或 T$_4$ 释放入血液中。PTU 和皮质类固醇也可抑制外周中 T$_3$ 和 T$_4$ 的转换。TSH 结合受体后通过增加细胞内 TG/T$_3$/T$_4$ 复合物(刺激前存在于滤泡腔中)合成而刺激 T$_3$/T$_4$ 的合成与分泌。I$^-$,碘离子;I$_2$,碘;PTU,丙基硫氧嘧啶;T$_3$,三碘甲腺原氨酸;T$_4$,甲状腺素;TG,甲状腺球蛋白;TSH,促甲状腺素。 (Adapted from Costanzo L. *BRS Physiology*. 4th ed. Baltimore,MD: Lippincott Williams& Wilkins;2007.)(Figure adapted by Dr. Erin Meschter.)

于控制躁动症状。

6. 临床症状改善后可停止碘剂和皮质类固醇。

7. 对常规治疗无效的患者，可通过血浆置换或腹膜透析等最终治疗方式清除循环中的甲状腺激素。

8. 图 10-2 列举了甲状腺功能亢进危象的治疗途径。

甲状腺功能减退

妊娠期大多数甲状腺功能减退来源于原发性甲状腺功能减退或起因于之前甲状腺手术或放射性碘治疗等医源性因素，少部分来源于下丘脑异常。通常大多数造成妊娠期或产后甲状腺功能减退的原因包括桥本病（慢性甲状腺炎或慢性自身免疫性甲状腺炎）、亚急性甲状腺

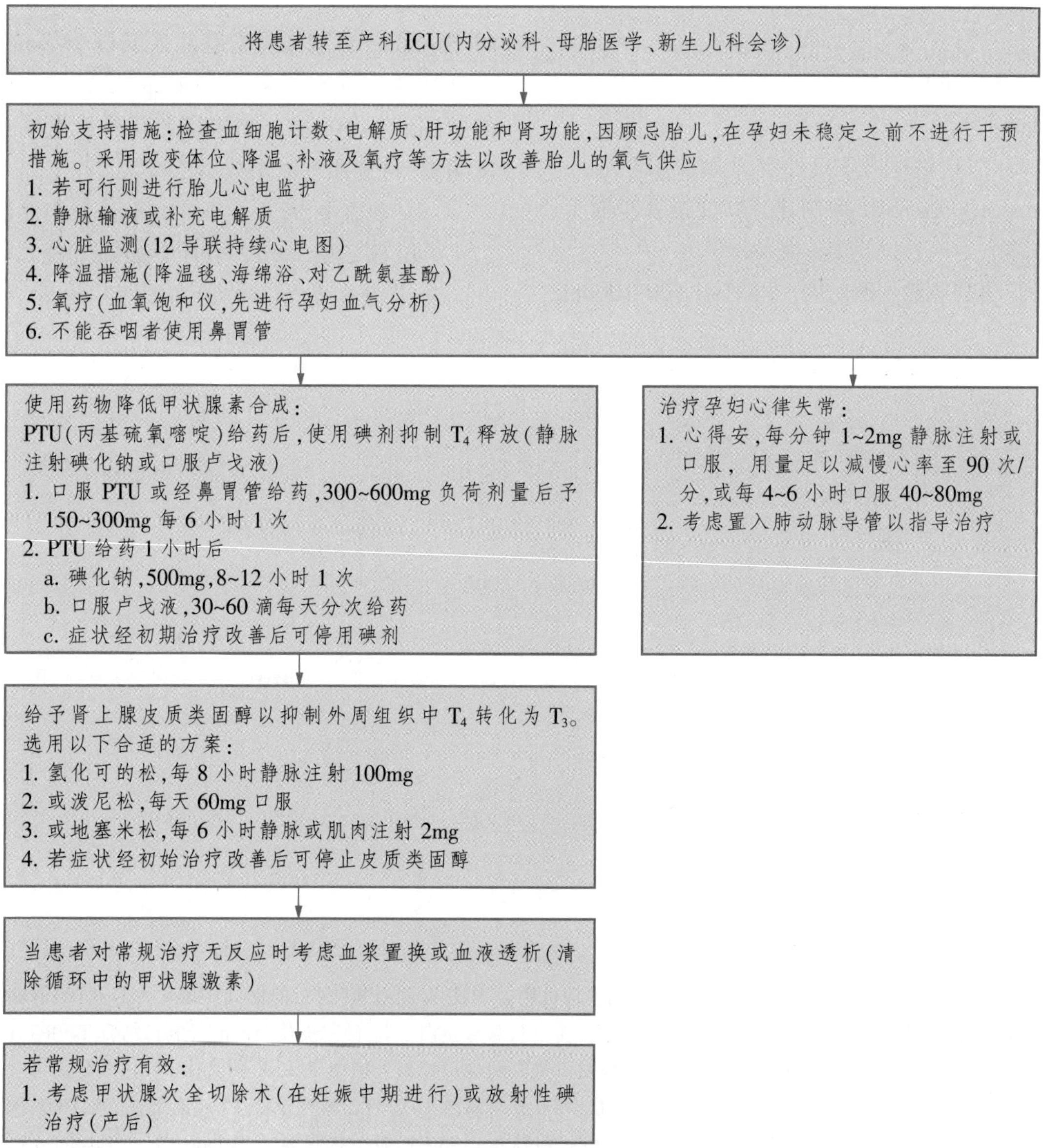

将患者转至产科 ICU（内分泌科、母胎医学、新生儿科会诊）

初始支持措施：检查血细胞计数、电解质、肝功能和肾功能，因顾忌胎儿，在孕妇未稳定之前不进行干预措施。采用改变体位、降温、补液及氧疗等方法以改善胎儿的氧气供应
1. 若可行则进行胎儿心电监护
2. 静脉输液或补充电解质
3. 心脏监测（12 导联持续心电图）
4. 降温措施（降温毯、海绵浴、对乙酰氨基酚）
5. 氧疗（血氧饱和仪，先进行孕妇血气分析）
6. 不能吞咽者使用鼻胃管

使用药物降低甲状腺素合成：
PTU（丙基硫氧嘧啶）给药后，使用碘剂抑制 T_4 释放（静脉注射碘化钠或口服卢戈液）
1. 口服 PTU 或经鼻胃管给药，300~600mg 负荷剂量后予 150~300mg 每 6 小时 1 次
2. PTU 给药 1 小时后
   a. 碘化钠，500mg，8~12 小时 1 次
   b. 口服卢戈液，30~60 滴每天分次给药
   c. 症状经初期治疗改善后可停用碘剂

治疗孕妇心律失常：
1. 心得安，每分钟 1~2mg 静脉注射或口服，用量足以减慢心率至 90 次/分，或每 4~6 小时口服 40~80mg
2. 考虑置入肺动脉导管以指导治疗

给予肾上腺皮质类固醇以抑制外周组织中 T_4 转化为 T_3。选用以下合适的方案：
1. 氢化可的松，每 8 小时静脉注射 100mg
2. 或泼尼松，每天 60mg 口服
3. 或地塞米松，每 6 小时静脉或肌肉注射 2mg
4. 若症状经初始治疗改善后可停止皮质类固醇

当患者对常规治疗无反应时考虑血浆置换或血液透析（清除循环中的甲状腺激素）

若常规治疗有效：
1. 考虑甲状腺次全切除术（在妊娠中期进行）或放射性碘治疗（产后）

图 10-2 甲状腺功能亢进危象的管理流程图。

炎、甲状腺切除术、放射性碘治疗或碘缺乏，以及药物干扰甲状腺功能（表 10-10）。桥本病是发达国家最常见的疾病，以产生抗甲状腺抗体为特征，这些抗体包括抗甲状腺微粒抗体和抗甲状腺球蛋白抗体。桥本病可能与甲状腺组织增大有关（碘缺乏在美国很罕见）。该病更常见于合并糖尿病患者，根据一项基于 100 位糖尿病患者的研究，20% 的 I 型糖尿病患者亦合并桥本病。亚急性甲状腺炎与甲状腺肿无关。甲状腺肿一般被视为因循环 T_4 不足导致 TSH 代偿性增多而产生的体征。根据全球病因分析，造成甲状腺功能减低的原因是碘缺乏。从碘缺乏地区移居美国，有甲状腺功能减退特征且合并营养不良者应考虑补碘治疗。

甲状腺功能减退的症状常见于各种导致甲减的疾病（表 10-11）。患者主诉有便秘、畏寒、湿冷、皮肤干燥、毛发干枯、易怒和注意力不集中。然而，甲状腺功能正常的患者也可能出现上述症状而使临床诊断变得困难。感觉异常的存在可能有助于诊断，其作为早期症状可见于 75% 的甲状腺功能减退患者。深腱反射延迟也可考虑甲状腺功能减退。此外，全身黏液性水肿症状，包括低体温、舌体肥厚、声嘶、眶周水肿在正常妊娠情况下不可见，故其出现有助于甲状

腺功能减退的快速评估。患者可表现为过度疲劳。妊娠期高血压常见。与高泌乳素血症相关的产后闭经和溢乳可提示甲状腺功能减退。

胎儿和新生儿方面

实验室检查发现血液 T_4 浓度降低合并

■ 表 10-10　妊娠期甲状腺功能减退的病因

原发性甲状腺功能失常
桥本病（慢性甲状腺炎、慢性自身免疫性甲状腺炎）
亚急性甲状腺炎
循环中存在 TSH 受体抑制抗体

下丘脑功能异常
医源性因素
甲状腺手术史（甲状腺切除术）
放射性碘治疗
碘缺乏[a]
相关性甲减和甲状腺肿

[a] 碘缺乏通常不引起明显甲减（除非极严重缺乏），更常表现为代偿性结节增大或相关性甲减。

■ 表 10-11　严重甲减的症状和体征

低代谢症状
不耐寒和低体温
感染时体温不相应增加
冰冷、干燥皮肤
毛发干枯、脱发
舌体肥厚和声音粗
手和足部的黏液性水肿和非凹陷性水肿
产后闭经或溢乳

心血管和呼吸系统
妊娠期高血压
脉压降低而舒张压显著升高
心率和呼吸减慢
扁桃体、鼻咽部及喉头肥大
肺部可能出现充血、实变，可能出现胸腔积液
心包积液

中枢神经系统
感觉异常
昏睡和疲倦
易怒和注意力不集中（严重的黏液水肿时可能进展为混淆、恍惚、迟钝、癫痫和昏迷）
深腱反射延迟

胃肠道
便秘
与肠梗阻和腹水相关的腹胀

实验室依据
TSH 增加
T_4 和游离 T_4 降低
抗甲状腺抗体存在
低钠血症、低血渗透压、血肌酐升高、低血糖、肌酸肌酶升高（通常为骨骼肌）
心电图：窦性心动过速、低振幅 QRS 综合征、QT 间期延长、T 波低平或倒置

TSH 升高，可作为原发性甲状腺功能减退最敏感的指标。因为 TBG 在妊娠期升高，总血 T_4 水平并非和期望值一样低，而是随 TSH 升高而不合理地增高。甲状腺自身抗体阳性支持甲状腺功能减退的诊断，尤见于缺乏甲状腺切除术史或放射性碘治疗者。血胆固醇浓度升高有助于非妊娠女性的诊断，但其可在妊娠期增加 60%，故不适用于孕妇的诊断。

妊娠期合并甲状腺功能减退的治疗

一旦确诊为妊娠合并甲状腺功能减退，无论甲状腺功能如何都应开始足量 T_4 替代治疗。这样可将胎儿暴露于低甲状腺素环境的风险降至最低。对年轻无其他合并症的孕妇可尽快给予 0.4mg/d T_4 治疗 3~5 周。此外，可依据甲状腺功能测试的结果调整用药剂量。因 T_4 具有较长的半衰期，每天用药 1 次即可。经恰当治疗，血 TSH 的浓度可在 4 周内降至 6U/mL 以下，血游离 T_4 浓度应在相同时期内恢复至妊娠期正常水平。妊娠期 TSH 的理想范围应低于 3.0U/mL。因为甲状腺结合的增加和血液中甲状腺球蛋白的增加，妊娠期血总 T_4 浓度的正常范围高于非妊娠阶段。游离 T_4 浓度的理想值应接近正常范围的上限。如果测量值不能回归正常，T_4 剂量应按 0.05mg 增幅加量。血 TSH 浓度恢复正常范围的时间更长。

■ 胫前黏液水肿

胫前黏液水肿是一种危急重症，死亡率达 20%，提示严重甲状腺功能减退的极端情况。该病在孕期罕见而且通常见于年长患者，以低体温、低血压、低通气量、低钠血症和心动过缓为特征。治疗胫前黏液水肿的首要目的是恢复正常甲状腺水平，纠正电解质紊乱以及鉴别和治疗各种潜在的感染。因为其死亡率高，应尽快进行合理的支持性治疗和预防肾上腺皮质功能不全的激素治疗（表 10-12）。应鉴别和处理可能的合并情况。左旋甲状腺素钠可通过鼻胃管给药，但推荐途径为静脉给药。左旋甲状腺素钠应及时足量给药以增加外周组织中的 T_4 含量。单次治疗量介于 300~500μg 之间。虽然这个范围的剂量容易耐受，但对于合并心功能受损的患者，左旋甲状腺素钠的大剂量快速静脉给药需慎重。对于这种情况应给予较小的剂量，初始剂量后每天 75~100μg 静脉注射直至患者病情稳定和能耐受口服。通常治疗 24 小时内 T_4 水平可恢复正常，随后 T_3 水平迅速增加。心输出量、血压、体温和精神状态可在 24 小时内逐渐恢复，胫前黏液水肿等其他症状的进一步改善则需要 4~7 天。

■ 表 10-12　黏液性水肿昏迷治疗
若出现高碳酸血症或低氧血症，行气管内置管和通气治疗
常规保暖（普通毯）——避免外用复温装置
静脉补液和电解质，需要时进行肌性支持治疗
血钠低于 120mEq/L 时需静脉补钠
心电监测
心电图
肌钙蛋白和肌酸磷酸激酶以排除心梗
血压监测
皮质类固醇
描绘基础皮质醇水平
每 8 小时给予 100mg 氢化可的松，直至基础皮质醇水平明确，然后进行相应治疗
静脉注射左甲状腺素钠（若无法静脉给药，可经鼻胃管，口服剂量比静脉剂量多 30%~50%）
缓慢单次静脉注射 300~500μg
每天静脉注射 75~100μg
当患者可走动时，给予每天口服 50~200μg
甲碘安 T_3 替代疗法适用于低心血管风险的年轻患者（较 T_4 更易引起心律失常）
每 8 小时 10μg 静脉注射
广谱或经验性抗感染治疗直至细菌培养明确

■ 急性妊娠期肾上腺皮质功能不全

急性肾上腺皮质功能不全或肾上腺皮质危象可发生于妊娠期合并慢性肾上腺皮质功能不全遭遇应激情况或从未确诊者。总皮质醇或游离皮质醇、尿游离皮质醇和促肾上腺皮质激素的正常范围见表 10-13。它也可继发于产科并发症,如重度子痫前期或子痫、胎盘早剥、羊水栓塞或产后出血,而导致弥散性血管内凝血(DIC)。这些情况可因双侧肾上腺皮质大量出血而出现急症,通常表现为恶心、呕吐、腹痛和休克,且常常是致命的。为防止不良结局,早期诊断和治疗变得至关重要。妊娠晚期或产后阶段出现相似症状通常与急性肾盂肾炎、革兰阴性菌血症和流行性脑脊髓膜炎感染(沃-弗综合征)相关。急性肾上腺皮质功能不全的治疗应包括静脉推注 200mg 琥珀酸氢化可的松,随后100mg 加入 1L 普通生理盐水维持至少 30 分钟。每 100mg 琥珀酸氢化可的松需溶解于 1L 生理盐水中注入,直至患者合理水化,总量可能达5L。治疗初始注射 50g 糖可预防低血糖发生。因为患者在本治疗方案下接受高达 600mg 琥珀酸氢化可的松,故不需要加入盐皮质激素。

妊娠期嗜铬细胞瘤

嗜铬细胞瘤是一种罕见的内分泌肿瘤。当合并妊娠时,对孕妇和胎儿都有危害。高血压是本病的主要症状,因其在妊娠期很常见,常容易被误诊为妊娠期高血压。应与子痫前期相鉴别,而子痫前期直接表现为水肿、蛋白尿和高尿酸,后者不会出现于嗜铬细胞瘤。子痫前期和其他严重妊娠期并发症可出现血液和尿液中儿茶酚胺含量的适当增高,需要住院治疗,即使他们在轻度子痫前期和妊娠期血压处于正常水平。然而,子痫抽搐后儿茶酚胺可达到正常值的 2~4倍而造成误诊。

因麻醉或正常分娩可诱发胎儿高血压危象,故未诊断的嗜铬细胞瘤有致命危险。随着子宫增大和胎儿活动导致肾上腺肿瘤受压,可能造成孕妇的相关合并症,如严重高血压、肾上腺肿瘤内出血、血流动力学障碍、心肌梗死、心律失常、充血性心力衰竭和脑出血。发生率约 10%

■ 表 10-13 正常妊娠总血浆皮质醇、游离皮质醇、尿游离皮质醇及血浆促肾上腺皮质激素水平

	非妊娠	孕晚期
总血浆皮质醇		
09.00h	11.34±3.5mg/mL	36.0±7mg/mL
	324±100nmol/L	1029±200nmol/L
24.00h	3.6±2.6mg/mL	23.5±4.34mg/mL
	103±76nmol/L	470±124nmol/L
血浆游离皮质醇		
09.00h	0.63±0.3mg/mL	1.33±0.4mg/mL
	18±9nmol/L	32±12nmol/L
24.00h	0.2±0.14mg/mL	0.59±0.17mg/mL
	6±4nmol/L	17±5nmol/L
尿游离皮质醇	4.7~9.5mg/d	82.4~244.8mg/d
	13~256nmol/d	229~680nmol/d
血浆促肾上腺皮质激素	15~70pg/mL	20~120pg/mL
	3.3~15.4pmol/L	4.4~26.4pmol/L

的肾上腺外肿瘤,位于主动脉叉的嗜铬体内,容易受体位改变、子宫收缩、胎动和 Valsalva 动作的影响而导致高血压发作。50%孕妇在麻醉和分娩刺激下诱发死亡与未诊断的嗜铬细胞瘤有关。近期,Ahlawat 等通过对 41 例确诊为合并嗜铬细胞瘤孕妇进行回顾性分析指出,孕妇死亡率为 4%,而胎儿死亡率为 11%。产前诊断为嗜铬细胞瘤可使孕妇死亡率减少至 2%。这些病例的死亡率比先前报道的低,可归因于病情的认知意识更强和检查方法更加有效(表 10-13)。

通过胎盘转运的儿茶酚胺含量很少。不良的胎儿效应如缺氧,起因于儿茶酚胺诱导的子宫胎盘血管收缩、胎盘功能不全和孕妇高血压、低血压或血管闭塞。嗜铬细胞瘤可作为多发性内分泌腺瘤(MEN2)的一部分,后者与甲状腺和甲状旁腺腺瘤的髓样癌存在联系。对导致 MEN2 的癌基因 RET 突变的鉴别可用于 MEN2 家族成员的普查并筛选出高风险者。对高风险女性孕期应密切监测。MEN2A 患者更容易发生阵发性高血压,且比散发型嗜铬细胞瘤更容易产生双侧肿瘤。在孕期进行 MEN2 的相关检查可能比较困难,因为妊娠可导致钙、PTH 和降钙素的改变。对甲状腺存在的可疑结节应进行细针穿刺检查,以尽早治疗潜在的髓样癌。

大多数合并嗜铬细胞瘤的孕妇最早的主诉为出现严重且波动的高血压症状,通常表现为严重头痛、出汗、心悸和心动过速(表 10-14),其他可存在的症状和体征包括心律失常、体位性低血压、胸痛或腹痛、视觉障碍、抽搐或猝死。孕期可因肿瘤血管增多、子宫增大或胎动对肿瘤产生的机械性压力而出现症状或使症状加重。对于糖尿病、可能的甲状腺功能亢进以及心梗的同时存在应引起重视并进行嗜铬细胞瘤的检查。患者孕前存在神经纤维瘤、小脑及脊髓血管瘤症或视网膜血管瘤时应排除嗜铬细胞瘤的存在,因为这些疾病可增加后者存在的概率。

通过分析 24 小时尿液中肾上腺素、去甲肾上腺素以及两者的代谢产物可确诊本病,宜在

■ 表 10-14　嗜铬细胞瘤的症状和体征
症状性高血压
严重和病情波动
呼吸困难
头晕
严重头疼
多汗
心悸和心动过速
心律失常
体位性低血压
胸痛或腹痛
视觉障碍
抽搐
心血管闭塞

血压升高时或升高以后进行。嗜铬细胞瘤的实验室诊断与非妊娠期相同,因为妊娠期间儿茶酚胺的代谢没有发生变化。如果可能,检查前停用甲基多巴和拉贝洛尔,因其可能影响儿茶酚胺和香草基杏仁酸(VMA)的定量分析。刺激性检查可能增加母胎死亡的风险,应避免使用。

生化诊断明确后,应进行肿瘤定位。磁共振成像(MRI)和超声检查优先用于孕妇的肿瘤定位,因两者可避免胎儿暴露于离子辐射中。妊娠期禁止使用间碘苄胍扫描,但当其他肿瘤定位方法无效时可使用。

初始的治疗包括 a-受体阻滞剂及苯氧苯扎明、喷妥拉明、哌唑嗪或拉贝洛尔(表 10-15),所有药物均对胎儿耐受良好,但因其持续时间长、稳定、无竞争性阻碍作用而首选苯氧苯扎明。虽然苯氧苯扎明可以通过胎盘屏障,但用药很安全。如果高血压难以控制,甲酪氨酸可以有效减少妊娠期合并嗜铬细胞瘤所产生的儿茶酚胺,但其可能对胎儿产生潜在危害。β-受体阻滞剂可用于治疗完全性 α-受体阻滞和容量复苏后孕妇持续存在的心动过速或心律失常。先前未使用 α-受体阻滞剂者禁用 β-受体阻滞剂,因为后者无法拮抗 α-肾上腺素能活性所导致的血管收缩和高血压危象。心得安可用于已

■ 表 10-15　嗜铬细胞瘤的管理

高血压和心动过速的药物治疗

α-肾上腺素受体阻滞剂

酚苄明

　　首次 10mg,每天 2 次并逐渐加量(每隔 1 天增加 10mg)至最大剂量(20~40mg 每天 2 次或 3 次)或直至患者变
　　　成体位性低血压

酚妥拉明

　　仅在急症或术前胃肠外给药(5~10mg 肌肉注射或静脉注射)

哌唑嗪

　　首次 1mg 口服,每天 2 次或 3 次,逐渐增至每天总量 6~15mg(分次给药,每天 2 次或 3 次)

拉贝洛尔

　　首次 100mg 口服,每天 2 次,每 2 周增加 100mg(每天 2 次)直至血压控制,最大剂量为每天 2400mg。停用拉贝
　　　洛尔时应在 1~2 周内逐渐减量

　　紧急情况时拉贝洛尔可静脉给药,初始 20mg 静脉注射 2 分钟,每 10 分钟增加 20mg 直至血压控制或达到最
　　　大剂量 300mg

　　拉贝洛尔也可按 2mg 每分钟持续性注入直至血压控制,然后改口服,200~400mg 每 6~12 小时。

硝普钠

　　首次按 0.25μg/(kg·min)静脉注射或滴注以控制血压。最大的推荐注射率为 10μg/(kg·min)

若血压仍未控制可以使用甲酪氨酸

β-阻滞剂

　　适用于心动过速或心律失常,尤其是分泌肾上腺皮质激素的肿瘤。首选择性和短效药物:

　　美托洛尔

　　• 50~200mg 口服,每天 2 次

　　阿替洛尔

　　• 初始 50mg/d 口服,10~14 天后增加至最大剂量 100mg/d

　　普萘洛尔

　　　　只有在使用适量 a-阻滞剂后才能使用

　　　　初始 40mg 口服,每天 2 次,每 3~7 天增至最大剂量 480mg/d(需分次口服,每天 2 次)

液体管理

手术管理

手术时机取决于

• 药物疗效

• 肿瘤大小

• 恶性肿瘤的风险

• 妊娠时期(最好在妊娠中期)

• 腹腔镜检查 VS 腹腔镜切除

妊娠晚期

• 证实胎肺成熟后,行剖宫产及肾上腺切除术

• 或经阴道分娩,产后经腹腔镜切除肿瘤

使用适量 α-受体阻滞剂的孕妇。妊娠早期使用心得安可能导致胎心缓慢和胎儿生长受限。药物带来的这些潜在的危害要小于孕妇体内大量未受阻滞的儿茶酚胺对胎儿的毒害作用。高血压危象应使用酚妥拉明和硝普钠治疗。嗜铬细胞瘤最终需要手术治疗,应在妊娠 24 周前进行且需经充分 a-受体阻滞治疗。目前已有关于妊娠中期经腹腔镜切除嗜铬细胞瘤的报道。妊娠 24 周后,子宫的增大造成腹部和肿瘤探查困难,而且建议手术在胎肺成熟后进行。基于这个目的,激素治疗可加快胎肺成熟。一旦有分娩条件,应给予适量的 α-受体阻滞剂和进行选择性剖宫产,随后可进行肾上腺探查术。基于 Schenker 和 Granat 报道的阴道分娩的死亡率(31%)高于剖宫产(19%)的结论,故推荐剖宫产终止妊娠。自然分娩可能造成难以控制的儿茶酚胺释放,后者继发于疼痛和子宫收缩。孕妇严重高血压可能导致胎盘缺血和胎儿缺氧。然而,经充分阻滞的患者,如果无法进行剖宫产,在硬膜外麻醉消除深部疼痛后,可考虑阴道分娩,但应避免宫外按压、被动下降和器械分娩。

目前缺乏苯氧苯扎明对哺乳期新生儿影响的相关报道。恶性嗜铬细胞瘤可能在妊娠期复发。对所有患者都应终身随访,对于孕妇应更加谨慎。

■ 原发性醛固酮增多症

原发性醛固酮增多症是导致妊娠期高血压的少见病因。有时,这种高血压很严重并易与子痫前期混淆。此外,高血压的程度多变,并可在产后最初 6 周内明显加重。

典型的醛固酮增多症患者表现为高血压、低血钾和尿钾增多。在生化诊断前,应纠正低钾血症,因血钾低可抑制醛固酮作用。一旦确定诊断,应立即补钾,终止利尿剂治疗至少 2 周,减少高剂量 β-受体阻滞剂治疗,因其可降低肾素产生。检查前 2~3 小时不应使用钙通道阻滞剂。

血液中醛固酮测量对妊娠期醛固酮增多症的诊断价值不高,因孕期可出现醛固酮的生理性增高。妊娠期醛固酮水平通常处于原发性醛固酮增多症的诊断范围内。妊娠期因为孕激素的拮抗作用使尿钾含量低于原发性醛固酮增多症患者。另一个导致诊断困难的因素是正常妊娠期血肾素水平增高。原发性醛固酮增多症中,血肾素水平通常降低。而正常妊娠期血肾素降低幅度较小。在非妊娠期,盐负荷实验是验证醛固酮自发性分泌的理想办法。但是在妊娠期,血容量增加可能加重低钾血症,且孕期缺乏特定的参考范围。可用于妊娠期的测量办法需要患者保持长时间的直立姿势,通常可以导致血肾素活性的轻度增加。然而,原发性醛固酮增多症中肾素活性通常处于抑制状态。

超声和 MRI 检查可用于妊娠期肿瘤的定位成像。但必要时,可采用其他合适的影像学方法证实肿瘤的存在。

如果发现肾上腺腺瘤,首选单侧肾上腺切除术。目前已有关于妊娠中期成功切除肾上腺的一些报道。妊娠晚期可考虑尽早终止妊娠,因为一般在妊娠期避免使用螺内酯和血管紧张素转换酶抑制剂。治疗的目的是降低血压和补钾,且可使用 a-甲基多巴、β-受体阻滞剂和钙通道拮抗剂,后者的治疗有不同的成功率报道。

■ 尿崩症

妊娠期尿崩症的原因既可以是加压素释放或活性异常,也可以是加压素降解异常。临床表现特征为烦渴、多尿和脱水。妊娠期尿崩症分为 3 种:中枢性、肾性和短暂的加压素抵抗性(表 10-16)。

中枢性尿崩症

中枢性尿崩症是因为下丘脑室旁核生成的加压素减少所致。每 15 000 例分娩可发生 1 例。最常见的表现为孕妇怀孕前已存在中枢性

■ 表 10-16　妊娠期尿崩症的病因	
尿崩症类型	**病因**
中枢性	• 妊娠导致孕前已存在的尿崩症加重
	• 中枢性肿瘤,如泌乳素瘤
	• 肉芽肿瘤,如肉样瘤
	• 组织细胞病 X
	• 动脉瘤
	• 淋巴细胞性垂体炎
	• 席汉综合征
肾性	• 加压素 V2 受体的 X 染色体异常
短暂加压素 抵抗性	• 加压素酶活性增加,由于肝脏疾病 (如急性脂肪肝、HELLP 综合征或肝 炎)导致加压素酶降解减少

尿崩症,来源于垂体瘤或其他侵蚀性疾病,如组织细胞增多症 X。中枢性尿崩症可因为胎盘血管加压素对体内加压素的清除作用加强而在妊娠期病情加重。胎盘血管加压素浓度随胎盘重量的增加而成比例增长。因其在肝脏代谢,故在有肝脏疾病时活性增加。亚临床中枢性尿崩症可能在妊娠期被掩盖,因为妊娠可引起加压素释放、血浆渗透压降低和加压素清除增加。在妊娠期,60%合并中枢性尿崩症的患者病情加重,25%病情改善,15%病情无变化。

妊娠期合并中枢性尿崩症可因席汉综合征的进展而被诊断,如出现泌乳素瘤增大、组织细胞增多症 X 和淋巴细胞性垂体炎。也有报道其作为妊娠期脑室-腹腔分流术的一个并发症出现。

妊娠早期中枢性尿崩症的诊断要依据改良的标准脱水试验。非妊娠女性通过诱导脱水而刺激加压素合理释放造成体重减轻(占总体重的 5%)。这种诱导脱水在孕期容易造成危险而不应使用。使用精氨酸加压素(DDAVP)测量尿液的浓缩能力已有描述,也是目前首选的方法。测量 DDAVP 使用 11 小时后的最大尿渗透压,大于 700 mosmol/kg 则视为正常。

妊娠期中枢性尿崩症的治疗药物为 DDAVP,每天 2 次,每次 2~20μg 静脉注射。本药物也可在剖宫产后非肠道给药,但因静脉给药比滴鼻喷雾给药的药效高 5~20 倍而需要适当调整剂量。DDAVP 不能被加压素酶所降解,故患者加压素酶活性增加时不需要相应地调整用药剂量。DDAVP 进入乳汁的量很少,故哺乳并非禁忌证。在整个妊娠期使用 DDAVP 治疗不会对胎儿造成隐患。

妊娠合并中枢性尿崩症的分娩过程无异常,分娩时及产后都可以检测到血液中缩宫素的存在。这意味着即使中枢性尿崩症孕妇体内加压素缺乏,但缩宫素的分泌是正常的。哺乳也不会受到影响。

肾性尿崩症

肾性尿崩症是一种罕见的 X 染色体缺陷病。目前已查明该基因可发生 6 种突变,且这些突变的分析适用于携带者检测和围生期诊断。肾性尿崩症的非妊娠女性可通过噻嗪类利尿剂和氯磺丙脲治疗。氯磺丙脲刺激加压素释放并增加其对肾小管的作用,但其可能造成新生儿低血糖和新生儿尿崩症,因此不应在妊娠期使用。妊娠合并肾性尿崩症可选用噻嗪类利尿剂。

短暂加压素抵抗性尿崩症

短暂加压素抵抗性尿崩症可能是妊娠期最常见的尿崩症种类,起因于加压素酶活性增加,原因可能为胎盘产生的酶增多,也可能是肝脏损害降低加压素酶的代谢所致。短时期肝功能紊乱可见于妊娠期急性脂肪肝、子痫前期、HELLP 综合征(溶血、肝酶升高和血小板降低)和肝炎。

DDAVP 可治疗妊娠期短暂加压素抵抗性尿崩症,因其不被加压素酶所降解。产后阶段应严密监测电解质和液体平衡。产后数日至数周,短暂加压素抵抗性尿崩症随肝功能恢复正常而症状缓解。

■ 席汉综合征

严重出血、休克、分娩或产后长时间存在的低血压可能导致产后垂体坏死或席汉综合征。其发病罕见（约 1/10 000 例分娩）且病理机制仍未明确。其被视为因供应垂体前叶的动脉血管发生痉挛而导致门窦和毛细血管发生缺血、水肿、坏死和血栓形成的结果。另一种理论是其由 DIC 进展和垂体内出血所致。席汉综合征通常只涉及垂体前叶的功能，因垂体后叶和下丘脑通过次级垂体动脉和 Willis 环供血，使其不容易受缺血性坏死的影响。然而少数情况下，一些席汉综合征女性患者可因抗利尿激素（ADH）分泌不足发展为部分或显性尿崩症。产后出血的严重程度通常和席汉综合征的发病相关性较弱，故疑似患者无论产时或产后出血的程度如何都应做相应检测。

席汉综合征的临床表现多种多样。大约 95%~99% 因特征性产后哺乳失败、继发性闭经、腋毛或阴毛脱落、生殖道和乳房萎缩、继发性甲减的体征增多和肾上腺皮质功能不全而需破坏垂体前叶。产后早期最特异性症状是哺乳失败。因为盐皮质激素分泌不受影响，通常没有电解质紊乱。但是，有报道提示低钠血症与席汉综合征同时存在且似乎是 ADH 分泌失常综合征的一种结果。

较小范围的垂体破坏（50%~95%）与造成一种或多种营养激素缺失的非典型疾病相关。产后席汉综合征的诊断需要依靠对垂体腺前叶和后叶进行动力学刺激试验。垂体前叶功能的评估最好结合标准刺激实验下的垂体激素反应以及 CT 或 MRI 的垂体影像学结果。席汉综合征垂体后叶的功能可通过检查血液中加压素对渗透压刺激（分别注入 5% 低渗盐水或禁水试验后）的反应来评估。亦有产后出血造成垂体功能减退的病情自然恢复的报道。

（孙斌 陈娟娟 译）

推荐读物

Aboul-Khair SA, Crooks J, Turnbull AC, et al. The physiological changes in thyroid function during pregnancy. *Clin Sci.* 1964;27:195.

Ahlawat SK, Jain S, Kumari S, et al. Pheochromocytoma associated with pregnancy: case report and review of the literature. *Obstet Gynecol Surv.* 1999;54(11):728-737.

Azizi F. Effect of methimazole treatment of maternal thyrotoxicosis on thyroid function in breast-feeding infants. *J Pediatr.* 1996;128:855.

Azizi F, Khoshniat M, Bahrainian M, et al. Thyroid function and intellectual development of infants nursed by mothers taking methimazole. *J Clin Endocrinol Metab.* 2000; 85:3233-3238.

Baron F, Sprauve ME, Hiddleston JF, et al. Diagnosis and surgical treatment of primary hyperaldosteronism in pregnancy. *Obstet Gynecol.* 1995;86:644.

Black JA. Neonatal goiter and mental deficiency: the role of iodides taken during pregnancy. *Arch Dis Child.* 1963;38:526.

Burrow G. Thyroid function and hyperfunction during gestation. *Endocrinol Rev.* 1993;14:194-202.

Burrow GN, Fisher DA, Larsen PR. Maternal and fetal thyroid function. *N Engl J Med.* 1994;331:1074.

Cheong HI, Park HW, Ha IS, et al. Six novel mutations in the vasopressin V2 receptor gene causing nephrogenic diabetes insipidus. *Nephron.* 1997;75:431.

Daly MJ, Wilson CM, Dolan SJ, Kennedy A, McCance DR. Reversible dilated cardiomyopathy associated with postpartum thyrotoxic storm. *QJM.* 2009;102:217-219 [Epub 2009 Jan 13].

Davis L, Lucas M, Hankins G, et al. Thyrotoxicosis complicating pregnancy. *Am J Obstet Gynecol.* 1989;160:63.

Derksen RHWV, vander Wiel A, Poortman J, et al. Plasma exchange in the treatment of severe thyrotoxicosis in pregnancy. *Eur J Obstet Gynecol Reprod Biol.* 1984;18:139.

Devoe LD, O'Dell BE, Castillo RA, et al. Metastatic pheochromocytoma in pregnancy and fetal biophysical assessment after maternal administration of alpha-adrenergic, beta-adrenergic, and dopamine antagonists. *Obstet Gynecol.* 1986;68(suppl 3):15S.

Durr JA, Hoggard JG, Hunt JM, et al. Diabetes insipidus in pregnancy associated with abnormally high circulating vasopressinase activity. *N Engl J Med.* 1982;316:1070.

Easterling T, Schmucker B, Carlson K, et al. Maternal hemodynamics in pregnancies complicated by hyperthyroidism. *Obstet Gynecol.* 1991;78:348.

Endocrine Society. Management of thyroid dysfunction during pregnancy and postpartum. *J Clin Endcrinol Metab.* 2007;92(suppl 8):S1-S47.

Falterman CJ, Kreisberg R. Pheochromocytoma: clinical diagnosis and management. *South Med J.* 1982;75:321.

Falterman CJ, Kreisberg R. Pheochromocytoma: clinical diagnosis and management. *South Med J.* 1982;75:321.

Finkenstedt G, Gasser RW, Hofle G, et al. Pheochromocytoma and sub-clinical Cushing's syndrome during pregnancy: diagnosis, medical pre-treatment, and cure by laparoscopic unilateral adrenalectomy. *J Endocrinol Invest.* 1999;22:551.

Freier DT, Eckhauser FE, Harrison TS. Pheochromocytoma. *Arch Surg.* 1980;115:388.

Freier DT, Thompson NW. Pheochromocytoma and pregnancy: the epitome of high risk. *Surgery.* 1993;114:1148.

Glinoer D. The regulation of thyroid function in pregnancy: pathways of endocrine adaptation from physiology to pathology. *Endocrine Rev.* 1997;18:404-433.

Glinoer D, De Nayer P, Bourdoux P, et al. Regulation of maternal thyroid during pregnancy. *J Clin Endocrinol Metab.* 1990;71:276-287.

Glinoer D, Solo M, Bourdoux P, et al. Pregnancy in patients with mild thyroid abnormalities: maternal and neonatal repercussions. *J Clin Endocrinol Metab.* 1991;73:421-427.

Goodwin T, Montoro M, Mestman J, et al. The role of chorionic gonadotropin in transient hyperthyroidism of hyperemesis gravidarum. *J Clin Endocrinol Metab.* 1992;75:1333.

Gurlek A, Cobankara V, Bayraktar M. Liver tests in hyperthyroidism: effect of antithyroid therapy. *J Clin Gastroenterol.* 1997;24:180-183.

Haddow JE, Palomaki GE, Allan WC, et al. Maternal thyroid deficiency during pregnancy and subsequent neuropsychological development of the child. *N Engl J Med.* 1999;341:549-555.

Hall R, Richards C, Lazarus J. The thyroid and pregnancy. *Br J Obstet Gynaecol.* 1993;100:512.

Hammond TG, Buchanan JG, Scoggins BA, et al. Primary hyperaldosteronism in pregnancy. *Aus NZ J Med.* 1982;12:537.

Harper MA, Murnaghan GA, Kennedy L, et al. Pheochromocytoma in pregnancy: five cases and a review of the literature. *Br J Obstet Gynaecol.* 1989;96:594.

Hime MC, Williams DJ. Osmoregulatory adaptation in pregnancy and its disorders. *J Endocrinol.* 1992;132:7.

Huchon DJR, Van Ziji JAWM, Campbell-Brown BM, McFadyen IR. Desmopressin as a test of urinary concentrating ability in pregnancy. *J Obstet Gynecol.* 1982;2:206.

Ingbar SH. Management of emergencies, IX. Thyrotoxic storm. *N Engl J Med.* 1966;274:1252.

Isely W, Dahl S, Gibbs H. Use of esmolol in managing a thyrotoxic patient needing emergency surgery. *Am J Med.* 1990;89:122.

Jialal I, Desai RK, Rajput MC. An assessment of posterior pituitary function in patients with Sheehan syndrome. *Clin Endocrinol.* 1987;27:91.

Jordan RM. Myxedema coma. Pathophysiology, therapy, and factors affecting prognosis. *Med Clin North Am.* 1995;79(1):185-194.

Kageyama Y, Hirose S, Terashi K, et al. A case of postpartum hypopituitarism associated with hyponatremia and congestive heart failure. *Jpn J Med.* 1988;27:337.

Kalff V, Shapiro B, Lloyd R, et al. The spectrum of pheochromocytoma in hypertensive patients with neurofibromatosis. *Arch Intern Med.* 1982;142:2092.

Kallen BA, Carlsson SS, Bergen BK. Diabetes insipidus and the use of desmopressin during pregnancy. *Eur J Endocrinol.* 1995;132:144-146.

Khunda S. Pregnancy and Addison's disease. *Obstet Gynecol.* 1972;39:431.

Kothari A, Bethune M, Manwaring J, et al. Massive bilateral pheochromocytomas in association with von Hippel Lindau syndrome in pregnancy. *Aust N Z J Obstet Gynaecol.* 1999;39:381.

Lau P, Permezel M, Dawson P, et al. Pheochromocytoma in pregnancy. *Aust N Z J Obstet Gynaecol.* 1996;36:472.

Laurberg P, Nygaard B, Glinoer D, Grussendorf M, Orgiazzi J. Guidelines for TSH-receptor antibody measurements in pregnancy: results of an evidence-based symposium organized by the European Thyroid Association. *Eur J Endocrinol.* 1998;139:584-586.

Laurel MT, Kabadi UM. Primary hyperaldosteronism. *Endocrine Practice.* 1997;3:47.

Leung A, Millar L, Koonings P, et al. Perinatal outcome in hypothyroid pregnancies. *Obstet Gynecol.* 1993;81:349.

Levin N, McTighe A, Abdel-Aziz MIE. Extra-adrenal pheochromocytoma in pregnancy. *Maryland State Med J.* 1983;32:377.

Liaw YF, Huang MJ, Fan KD, et al. Hepatic injury during propylthiouracil therapy in patients with hyperthyroidism. *Ann Intern Med.* 1993;118:424-428.

MacGillivray I. Acute suprarenal insufficiency in pregnancy. *Br Med J.* 1951;2:212.

Mandel SJ, Brent GA, Larsen PR. Review of antithyroid drug use during pregnancy and report of a case of aplasia cutis. *Thyroid.* 1994;4:129.

Maragliano G, Zuppa AA, Florio MG, et al. Efficacy of oral iodide therapy on neonatal hyperthyroidism caused by maternal Graves' disease. *Fetal Diagn Ther.* 2000;15(2):122-126.

Mazzaferri EL. Evolution and management of common thyroid disorders in women. *Am J Obstet Gynecol.* 1997;176:507.

Momotani N, Noh JY, Ishikawa N, Ito K. Effects of propylthiouracil and methimazole on fetal thyroid status in mothers with Graves' hyperthyroidism. *J Clin Endocrinol Metab.* 1997;82:3633-3636.

Momotani N, Yamashita R, Yoshimoto M, et al. Recovery from foetal hypothyroidism: evidence for the safety of breastfeeding while taking propylthiouracil. *Clin Endocrinol.* 1989;31:591.

Monturo MN, Collea JA, Frasier SN, et al. Successful outcome of pregnancy in women with hypothyroidism. *Ann Intern Med.* 1981;94:31.

Moodley J, McFadyen ML, Dilraj A, et al. Plasma noradrenaline and adrenaline levels in eclampsia. *S Afr Med J.* 1991;80:191.

Ohyama T, Nagasaki A, Kakai A, et al. Spontaneous recovery from hypopituitarism due to postpartum hemorrhage. *Horm Metab Res.* 1989;21:320.

Oishi S, Sato T. Pheochromocytoma in pregnancy: a review of the Japanese literature. *Endocrine J.* 1994;41:219.

Pederson EB, Rasmussen AB, Christensen NJ, et al. Plasma noradrenaline and adrenaline in preeclampsia, essential hypertension in pregnancy and normotensive pregnant control subjects. *Acta Endocrinol (Copenh).* 1982;99:594.

Prihoda J, Davis L. Metabolic emergencies in obstetrics. *Obstet Gynecol Clin North Am.* 1991;18:301.

Rubin PC. Beta-blockers in pregnancy. *N Engl J Med.* 1983;18:73.

Saarikoski S. Fate of noradrenaline in the human fetoplacental unit. *Acta Physiol Scand.* 1974;421:1.

Safa AM, Schumacher OP, Rodriguez-Antunez A. Long-term follow-up results in children and adolescents treated with radioactive iodine (131I) for hypothyroidism. *N Engl J Med.* 1975;292:167.

Sandstrom B. Antihypertensive treatment with the adrenergic beta-receptor blocker metoprolol during pregnancy. *Gynecol Invest.* 1978;9:195.

Santeiro ML, Stromquist C, Wyble L. Phenoxybenzamine placental transfer during the third trimester. *Ann Pharmacother.* 1996;30:1249.

Schenker JG, Granat M. Pheochromocytoma and pregnancy—an updated appraisal. *Aust N Z J Obstet Gynaecol.* 1982;22:1.

Sheehan HL. Postpartum necrosis of the anterior pituitary. *J Path Bacteriol.* 1937;45:189.

Sheps SG, Jiang NS, Klee GC. Diagnostic evaluation of pheochromocytoma. *Endocrinol Metab Clin North Am.* 1988;17:397.

Sitar D, Abu-Bakare A, Gardiner R. Propylthiouracil disposition in pregnant and postpartum women. *Pharmacology.* 1982;25:57.

Soler NG, Nicholson H. Diabetes and thyroid disease during pregnancy. *Obstet Gynecol.* 1979;54:318.

Solomon GC, Thiet M, Moore F, et al. Primary hyperaldosteronism in pregnancy. *Obstet Gynecol.* 1996;41:255.

Thorpe-Beeston J, Nicolaides K, Felton C, et al. Maturation of the secretion of thyroid hormone and thyroid-stimulating hormone in the fetus. *N Engl J Med.* 1991;324:531.

Uhrig JD, Hurley RM. Chlorpropamide in pregnancy and transient neonatal diabetes insipidus. *Can Med Assoc J.* 1983;128:368.

Usta IM, Barton JR, Amon EA, et al. Acute fatty liver of pregnancy: an experience in the diagnosis and management of fourteen cases. *Am J Obstet Gynecol.* 1994;171:1342.

Van Dijke CP, Heydendael RJ, De Kleine MJ. Methimazole, carbimazole, and congenital skin defects. *Ann Intern Med.* 1987 Jan;106(1):60-61.

Vaquero E, Lazzarin CD, Valensise H, et al. Mild thyroid abnormalities and recurrent spontaneous abortion: diagnostic and therapeutical approach. *Am J Reprod Immunol.* 2000;43:204-208.

Vitug AC, Goldman JM. Hepatotoxicity from antithyroid drugs. *Hormone Res.* 1985;21:229-234.

Wartofsky L. Myxedema coma. In: Werner SC, Ingbar SH, Braverman LE, Utiger RD, eds. *Werner & Ingbar's the Thyroid: A Fundamental and Clinical Text.* 8th ed. Philadelphia, PA: Lipincott Williams & Wilkins; 2000:843-847.

Wing DA, Millar LK, Koonings PP, Montoro MN, Mestman JH. A comparison of propylthiouracil versus methimazole in the treatment of hyperthyroidism in pregnancy. *Am J Obstet Gynecol.* 1994;170:90-95.

妊娠期糖尿病酮症酸中毒

• *Michael R. Foley, Ravindu P. Gunatilake*

尽管目前在评估和治疗妊娠相关疾病方面有了一些最新进展,但糖尿病酮症酸中毒仍是我们重点关注的问题。根据最新研究数据,胎儿死亡率估计为 10%~25%。幸运的是,自胰岛素治疗的出现和实施,孕产妇死亡率下降到 1% 以下。为了改善这些高危患者的预后,当务之急是产科医师/供应商应熟悉妊娠期糖尿病酮症酸中毒的病理生理学、诊断和治疗的基本知识。

■ 病理生理学

糖尿病酮症酸中毒的特征是血糖过高和酮体生成过快。胰岛素缺乏、胰高血糖素过多以及其他负反馈调节激素的作用,导致了酮症酸中毒及其临床表现。继发于胰岛素的影响,葡萄糖通常能进入细胞。然后细胞利用葡萄糖来提供营养和产生能量。当胰岛素缺乏时,葡萄糖不能进入细胞。细胞通过释放负反馈调节激素,包括胰高血糖素、儿茶酚胺和皮质醇以应对这种饥饿状态。这些负反馈调节激素通过生成一种替代的酶作用物产生能量和给细胞提供营养。在糖异生的过程中,来自脂肪组织的脂肪酸是由肝细胞分解成酮体(丙酮、乙酰乙酸、β-羟丁酸合称为酮体),然后被体细胞用于营养供应和生产能量(图 11-1)。胰岛素的缺乏也有助于增加脂肪分解和降低游离脂肪酸再利用,从而为肝脏生酮提供更多的酶作用物。有关糖尿病酮症

酸中毒的生物化学的概述见图 11-1。

■ 母体方面

现在我们已经知道酮症酸中毒时产生酮体的机制,那么过度生酮作用对产妇预后会产生怎样的影响呢?一般情况下,酮体被认为是中等强度的酸。这些酸在大多数体液中堆积,导致 pH 值下降,因此机体通过生理反应来纠正这种代谢性酸中毒。呼吸频率和深度的增加(Kussmaul 呼吸)以试图呼出二氧化碳,对代偿性呼吸性碱中毒的趋势予以纠正。血清碳酸氢盐水平下降,造成阴离子间隙异常升高。除了脂肪酸产生的增加,葡萄糖利用不足也导致了严重的高血糖症。未经处理的高血糖会导致明显糖尿,产生显著的渗透性利尿。其结果是脱水和电解质紊乱,且如果不及时治疗,可能还会发生心力衰竭和死亡。

脱水介导的血清高渗透压和分解代谢的增加造成了一种恶性循环,加上 Kussmaul 呼吸的影响,进一步导致葡萄糖负反馈调节激素生成、脂肪分解以及随后的高酮血症。有关临床病理生理学的变化见图 11-2。

■ 胎儿方面

孕妇发生糖尿病酮症酸中毒时,似乎容易

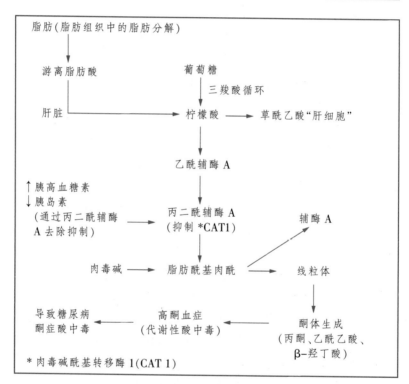

图 11-1　糖尿病酮症酸中毒(DKA)的基本生物化学过程。(Adapted from Berkowitz RL, ed. *Critical Care of the Obstetric Patient.* New York, NY: Churchill Livingstone;1983:416.)

突发胎儿宫内死亡。这种突发胎死宫内的作用机制仍未明确，可能是一些因素共同作用的结果。胎儿体液和电解质平衡的变化、母体血容量减少所致的子宫灌注不足、以脂肪酸和乳酸为主要形式的酸负荷增加，都可以导致胎儿氧合和代谢酸清除率的降低。对胎儿有机会存活的孕妇进行糖尿病酮症酸中毒治疗时，应更注重

胎儿监护。通常情况下，胎儿窘迫的明显程度反映了产妇代谢紊乱的程度。胎心变异减少、胎心监测晚期减速以及异常脐动脉多普勒值是可以观察到的改变。在母体代谢稳定以前，对胎儿的延迟分娩需谨慎。产妇代谢异常的纠正通常能使胎儿宫内状况迅速改变。因此，应努力改善母体不良情况，如胎儿持续宫内窘迫，应急诊手术

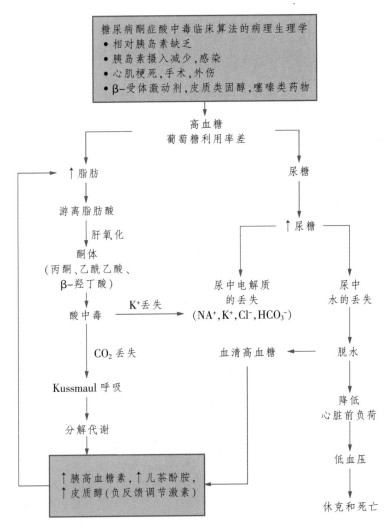

图 11-2　糖尿病酮症酸中毒的代谢改变。(Modified from Hagay ZJ, Reece EA. Diabetes mellitus in pregnancy. In: Reece EA, Hubbins JC, Mahoney MJ, et al, eds. *Medicine of the Fetus and the Mother*. Philadelphia, PA: J. B. Lippincott; 1992:982-1020.)

干预。有报道 β-羟丁酸可以通过胎盘和积聚在胎儿大脑损伤新生儿神经，当发生妊娠期糖尿病酮症酸中毒时，应积极告知儿科团队有关胎儿母体的情况。

■ 糖尿病酮症酸中毒的诊断

相比于非妊娠患者，糖尿病酮症酸中毒患者可出现血糖值偏低。血糖水平低至 180mg/dL，可观察到酮症酸中毒的表现。似乎妊娠期间

的相对胰岛素抵抗，以及进一步向酮症发展的趋势，降低了妊娠期糖尿病酮症酸中毒发生的阈值。妊娠期间的胰岛素抵抗与胎盘激素、孕酮、胰岛素酶和皮质醇的增加有关（图 11-3）。妊娠期间呼吸性碱中毒和肾脏代谢碳酸氢盐能力的下降，可加重糖尿病酮症酸中毒的并发症。

对母体和胎儿的关注强调了糖尿病酮症酸中毒早期诊断和明确诊断的重要性。糖尿病酮症酸中毒的诊断应根据临床检查和相关生

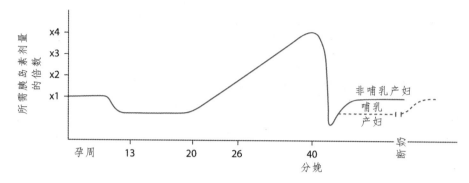

图 11-3　妊娠期间胰岛素需求的改变由胎盘激素、酶(胰岛素酶)和皮质醇的性质所引起。(Adapted from Bobak IM, Jensen MD, Zalar MK. *Maternity and Gynecologic Care: The Nurse and the Family*. 4th ed. St. Louis, MO:C.V. Mosby; 1989:783.)

化指标。表 11-1 总结了糖尿病酮症酸中毒的临床表现、生化定义以及相关的其他实验室检查结果。

■ 糖尿病酮症酸中毒的治疗

　　妊娠期糖尿病酮症酸中毒是一种医学急症。条件许可时,患者应该由重症医学科、母胎医学科、内分泌科和新生儿科共同处理。为查找糖尿病酮症酸中毒的潜在诱发因素, 如胰岛素使用不规范,胰岛素泵发生故障,或肾脏、皮肤、肺脏、口腔以及羊膜腔感染,需进行详细的病史采集和体格检查。先兆早产使用皮质类固醇与高血糖相关,可能导致酮症酸中毒。谨记造成脱水、饥饿或引起胰岛素抵抗的分解代谢状态(压力)的任何情况,均易使患者发生糖尿病酮症酸中毒。无论是为了发作时的治疗,还是为了防止复发,明确酮症酸中毒潜在的病因都是重点所在。

　　一旦胎儿有机会存活(详见第 24 章),应立刻监测胎儿。只有母体代谢状况稳定时才考虑对胎儿实行干预。在纠正母体生化和血浆容量异常的同时, 采用氧疗和改变孕妇体位以利于胎儿血流灌注的改善(详见第 22 章)。应制定一个完整记录相关实验室指标变化(有适当时间间隔)的详细流程图,以便后期治疗中对患者的

■ 表 11-1　糖尿病酮症酸中毒的诊断和生化指标	
临床特点	
常见	全身乏力、困倦、虚弱、脱水、多尿、烦饮、果味呼吸
胃肠道	恶心、呕吐、腹痛、食欲下降
神经系统	嗜睡、昏迷
呼吸系统	Kussmaul 呼吸、呼吸急促
心血管系统	心动过速、低血压
生化定义(帮助记忆)	
糖尿病患者　→	血糖≥180mg/dL
酮症患者　→	血清丙酮或 β-羟丁酸≥1:2
酸中毒患者　→	动脉血 pH 值≤7.3,HCO₃⁻≤15,阴离子间隙[Na⁺-(Cl⁻+HCO₃⁻)]>12
其他实验室结果	
尿糖	白细胞增多
尿酮	血清肌酸磷酸肌酶增高
代谢性酸中毒	淀粉酶增高
高渗状态	转氨酶增高
低钾血症	尿素氮升高
低镁血症	肌酐升高
低磷血症	

评估。使用侵入性血流动力学监测应该了解患者有无严重肾功能异常,正确指导补液,同时避免医源性肺水肿。其他微创治疗措施可用于早期辅助治疗初期, 如动脉置管以连续监测动脉血气,留置尿管严格监控尿量,并持续监测外周

血管血氧饱和度。治疗妊娠期糖尿病酮症酸中毒的基本前提是纠正液体和电解质紊乱的同时治疗高血糖和酸中毒(图 11-4)。

■ 低血容量的治疗

妊娠期酮症酸中毒时血容量减少主要源自高血糖引起的渗透性利尿(见图 11-2)。因为血管内容量的恢复能提高血流灌注，使全身胰岛素更快地输送至外周组织中，因此循环血容量达到饱和是需要优先处理的问题。预计总缺水量按照 100mL/kg 乘以实际体重计算（缺乏 4~10L）。一旦肾脏功能改善[尿量超过 0.5mL/(kg·h)]即可以启动补液。请记住，许多妊娠期糖尿病酮症酸中毒患者可能已经存在肾功能异常（孕前糖尿病肾病），应通过血清尿素氮(BUN)和肌酐的水平慎重评估病情,避免输液过量,严重降低患者的肌酐清除率。多数机构建议以等渗生理盐水作为静脉补液的首选，而非乳酸林格液。其原因是,使用低渗溶液(0.45%生理盐水或乳酸林格液) 作为初始治疗可导致血浆渗透压迅速下降，可能会造成细胞肿胀和继发脑水肿。因此，推荐的方法是在第一个 24 小时内使用等渗生理盐水，代替计算出的总缺水量的75%。剩下的 25%缺水量用患者住院治疗时的其余补液来代替。在我们的医疗机构，第一个小时给予 1L 等渗生理盐水,第二和第三个小时给予 500mL 等渗生理盐水。因此，等渗生理盐水用于前 3 个小时的治疗。糖尿病酮症酸中毒相关的严重低血容量的初始容量复苏的治疗中，输注晶体液正日益受到青睐。乳酸林格液或0.45%生理盐水需要以 250mL/h 的速度输入，直到在最初的 24 小时内补充了 75%的总缺水量。相比等渗生理盐水，乳酸林格氏溶液能避免医源性的血清 pH 值的下降(乳酸林格液的 pH 值为 6.5,等渗生理盐水的 pH 值为 5.0)。此外，当患者血清钠水平增加至 150~155mEq/L 时，等渗生理盐水中的钠负荷可导致高钠血症，建议此

时从等渗生理盐水转换成低渗溶液(乳酸林格液或 0.45%生理盐水)。即使患者已转为使用皮下胰岛素注射，仍应继续积极水化(至少 200mL/h)24 小时以防止酮症酸中毒的复发。

■ 胰岛素治疗

静脉注射胰岛素是妊娠期糖尿病酮症酸中毒的主要治疗方法。起始静脉负荷剂量为 0.1U/kg(8~10U 开始为宜),然后使用恒定 1U/(kg·h)的输液速度能有效抑制脂肪分解和生酮作用,从而抑制肝糖输出,降低血糖水平。将 100U 的普通胰岛素加入 100mL 生理盐水(1mL=1U)制备胰岛素静脉输注溶液。首选静脉注射 0.4U/kg 的速效胰岛素(赖脯胰岛素),或者通过皮下注射或肌肉注射。然而,由于存在与严重脱水相关的灌注不良，皮下注射和肌肉注射的途径可能导致胰岛素吸收不充分。注射胰岛素时应每 1~2 小时测定一次血清葡萄糖水平。静脉注射胰岛素的一般原则见表 11-3。

静脉输注胰岛素时血清葡萄糖下降的速度应该是 60~75mg/(dL·h)或以下,以避免血清渗透压的迅速变化诱发脑水肿,增加脑桥小脑髓鞘溶解的风险。一个好的经验是,如果血糖在治疗的第一小时不能下降 10%或在治疗的第二个小时不能下降 20%,应重复使用胰岛素静脉负荷剂量或使当前的胰岛素连续输注速率加倍。当患者的血糖接近 250mg/dL 时,5%葡萄糖加入静脉补液中，将胰岛素每小时输注速度降低一半[0.05~0.1U/(kg·h)]。维持血清血糖水平在150~200mg/dL 之间,同时纠正低血容量和电解质紊乱。请注意,输注胰岛素的同时注意监测血清酮体水平,预防血清中丙酮的异常增加。虽然糖尿病酮症酸中毒中主要的酮体是 β-羟丁酸,但治疗时主要是监测血清丙酮。在胰岛素治疗期间,酮体生成明显减少,并存在着 β-羟丁酸向丙酮(氧化)和乙酰乙酸的转换。这种情况导致刚开始使用胰岛素治疗时,酮酸血症进一步

进入产科重症监护室
（咨询母胎医学科、内分泌科、新生儿科和产科麻醉科）

↓

详细体格检查，开通两条静脉补液通道

↓

充分监测，床边记录详细数据图（血流动力学、生命体征、血糖、出入量、血酮体、血气分析、
阴离子间隙、血清电解质、HCO_2、血氧饱和度）

评估胎儿
启动胎儿监护；母体代谢紊乱未纠正前暂不干预分娩；考虑氧疗和改变孕妇体位

治疗症状、体征
酸/碱
检测血气分析(q2h)，pH 值，阴离子间隙

查找糖尿病酮症酸中毒的根本原因
排除感染
尿检、全血细胞计数、胸片、羊膜腔穿刺术

低血容量
评估肾功能
[记录出入量（留置尿管）、尿素氮、肌酐]

↓

预计缺乏的液体量
（-100mL/kg 体重）

↓

若动脉 pH 值<7.1 或 HCO_3^-<5mEq/L，1L0.45%
生理盐水中给予 44mEq 碳酸氢钠
（必要时重复使用）

胰岛素治疗
0.1U/kg 的起始静脉负荷剂量，然后以 0.1U/(kg·h) 持续静滴。将 50U 的普通胰岛素加入 500mL 生理盐水中(10mL=1U)。每 1~2 小时监测一次血糖，如果在最开始 2 小时血糖不能下降 20%，使胰岛素静滴速率加倍

↓

血糖水平应以 ≤60~75mg%/h 的速率下降，以避免渗透压迅速改变。当血糖接近 250mg% 时，将 5% 葡萄糖加入静脉补液中，减少 1/2 的静脉胰岛素量

↓

监测血酮体（每 2 小时直至稳定）
糖尿病酮症酸中毒时主要测定酮体不是 β–羟丁酸。在胰岛素治疗时，最开始可能出现血酮体的升高，并存在从 β–羟丁酸至丙酮（氧化）和乙酰乙酸的转换

↓

持续静脉注射胰岛素治疗，直到 HCO_3^- 和阴离子间隙正常。HCO_3^-(18~31mEq/L)，阴离子间隙(<12)

↓

停用静脉胰岛素前先使用皮下胰岛素，以防止高血糖复发

电解质紊乱
（每 2~4 小时检测血清电解质）

K^+
钾缺乏的估计量为 5~10mEq/kg
初始血钾通常是正常的

↓

产生足够的尿量（至少为 0.5mL/(kg·h)，等待血浆钾低于 5mEq/L

↓

将 40~60mEq 的 KCl/L 加入静滴生理盐水中以补充 K^+，如血清钾 ≥4mEq/L，给予 10~20mEq；如血清钾 <4mEq/L，给予 30~40mEq。维持血清钾水平在 4.5~5.0 mEq/L（在患者开始治疗的 2~4 小时后才开始补钾）。每 2~4 小时监测一次血清 K^+

磷酸盐
若 <2.0mg%，给予 K_2PO_4 代替 KCl，以获得 K^+

在第一个 24 小时内纠正预计缺乏液体量的 75%(用等渗盐水)
第 1 小时：1000mL
第 2 小时：500mL
第 3 小时：500mL
此后：250mL/h（用乳酸钠林格液或 0.45% 生理盐水）
随后 24~48 小时继续水化直到液体缺乏完全纠正
如果血清钠增加至 150~155mEq/L 以上，改用低渗液体(0.45% 生理盐水)

图 11-4　糖尿病酮症酸中毒(DKA)的治疗方法。

■ 表 11-2　常用静脉补液							
1L	葡萄糖(g)	Na(mEq)	Cl(mEq)	K(mEq)	Ca(mEq)	乳酸(mEq)	pH 值
>5%葡萄糖/水	50	0	0	0	0	0	3.5~6.5
0.9%NaCl 生理盐水	0	154	154	0	0	0	5.0
乳酸林格液	0	130	109	4	3	28	6.5

■ 表 11-3　静脉输注胰岛素的一般原则

1.将普通胰岛素加入补液中混合使用

2.用泵监控输液速度

3.清晰标示单位体积补液的胰岛素输注量

4.静脉胰岛素可以与硫酸镁和催产素共同使用

5.在袋中轻轻混匀胰岛素,并在开始给药前彻底冲洗胰岛素的油管,以弥补胰岛素在塑料管中的粘连

6.从患者非输液的手臂获取血液样品

7.在静脉使用胰岛素时每小时监测患者的血糖

8.在床边准备 50%葡萄糖和 10%右旋糖酐(500mL)注射,用于治疗低血糖症

9.在局部麻醉(如硬膜外麻醉)前或作为改善不稳定胎心率的追踪方法时,不要在补液中添加葡萄糖

10.停止静脉滴注前,给予皮下(甘精胰岛素是首选)或肌肉注射胰岛素,防止高血糖复发

常规胰岛素半衰期

- 静脉注射胰岛素:5 分钟
- 肌肉注射胰岛素:2 小时
- 皮下注射胰岛素:4 小时

加重。如果可行,应该用 β-羟丁酸直接代替酮体的测定,用阴离子间隙来评估治疗的效果。静脉输注胰岛素应持续至血清碳酸氢盐(18~31mEq/L)和阴离子间隙(<12)均达到正常水平。表 11-4 和图 11-5 分别总结了静脉输注胰岛素、皮下注射胰岛素或皮下胰岛素泵的作用机制。表 11-5 提供了关于胰岛素敏感性相关因素更多有用的信息。最新证据表明,尽早开始使用长效胰岛素(甘精胰岛素)同时给予肠外胰岛素,不仅被认为是安全的,还可以在停用静脉胰岛素后降低高血糖的再发概率。在输注胰岛素的最初 12 小时内,甘精胰岛素的合理初始剂量是每天 0.3mg/kg 一次性注射。

■ 补钾

妊娠期糖尿病酮症酸中毒患者钾缺乏的估计量为 5~10mEq/kg。然而,因为初始血钾通常是正常的,若血钾轻度升高和利尿尚不充分,钾置换需延迟至治疗开始的 2~4 小时后。一旦进行补液和胰岛素治疗,同时纠正代谢性酸中毒,由于尿中钾的丢失和向细胞内转化,血钾可能急剧下降。当患者的血浆钾已低于 5mEq/L,并在尿量建立的基础上[尿量至少为 0.5mL/(kg·h)],应启动钾的管理。推荐的方法总结如下:

1.将 40~60mEq KCl/L 加入等渗盐水中。

2.如果血钾≥4mEq/L,补充 10~20mEq;如果血钾<4mEq/L,补充 30~40mEq。

3.谨慎补钾,严密监测尿量和血清钾(每 2~4 小时)。

4.为了避免心脏毒性或心律失常,钾补充不要超过 20mEq/h。

5.在患者整个住院期间注意钾缺乏的替代治疗。

6.当糖尿病酮症酸中毒诱导母体缺乏磷酸盐时(<2mg/dL),K_2PO_4(钾磷酸盐)可代替 KCl(氯化钾)用于钾置换。

■ 碳酸氢钠治疗

妊娠期糖尿病酮症酸中毒的重症患者使用

■ 表 11-4 纠正糖尿病酮症酸中毒后,改静脉胰岛素为皮下注射的管理

1.患者应全面配合饮食。

2.当病情稳定(阴离子间隙正常化)后,计算 24 小时胰岛素总量。

总胰岛素(U/d)

  早餐前(2/3 总量) → 分配:2/3 中性鱼精蛋白锌胰岛素(NPH)α、1/3 赖脯胰岛素

  晚餐前(1/3 总量) → 分配:1/2 中性鱼精蛋白锌胰岛素(NPH)α、1/2 赖脯胰岛素

举例:

胰岛素输注 2U/h×24h(稳定)　　　总胰岛素量/24h=48U

  上午 2/3×48=32 → 2/3 为中性鱼精蛋白锌胰岛素=21U、1/3 赖脯胰岛素=11U

  下午 1/3×48=16 → 1/2 为中性鱼精蛋白锌胰岛素=8U、1/2 为赖脯胰岛素=8U

胰岛素	起作用时间	高峰时间(最大效应)	持续时间
赖脯胰岛素	15 分钟	30~90 分钟	2~4 小时
普通胰岛素	1 小时	2~3 小时	4~5 小时
中性鱼精蛋白锌胰岛素	2 小时	8 小时	18 小时
甘精胰岛素	2 小时	无峰值	24 小时

α 中性鱼精蛋白锌胰岛素一般用于睡前,而不是晚餐前。

甘精胰岛素可用来替代中性鱼精蛋白锌胰岛素作为长效胰岛素,每晚一次或分为早晚剂量。

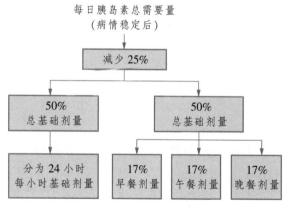

图 11-5　转换为皮下胰岛素泵。

■ 表 11-5　有关胰岛素泵的有效提示

胰岛素敏感因子

当患者使用 1U 胰岛素时,期待血糖可降低多少?

"1500 法则"

　　胰岛素敏感因子=1500/d 胰岛素总量

举例

如果你的患者每天使用 50U 胰岛素:

1500/50=30mg/dL,每单位胰岛素使血糖下降 30mg/dL

纠正患者血糖至 100mg/d:

　　(患者血糖−100)/30=需补充的胰岛素量

碳酸氢钠治疗仍然是一个有争议的做法,目前只用于因糖尿病酮症酸中毒导致严重代谢性酸中毒的难治病例。有关妊娠期糖尿病酮症酸中毒患者的最新研究,未能提示使用碳酸氢盐可改善预后。碳酸氢盐通常用于动脉血 pH 值小于 6.9~7.0 和(或)HCO_3^- 小于 5mEq/L 的患者。用碳酸氢钠迅速纠正代谢性酸中毒是毫无根据的,并可能导致严重的低钾血症、高钠血症、氧气输送受损和复杂的脑脊液 pH 值下降。对严重酸血症的患者(pH 值<7.0),1 安瓿(44mEq 碳酸氢钠)稀释至 1000mL 0.45% 生理盐水中是一个合理的剂量。碳酸氢根的缺乏可以计算(根据动脉血气分析):

　　碳酸氢钠(mEq)有助于全面纠正代谢性酸

中毒。

因为氧合血红蛋白亲和力的增强可导致碱中毒的发生,使得氧-血红蛋白解离曲线向左移动,因此谨慎的做法是不彻底纠正患者的代谢性酸中毒,确保更好的氧输送到胎儿。

妊娠期糖尿病酮症酸中毒治疗方法的总结请参考表 11-4。

(何文君 孙斌 陈娟娟 译)

推荐读物

Barski L Kezerle L, Zeller L, Zektser M, Jotkowitz A. New approaches to the use of insulin in patients with diabetic ketoacidosis. *Euro J of Int Med*. 2013 Apr;24(3):213-216.

Coustan DR. Diabetic ketoacidosis. In: Richard L, Berkowitz, eds. *Critical Care of the Obstetric Patient*. New York, NY: Churchill Livingstone; 1983:chap 15.

Diabetic ketoacidosis and nonketotic hyperosmolarity. In: Robert H Demling, Robert F Wilson, eds. *Decision Making in Surgical Critical Care*. Philadelphia, PA: B.C. Kecker; 1988:216.

Hagay ZJ. Diabetic ketoacidosis in pregnancy: etiology, pathophysiology, and management. *Clin Obstet Gynecol*. 1994;37:39-49.

Kitabchi AE, Umpierrez GE, Murphy MB, et al. Management of hyperglycemic crises in patients with diabetes. *Diabetes Care*. 2001;24:131-153.

Landon MB, Catalano PM, Gabbe SG. Diabetes mellitus complicating pregnancy. In: Gabbe SG, Niebyl JR, Simpson JL, eds. *Obstetrics: Normal and Problem Pregnancies*. 5th ed. New York, NY: Churchill Livingstone; 2007.

Reece AE, ed. Metabolic disorders in pregnancy. *Clin Obstet Gynecol*. 1994;37(1):50-58.

Winkler CL, Davis LE. Endocrine emergencies: diabetic ketoacidosis. In: Dildy GA III, Belfort MA, Saade GR, Clark SL, Hankins GDV, Phelan JP, eds. *Critical Care Obstetrics*. 4th ed. Boston, MA: Blackwell Scientific Publications; 2004:chap 32.

第 12 章

妊娠期呼吸急症

● *Alfredo F. Gei, Victor R. Suarez*

妊娠期间的呼吸系统并发症虽然罕见但足以致命。仔细进行病史采集、体格检查、胸片和动脉血气分析是最有效的评估方法。

对正常孕妇和存在潜在心肺疾病的妇女而言，了解妊娠期心肺功能的改变有助于呼吸系统急症的诊断和治疗。

■ 基础知识

氧气是人体有氧反应的基础，氧气的来源和输送对于孕妇及其未出生的胎儿而言至关重要。通过复杂的解剖(表12-1)和生理改变(表12-2)等机制可满足妊娠期生理需要,确保氧气的交换及胎儿的氧气输送。

呼吸包括两种截然不同但相互关联的方式:通气和氧合。呼吸的评估可以用动脉血中氧分压和二氧化碳分压的变化来解释(图12-1和图12-2)。

呼吸过程包括:氧气自体外(如大气或呼吸器)获得后,通过肺泡-内皮细胞屏障输送到外周不同器官,随后用于有氧代谢。

总体来讲,妊娠期肺容积下降约4%(200~400mL)。肺活量(VC)没有明显改变。功能残气量(FRC)总体下降300~500mL(17%~20%)。从坐位改变到卧位时,功能残气量可明显下降25%。肥胖患者处于仰卧位或截石位时,可导致小气道的关闭。

■ 表12-1 妊娠期呼吸系统组织学和生理学的改变	
上呼吸道	• 黏膜水肿和质脆
	• 毛细血管充血
	(因为声带杓状软骨的水肿,小气道可能需要气管插管)
胸壁	• 胸围增加(6cm)
	• 膈肌上抬(5cm)
	• 肋膈角增宽(从70°到104°)
	• 膈肌移动幅度增加(1.5cm)
	(上述变化出现在孕妇子宫增大、体重和腹内压明显增加以前)
呼吸肌	• 呼吸肌功能不变
	• 膈肌和肋间肌使妊娠期潮气量一致
	• 最大呼气末压力和最大吸气末压力不变

■ 表 12-2　妊娠呼吸系统可变因素的变化

参数	定义	妊娠期变化
呼吸频率	每分钟呼吸次数	• 无变化
潮气量	每次吸气和呼气时的空气容积	• 妊娠早期增加 40%，之后保持不变（100~200mL）
每分钟通气量（呼吸频率×潮气量）	每分钟吸入和呼出气体的总量 参与气体交换的总的气体容积加上无效腔气体体积（即不参与气体交换）	• 妊娠早期增加 40%，之后保持不变（100~200mL）
肺活量	一次最大吸气后再尽最大能力所呼出的气体容积	• 无变化
残气量	用力呼气后残留在肺里的气体容积	• 因膈肌抬高而减少 20%
功能残气量（FRC）	平静呼气后肺内残留的气体容积	• 因膈肌抬高而减少 20%
吸气量	平静呼气后能吸入的最大气体容积	• 因功能残气量减少而增加 100~300mL（5%~10%）

■ 基础的生理氧化过程

• 氧气含量。动脉血中氧气总量是血红蛋白（Hb）结合的 O_2 量和溶解于血浆的 O_2 量（正常约 1.5%）的总和。决定血红蛋白结合 O_2 的主要因素是氧分压（血红蛋白-氧气解离曲线）。如果曲线的形状未达到陡直部分（氧分压下降至 60mmHg 以下），预示着血红蛋白饱和度和动脉氧气总量的降低。

• 氧亲和力。很多因素可影响氧气对血红蛋白的亲和力。酸中毒、发热和 2,3-二磷酸甘油酸的增加可导致氧离曲线右移。在外周组织的轻微酸中毒环境下，氧离曲线的右移有助于细胞的氧气供给。碱中毒、贫血和 2,3-二磷酸甘油酸的下降可导致氧离曲线左移。在肺毛细血管的轻微碱中毒环境下，氧离曲线的左移有助于氧气输送给红细胞。胎儿血红蛋白的氧离曲线也发生左移。

• 氧输送（DO_2）。全身氧输送是动脉氧含量（mL/L 血液）和心输出量（mL/min）的结果。

• 耗氧量。一个正常成人在休息状态时，每分钟的耗氧量约 250mL。运动状态时，耗氧量可增加至每分钟 3000mL。当分娩无法适应组织的

改变时，无氧代谢产生，导致乳酸堆积。

■ 妊娠期呼吸系统生理性适应

妊娠期耗氧量增加 15%~20%（表 12-3），其中一半与胎儿-胎盘单位的需求有关，其次是为了满足母体器官负荷增加的需求（心、肺、肾）。心输出量和每分钟通气量的增加可用于解释耗氧量的增加而不伴随动脉血氧分压的改变，氧气运输增多引起动静脉氧分压差减少。

虽然妊娠对通气功能有一定的增强作用（孕酮为中枢性刺激物），但至少半数以上的孕妇仍会感觉呼吸困难、疲乏和运动耐受力降低。

■ 氧化能力和酸碱失衡

由于过度通气，慢性代偿性呼吸性碱中毒成为妊娠期的一个特点。妊娠期每分钟通气量的增加（孕酮导致妊娠期过度通气）导致 $PaCO_2$ 下降约 30mmHg。母体 pH 值提示轻度的慢性代偿性呼吸性碱中毒。代偿继发于 CO_2 浓度下降（继发于肾脏分泌增加）。这一系列变化更利于胎儿与母体交换 CO_2。

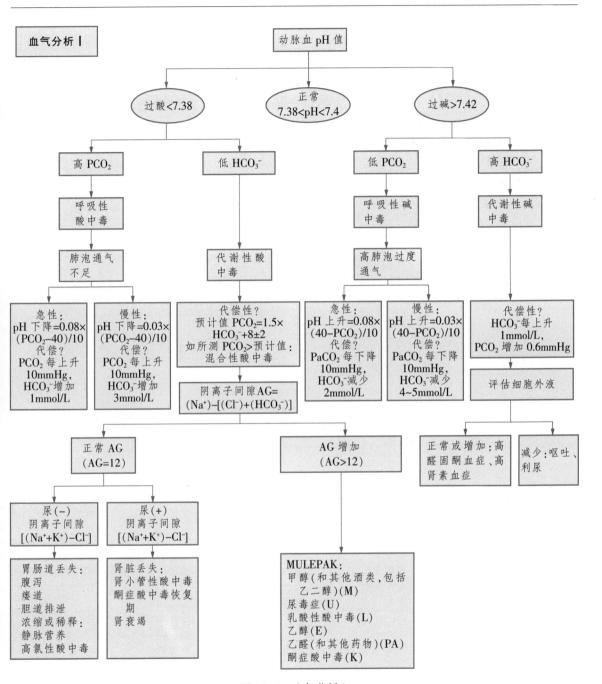

图 12-1 血气分析 I。

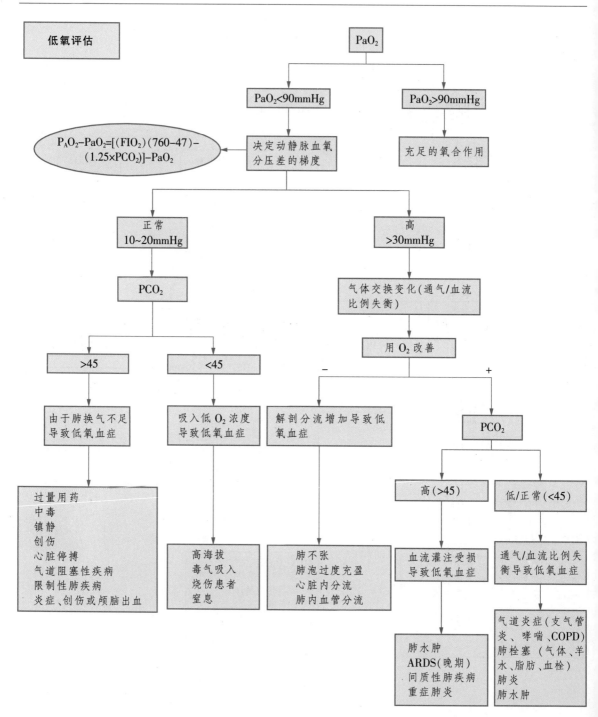

图 12-2 低氧评估。

■ 表 12-3　妊娠期氧化作用可变因素的变化

参数	调节	幅度	峰值
O_2 耗量(VO_2)	⇑	+20%	整个孕期
		+40%~60%	产程
O_2 交换	⇔⇑	700~400mL/min	整个孕期
肺循环阻力	⇓	−34%	34 周

约 1/4 取仰卧位的孕妇氧化作用受到影响（低 PO_2 和较大的动静脉血氧分压差）。若孕妇改为右侧卧位,这些变化可逆转(表 12-4)。

■ 临床意义

孕妇以心肺疾病的症状为主诉的情况并不意外。在多数病例中,详细的病史询问和体格检查有助于判断这些征象是来自主观感受,还是客观疾病而需要评估和马上处理(图 12-3)。

孕妇易于出现:

1.低氧血症(因为功能残气量减少,肺泡容积增加,氧耗量增加)。

2.吸入(胃排空减慢,食管下段功能移位)。

3.麻醉剂过量(肺泡最小麻醉浓度降低,功能残气量降低,肺泡容积增加)。全身麻醉的诱导和起效在孕妇身上更快。

■ 妊娠期呼吸系统急症

心脏和呼吸系统在解剖和生理上的变化解释了妊娠期容易出现呼吸症状的原因。最常见的主诉是呼吸困难,其他主诉还包括咳嗽和咯血。虽然相似的主诉可能是生理性或者是威胁生命的情况,但对这些征象进行仔细评估有助于辨别是妊娠期改变还是更严重的情况。即使考虑为生理性改变,也应该记录这些心肺系统症状以便于之后随访的进一步评估。一些可通过病史和体格检查予以确诊的情况如图 12-3 所示。对于呼吸困难、咳嗽、咯血等情况的评估可采用特殊流程图来判断,见图 12-4 至图 12-6。

入住 ICU 病房的产科患者,需要机械通气治疗的最常见适应证是急性呼吸衰竭(39%)和血流动力学障碍(38%),其次为意识障碍(17%)

■ 表 12-4　妊娠期动脉血气变化

动脉血气可变因素	非妊娠成年女性	妊娠妇女
pH	7.35~7.43	7.40~7.47
PCO_2(mmHg)	37~40	27~34(肾脏代偿性 CO_2 分泌的增加)
PO_2(mmHg)	103	• 106~108(海平面)
		• 101~104(妊娠晚期)
		• 可以下降至 90(妊娠中晚期孕妇取仰卧位)
$P(A-a)O_2$(mmHg)	14	• 20
		• +6(妊娠晚期孕妇取仰卧位)
二氧化碳(mEg/L)	22~26	18~22
碱剩余(mEg/L)	1	3

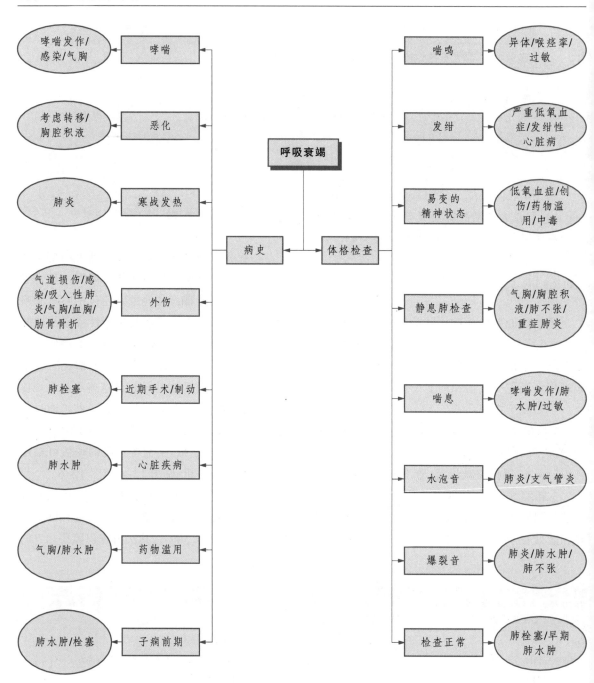

图 12-3　呼吸衰竭。

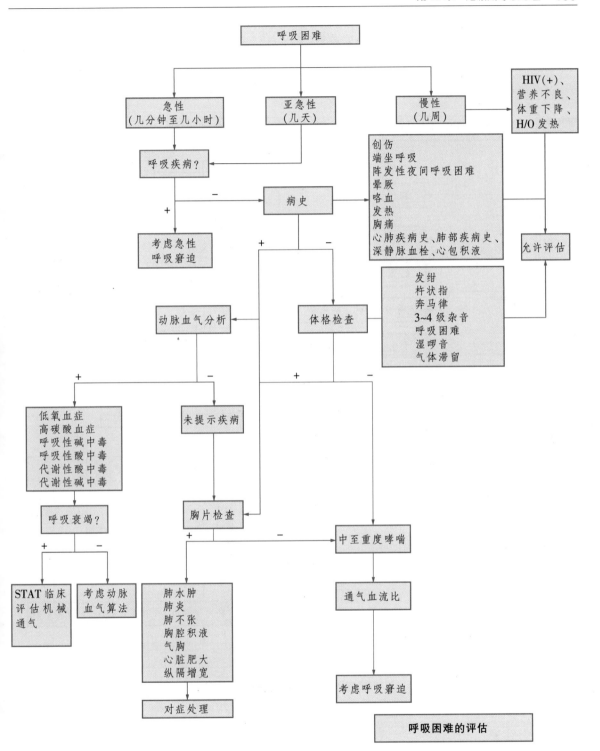

图 12-4　呼吸困难的评估。

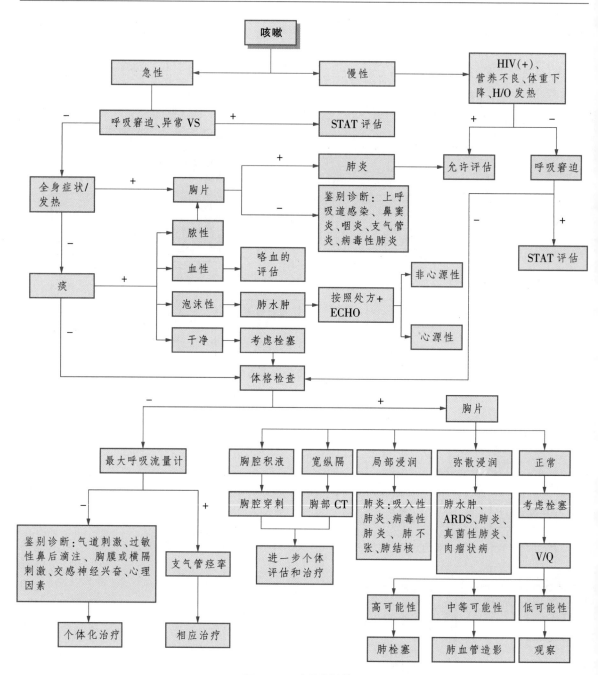

图 12-5 咳嗽的评估。

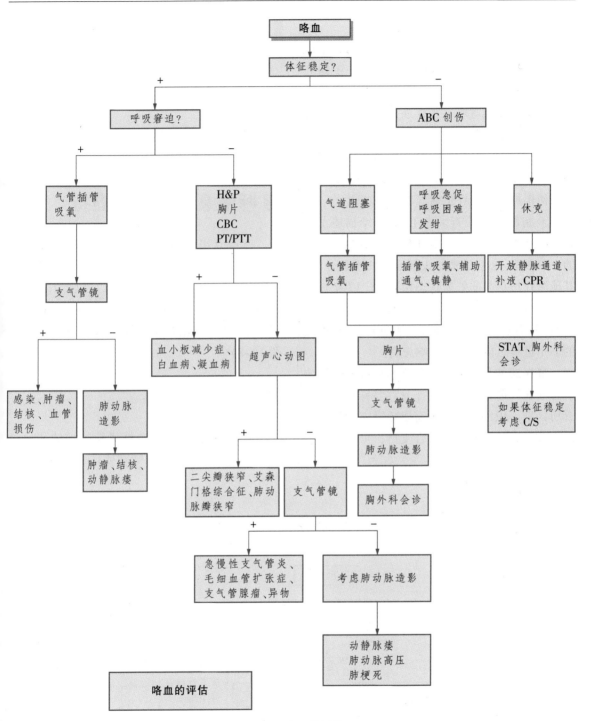

图 12-6　咯血的评估。

和手术后通气(6%)。

妊娠期间导致急性呼吸窘迫综合征(ARDS)的常见情况是感染、子痫前期、子痫和吸入性肺炎。

对于妊娠期呼吸系统疾病的临床评估最有价值的两个检查是:

• 动脉血气分析。表12-4归纳总结了妊娠期间动脉血气的变化。图12-1和图12-2总结了如何根据动脉血气评估通气和氧合功能。

• 胸部X线检查。表12-5总结描述了妊娠期胸部X线片变化,除了继发于血容量增加的心脏扩大、心脏重塑和头部血流的重新分布,其他胸片特点与非妊娠状态相同。图12-7提供了胸部X线检查和相关疾病最常见病理过程的指南。结合病例的动脉血气结果进行分析,疾病的多个进程可以共存并影响患者。

妊娠期的某些并发症和合并症可能会影响氧合或通气过程。然而,对于这些特殊情况治疗有所区别。识别哪些情况需要呼吸支持治疗和进行及时有效的通气或氧合支持,可能关乎患者的安危。

■ 表12-5　妊娠期胸部X线片的改变

心脏明显增大(横径增大)
左心房增大
血流信号增加
左心界增宽
产后胸腔积液(右侧)

■ 呼吸衰竭和呼吸支持

呼吸衰竭的临床指南(表12-6)旨在提供无创氧气(表12-7)、机械通气指征(表12-8)、气管插管的适应证(表12-9),以及启动(表12-10)和停止机械通气的标准(表12-11)。在这些情况下,评估和治疗常常同时进行(图12-4和图12-8)。

■ 特殊情况

此外,指南还提供急性哮喘的评估和治疗(图12-9)并列举了增加哮喘死亡率的高危因素

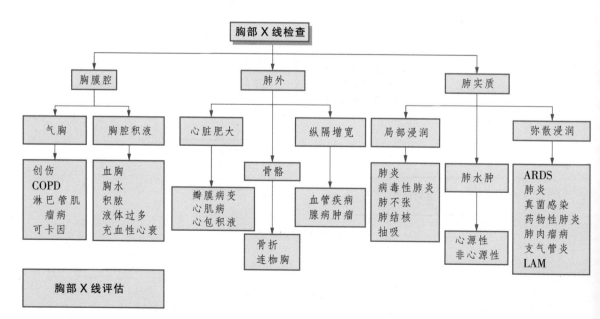

图12-7　胸部X线的评估。

■ 表 12-6　呼吸衰竭的诊断标准

MOVE 记忆法:

1.机械(M)

  a.肺活量<15mL/kg

  b.最大吸气压力(MIF)<-25cmH₂O

  c.呼吸频率>35 次/分

2.氧合(O)

  a.吸入氧浓度为 0.4 时,氧分压<70mmHg

  b.吸入氧浓度为 1.0 时,P(A-a)O₂>350mmHg

3.通气(V)

  a.PaCO₂>55mmHg(急性情况下)

  b.死腔/潮气量(Vd/Vt)>0.6

4.吸气末肺膨胀不足(E)

■ 表 12-7　非侵入性氧疗方法

鼻导管

- 氧流量达到 6L/min 时氧浓度可达到 24%~40%
- 氧流量为 4L/min 或以下时不需要加湿

简易氧气面罩

- 固定好,氧流量为 5~10L/min 时氧浓度可达到 35%~50%
- 氧流量应该维持在 5L/min 或者更高,以避免呼出的 CO₂ 停留在面罩里

部分重复吸入面罩(带有气囊的简易面罩)

- 氧流量应该维持在呼吸时气囊容积的 1/3~1/2
- 当流量为 6~10L/min 时,可以提供 40%~70% 的氧浓度

非重复吸入面罩(与部分重复吸入面罩类似,不同之处在于它有一些单向阀门,一个阀门在面罩和气囊之间,可以阻止空气返回气囊)

- 氧浓度可以保持在 60%~80%
- 最小氧流量为 10L/min

■ 表 12-8　机械通气指征(侵入性或非侵入性)

1.严重呼吸衰竭或者呼吸衰竭合并代谢性酸中毒

2.呼吸频率在 40 次/分

3.不正常呼吸模式导致呼吸负担加重或呼吸肌衰竭

4.精神抑制状态

5.严重低氧血症

■ 表 12-9　气管插管指征

记忆:GARDD

1.胃内容物反流吸入肺(G)

2.气道阻塞(获得确认或怀疑)(A)

3.呼吸停止(已发生或即将发生)(R)

4.精神抑郁状态(D)

5.难以控制的分泌物过多(D)

(表 12-12)。本章的表格还列举了治疗的一般原则,包括:肺水肿的治疗(表 12-13),社区获得性肺炎抗生素的选择(表 12-14),社区获得性肺炎的严重程度的评估(表 12-15),ARDS 的诊断(表 12-16)和 ARDS 的治疗原则(表 12-17)。

■ 表 12-10　开始机械通气指征

A.通气支持首要目标

- 足够氧气
- 减少呼吸工作
- 患者和机械通气同步
- 避免吸气末过高的肺泡压

B.需要证实的五个方面

- 正常肺结构和气体交换(例如:药物过量)
  - 设置:ACV/PSV;FiO$_2$ 0.5~1.0;TV:8~15mL/kg;RR:8~12/min;吸气流量 40~60L/min;加用叹息(呼吸机模拟深呼吸的动作)6/h 为 1.5 倍 Vt 或呼气末正压为 5~7.5cmH$_2$O 以避免肺不张
- 严重气流受阻(例如:药物过量)
  - 设置:ACV/SIMV;FiO$_2$0.5~1.0;TV:5~7mL/kg;RR:12~15/min;吸气流量 40~60L/min;如果患者触发时需要加上 PEEP。目的是让肺泡扩张程度最小(plat<30cmH$_2$O)并且在自动 PEEP<10cmH$_2$O 时肺过度充气程度最小或者呼气末肺容量<20mL/kg
- 急性或者慢性呼吸衰竭(例如:哮喘持续状态)
  - 设置:SIMV/ACV;FiO$_2$ 0.4~0.6;TV:5~7mL/kg;RR:24~28/min;吸气流量 40~60L/min
- 急性低氧血症呼吸衰竭(例如:ARDS)
  - 设置:ACV/PCV;FiO$_2$ 1.0;TV:5~7mL/kg;RR:24~28/min;最小 PEEP 下保持血氧浓度为 90%。如果在容量持续的情况下,PEEP 增加吸气时气道峰压将有导致 ARDS 的风险;PEEP 几乎不需要大于 15cmH$_2$O
- 限制肺或胸壁的疾病(例如:肉瘤)
  - 设置:FiO$_2$ 0.5~1.0;TV:5~7mL/kg;RR:18~24/min

C.其他建议

- 避免过高吸气压力(>30cmH$_2$O)
- 目标是 pH 值而不是 PCO$_2$ 改变呼吸频率和每分钟通气量
- 对于弥散性肺损伤使用 PEEP 保证氧气供给并可减少吸氧浓度
- 设置触发敏感性以保证患者最低吸气支持
- 当患者处于危险时,避免通气设置限制呼气时间并且导致或恶化自动 PEEP
- 当缺氧、通气不足或者额外过高的吸气压导致患者不耐受或者通气调节后通气设置仍然不正确时,考虑使用镇静药、麻醉和(或)神经肌肉阻滞

■ 表 12-11　拔除气管插管标准

- FiO$_2$ 为 0.6 时氧分压>80torr
- 二氧化碳分压<45torr
- 呼吸频率<35 次/分
- 潮气量>5mL/kg
- 肺活量>10mL/kg
- 每分钟通气量<10L/min
- 吸气负压(NIF)<-20cmH$_2$O
- 浅呼吸指数(呼吸频率/潮气量)<80

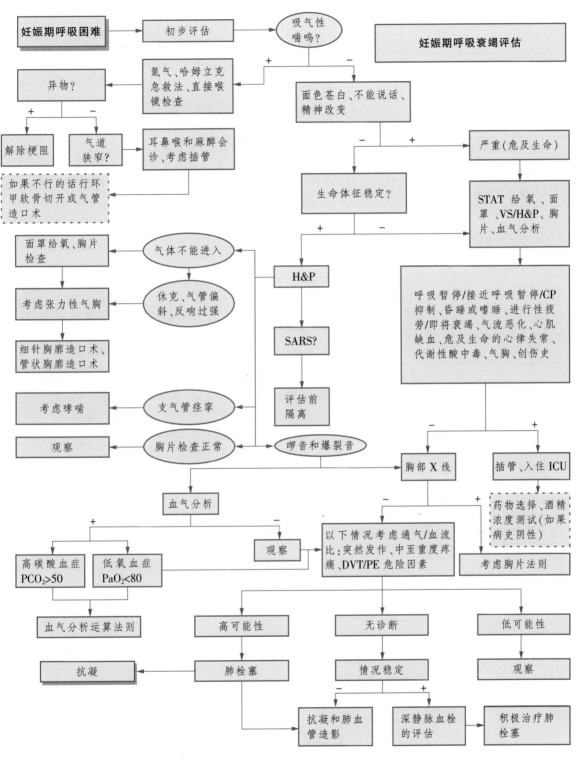

图 12-8 妊娠期呼吸衰竭的评估。

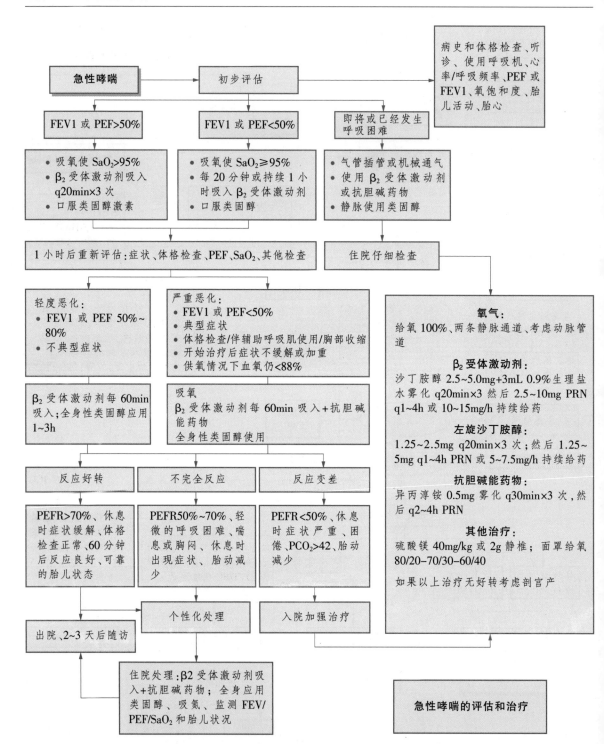

图 12-9　哮喘的评估。

■ 表 12-12 哮喘导致死亡的危险因素

- 突发严重哮喘
- 气管插管史
- 曾经因哮喘进入 ICU 治疗
- 每年住院次数大于 2 次
- 因为哮喘急诊就诊大于 3 次
- 最近 30 天有住院或者门诊
- 每月使用 β₂ 受体阻滞剂大于 2 瓶
- 目前使用类固醇或者刚停药
- 伴随疾病(如心血管病或者 COPD)
- 严重精神病
- 药物使用不当
- 气流不足
- 社会经济地位差
- 敏感性降低

■ 表 12-13 肺水肿处理原则

诊断

- 渐近性呼吸短促
- 氧饱和度下降
- 呼吸急促
- 偶尔血压升高
- 两肺爆破声
- S3/Gallop(不常见)

病因

- 液体负荷过重
- 子痫前期
- 抗早产治疗
- 不能控制的高血压

处理

- 半斜坡位:评估头部和胸部以改善通气
- 氧气:面罩给氧每分钟氧流量达到 10L/min 或者使用 CPAP 给氧(可能不需插管)
- 持续氧饱和度和心率监测
- 建立静脉通道;限制静脉液体输入速度(30~50mL/h)
- 确认和控制致病因素

药物治疗

- 吗啡硫酸盐:3~5mg 静脉给药(避免意识改变、颅内压增加或者严重 COPD)
- 速尿:20~40mg 静脉注射,需要时重复给药(使用时不超过 120mg/h,给药速度要慢,以避免耳毒性)
- 硝酸甘油:在没有其他治疗应用的情况下,在静脉通道安全时 2 片或者 1 片胸腔内给药
- 肼苯哒嗪:如果严重高血压导致肺水肿,可以考虑 5~10mg 静脉给药

监测

- 入量和出量
- 根据阴离子间隙监测血压和心率

■ 表 12-14　社区获得性肺炎抗生素经验选择

在 8 小时内应根据经验进行治疗

住院患者

Ⅰ.普通病房
- 呼吸道使用喹诺酮类药物(莫西沙星,吉米沙星,左氧氟沙星)

  或者
- β 内酰胺类联合大环内酯类抗生素或者呼吸道使用喹诺酮类药物

Ⅱ.重症监护病房
- β 内酰胺类(头孢噻肟,头孢曲松钠,氯苄西林-舒巴坦钠)

  加上阿奇霉素或者喹诺酮类

  (对于 PCN 过敏的患者,推荐使用呼吸氟喹诺酮类或氨曲南)

Ⅲ.特殊治疗
- 如果肺部假单胞菌感染,使用类固醇类或者预防性抗生素(特别是喹诺酮类)
  - 抗假单胞菌 β 内酰胺类(哌拉西林/他唑巴坦,头孢吡肟,亚胺培南,美罗培南)加上喹诺酮类(环丙沙星,左氧氟沙星),或
  - β 内酰胺类(哌拉西林-他唑巴坦,头孢吡肟,亚胺培南,美罗培南)加上氨基糖苷类和阿奇霉素,或
  - β 内酰胺类(哌拉西林-他唑巴坦,头孢吡肟,亚胺培南,美罗培南)加上氨基糖苷类和喹诺酮类

  (对于 PCN 过敏的患者,可将 β 内酰胺类替换为氨曲南)
- 如果有疑似呼吸感染[癫痫史包括子痫、药物注射过量、终末期肾病、流感史或抗生素治疗史(特别是喹诺酮类)情况下风险增加]:应该使用 β 内酰胺类/β 内酰胺酶抑制剂(哌拉西林-他唑巴坦、替卡西林-克拉维酸、氨苄西林-舒巴坦钠或阿莫西林-克拉维酸)
- 如果有耐甲氧西林金黄色葡萄球菌感染[在药物注射过量、肾病终末期、流感病史或抗生素治疗史(特别是喹诺酮类)情况下风险增加]:加用万古霉素和利奈唑酮
- 如果有流感:奥司他韦或者扎那米韦
- 如果流感大流行:考虑对肺炎链球菌敏感的奥司他韦

注意

如果通过微生物学方法找到社区获得性肺炎的病原菌,应该使用对该病原菌敏感的抗生素。

■ 表 12-15　严重社区获得性肺炎

记忆:SMART-COP

S:收缩压降低(低)

M:多病灶胸部影像学

A:白蛋白(低)

R:呼吸频率(高)

T:心动过速

C:混乱

O:氧化作用(差)

P:动脉血 pH(低)

以上因素中收缩压低、氧气不足、pH 值低评分为 2 分,其他评分为 1 分

如果评分超过 3 分,需要呼吸支持或抗利尿激素治疗

■ 表 12-16　ARDS 诊断标准

Ⅰ.急性发作

Ⅱ.明确病因
- 创伤
- 严重休克
- 脓毒症(包括脓毒性流产)
- 吸入性肺炎
- 静脉输液过量,肥胖或羊水栓塞
- 肺炎
- 胰腺炎
- 血栓
- 癫痫发作(包括子痫)
- 药物过量
- 胎盘早剥
- 死胎综合征或者妊娠物残留
- 糖尿病酮症酸中毒

Ⅲ.临床排除心肺水肿(或 PCWP<18mmHg)

Ⅳ.呼吸窘迫

Ⅴ.胸片发现双肺弥散性浸润

Ⅵ.氧分压/氧浓度<200ᵅ

ᵅ急性肺损伤:ARDS 的较轻类型,氧分压/氧浓度为 201~300。

■ 表 12-17　ARDS 治疗原则

治疗目标
- 足够氧气供给
- 避免气压伤/容量损伤
- 避免心血管危害

处理
- 半坐卧位:评估头部和胸部以改善通气
- 氧气:面罩给氧每分钟氧流量达到 10L/min 或者使用 CPAP 给氧(可能需要插管)
- 持续氧饱和度和心率监测
- 建立静脉通道;限制静脉液体输入速度(30~50mL/h)
- 确认和控制致病因素

药物治疗
- 无明确应用,严重情况下考虑一氧化氮,血管扩张剂,皮质类固醇,肺表面活性物质,俯卧位通气,细胞外给氧(ECMO)

监测
- 入量和出量
- 根据阴离子间隙监测血压和心率

(柯彩萍 孙斌 陈娟娟 译)

推荐读物

Al-Ansari MA, Hameed AA, Al-Jawder SE, et al. Use of noninvasive positive-pressure ventilation during pregnancy: case series. *Ann Thorac Med*. 2007;2:23-25.

American Association for Respiratory Care (AARC) Clinical Practice Guideline. Oxygen therapy for adults in the acute care facility—2002 revision and update. *Respir Care*. 2002;47:717-720.

American Association for Respiratory Care (AARC) Clinical Practice Guideline. Removal of the endotracheal tube—2007 revision and update. *Respir Care*. 2007;52:81-93.

American College of Emergency Physicians (ACEP). Clinical policy for the initial approach to adults presenting with the chief complaint of chest pain, with no history of trauma. *Ann Emerg Med*. 1995;25:274.

American College of Emergency Physicians (ACEP). Critical issues in the evaluation and management of adult patients presenting to the emergency department with suspected pulmonary embolism. *Ann Emerg Med*. 2011;57:628-652.

American Society of Anesthesiologists. Practice guidelines for management of the difficult airway. *Anesthesiology*. 2013;118:1-20.

American Thoracic Society. The diagnostic approach to acute venous thromboembolism. *Am J Respir Care Med*. 1999; 160:1043.

Bandi VD, Munnur U, Matthay MA. Acute lung injury and acute respiratory distress syndrome in pregnancy. *Crit Care Clin*. 2004;20:577-607.

Bourjeily G, Paidas M, Khalil H, et al. Pulmonary embolism in pregnancy. *Lancet*. 2010;375(9713):500-512.

Brito V, Niederman MS. Pneumonia complicating pregnancy. *Clin Chest Med*. 2011;32(1):121-132.

Catanzarite V, Willms D, Wong D, et al. Acute respiratory distress syndrome in pregnancy and the puerperium: causes, courses, and outcomes. *Obstet Gynecol*. 2001;97:760-764.

Charles PG, Wolfe R, Whitby M, et al. SMART-COP: a tool for predicting the need for intensive respiratory or vasopressor support in community-acquired pneumonia. *Clin Infect Dis*. 2008;47:375-384.

Cole DE, Taylor TL, McCullough DM, et al. Acute respiratory distress syndrome in pregnancy. *Crit Care Med*. 2005; 33:269S-278S.

Crapo RO. Normal cardiopulmonary physiology during pregnancy. *Clin Obstet Gynecol*. 1999;39:3.

Deblieux PM, Summer WR. Acute respiratory failure in pregnancy. *Clin Obstet Gynecol*. 1996;39:143.

Dennis AT, Solnordal CB. Acute pulmonary oedema in pregnant women. *Anaesthesia*. 2012;67:646-659.

Gei AF, Vadhera RB, Hankins GDV. Embolism during pregnancy: thrombus, air, and amniotic fluid. *Anesthesiology Clin N Am*. 2003;21:165.

Goodnight WH, Soper DE. Pneumonia in pregnancy. *Crit Care Med*. 2005;33:S390-S397.

Goodrum LA. Pneumonia in pregnancy. *Semin Perinatol*. 1997;21:276.

Graves CR. Pneumonia in pregnancy. *Clin Obstet Gynecol*. 2010;53(2):329-336.

Ie S, Rubio ER, Alper B, et al. Respiratory complications of pregnancy. *Obstet Gynecol Surv*. 2001;57:39-46.

Keenan SP, Sinuff T, Burns KEA, et al. (Canadian Critical Care Trials Group/Canadian Critical Care Society Noninvasive Ventilation Guidelines Group). Clinical practice guidelines for the use of noninvasive positive-pressure ventilation and noninvasive continuous positive airway pressure in the acute care setting. *CMAJ*. 2011;183(3):E195-E214.

King TE. Restrictive lung disease in pregnancy. *Clin Chest Med*. 1992;13:607.

Lee RW. Pulmonary embolism. *Chest Surg Clin N Am*. 2002;12:417.

Mandell LA, Wunderink RG, Anzueto A, et al. Infectious Diseases Society of America/American Thoracic Society consensus guidelines on the management of community-acquired pneumonia in adults. *CID*. 2007; 44:S27-S72.

Miller MA, Chalhoub M, Bourjeily G. Peripartum pulmonary embolism. *Clin Chest Med*. 2011;32(1):147-164.

National Asthma Education and Prevention Program. Quick reference from the Working Group report on managing asthma during pregnancy: recommendations for pharmacologic treatment. update 2004. NIH publication no. 05-5236. March 2005.

O'Day M. Cardiorespiratory physiological adaptation of pregnancy. *Semin Perinatol*. 1997;21:268.

Rowe TF. Acute gastric aspiration: prevention and treatment. *Semin Perinatol*. 1997;21:313.

Saade GR. Human immunodeficiency virus (HIV)-related pulmonary complications in pregnancy. *Semin Perinatol*. 1997;21:336.

Schatz M, Dombrowski MP. Asthma in pregnancy. *N Engl J Med*. 2009;360(18):1862-1869.

Spiropoulos K, Prodromaki E, Tsapanos V. Effect of body position on Pao_2 and $Paco_2$ during pregnancy. *Gynecol Obstet Invest*. 2004;58:22-25.

Van Hook JW. Acute respiratory distress syndrome in pregnancy. *Semin Perinatol*. 1997;21:320.

Vasquez DN, Estenssoro E, Canales HS, et al. Clinical characteristics and outcomes of obstetric patients requiring ICU admission. *Chest*. 2007;131:718-724.

Williams JW Jr, Cox CE, Hargett CW, et al. Noninvasive positive-pressure ventilation (NPPV) for acute respiratory failure. *Comparative Effectiveness Review 68*. AHRQ publication no. 12-EHC089-EF. Rockville, MD: Agency for Healthcare Research and Quality; 2012.

Zimmerman JL. *Fundamental Critical Care Support*. 4th ed. Mount Prospect, IL: Society of Critical Care Medicine; 2007.

妊娠合并急性肾衰竭

● *Tamerou Asrat, Michael P. Nageotte*

急性肾衰竭（ARF）可在各种各样复杂的医疗情况下发生，但主要发生于住院患者。急性肾衰竭在临床上并不罕见，5%的住院患者会有某种程度的肾衰竭。但就产科患者而言，在发达国家急性肾衰竭作为妊娠并发症已不常见。目前，妊娠并发急性肾衰竭的发生率大约为 1/10 000（孕妇）。Stratta 等研究发现，1958—1987 这 30 年间，妊娠期患者因为急性肾衰竭而需要紧急透析的比例持续下降，从 1958 年的 1/3000 次妊娠下降到 1987 年的 1/15 000 次妊娠。在 81 例妊娠合并急性肾衰竭的患者中，只有 11.6% 出现不可逆的肾损伤，大部分继发于重度子痫前期及子痫。这种下降趋势可以用以下原因进行解释：有效的产检和对医疗性流产的立法监管，是减少因肾衰竭而需要透析治疗的患者的主要原因。但是，急性肾衰竭仍然是发展中国家一种常见的妊娠并发症，占孕产妇死亡率超过 50%。在这些国家中，妊娠期急性肾衰竭的发生率曲线成双峰型，分别高发于孕早期和孕晚期，可能与非法堕胎、缺乏有效的产前检查和发生重度子痫前期及子痫有关。无论何种原因，妊娠期急性肾衰竭可能继发于其他严重疾病，这些疾病本身就会引起非妊娠患者严重的肾功能不全，也可能是与妊娠无关的、独立的事件。

■ 妊娠期肾脏的解剖及功能

充分了解妊娠期正常肾脏的结构、功能及血流变化，是正确诊断和治疗妊娠期肾脏疾病的前提（表 13-1）。

■ 表 13-1 正常妊娠的肾脏改变

改变	变化程度	临床相关
肾体积变大	肾脏长度增加约 1cm	产后肾脏体积回缩不应与肾实质混淆
肾盂增宽，肾盏扩张，输尿管增粗	在肾脏超声或静脉肾盂造影上显示类似如肾盂积水	不要误认为梗阻性尿路疾病，上泌尿道感染机会增加
肾脏的血流动力学改变	肾小球滤过率升高，肾血流量增多	血中肌酐与 BUN 浓度降低，对氨基酸、蛋白、糖的排泄增加
酸碱代谢发生改变	肾脏碳酸氢盐的阈值降低	血清中碳酸氢盐的水平下降 4~5mEq/L
肾脏对水分的控制发生变化	血管加压素释放的渗透阈值显著降低和口渴使肾脏的渗透调节发生变化	在正常妊娠期间，血清渗透压降低 10mOsm/L

解剖学改变

妊娠期肾脏体积明显增大，这主要是因为肾血流的增加和肾集合管的体积增大。引起肾集合管体积增大的最可能原因是激素的影响。此外，前列腺素 E_2（PGE_2）产生的增加（前列腺素 E_2 可抑制尿管的蠕动）及因子宫增大及髂血管的扩张（特别是右侧）导致的机械性阻碍也与这些变化相关。这种变化在孕早期出现，并持续到产后 12 周。

肾血流及肾小球滤过率和肾小管功能的变化

肾血流的增加开始于早孕期，主要是因为心输出量的增加和肾血管阻力的下降所致。肾血管舒张被认为是导致肾血流显著增加的最重要机制。至孕 12 周末，肾血管阻力较孕前降低 50%，但对于其根本的生理过程以及妊娠导致肾血管阻力下降的原因目前仍不清楚。一般认为与前列腺素 E_2（PGE_2）及前列环素（PGI_2）浓度的明显增加相关，但这不是唯一的机制。前列环素（PGI_2）可能是引起妊娠期肾血管舒张的激素类介质。使用对氨马尿酸清除率对肾血浆流量进行评估的研究显示，孕早期有效的肾血浆流量是 809mL/mm，妊娠的最后 10 周下降至 695mL/mm，产后下降至 482mL/mm。这种妊娠期肾血流量增加所引起的最重要后果是肾小球滤过率（GFR）显著升高。在孕 12 周末，肾小球滤过率大约升高 45%，与肾血流量不同，肾小球滤过率升高将一直维持于整个孕期。

除肾小球滤过率升高之外，肾小管对钠离子的重吸收不仅可以维持孕妇体内正常的钠平衡，而且使孕妇体内的钠潴留，整个孕期累积达 500~900mEq。不管孕妇钠离子摄入增加或减少，肾小管的重吸收功都能使其体内的 Na^+ 浓度保持稳定。虽然孕妇口渴的程度与抗利尿激素（血管加压素）释放阈值下降会影响水平衡，但是肾小管的功能可以维持孕妇体内的水平衡，并有能力生成适当浓度（相应浓缩或稀释）的尿液。

类似还有肾小管对钾离子（K^+）的重吸收，孕期其代谢机制不变。为了满足胎儿-胎盘单位的正常发育和母体体内红细胞增多的需要，孕妇整个孕期对 K^+ 的生理性需求增加，大约为 350mEq。因此，尽管孕妇的血浆醛固酮（保 Na^+ 排 K^+）浓度明显上升，但对 K^+ 的保留仍在增加。

妊娠会引起呼吸性碱中毒，使动脉血中 PCO_2 下降约 10mmHg。轻微的呼吸性碱中毒会代偿性地使肾脏对碳酸氢盐的排泄增加，导致血浆中碳酸氢盐浓度下降至 18~20mEq/L。

妊娠期肾脏的解剖及功能上的"生理性"改变引起了一系列后果。例如，肾集合管体积的增大使梗阻性肾病的诊断更为困难，肾小球滤过率升高和肾小管功能增强使常用的实验室检查如血尿素氮、肌酐等的正常值范围发生改变。举例说明，妊娠期尿素氮的平均正常值是 $8.7\pm1.5mg/dL$，肌酐的平均正常值是 $0.46\pm0.13mg/dL$。在正常妊娠中，尿糖也很常见。

■ 妊娠期急性肾衰竭

急性肾衰竭是一种以短时间内（数小时到数周）发生的肾功能下降，导致含氮废物如尿素氮及肌酐在体内潴留，同时无法维持正常的水电解质平衡为特征的综合征。非妊娠期的急性肾衰竭往往无症状，妊娠期的急性肾衰竭更加缺乏明显的临床症状，或者只作为孕期的一种并发症而存在。急性肾衰竭作为其他疾病的并发症，为方便诊断与治疗，可将其分为三大类（表13-2）。

1.由于肾脏低灌注所引起的疾病，肾实质功能完整保留（肾前性氮质血症，肾前性急性肾衰竭）。这是最常见也是预后最好的急性肾衰竭类型。

2.涉及肾实质的疾病（肾性氮质血症，肾性肾衰竭）。

■ 表 13-2 妊娠期的急性肾衰竭

鉴别诊断

肾前性氮质血症
- 妊娠剧吐
- 任何原因导致的出血

肾性氮质血症或急性肾小管坏死
- 子痫前期
- **HELLP 综合征**
- 妊娠期急性脂肪肝
- 产后肾衰竭

双侧肾皮质坏死
- 肾盂肾炎

急性间质性肾炎

急性肾小球肾炎

肾后性氮质血症

泌尿系梗阻

3.与急性泌尿系梗阻相关的疾病(肾后性氮质血症,肾后性急性肾衰竭)。

大部分肾性氮质血症是肾缺血及肾毒素影响所致,与急性肾小管坏死(ATN)有关。因此,临床上 ATN 这个词通常用来描述缺血性及肾毒素性急性肾衰竭。

对于肾前性急性肾衰竭,肾灌注受损是根本原因,这可能是继发于血管内血容量真性不足、心输出量不足导致的肾脏有效血循环量不足或者是药物导致的肾灌注改变。孕早期肾前性急性肾衰竭较为罕见,常作为妊娠剧吐的并发症出现。但在孕中晚期,由于产前、产时及产后的子宫性出血导致严重失血和血容量过低,随后发生急性肾衰竭则更为重要和普遍。要记住,发生胎盘早剥时,出血隐藏在胎盘后方,这种情况会消耗母体的促凝血物质从而引起不同程度的凝血功能障碍,将会进一步诱发肾功能不全,这一点很重要。

妊娠期膀胱炎和肾盂肾炎的发生率升高,大约2%的妊娠期妇女会出现上泌尿道及下泌尿道同时感染的情况,这与孕期激素的影响和机械性阻碍引起(肾的收集系统内)尿的淤积有

关。与非妊娠期患者不同,妊娠期肾盂肾炎的患者直接表现为清除肌酐的能力显著(实质性的)降低,很少经过一定程度上短暂性急性肾衰竭的过程。妊娠期肾盂肾炎并发急性肾衰竭的患者常常有慢性肾实质的感染,经过适当的抗菌治疗后肾功能不能完全恢复。

大部分孕期急性肾衰竭的患者继发于重度子痫前期和子痫。重症患者发生肾衰竭也不常见,除非患者有明显的失血、血流动力学不稳定或 DIC。通常患者在临床上表现为急性肾小管坏死(ATN),在产后前两周往往会自行恢复。这些因子痫前期和子痫导致 ATN 的患者中有部分短期内需要透析治疗,但即使病情严重,最终也会完全恢复,预后良好。而那些因子痫前期继发出现急性肾小管坏死(ATN)、病情持续存在、需要长期透析的患者,除妊娠和(或)子痫前期外,经常有慢性肾脏病史或既往有一定程度的肾皮质坏死。当重度子痫前期和子痫的患者病情进展,出现急性肾衰竭,应尽可能安全和迅速地终止妊娠,因为母亲的病情通常在产后会明显好转。

子痫前期和子痫、胎盘早剥并发或不并发凝血功能障碍、长时间宫内死胎并发 DIC 或羊水栓塞的患者发生肾皮质坏死的概率升高。肾皮质坏死是指肾皮质部分或完全损毁,而髓质保留的一种病理改变,表现为突然出现少尿、无尿,也可能伴有侧腹部的疼痛、肉眼血尿和高血压。但无尿、侧腹部疼痛、肉眼血尿三联征在其他原因引起的妊娠期急性肾衰竭中并不常见。肾皮质坏死可以是与妊娠无关的、独立的事件,但是与妊娠相关的病例占70%以上。肾皮质坏死的诊断基于对临床症状以及肾脏 B 超或 CT 扫描结果的整体判断,特征性的表现为皮质部分的低回声区或低密度影。对于肾皮质坏死的患者没有特别有效的治疗方法,许多人需要长期进行血液透析。大约30%~40%的患者会恢复部分肾功能,但肌酐仍明显升高。

临床上表现为不同程度蛋白尿,并且可引

起妊娠期急性肾衰竭的疾病包括 HELLP 综合征、急性脂肪肝、成人溶血性尿毒性综合征(HUS)及血栓性血小板减少性紫癜(TTP)。部分研究人员将这些疾病与子痫前期归类为有微血管病性溶血的一类妊娠期疾病，它们有着相同的组织学特征：因溶血而导致的贫血以及外周血涂片可见红细胞破坏。从临床表现和疾病名称可以看出其累及的主要靶器官。然而，研究人员认为，这些疾病受目前尚未确定的"毒性物质"或未知的涉及血管内皮的机制影响，引起大量的动脉收缩。妊娠期急性脂肪肝属于罕见疾病，一旦发生，患者出现急性肾衰竭的比例超过60%，其靶器官主要是肝脏，伴随转氨酶、胆红素的升高，影响糖代谢，对凝血因子(如抗凝血酶Ⅲ、纤维蛋白原)亦有影响，可引起凝血功能障碍。类似的还有因溶血性尿毒性综合征(HUS)引起的产后肾衰竭，肾脏是主要受累器官，有肾功能的异常改变。与 HELLP 综合征和急性脂肪肝所引起的急性肾衰竭相比较，HUS 会出现长期的慢性肾衰竭。溶血性尿毒性综合征 (HUS) 通常在产后发生，而 HELLP 综合征——子痫前期的特殊类型，通常在孕中期的晚期和孕晚期发生。血栓性血小板减少性紫癜(TTP)则几乎全部发生于产前，TTP 可在孕晚期发病，但也有许多病例是在孕 24 周前发病。血栓性血小板减少性紫癜有其特征性表现：微血管病性溶血性贫血、微血栓形成、肾功能不全、发热及神经系统异常表现。与 HUS 突出的神经系统异常表现、发热及微血栓形成这些症状相比，HUS 肾功能不全的程度较为轻微。

急性肾衰竭的诊断

不管引起急性肾衰竭的病因为何，诊断的关键在于对 BUN、肌酐以及尿分析、尿沉渣一系列结果的分析判断。但必须强调的是，BUN 与肌酐不是评估肾小球功能的敏感指标。举例说明，在血肌酐浓度开始升高前，肾小球滤过率已降低

50%，但对于之前就存在明显肾脏疾病的患者，当血中肌酐浓度大幅度上升时，肾小球滤过率的降低程度反而相对较少(表 13-3 和表 13-4)。

临床诊断急性肾衰竭有一系列流程，包括详细病史和体格检查，还有尿液分析，连续的血压监测、每日体重、尿量、入量、常规实验室评估以及一些特殊的诊断程序(见表 13-2)。

急性肾小管坏死(ATN)的临床过程可以分为三个阶段：起病期、维持期和恢复期。在起病期，患者肾脏局部缺血或受毒性物质的影响，病情有进展，但肾实质未受损害。在维持期，出现肾实质损害，肾小球滤过率(GFR)波动在 5~10mL/min，这一时期患者尿量最少，通常会持续 1~2 周，但也可以延长至 1~11 个月，与病因相关，尿毒症的并发症常常在这个时期出现。当患者尿量逐渐恢复，血中的 BUN 及肌酐下降时，就进入了恢复期。在恢复期，往往伴有明显的尿液稀释，这可以引起严重的电解质紊乱，需要严密监护和及时纠正。

急性肾衰竭的处理

急性肾衰竭的初期治疗应集中在以下几

表 13-3　急性肾衰竭的诊断(RF-41)

病史和体格检查:包括药物史,之前的病历,表格的系统回顾

尿分析:尿比重,显微镜检,嗜酸性粒细胞染色

画出流程图:每日体重,连续的血压监测,BUN,肌酐,主要的临床事件和间隔

常规血液化学和血液学检查:BUN、肌酐,离子及红细胞计数、白细胞计数

选择性的特殊检查:尿化学检查,嗜酸性粒细胞和(或)免疫电泳

血清学检查:抗肾小球基底膜抗体,抗核抗体,冷球蛋白,ABO 抗体,抗 DNase 滴度

影像学评估:腹部平片,肾超声检查,静脉肾盂造影,肾血管造影

肾病理检查(少做)

■ 表 13-4　不同原因引起的急性肾衰竭的尿沉渣表现

正常或少量红细胞或白细胞

肾前性氮质血症

动脉血栓形成或栓塞

入球动脉炎

溶血性尿毒综合征(HUS)或血栓血小板减少性紫癜
　　(TTP)

硬皮病危象

　　肾后性氮质血症

颗粒管型

急性肾小管坏死(粗大棕色管型)

肾小球肾炎或血管炎

　　间质性肾炎

红细胞管型

肾小球肾炎或血管炎

恶性高血压

间质性肾炎罕见

白细胞管型

急性间质性肾炎或渗出性肾炎

　　急性肾小球肾炎

　　严重的肾盂肾炎

　　标志白血病或淋巴瘤的渗透

嗜酸性粒细胞尿(>5%)

　　过敏性间质性肾炎(抗生素,非甾体类抗炎药)

　　动脉粥样硬化栓塞性肾病

尿结晶

　　急性尿酸性肾病

　　草酸钙(乙二醇中毒)

　　阿昔洛韦

　　磺胺类药物

　　造影剂

■ 表 13-5　急性肾衰竭的并发症

代谢系统	神经系统
高钾血症	神经肌肉兴奋
代谢性酸中毒	扑翼样震颤
低钠血症	癫痫
低钙血症	神志改变
高磷血症	嗜睡
高镁血症	昏迷
高尿酸血症	
心血管系统	**感染**
肺水肿	肺炎
心律失常	切口感染
心包炎	静脉导管感染
心包积液	败血症
高血压	泌尿道感染
心肌梗死	
肺栓塞	
局限性肺炎	
消化系统	**其他**
恶心	打嗝
呕吐	胰岛素分解代谢减慢
营养不良	轻微胰岛素抵抗
胃炎	甲状旁腺素升高
胃十二指肠溃疡	1,25-二羟基维生素 D 减少
胃十二指肠出血	25-羟基维生素 D 减少
口腔炎或牙龈炎	TT_3 及 TT_4 降低
腮腺炎或胰腺炎	FT_4 正常
血液系统	
贫血	
出血	

个方面:纠正导致肾功能不全的病因,纠正水、电解质紊乱,动态监测,防止潜在并发症的出现,维持适当的营养和医疗需求(表 13-5 至表 13-7)。通过对肾脏的重灌注可以快速纠正肾前性氮质血症。丢失体液的不同决定了所补液体的种类。对于因出血导致的低血容量患者来说,浓缩红细胞是理想的选择,等渗盐水则是血浆大量丢失患者的合适替代

物,尿液和胃肠液通常是低渗液体,因此在大量丢失时,开始补液时应使用低渗液体(0.45%生理盐水),之后根据实验室检查结果调整补液种类。所有患者都要监测是否有高钾血症和酸碱失衡。在某些病例中,为降低血浆中的血钾浓度有必要使用葡萄糖+胰岛素静脉滴注。其他还有口服降钾树脂或灌肠,以及透析治疗可供选择。

对于因重度子痫前期所引起的急性肾衰竭

■ 表 13-6　间质性肾炎的支持疗法(RF-41)

血管内容量过多	限制盐(1~2g/d)及水分(通常<1L/d)摄入
	利尿剂(循环阻断剂+噻嗪类)
	超滤或透析
低钠血症	限制游离水的摄入(口服或静脉滴注)
高钾血症	限制饮食中钾的摄入
	不补充 K^+ 和不使用保钾利尿剂
	使用结合 K^+ 的交换树脂葡萄糖(浓度50%,50mL)+胰岛素(一般 10U)
	血清中碳酸氢盐(通常 50~100mEq)
	透析
代谢性酸中毒	限制饮食中蛋白摄入
	血清中碳酸氢盐(维持血清 $HCO_3^->15mEq/L$)
	透析

■ 表 13-7　间质性肾炎的支持疗法(RF-41)

高磷血症	限制饮食中磷的摄入,使用可以结合磷酸根的药物(碳酸氢钙,氢氧化铝)
低钙血症	碳酸氢钙(有症状或在监测血中碳酸氢盐浓度下使用)
	葡萄糖酸钙(10~20mL,10%溶液)
高镁血症	停用含 Mg^{2+} 的制酸剂
高尿酸血症	通常无需治疗(<15mg/dL)
营养	限制饮食中蛋白摄入[约 0.5g/(kg·d)]
	给予碳水化合物(100g/d)
	肠内或肠外(静脉)营养(若恢复期延长)
药物剂量	根据肾损害的程度进行剂量调整

的患者,采用液体疗法特别困难,因为这类患者并非真性容量不足,补液有可能增加发生肺水肿的风险。有些医师在治疗这种少尿的患者时,往往予以补液治疗保护肾脏功能、避免急性肾衰竭的发生,但又会增加患者发生肺水肿、脑水肿的风险。单纯重度子痫前期所引起的急性肾衰竭相对罕见,除非患者合并有胎盘早剥、大出血、脓毒症或 DIC。这类患者在分娩后 1~2 天内开始多尿。因此,过去有推荐采用肺动脉导管插入术测量肺毛细血管楔压,根据其肺毛细血管楔压的变化调整补液,因为此时中心静脉压往往不能准确反映患者的病情。但由于行肺动脉导管插入术的风险大于收益,目前这种方法已经很少使用。与其相似的还有尿各项指标的监测,由于尿各项指标的监测也不能精确地反映患者的血容量,对鉴别肾前性氮质血症和实质性的肾脏疾病并没有帮助。

对于肾实质氮质血症的治疗,最重要的因素是对心血管功能和血管内血容量的优化与控制。应对有肾实质氮质血症患者潜在的并发症有清醒认识,采取积极的防治措施,保护日益恶化的肾功能。治疗这类妊娠合并肾实质氮质血症的患者对临床医师来讲是一种挑战,因为治疗上不仅需要考虑患者本人,还要考虑胎儿。不管急性肾衰竭的根本病因为何,以下是治疗妊娠期急性肾衰竭的指导方针和原则。大部分妊娠期的急性肾衰竭是在产后出现,这就不需要考虑胎儿的情况。然而,对于一些重度子痫前期或子痫患者,或有一些微血管血栓形成的患者产前并发急性肾衰竭时,需要短时间内分娩,要仔细考虑胎儿的利益,恰当、谨慎地使用血制品。妊娠期出现少尿的患者常常被误诊误治。妊娠期补液治疗需要在严密监测下进行。单单为了增加尿液而补液导致患者病情恶化是妊娠期急性肾衰竭的一个常见并发症。积极但不恰当的补液治疗加上强利尿剂的使用,例如速尿,虽然可以短暂地增加尿量,但并没有从根本上纠正病因,在某些情况下甚至会使病情进一步恶化,临床症状加重。例如,在子痫前期并发急性肾衰竭患者的少尿期治疗中,应给予适当的支持治疗,补液尽可能少,而不是单单为了使尿量增加而盲目给予补液和(或)使用利尿剂。

目前,有研究表明,对于补液治疗和利尿剂无反应的急性衰竭患者应尽早、积极地采用血液透析治疗。这一原则也同样适用于孕妇,尽管在妊娠期需要进行血液透析的患者很少见。但是分娩后,确实有必要对肾衰竭患者进行透析治疗，尤其是对于有长期慢性肾衰竭（常见于 HUS）或急性肾皮质坏死的患者。透析治疗可以降低孕产妇死亡率和加速肾功能的恢复。当血中 BUN 达到 50~70mg/dL 或肌酐大于 6~7mg/dL，就应该考虑开始透析。这一标准低于非妊娠期的患者(表 13-8)。

因肾衰竭需要透析的孕妇的妊娠结局一般都很差。1980 年,欧洲透析和移植协会(EDTA)报道因肾衰竭需要透析的妊娠患者中，只有 23%能成功分娩。随后有文献报道，与 EDTA 的数据相比较，妊娠期需要透析的患者采用腹膜透析可能预后更好。对于已经需要依赖透析或在早孕期有轻微肾功能不全、孕期肾功能急剧恶化、需要透析的患者来说，是否继续妊娠的重点在于评估患者是否处于肾病的终末期。终止妊娠，希望产后肾功能改善往往不是一个好的选择。近期一项对于 82 例妊娠合并慢性肾功能不全患者的系列研究中,Hayslett 等报道，只有 15%的患者在产后 6 个月时肾功能恢复到孕前水平。最近,Okundaye 等对美国 2300 例透析患者的资料进行回顾性分析指出,4 年内只有 2%的育龄期女性患者怀孕,其中 2.4%采用腹膜透析,1.1%采用血液透析。184 例需要透析的患者怀孕,只有 40.2%的新生儿存活。与这一研究相比,有文献报道 57 例妊娠后因病情需要而进行透析的患者的新生儿存活率达到 73.6%。无论患者采用血液透析或腹膜透析，其妊娠结局没有差异,不建议在孕期更改透析方法。但有研究认为，延长透析时间及增加透析频率有助于改善妊娠结局。对于胎儿来讲,急性肾衰竭主要的并发症仍然是早产，早产导致新生儿的围生期死亡率和发病率升高。

■ 表 13-8　妊娠期透析的指征(RF-41)

尿毒症的临床证据

难治性的血管内容量过多

高钾血症或严重的酸中毒,保守治疗不能纠正

肾活检在妊娠合并急性肾衰竭的诊断上的作用没有争议。尽管肾活检在非孕期对病情诊断很有价值，对确定肾脏的特殊病理情况有关键性的作用，但是由于妊娠妇女担心肾活检可能导致严重的并发症，即使患者在妊娠期出现了急性肾衰竭，也很少同意进行肾活检。

（陈娟娟 译）

推荐读物

Baylis C, Reckelhoff JF. Renal hemodynamics in normal and hypertensive pregnancy: lessons from micropuncture. *Am J Kidney Dis.* 1991;17:98.

Brady HR, Brenner BM, Lieberthal W. Acute renal failure. In: Brenner BM, ed. *The Kidney.* 5th ed. Philadelphia, PA: WB Saunders; 1996:1200-1252.

Christensen T, Klebe JG, Bertelsen V, et al. Changes in renal volume during normal pregnancy. *Acta Obstet Gynecol Scand.* 1989;68:541.

Davidson J. Changes in renal function and other aspects of homeostasis in early pregnancy. *J Obstet Gynaecol Br Commonw.* 1974;1003:81.

Davison J. Renal disease. In: deSwiet M, ed. *Medical Disorders in Obstetric Practice.* Oxford, UK: Blackwell; 1984:236.

Davison JM, Dunlop W. Renal hemodynamics and tubular function in normal human pregnancy. *Kidney Int.* 1980; 18:152.

DeAlvarez RR. Renal glomerulotubular mechanisms during normal pregnancy: I. Glomerular filtration rate, renal plasma flow and creatinine clearance. *Am J Obstet Gynecol.* 1958;75:931.

Donohoe JF. Acute bilateral cortical necrosis. In: Brenner BM, Lazarus J, eds. *Acute Renal Failure.* Philadelphia, PA: WB Saunders; 1983:252-269.

Dunlop W. Renal physiology in pregnancy. *Postgrad med J.* 1979;55:329.

Dunlop W, Davison JM. The effect of normal pregnancy upon the renal handling of uric acid. *Br J Obstet Gynaecol.* 1977;84:13.

Grunfeld JP, Ganeval D, Bournerias F. Acute renal failure in pregnancy. *Kidney Int.* 1980;18:179-191.

Grunfeld JP, Pertuiset N. Acute renal failure in pregnancy. *Am J Kidney Dis.* 1987;9:359-362.

Hankins GDV, Cunningham FG. Severe preeclampsia and eclampsia: controversies in management. In: *Williams Obstetrics.* 18th ed (suppl 12). Norwalk, CT: Appleton & Lange; 1991.

Hankins GDV, Wendel GW JR, Cunningham FG, Leveno KJ. Longitudinal evaluation of hemodynamic changes in eclampsia. *Am J Obstet Gynecol.* 1984;150:506.

Hayslett JP. Postpartum renal failure. *N Engl J Med.* 1985;312:1556-1559.

Krane NK. Acute renal failure in pregnancy. *Arch Intern Med.* 1988;148:2347-2357.

Lee W, Gonik B, Cotton DB. Urinary diagnostic indices in preeclampsia-associated oliguria: correlation with invasive hemodynamic monitoring. *Am J Obstet Gynecol.* 1987;156:100.

Lindheimer M, Grunfeld JP, Davison JM. Renal disorders. In: Barron WM, Lindheimer M, eds. *Medical Disorders During Pregnancy.* St. Louis, MO: CV Mosby; 2000:39.

Lindheimer MD, Barron WM, Davison JM. Osmotic and volume control of vasopressin release in pregnancy. *Am J Kidney Dis.* 1991;17:105.

Lindheimer MD, Katz AI, Ganeval D, et al. Acute renal failure in pregnancy. In: Brenner BN, Lazarus JM, eds. *Acute Renal Failure.* New York, NY: Churchill Livingstone; 1988:597-620.

Lindheimer MD, Richardson DA, Ehrlich EN, et al. Potassium homeostasis in pregnancy. *J Reprod Med.* 1987;32:517.

Lindheimer MD, Weston PV. Effect of hypotonic expansion on sodium, water and urea excretion in late pregnancy: the influence of posture on these results. *J Clin Invest.* 1969;48:947.

Martin JN, Blake PG, Perry KG, et al. The natural history of HELLP syndrome: patterns of disease progression and regression. *Am J Obstet Gyencol.* 1991;164:1500-1513.

Pertuiset N, Ganeval D, Grunfeld JP. Acute renal failure in pregnancy: an update. *Semin Nephrol.* 1984;3:232-239.

Pertuiser N, Grunfeld JP. Acute renal failure in prepregnancy. *Baillieres Clin Obstet Gynaecol.* 1987;1:873.

Stratta P, Canavese C, Colla L, et al. Acute renal failure in preeclampsia-eclampsia. *Gynecol Obstet Invest.* 1987; 27:225.

Stratta P, Canavese C, Dogliani M, et al. Pregnancy related acute renal filure. *Clin nephrol.* 1989;32:14.

Usta IM, Barton JR, Amon EA, et al. Acute fatty liver of pregnancy: an experience in the diagnosis and management of fourteen cases. *Am J Obstet Gynecol.* 1994;171:142-147.

Weiner CP. Thrombotic microangiopathy in pregnancy and the postpartum period. *Semin Hematol.* 1987;24:119-129.

Whalley PJ, Cunningham FG, Martin FG. Transient renal dysfunction associated with acute pyelonephritis of pregnancy. *Obstet Gynecol.* 1975;46:174-177.

第 14 章

羊水栓塞

• *Gary A. Dildy III, Irene P. Stafford*

羊水栓塞(AFE)是在产程中或产后短时间内发生的一种严重并发症。羊水栓塞的临床症状各异，常表现为在出现气短及精神状态改变之后，突然出现心血管衰竭、弥散性血管内凝血(DIC)及孕妇死亡。1926年，巴西医学杂志报道了首例羊水栓塞[1]，1941年两位研究人员通过解剖一位突然死亡孕妇的尸体，在肺血管中找到属于胎儿的黏蛋白及鳞状细胞成分，证实羊水栓塞是一种综合征[2]。迄今为止，已有超过1000项相关研究，包括病例报道、系列研究等，试图解释这一产科并发症的病因学、高危因素及发病机制。

关于羊水栓塞的发病率(包括死亡及存活的病例)，美国报道为1:12 953次分娩[3]，英国为1:50 000次分娩[4]。羊水栓塞的确切发生率和死亡率往往被以下因素混淆：①不同报道对羊水栓塞的定义不同。②羊水栓塞的症状与体征被其他产科并发症所掩盖，例如产后出血导致的失血性休克。③羊水栓塞的诊断缺乏金标准。④羊水栓塞的诊断在很大程度上是排他性诊断。⑤许多基于人群的研究是根据患者出院时的诊断代码而不是根据其医疗记录来确定羊水栓塞的诊断。美国国家注册局制定的羊水栓塞诊断标准见表14-1[5]。

同样，所报道的羊水栓塞孕产妇死亡率的差异也很大。美国国家注册局报道的发生于20世纪80年代末90年代初的46例羊水栓塞患

■ 表14-1 羊水栓塞诊断标准

1. 急性低血压或心跳骤停
2. 急性组织缺氧，表现为呼吸困难、发绀或呼吸骤停
3. 凝血功能障碍，表现为有血管内凝血物质消耗的证据，纤维蛋白溶解，或者临床上出现严重出血而缺乏其他的解释
4. 上述情况发生在分娩期间、剖宫产术中、扩宫和吸宫术中，或产后30分钟内
5. 无其他影响因素或缺乏对上述症状及体征的其他解释

As suggested by Clark SL, Hankins GD, Dudley DA, et al. Amniotic fluid embolism: analysis of the National Registry. *Am J Obstet Gynecol.* 1995; 172: 1158–1169.

者中，孕产妇死亡率达61%，幸存者中只有15%未发生神经系统后遗症(表14-2)[3-14]。近年来，许多基于人群的研究指出，羊水栓塞的病死率较之前下降。生存率的提高在一定程度上反映了美国总体及专业医疗水平的提升，但是羊水栓塞仍然是导致美国孕产妇死亡的第一位原因[15]。若羊水栓塞发生在分娩前，则胎儿的预后很差。美国国家注册局的报告指出，尽管胎儿的存活率接近40%，但仍有超过一半的新生儿将会出现远期神经系统发育异常[5]。如孕产妇死亡率一样，过去数十年羊水栓塞的围产儿死亡率也有所改善。

虽然美国国家注册局[5]的研究没有找到任何可预测羊水栓塞发生的关于人口学特征方面的危险因素，但研究指出70%的羊水栓塞发生

于分娩期间,19%发生于剖宫产期间,还有 11% 是在阴道分娩后短时间内发生。其他研究则发现,当剖宫产率在 20%~60%时,剖宫产患者的羊水栓塞发生率增加[10,16]。其中约 50%的患者会出现胎儿窘迫,提示羊水栓塞及与之相关的组织缺氧发生于剖宫产之前。78%的羊水栓塞患者存在胎膜破裂病史,11%的羊水栓塞是在人工破膜后 3 分钟内发生[5]。另一研究发现,母亲的年龄(平均年龄 33 岁)及多产(平均产次 2.6 次)与羊水栓塞的发生相关[16]。对于多胎妊娠是否与羊水栓塞的发生相关,目前仍有争议。美国国家注册局的资料显示,双胎妊娠的羊水栓塞发生率没有增加,但是一项回顾性研究指出双胎妊娠的发生率大约升高了 3 倍[16]。一些研究指出,引产会增加羊水栓塞发生的概率[4,10],但另一些研究则认为两者无关[3]。这两者之间是否存在因果关系仍不清楚,不过由于绝对风险的增加,临床上要有指征才进行引产。

■ 病因学及发病机制

目前羊水栓塞的发病机制仍不清楚。最早,研究者通过解剖突然死亡产妇的尸体,发现肺组织中的羊水成分并描述了其组织学表现[2]。随后有文献报道,在死亡和抢救成功的羊水栓塞患者的血循环中也发现了羊水成分,因此可以推测,羊水栓塞是由于羊水成分进入母体血循环,引起肺循环血管的机械性阻塞,最终导致肺源性心脏病的发生[17,18]。然而,研究人员在一些未发生羊水栓塞(无临床症状证据的支持)的产妇血液中也找到了羊水成分[19,20]。此外,并非所有有典型羊水栓塞表现的患者的中心静脉血或肺组织内都可以找到羊水成分[5]。

羊水中含有各种胎儿成分(如鳞状上皮细胞、胎毛、胎脂和黏液)以及其他可以诱发血管活性和促凝作用的成分(如前列腺素、血小板激活因子等)。羊水栓塞可能的发病机制包括羊水中的促凝血物质和血管活性物质直接作用于母

体循环。Romero 等对两例羊水栓塞患者的研究发现,患者血浆 TNF-α 明显升高,并早于临床羊水栓塞的发生,从而推测感染/脓毒症也是羊水栓塞的病因之一[21]。也有学者对羊水中不同物质进行实验室检查分析,或对可能涉及其病理生理过程的物质(粪卟啉锌、唾液酰 Th 抗原、血清类胰蛋白酶、补体 C3 和 C4)进行研究,但是迄今为止,仍未发现较可靠的可以预测羊水栓塞发生或可确诊羊水栓塞的指标。

■ 临床表现

尽管典型的羊水栓塞发生于产程中或产后短时间内,但也有极少数病例发生于妊娠终止、经腹羊膜腔穿刺术、经腹羊膜腔灌注术及外伤后[22-26]。羊水栓塞典型的临床表现包括呼吸窘迫、精神状态改变、严重低血压、凝血功能障碍甚至死亡[6]。既往研究描述羊水栓塞的基本症状是呼吸窘迫,然而其他一些研究发现,在分娩前发生的羊水栓塞最常见的首发症状是精神状态改变。美国国家注册局的报告指出,癫痫或癫痫样表现是最常见的羊水栓塞首发症状(30%),其他常见症状包括呼吸困难(27%),致命性的心动过缓(17%)和低血压(13%)[5]。典型的症状与体征见表 14-3。从发病到病情恶化、衰竭之间的时间间隔差异很大,从几乎立即发生至超过 4 小时。羊水栓塞的其他症状和体征还包括恶心、呕吐、发热、寒颤和头痛。

心血管系统的改变是羊水栓塞的临床特征性表现之一。根据美国国家注册局的资料,所有羊水栓塞患者都会出现低血压[5]。大部分患者(93%)有一定程度的肺水肿或急性呼吸窘迫综合征,并伴有组织缺氧。对于这些表现可能的解释是,羊水成分进入母体的肺血管中引起了严重的支气管痉挛。但研究发现,只有 15%的羊水栓塞患者有支气管痉挛。研究人员采用经食管超声心动图和肺血管导管插入法进行研究发现,羊水栓塞患者肺动脉压短暂升高,同时伴随

■ 表 14-2　针对羊水栓塞的孕产妇死亡率已发表的研究

作者	年份	国家	方法	ARE 例数（N）	死亡率（%）
Morgan[6]	1941—1978	英国	文献综述	272	86
Hogoerg 等[7]	1972—1980	瑞典	病例回顾	12	66
Clark 等[5]	1983—1994	美国	注册资料	46	61
Gilbert 等[8]	1994—1995	美国加利福尼亚	人口统计	53	26
Tuffnell[9]	1997—2004	英国	注册资料	44	30
Kramer[10]	1991—2002	加拿大	人口统计	180	13
Abenhaim 等[3]	1999—2003	美国	人口统计	227	22
Knight 等[4]	2005—2009	英国	UKOSS	60	20
Roberts 等[11]	2001—2007	澳大利亚	人口统计	20	35
Stolk 等[12]	2004—2006	荷兰	注册资料	9	11
Kramer 等[13]	1991—2009	加拿大	人口统计	120	27
Guillaume 等[14]	2000—2010	法国	图表回顾	11	27

■ 表 14-3　羊水栓塞的症状与体征

症状与体征	数量	%
低血压	48	100
胎儿窘迫	30	100
肺水肿或急性呼吸窘迫综合征	28	93
心跳呼吸骤停	40	87
发绀	38	83
凝血功能障碍	38	83
呼吸困难	22	49
抽搐	22	48
宫缩乏力	11	23
支气管痉挛	7	15
短暂性高血压	5	11
咳嗽	3	7
头痛	3	7
胸痛	1	2

As suggested by Clark SL, Hankins GD, Dudley DA, et al. Amniotic fluid embolism: analysis of the National Registry. *Am J Obstet Gynecol.* 1995; 172: 1158–1169.

左心室功能不全。这证实了肺部病变与心源性休克所引起的病变相同。也有报道指出，单纯右心室功能不全与身体右侧高血压和三尖瓣反流有关[27-32]。研究人员对早期羊水栓塞患者采用经

食管超声心动图检查发现，由于右心室扩大与室间隔的偏移使左心室充盈受损，导致左心衰竭。现有证据显示，羊水栓塞患者首先出现的血流动力学改变是肺血管阻力增加，右心衰竭，最后出现左心功能不全[27]。表 14-4 显示羊水栓塞发生后使用肺血管导管进行血流动力学检查的结果。心肌缺氧可能与心输出量减少、心室充盈受损、以及继发的冠状动脉灌注减低有关。如前所述，由于心源性或阻塞性因素，血管收缩之后往往伴随着严重的低血压和休克。患者在度过羊水栓塞的初期后，其组织缺氧更多是与非心源性的休克有关，同时，肺毛细血管通透性增加，体液渗漏严重导致肺水肿和供氧下降[27]。

弥散性血管内凝血（DIC）是羊水栓塞的另一个特征性表现，在羊水栓塞患者治疗过程中常常伴有弥散性血管内凝血。根据美国国家注册局的资料，不管羊水栓塞的患者采用何种分娩方式，83% 的患者会出现 DIC 的临床症状和实验室证据[5]。DIC 出现的时间因人而异，50% 的患者出现于发病 4 小时内，但通常在发病后 20~30 分钟内出现。羊水中的凝血因子有可能激活凝血级联反应[33,34]。在美国的资料中，即使有适当的抢救措施，仍有 75% 的羊水栓塞患者

■ 表 14–4	非孕期妇女、正常孕晚期妇及羊水栓塞患者的血流动力学指数(平均值±SD)			
	MPAP(mmHg)	PCWP(mmHg)	PVR[dynes/(s·cm⁻⁵)]	LVSWI[gm/(m·M⁻²)]
非孕期(n=10)	$11.9\pm2.0^{\alpha}$	6.3 ± 2.1^{b}	119 ± 47^{b}	41 ± 8^{b}
正常孕晚期(n=10)	$12.5\pm2.0^{\alpha}$	7.5 ± 1.8^{b}	78 ± 22^{b}	48 ± 6^{b}
羊水栓塞(n=10)	26.2 ± 15.7^{c}	18.9 ± 9.2^{c}	176 ± 72^{c}	26 ± 19^{c}

LVSWI,左心室每搏作功指数;MPAP,平均肺动脉压;PCWP,肺毛细血管楔压;PVR,肺血管阻力。

[a]Steven L. Clark(未发表数据)。

[b]Clark SL,Cotton DB,Lee W,et al. Central hemodynamic assessment of normal term pregnancy. *Am J Obstet Gynecol.* 1989;161:1439–1442.

[c]Clark SL,Cotton DB,Gonik B,et al. Central hemodynamic alterations in amniotic fluid embolism. *Am J Obstet Gynecol.* 1988;158:1124–1126;and unpublished data from the National AFE Registry.

出现出血,最后死于单纯的凝血功能障碍。

由于羊水栓塞的症状与其他疾病有许多相似之处,做好鉴别诊断十分重要。羊水栓塞的鉴别诊断见表14-5。

■ 治疗

羊水栓塞的治疗目的是改善急性多系统功能不全,保护脏器功能。最初的诊断性检测也要考虑羊水栓塞的鉴别诊断。怀疑有羊水栓塞的患者进行初步诊断所需的检验项目见表14-6。对于羊水栓塞患者,无论有无出血这一临床表现,医师都应预计到有大出血或DIC的可能,应

迅速预约血制品。心酶有可能升高,动脉血气分析会显示低血氧,超声心动图可能显示心动过速,有可能出现右心室劳损。胸片上可能出现非特殊性斑点增多,经食管超声心动图将会显示严重肺动脉高压、急性右心衰竭和室间隔偏移。

羊水栓塞的基本治疗目标是迅速维持心肺功能稳定,防止组织缺氧,维持血管灌注。这可能需要气管插管使血氧饱和度达到90%或以上。对于低血压的治疗则是首先给予晶体液维持血管灌注,保持血压稳定。对于有顽固性低血压的患者则在必要时使用血管收缩剂进行升压治疗,如多巴胺和去甲肾上腺素。中央监测心血管功能对治疗有帮助。

87%的羊水栓塞患者会发生心跳骤停[5],40%是在发病后的5分钟内出现。最常见的心脏节律障碍是心脏的电机械分离,其次是心动

■ 表 14–5	羊水栓塞患者的鉴别诊断
肺血栓形成
输液反应
出血
空气栓塞
过敏性反应
高位脊髓麻醉
胎盘早剥
围生期心肌病
子痫
心肌梗死
感染性休克
子宫破裂

■ 表 14–6 对怀疑有羊水栓塞的患者进行初步诊断所需的检验项目	
实验室	**其他**
全血细胞计数和血小板	胸片
动脉血气分析	12导联心电图
血电解质	超声心动图
心酶	
血型和抗体筛查	
凝血功能(PT、INR、PTT、纤维蛋白原)	

过缓、心动过速或房颤,需要使用正性肌力药物改善心脏功能。对于这类患者,应马上应用所有对心脏有保护作用的保守性(非手术)疗法,例如复苏的药物,不要拖延。在对孕妇进行胸外按压前,孕妇应取左侧卧位,避免增大的子宫压迫下腔静脉。对于心搏停止或出现恶性心律失常超过 4 分钟的患者,要考虑采取古典式剖宫产分娩。对于这类患者,剖宫产不会对新生儿的预后有不良影响。因为即使对心跳骤停的孕妇进行正确的心肺复苏(非常困难),也只能提供最大相当于正常心输出量 30% 的血量。在这种情况下,人体将会自发地减少直接供应子宫和其他内脏的血流比例(以维持心脑的供应),因此在母体心跳骤停后胎儿将出现严重的组织缺氧。对于妊娠期妇女心肺复苏的 ABC 标准需要修改,增加一条:第四条,分娩。

当羊水栓塞发生在分娩前,围生儿死亡的可能性明显增加。存活的新生儿出现远期神经系统发育缺陷的风险也大大增加。孕妇出现心跳骤停至胎儿娩出的时间间隔的长短直接影响新生儿的结局(表 14-7)。新生儿在母体心跳骤停后 5 分钟内娩出,远期后遗症的发生率将会大大下降。但是若时间超过 5 分钟,也并不意味着要放弃娩出胎儿,仍应尽力抢救。

对于血流动力学不稳定,但没有发生心跳

表 14-7 孕妇心跳骤停到胎儿娩出的时间间隔与新生儿预后

时间间隔(min)	生存率	无损生存率%
<5	3/3	2/3(67%)
5~15	3/3	2/3(67%)
16~25	2/5	2/5(40%)
26~35	3/4	1/4(25%)
36~54	0/1	0/1(0%)

Reproduced with permission from Clark SL, Hankins GD, Dudley DA, et al. Amniotic fluid embolism: analysis of the national registry. *Am J Obstet Gynecol.* 1995:172: 1158–1169.

骤停的孕产妇来说,则应更多考虑母体而不是胎儿的利益,是否要给一个生命体征不稳定的孕妇进行手术(剖宫产)是很难决定的,需要个性化处理。然而,若不得不做出决定,则应遵循母亲利益优先于胎儿的原则。

有文献报道将选择性动脉栓塞术应用于羊水栓塞患者的治疗,但其有效性仍未得到证实[35]。也有病例报道采用重组Ⅷ因子治疗羊水栓塞的严重凝血功能障碍(使用常规血液制品无效)[36,37]。此外,还有采用持续血液滤过、体外膜肺及主动脉球囊反搏术治疗羊水栓塞的病例报道[38-40]。在一个病例报道中,研究人员使用经食管超声心动图,发现心肺分流术可以解决羊水栓塞所引发的肺血管严重收缩和肺心病等相关问题。还有一例采用一氧化氮治疗羊水栓塞的病例报道[41]。但是,上述这些方法治疗羊水栓塞的疗效仍不确切。

羊水栓塞的孕产妇死亡率很高。在英国,超过 75% 的羊水栓塞存活者需要在 ICU 进一步治疗,平均 ICU 入住 5 天及输注血制品 34 单位。在美国,只有 15% 的存活者在经历心跳骤停后未出现远期神经系统的后遗症。其他后遗症包括肝脏血肿、肾衰竭、多器官衰竭和缺血性脑病。目前,由于疾病的早期发现和包括多学科合作的救治措施的改进,羊水栓塞总体的发病率和孕产妇死亡率有所下降。通过对英国羊水栓塞病例报道的研究发现,发生羊水栓塞后存活的患者,在其症状出现和获得治疗之间的时间窗明显缩短(42 分钟比 108 分钟)[42,43]。

还有一些关于发生羊水栓塞后继续妊娠成功的个案报道,但是没有羊水栓塞复发的相关报道。尽管目前资料有限,但没有证据显示发生过羊水栓塞的患者再次妊娠有发生羊水栓塞的风险。

■ 总结

尽管目前对羊水栓塞的研究有许多新进展,但是其病因及病理生理过程仍不清楚。因此,目前羊水栓塞仍没有诊断的"金标准"和特别有效的治疗方法。羊水栓塞仍是排他性诊断,主要依靠临床评估和判断。理想的治疗手段是对羊水栓塞这一复杂的产科并发症的每一个临床特征性表现进行迅速地评估及有效干预。由于羊水栓塞的发生不可预测,是罕见事件,因此任何一家产科医疗机构单独进行研究并不实际。进一步对羊水栓塞的研究应该作为国家级项目,依靠团队合作进行,例如英国的产科监测系统(https://www.npeu.ox.acuk/ukoss)和非盈利机构,例如羊水栓塞基金会(https://www.afesupport.org),该基金会最近与贝勒医学院成为伙伴关系,展开合作。

(陈娟娟 译)

参考文献

1. Meyer JR. Embolia Pulmonar Amnio-Caseosa Brasil-Medico 1926;II:301-303.

2. Steiner PE, Lushbaugh C. Maternal pulmonary embolism by amniotic fluid as a cause of obstetric shock and unexplained death in obstetrics. *JAMA*. 1941;117:1245-1254.

3. Abenhaim HA, Azoulay L, Kramer MS, Leduc L. Incidence and risk factors of amniotic fluid embolisms: a population-based study on 3 million births in the United States. *Am J Obstet Gynecol*. 2008;199:49 e1-e8.

4. Knight M, Tuffnell D, Brocklehurst P, Spark P, Kurinczuk JJ, System UKOS. Incidence and risk factors for amniotic-fluid embolism. *Obstet Gynecol*. 2010;115:910-917.

5. Clark SL, Hankins GD, Dudley DA, Dildy GA, Porter TF. Amniotic fluid embolism: analysis of the national registry. *Am J Obstet Gynecol*. 1995;172:1158-1167; discussion 67-69.

6. Morgan M. Amniotic fluid embolism. *Anaesthesia*. 1979;34:20-32.

7. Hogberg U, Joelsson I. Amniotic fluid embolism in Sweden, 1951-1980. *Gynecol Obstet Invest*. 1985;20:130-137.

8. Gilbert WM, Danielsen B. Amniotic fluid embolism: decreased mortality in a population-based study. *Obstet Gynecol*. 1999;93:973-977.

9. Tuffnell DJ. United kingdom amniotic fluid embolism register. *BJOG*. 2005;112:1625-1629.

10. Kramer MS, Rouleau J, Baskett TF, Joseph KS. Maternal Health Study Group of the Canadian Perinatal Surveillance System. Amniotic-fluid embolism and medical induction of labour: a retrospective, population-based cohort study. *Lancet*. 2006;368:1444-1448.

11. Roberts CL, Algert CS, Knight M, Morris JM. Amniotic fluid embolism in an Australian population-based cohort. *BJOG*. 2010;117:1417-1421.

12. Stolk KH, Zwart JJ, Schutte J, van Roosmalen J. Severe maternal morbidity and mortality from amniotic fluid embolism in the Netherlands. *Acta Obstet Gynecol Scand*. 2012;91:991-995.

13. Kramer MS, Rouleau J, Liu S, Bartholomew S, Joseph KS. Maternal Health Study Group of the Canadian Perinatal Surveillance S. Amniotic fluid embolism: incidence, risk factors, and impact on perinatal outcome *BJOG*. 2012;119:874-879.

14. Guillaume A, Sananes N, Akladios CY, et al. Amniotic fluid embolism: 10-year retrospective study in a level III maternity hospital. *Eur J Obstet Gynecol Reprod Biol*. 2013;169(2):189-192.

15. Clark SL, Belfort MA, Dildy GA, Herbst MA, Meyers JA, Hankins GD. Maternal death in the 21st century: causes, prevention, and relationship to cesarean delivery. *Am J Obstet Gynecol*. 2008;199:36 e1-e5; discussion 91-92 e7-e11.

16. Knight M, UKOSS. Amniotic fluid embolism: active surveillance versus retrospective database review. *Am J Obstet Gynecol*. 2008;199:e9.

17. Gross P, Benz EJ. Pulmonary embolism by amniotic fluid: report of three cases with a new diagnostic procedure. *Surg Gynecol Obstet*. 1947;85:315-320.

18. Resnik R, Swartz WH, Plumer MH, Benirschke K, Stratthaus ME. Amniotic fluid embolism with survival. *Obstet Gynecol*. 1976;47:295-298.

19. Clark SL, Pavlova Z, Greenspoon J, Horenstein J, Phelan JP. Squamous cells in the maternal pulmonary circulation. *Am J Obstet Gynecol*. 1986;154:104-106.

20. Lee W, Ginsburg KA, Cotton DB, Kaufman RH. Squamous and trophoblastic cells in the maternal pulmonary circulation identified by invasive hemodynamic monitoring during the peripartum period. *Am J Obstet Gynecol*. 1986;155:999-1001.

21. Romero R, Kadar N, Vaisbuch E, Hassan SS. Maternal death following cardiopulmonary collapse after delivery: amniotic fluid embolism or septic shock due to intrauterine infection? *Am J Reprod Immunol*. 2010;64:113-125.

22. Hasaart TH, Essed GG. Amniotic fluid embolism after transabdominal amniocentesis. *Eur J Obstet Gynecol Reprod Biol*. 1983;16:25-30.

23. Judich A, Kuriansky J, Engelberg I, Haik J, Shabtai M, Czerniak A. Amniotic fluid embolism following blunt abdominal trauma in pregnancy. *Injury*. 1998;29:475-477.

24. Maher JE, Wenstrom KD, Hauth JC, Meis PJ. Amniotic fluid embolism after saline amnioinfusion: two cases and review of the literature. *Obstet Gynecol*. 1994;83:851-854.

25. Rainio J, Penttila A. Amniotic fluid embolism as cause of death in a car accident—a case report. *Forensic Sci Int*. 2003;137:231-234.

26. Ray BK, Vallejo MC, Creinin MD, et al. Amniotic fluid embolism with second trimester pregnancy termination: a case report. *Can J Anaesth*. 2004;51:139-144.

27. Clark SL. New concepts of amniotic fluid embolism: a review. *Obstet Gynecol Surv*. 1990;45:360-368.

28. Clark SL, Montz FJ, Phelan JP. Hemodynamic alterations associated with amniotic fluid embolism: a reappraisal. *Am J Obstet Gynecol.* 1985;151:617-621.

29. Girard P, Mal H, Laine JF, Petitpretz P, Rain B, Duroux P. Left heart failure in amniotic fluid embolism. *Anesthesiology.* 1986;64:262-265.

30. Koegler A, Sauder P, Marolf A, Jaeger A. Amniotic fluid embolism: a case with non-cardiogenic pulmonary edema. *Intensive Care Med.* 1994;20:45-46.

31. Moore J, Baldisseri MR. Amniotic fluid embolism. *Crit Care Med.* 2005;33:S279-S285.

32. Shechtman M, Ziser A, Markovits R, Rozenberg B. Amniotic fluid embolism: early findings of transesophageal echocardiography. *Anesth Analg.* 1999;89:1456-1458.

33. Estelles A, Gilabert J, Andres C, Espana F, Aznar J. Plasminogen activator inhibitors type 1 and type 2 and plasminogen activators in amniotic fluid during pregnancy. *Thromb Haemost.* 1990;64:281-285.

34. Lockwood CJ, Bach R, Guha A, Zhou XD, Miller WA, Nemerson Y. Amniotic fluid contains tissue factor: a potent initiator of coagulation. *Am J Obstet Gynecol.* 1991;165:1335-1341.

35. Goldszmidt E, Davies S. Two cases of hemorrhage secondary to amniotic fluid embolus managed with uterine artery embolization. *Can J Anaesth.* 2003;50:917-921.

36. Kahyaoglu I, Kahyaoglu S, Mollamahmutoglu L. Factor VIIa treatment of DIC as a clinical manifestation of amniotic fluid embolism in a patient with fetal demise. *Arch Gynecol Obstet.* 2009;280:127-129.

37. Leighton BL, Wall MH, Lockhart EM, Phillips LE, Zatta AJ. Use of recombinant factor VIIa in patients with amniotic fluid embolism: a systematic review of case reports. *Anesthesiology.* 2011;115:1201-1208.

38. Hsieh YY, Chang CC, Li PC, Tsai HD, Tsai CH. Successful application of extracorporeal membrane oxygenation and intra-aortic balloon counterpulsation as lifesaving therapy for a patient with amniotic fluid embolism. *Am J Obstet Gynecol.* 2000;183:496-497.

39. Kaneko Y, Ogihara T, Tajima H, Mochimaru F. Continuous hemodiafiltration for disseminated intravascular coagulation and shock due to amniotic fluid embolism: report of a dramatic response. *Int Med.* 2001;40:945-947.

40. Stanten RD, Iverson LI, Daugharty TM, Lovett SM, Terry C, Blumenstock E. Amniotic fluid embolism causing catastrophic pulmonary vasoconstriction: diagnosis by transesophageal echocardiogram and treatment by cardiopulmonary bypass. *Obstet Gynecol.* 2003;102:496-498.

41. McDonnell NJ, Chan BO, Frengley RW. Rapid reversal of critical haemodynamic compromise with nitric oxide in a parturient with amniotic fluid embolism. *Int J Obstet Anesth.* 2007;16:269-273.

42. Conde-Agudelo A, Romero R. Amniotic fluid embolism: an evidence-based review. *Am J Obstet Gynecol.* 2009;201:445 e1-e13.

43. Tuffnell DJ. Amniotic fluid embolism. *Curr Opin Obstet Gynecol.* 2003;15:119-122.

第 15 章

妊娠期急性脂肪肝

• *Jennifer McNulty*

妊娠期急性脂肪肝(AFLP)是妊娠期的一种发病率低、但往往死亡率较高的并发症。可致肝内微血管脂肪沉积，从而引起严重肝功能不全。该病的特点包括黄疸、凝血障碍和肝性脑病。妊娠期急性脂肪肝大多数都是在妊娠晚期发病,妊娠 23 周之前发病的报道很少。妊娠期急性脂肪肝的发病率在过去的 30 年内明显升高(从 1/15 900 上升到 1/6692),这或许与对该病的认识和早期诊断率提高有关。在 20 世纪 70 年代以前,文献资料显示,母亲的死亡率高达 75%,而胎儿的死亡率高达 85%。然而,近年的报道显示,母亲和胎儿的预后明显改善,其中,母亲的死亡率为 0%~10%,胎儿死亡率为 8%~25%。死因主要是出血、吸入性肺炎、肾衰竭和脓毒症。而妊娠期急性脂肪肝的幸存者一般不伴有后遗症。早期诊断对于该病至关重要,当妊娠晚期伴有恶心、呕吐和上腹部疼痛的孕妇均应考虑有妊娠期急性脂肪肝可能。

■ 病理生理

妊娠期急性脂肪肝的病因尚未十分明确。但有些病例报道称,胎儿体内线粒体脂肪酸氧化通路中一种常染色体隐性遗传的酶缺乏,或许导致了母亲妊娠期急性脂肪肝的发生。一份最新的报道发现,27 例罹患妊娠期急性脂肪肝的母亲的后代中,有 19%存在长链 3-羟基酰基辅酶 A 脱氢酶(LCHAD)缺乏。相反,81 例患有溶血、肝酶升高和血小板减少的 HELLP 综合征的母亲的后代中, 没有一例发现有 LCHAD 缺乏。有人提出设想,来自受损胎儿胎盘的游离脂肪酸等代谢物导致了母亲罹患妊娠期急性脂肪肝。事实上,近年有报道显示,这些患有妊娠期急性脂肪肝的孕妇的胎盘存在线粒体功能受损,从而导致自由基的产生和脂肪酸的聚集,发生氧化应激反应。更有意义的发现是,LCHAD缺乏的婴儿,发生肝脂肪变性、低糖血症、凝血障碍、昏迷和死亡的风险也随之升高,而这些并发症都可以通过特定饮食和频繁定期喂养而避免发生。有学者建议,所有母亲患有妊娠期急性脂肪肝的新生儿均应行 LCHAD 基因突变的分子学分析。美国所有州都已经将LCHAD 和其他脂肪酸酶障碍实验作为新生儿常规筛查的一部分,这些筛查使用的是串联质谱技术。而妊娠期急性脂肪肝临床表现中,LCHAD 功能异常可能仅仅是脂肪酸代谢异常的一种病因。

在其他和妊娠期急性脂肪肝极为相似的非孕产妇微血管肝功能障碍中, 提示存在受损的线粒体氧化反应。线粒体氧化反应的外源性损害如阿司匹林、丙戊酸和四环素的摄入,以及外伤,作用于潜在氧化酶缺乏的易感个体时,可导致肝功能障碍。类似的情况也见于 Reyes 病、四环素毒性和丙戊酸损害。它们共同的组织病理学表现包括在肿胀的肝细胞中由于甘油三酯的堆积出现脂肪滴以及游离脂肪酸，特别是在AFLP患者中。脂肪主要沉积在中间周围带、中部区域和少量门静脉周围细胞中。微血管的脂肪沉积有可能因为检查前组织固定而被忽略，冰冻组织切片用油红O和苏丹染色剂染色。肝脏电镜检查发现线粒体异常，肝内胆汁淤积通常与子痫前期不同，淋巴细胞浸润很少。尽管AFLP的诊断可以通过肝组织活检，但目前主要通过临床诊断(表15-1和表15-2)。

诊断方法

为了避免肝脏组织活检，非侵入性的放射技术已经应用于临床，并为临床诊断提供依据。遗憾的是，检查的灵敏性很低。19例患有妊娠期急性脂肪肝的患者，放射技术显示异常的灵敏度分别是超声25%，CT扫描50%，而MRI为0。一项更大的研究显示，45例患有妊娠期急性脂肪肝的患者超声检查仅有27%异常。影像检查可以排除由胆汁淤积导致的黄疸(表15-3)。

表15-1　妊娠期急性脂肪肝的临床症状

Always
中孕晚期或晚孕早期发病

Usual
黄疸
不适
恶心呕吐

Common
腹痛(上腹部或右上腹部)
厌食
临床凝血功能障碍(胃肠道出血、静脉穿刺点出血、盆腔出血和术后出血)
中枢神经系统异常(感觉异常、嗜睡、谵妄、精神异常、不安、昏睡)
水肿
头痛伴高血压

表15-2　妊娠期急性脂肪肝的各个系统体征

中枢神经系统
扑翼样震颤
低热
神智改变

心血管系统
高血压
心动过速

腹部/胃肠道
液波震颤或膨隆
大便潜血阳性或呕吐
疼痛(右上象限或上腹部)
肝脏缩小

泌尿生殖系统
血尿
少尿
多尿(偶见，多由于糖尿病尿崩症)

皮肤
水肿
巩膜黄染、黏液膜
皮肤黄染
黏液膜(口咽、阴道)/静脉穿刺点
出血
淤点
不伴瘙痒

表15-3　妊娠期急性脂肪肝并发症

"PICKLE"

P　胰腺炎

I　感染(医源性)

C　凝血功能障碍
水肿、胃肠道出血、术中出血、阴道出血

K　肾衰竭
少尿、尿毒症或偶有糖尿病尿崩症

L　肝衰竭
酸中毒、腹水、肝性脑病、低血糖、血容量减少

E　水肿
肺水肿、缺氧

表 15-4 显示了正常孕妇的肝功能指标结果,而表 15-5 显示的是实验室检查出的妊娠期急性脂肪肝患者的肝功能结果。实验室诊断妊娠期急性脂肪肝的指标是高胆红素血症,化验结果较正常值高 3~10mg/dL,也就是报道结果在 3~40mg/dL 之间。碱性磷酸酶一般在正常孕妇中升高至正常值的 2 倍,而妊娠期急性脂肪肝孕妇可升高至 10 倍。由于肝细胞的尿素循环作用,氨的利用率降低,血清氨含量升高,继而出现肝性脑病。转氨酶出现轻度至中度升高,一般不超过 250U/mL~500U/mL,严重者达到或超过 1000U/mL。急性肝炎通常罕见典型的转氨酶升高。典型的表现为血清谷氨酸草酰乙酸转氨酶(SGOT)水平升高比血清谷氨酸丙酮酸转氨酶(SGPT)水平(丙氨酸)升高得明显。

严重肝功能障碍也会引起凝血障碍。肝产生维生素 K 依赖性凝血因子受阻,引起凝血时间延长,是妊娠急性脂肪肝的(AFLP)特点之一。随着肝功能进行性变差,部分凝血活酶时间

■ 表 15-4　正常妊娠肝功能检查

胆红素	正常
酶	
碱性磷酸酶	升高两倍
转氨酶	正常
γ 谷氨酰转肽酶	正常
乳酸脱氢酶	正常
凝血因子	
凝血因子 Ⅱ、Ⅶ、Ⅷ、Ⅹ	升高
凝血时间(PT/PTT)	正常
凝血酶原	升高(50%)
脂类	
甘油三脂	升高
胆固醇	升高两倍
蛋白质	
白蛋白	减少(末期 30%)
球蛋白	稍微升高
性激素结合球蛋白	升高
转铁蛋白	升高

■ 表 15-5　妊娠期急性脂肪肝相关系统的实验室检查异常

肝脏
　升高
　碱性磷酸酶
　氨
　胆红素(一般为 3~15mg/dL)
　转氨酶(一般<500U/mL,除非心衰和肝脏血灌注不足)
　降低
　抗凝血酶Ⅲ活性(一般<20%)
　纤维蛋白原
　凝血因子
　葡萄糖

肾脏
　升高
　BUN
　肌酐
　尿蛋白
　钠(糖尿病尿崩症)
　尿酸
　尿胆素原
　降低
　肌酐清除率
　尿钠

血液系统
　升高
　骨髓涂片细胞形态(裂红细胞、正常红细胞、巨血小板)
　纤维蛋白碎片产生
　凝血酶原时间,部分凝血活酶时间
　白细胞(一般>15 000)
　降低
　抗凝血酶Ⅲ活性
　凝血因子
　纤维蛋白原
　血红蛋白/血细胞比容

胰腺
　升高
　淀粉酶
　脂肪酶

也会延长。严重的肝功能障碍引起凝血酶原减少。AFLP 也会引起抗凝血酶Ⅲ(ATⅢ)活性严重受阻,比子痫前期和溶血、肝酶升高及血小板减少综合征程度更严重。抗凝血酶Ⅲ活性在正常妊娠或仅伴有慢性高血压妊娠中不会受到很严重的影响。在 AFLP 中,抗凝血酶Ⅲ活性降低可能是因为肝脏合成能力下降,也可能与消耗加速和 DIC 有关。尽管抗凝血酶Ⅲ减少自然会引起凝血障碍,但是并没有发生大血管的凝血障碍,可能与其他凝血激活因子的部分缺陷有关。

低糖血症也经常发生,推断可能是与葡萄糖-6-磷酸酶活性缺陷引起的肝糖原分解受损有关。约有 15%的 AFLP 患者出现严重的低糖血症,超过一半的患者需要 10%右旋糖来补充葡萄糖从而维持正常血糖。

实验室评估也提示其他器官系统功能障碍。肾功能不全在 AFLP 患者中也比较普遍,但很少需要透析。在肝功能障碍发生之前一些患者就出现了血浆肌酐增高,肾功能不全或许并不是由肝肾综合征引起的,反而它可能是因为肾脏内脂肪 β 氧化受阻,就像在肝脏那样,会直接影响肾脏潜在的线粒体功能。AFLP 患者尸检发现肾小管内有微粒脂肪沉积。除此之外,高达 10%的糖尿病性尿崩症患者患有 AFLP,引起多尿和高钠血症的症状。胰腺炎与微粒脂肪在胰腺中沉积有关,引起部分患者的淀粉酶和脂肪酶升高。因为只有肝功能出现障碍后才会出现胰腺炎,所以在 AFLP 患者一系列每日脂肪酶检测中可以推断胰腺炎可能是一项预后不良的指标。尽管由于肝功能受损引起的低糖血症在 AFLP 患者中很普遍,但是如果出现胰腺炎就会引起高血糖。

■ 鉴别诊断

表 15-6 概述了与 AFLP 区别的妊娠期其他肝脏疾病,但有时也会有不同。非典型子痫前期和 HELLP 综合征(溶血、肝酶升高及血小板减少)可能是产科医师最容易误诊为 AFLP 的疾病。这些疾病的主要症状包括转氨酶升高,血小板减少和最普遍的血清肌酐升高。此外,蛋白尿和肌酐升高经常发生在 AFLP 患者中,同时也可能发生在子痫前期和 HELLP 综合征患者中。最重要的是,无论是 AFLP 患者或是子痫前期/HELLP 综合征患者,终止妊娠都是最终的治疗方法。当胆红素升高 2~3mg/dL,就会出现临床黄疸,这是 AFLP 特征表现之一,但在子痫前期或 HELLP 综合征很少出现。凝血酶原时间(PT)延长是 AFLP 特征表现之一,但在子痫前期或 HELLP 综合征中 PT 和纤维蛋白原一般正常,除非发生了伴有 DIC 的胎盘早剥或者死胎。妊娠期肝内胆汁淤积综合征是妊娠妇女最普遍的肝脏疾病,它可能与转氨酶和胆红素升高有关,但是在 AFLP 患者中程度较轻。最重要的是,与 AFLP 不同,胆汁淤积与皮肤瘙痒有关。

AFLP 和病毒性肝炎临床表现可能相同,包括不适、恶心、呕吐和右上腹轻微疼痛。爆发性急性病毒性肝炎转氨酶值一般比 AFLP 高很多,一般>1000U/L。此外,不像很多 AFLP 患者那样,没有出现高血压和蛋白尿。用于确诊肝炎的危险因素包括服药史或已知的肝炎病史。最后,肝炎并没有好发于晚期妊娠。

溶血性尿毒综合征(HUS)和血栓性血小板减少性紫癜(TTP)与 AFLP 也有一些共同的症状,包括血小板减少、肾功能不全、微血管性溶血和精神状态的改变。然而,AFLP 特点之一的凝血功能障碍不会在 TTP 或 HUS 出现,TTP 和 HUS 中的凝血酶原时间和纤维蛋白酶原水平正常。此外,抗凝血酶Ⅲ活性也正常。

■ 治疗措施

对 AFLP 孕妇最重要的临床处理是胎儿的分娩。相对于严密监护下对症支持治疗进行阴道分娩,急诊剖宫产没有明显好处。实际上,在一篇关于 28 位 AFLP 患者的报道中,几乎所有

■ 表 15-6　妊娠期急性脂肪肝的鉴别诊断

	妊娠期急性脂肪肝	急性病毒性肝炎	HELLP 综合征/子痫前期/子痫	妊娠期肝内胆汁淤积综合征	溶血性尿毒综合征	血栓血小板减少型紫癜
发病时间 (Ⅰ/Ⅱ/Ⅲ三期)	Ⅱ/Ⅲ,多数>35周,少数病例<30周	任何时间	Ⅱ/Ⅲ(20周之后)	Ⅲ,极少数Ⅱ	任何时期	任何时期,60%<24周
临床表现	不适,恶心/呕吐,黄疸,精神状态改变,腹部疼痛,有或无出血,有或无子痫前期表现	不适,恶心/呕吐,黄疸,腹部疼痛	不适,高血压,蛋白尿,恶心,腹部疼痛,极少数痫发作,±黄疸,少尿,±凝血障碍	瘙痒(下午加重,手掌和脚底),±黄疸	高血压,急性肾衰竭,恶心/呕吐,可有发热和神经系统症状,微血管病变,严重贫血,血小板减少症	通常有泌尿系统症状,发热及肾功能不全,特征性表现为微血管病变性溶血性贫血和严重血小板减少症
实验室检查						
转氨酶 (U/mL)	↑一般<500	↑一般>1000	正常至↑50倍以上(有肝血肿时)	↑(常<300)	通常正常	通常正常
胆红素	↑一般为3~10	↑	↑偶尔(通常小于2~3倍)	多数↑(常<5)	↑(非结合性)	↑(非结合性)
凝血酶原时间	↑	±↑	正常除非DIC/IUFD/胎盘早剥	多数正常,可能↑	通常正常	通常正常
碱性磷酸酶	↑	±↑	↑偶尔	↑(升至正常值4倍)血清胆汁酸↑	通常正常	通常正常
其他检查	血氨↑,血小板↓↓,纤维蛋白原↓,白细胞↑,肌酐↑,蛋白尿,血糖↓	肝炎血清学+,抗凝血酶Ⅲ↓	一定程度抗凝血酶Ⅲ↓肌酐↓,血小板↓,尿酸↑,肌酐↑		抗凝血酶原Ⅲ正常,纤维蛋白原正常,白细胞↓(常<20 000),LDH↑,尿酸↑,±蛋白尿	抗凝血酶原Ⅲ正常,纤维蛋白原正常,白细胞↑(常<20 000),肌酸↑,LDH↑,尿酸↑,±蛋白尿,ADAMTS13活性↓,抗ADAMTS13抗体+

（续）

表15-6（续）

	妊娠期脂肪肝	急性病毒性肝炎	HELLP综合征/子痫前期/子痫	妊娠期肝内胆汁淤积综合征	溶血性尿毒综合征	血栓性血小板减少型紫癜
肝组织病理学检查	肝小叶微脂滴聚集，胆汁淤积	明显的炎症和坏死	门静脉周围纤维蛋白沉积，出血性肝细胞坏死，炎细胞浸润	肝小叶中心性肝炎，无炎性浸润	未知	未知
治疗	立即分娩，支持治疗	支持治疗	$MgSO_4$预防子痫发作，分娩（极少数早产病例和延迟分娩），降压治疗	熊去氧胆酸，报道有效的皮质类固醇，维生素K	对无腹泻伴HUS者可行血浆置换治疗，新鲜冰冻血浆输注，血液透析，皮质类固醇/免疫抑制剂治疗	血浆置换，新鲜冰冻血浆置换，启动血浆输注治疗，皮质类固醇/免疫抑制剂治疗

的产妇出血并发症的发生都与手术创伤有关。然而，明确的胎儿生长受限、胎盘功能低下、胎心监测发现的胎儿状况不良和妊娠早期的宫颈功能不全等因素可能都会影响剖宫产或阴道分娩的选择。在手术分娩之前，需要纠正凝血功能异常，首先考虑腹正中直切口，避免下腹横切口。可以考虑采用腹膜内密闭抽吸引流，以及类似的皮下引流(或者延迟二次缝合)。如果是阴道分娩，在凝血功能出现障碍时应避免会阴侧切。麻醉方式要仔细考虑，如果凝血障碍已被纠正，可以考虑局部麻醉。如果没有被纠正，就要选择全身麻醉，应避免肝毒性的吸入性麻醉剂(例如氟烷)。异氟烷的应用已有描述。另外，对肝内代谢的麻醉药物的剂量应该适当调整。

对于 AFLP 患者的对症支持治疗还包括对低血糖进行监测，使临床达到指标，则需要输血以治疗凝血功能障碍疾病，最佳营养方案和预防感染。对于 ATⅢ 严重低下的患者还是建议输注 ATⅢ 补充替代治疗，尽管这种治疗手段在临床上并未发现其有效性。分娩后的 2~3 天可以出现肝肾功能的恶化，以及胰腺炎的发展。一些其他的治疗方法包括血浆置换和血液透析、白蛋白应用于少部分患者，患者是否从这些治疗方案中获益还不确定。一项小样本研究显示，对 6 位患者进行血浆置换治疗，结果病情在分娩后的 2~9 天进一步恶化。白蛋白透析(分子吸附再循环系统或 MARS) 已被用于治疗患有肝性脑病的非孕妇女，以及报道的 2 例分娩后 3 天和 9 天的 AFLP 患者。另外，来自中国的小样本病例研究显示，联合应用血浆置换和血液滤过治疗的 11 例 AFLP 患者，死亡率为 9%，与其他报道相似。尽管有少数研究报道了一些对产后短期内出现进行性肝衰竭的患者进行肝移植的病例，但是也有争议指出，持续进行支持性治疗也可以完全治愈所有 AFLP 患者的肝衰竭。重要的是，目前认为有一小部分病例在随后的妊娠过程中会再次发生 AFLP。至少有一例病例与患者的 LCHAD 杂合性相关。表 15-7 列举了

AFLP 患者的支持治疗的基本原则。

表 15-7　孕期急性脂肪肝治疗的基本原则

一般处理
　转 ICU
　请消化内科/肝病科、重症监护科及肾内科专家会诊

呼吸系统
　当出现脑病或昏迷，立即开放气道，吸氧
　评估有无肺水肿

中枢神经系统
　减少脑损伤
　减少血氨产生
　　限制蛋白质的摄入，虽然不确定其是否有利于脑损伤的改善
　口服新霉素 6~12g/d，以减少产氨的肠道细菌
　　口服或经鼻胃管注入乳果糖，45mL q6~8h，评估结肠和酸化肠道
　避免使用经肝脏代谢的药物 (某些吸入麻醉药，麻醉剂)

出血/凝血功能障碍
　输血
　　新鲜冰冻血浆(FFP)，冷沉淀，浓缩红细胞，血小板
　胃黏膜保护
　　H2 受体阻滞剂(雷尼替丁 50mg IV q8h，法莫替丁 20mg IV q12h)

肾功能电解质
　避免低血容量
　纠正电解质紊乱
　监测低血糖
　维持血糖>60mg%
　　给予 20%葡萄糖溶液供能，以 125mL/h 速度提供约 2000 cal/ d
　　如果出现尿崩症，使用合成 dDAVP

感染指标监测
　如已具备诊断肺炎 (呼吸机/抽吸取分泌物)、尿脓毒症(导尿管)、菌血症(静脉通道)、手术伤口(如手术后)的诊断依据，给予细菌培养/抗感染治疗

(周冬梅　何泓　译)

推荐读物

Bacq Y, Riely CA. Acute fatty liver of pregnancy: the hepatologist's view. *The Gastroenterologist.* 1993;1:257-264.

Castro MA, Fassett MJ, Reynolds TB, et al. Reversible peripartum liver failure: a new perspective on the diagnosis, treatment, and cause of acute fatty liver of pregnancy, based on 28 consecutive cases. *Am J Obstet Gynecol.* 1999;181:389-395.

Chu YF, Meng M, Zeng J, et al. Effectiveness of combining plasma exchange with continuous hemodiafiltration on acute fatty liver of pregnancy complicated by multiple organ dysfunction. *Artificial Organs.* 2012;530-534.

Fesenmeier MF, Coppage KH, Lambers DS, et al. Acute fatty liver of pregnancy in 3 tertiary care centers. *Am J Obstet Gynecol.* 2005;1416-1419.

Ibdah JA. Acute fatty liver of pregnancy: an update on pathogenesis and clinical implications. *World J Gastroenterol.* 2006;12:7397-7404.

Knight M, Nelson-Piercy C, Kurinczuk J. A prospective national study of acute fatty liver of pregnancy in the UK. *Gut.* 2008;57:951-956.

Mellouli MM, Amara FB, Maghrebi H, et al. Acute fatty liver of pregnancy over a 10-year period at a Tunisian tertiary care center. *Int J Gynecol Obstet.* 2012;88-89.

Moldenhauer JS, O'Brien JM, Barton Jr, et al. Acute fatty liver of pregnancy associated with pancreatitis: a life threatening complication. *Am J Obstet Gynecol.* 2004;190:502-505.

Natarajan SK, Thangaraj KR, Eapen CE, et al. Liver injury in acute fatty liver of pregnancy: possible link to placental mitochondrial dysfunction and oxidative stress. *Hepatology* 2010;51:191-200.

Pereira SP, O'Donohue J, Wendon J, et al. Maternal and perinatal outcome in severe pregnancy-related liver disease. *Hepatology.* 1997;26:1258-1262.

Porter TF. Acute fatty liver of pregnancy. In: Belfort MA, Saade GR, Foley MR, et al, eds. *Critical Care Obstetrics.* 5th ed. Oxford, UK: Blackwell Publishing; 2010.

Usta IM, Barton JR, Amon EA, et al. Acute fatty liver of pregnancy: an experience in the diagnosis and management of fourteen cases. *Am J Obstet Gynecol.* 1994;171:1342-1347.

Yang Z, Yamada J, Zhao Y, et al. Prospective screening for pediatric mitochondrial trifunctional protein defects in pregnancies complicated by liver disease. *JAMA.* 2002;288:2163-2166.

第 16 章

妊娠期神经系统急症

• William H. Clewell

■ 介绍

神经系统急症的患者通常没有明确诊断，但却常伴有一种或几种临床表现。神经系统症状和体征的出现、顺序及症状体征的多少往往预示着不同的诊断。就症状的出现而言，临床医师应该有针对性地进行检查，一旦诊断明确就要进行治疗。患者的诊断可能因妊娠情况、选择的检查及检查程序和非妊娠患者的检查有所不同。我们所考虑的神经系统症状有：头痛、癫痫、意识状态的变化、知觉的有无及变化。之所以选择这些症状作为患者的评判依据，是因为通常患者来就诊，并不是因为有明确的诊断，而是由于症状、体征的出现、变化以及治疗的需要。在本章的最后我们将讨论除症状体征之外的自主性反射异常。

■ 头痛

孕期常见主诉

头痛是妊娠患者的常见主诉[1]。患者在怀孕之前偶有同样的问题存在者通常不容易发生神经系统急症。慢性及复发性头痛常见于紧张、偏头痛、鼻窦炎、大脑假瘤或一些无法解释的原因。

偏头痛

偏头痛在多次生产的患者中相对来说更常见，通常没有那么频繁和严重（75%的患者）。但是少部分患者（5%）可能会在妊娠时第一次出现偏头痛且更为严重，这种情况就必须和其他急症加以区分。很多自认为有偏头痛的患者并没有典型的预兆症状：头痛和恶心。无论头痛频率如何，若患者头痛和以往的经历一样，则不易发生神经系统急症，这种情况可以进行对症处理。偏头痛用药见表 16-1。若头痛变得更频繁、更严重或合并其他神经系统症状，则需进行进一步的评估。

新发头痛

新发头痛（表 16-2）或其他部位、其他性质的头痛或合并其他神经系统症状则需进一步评估病情。图 16-1 概括了妊娠患者头痛的评估方法。突发头痛需要立即对病情进行评估，如有需要可到医院就诊。头痛是子痫前期的一个表现，其可能出现于妊娠中期以后的任何时期。因为子痫前期症状包括一系列异常的临床症状及检验结果，因此，对于可疑诊断的患者，有必要进行适当的临床及实验室评估以进行确诊（见第 5 章）。

■ 表 16-1　偏头痛用药

药物	级别	剂量	用药途径	孕期服用安全性
对乙酰氨基酚	止痛药	4g/d(最大剂量)	PO 或 PR	是
可待因	镇痛药	30~90mg q3~4h	PO	是
哌替啶(度冷丁)	镇痛药	25~100mg q3~6h	PO,IM 或 IV	是
布洛芬	非甾体类	3200mg/d(分次剂量)	PO	孕晚期避免使用
Fioricet[a]	镇静剂,止痛药,血管收缩剂	2 片 q4h,24 小时不超过 6 片	PO	是
Midrin[b]	血管收缩剂,镇静剂,止痛药	2 片,然后 1 片 qh,12 小时不超过 5 片	PO	是
咖啡因	血管收缩剂	500mg 溶解于 50mL NaCl IV,可以重复	PO 或 IV	是
Imitrex[c]	血管收缩剂	PO 300mg/d,SC 6mg(最大剂量 12mg/d)	PO,SC(经皮肤吸收),鼻喷入	是
麦角胺和咖啡因	血管收缩剂	2mg+200mg,然后 1mg+100mg 2 片;30 分钟	PO 或 PR	否
去甲替林	TCA,(预防)	25~100mg qhs	PO	是
阿米替林	TCA,(预防)	50~100mg qhs	PO	是
舍曲林	SSRI,(预防)	50~100mg qhs	PO	可能
氟西汀	SSRI,(预防)	20~40mg qhs	PO	可能
普奈洛尔	β-受体阻滞剂(预防)	80~120mg qd	PO	宫内生长迟缓低风险
纳多洛尔	β-受体阻滞剂(预防)	20~80mg qd	PO	宫内生长迟缓风险
阿替洛尔	β-受体阻滞剂(预防)	25~100mg qd	PO	宫内生长迟缓风险
卡巴咪嗪	抗惊厥药(预防)	达到 1200mg/d	PO	致畸风险

TCA,三环抗抑郁药;SSRI,再摄取抑制剂。

[a] 布他比妥(50mg),扑热息痛(325mg),咖啡因(40mg)。

[b] 黏液酸异美汀(40mg),二氯甲烷(100mg),醋氨酚(325mg)。

[c] 舒马曲坦。

突发严重头痛

妊娠期合并子痫前期时突发严重头痛患者和非妊娠期患者的鉴别诊断相同。包括蛛网膜下腔出血、颅内出血、静脉血栓形成(CVT)、脑膜炎和包块形成(肿瘤或脓肿)。

蛛网膜下腔出血　蛛网膜下腔出血可能是由于脑动脉瘤的破裂、动静脉畸形(AVM)或者是很罕见的子痫前期或子痫[2]。脑动脉瘤常出现于 Wills 环,或起源于 Wills 环血管的近环部。这些囊状动脉瘤或动脉瘤可发生于任何患者,但更常见于马方综合征患者或家族性多囊肾患者。动脉瘤出血更常见于年长患者(超过 30 岁者),并常见于妊娠晚期。相比而言,动静脉畸形(AVM)出血更常见于年轻患者(15~20 岁),可以在妊娠各个时期出现。但是临床无法区别出

■ 表 16-2　新发头痛处理流程

排除子痫前期
　临床评估(血压、水肿、尿蛋白)
　实验室检查
排除颅内占位性病变
　MRI、CT 或 MRA
排除中枢神经系统感染
　LP
　临床评估
排除 AVM 或动脉瘤
　MRI、CT 或 MRA
排除心血管事件(休克、蛛网膜下腔出血、CVT)
　MRI、CT 或 MRA

■ 表 16-3　中枢神经系统出血情况评估 (Hunt 和 Botterell 分级)

Ⅰ 级	警惕,伴/不伴颈强直
Ⅱ 级	昏睡/剧烈头痛
	非中枢神经系统(除外颅神经)损伤
Ⅲ 级	中枢神经系统损伤(轻度偏瘫)
Ⅳ 级	严重中枢神经系统损伤导致昏迷
Ⅴ 级	濒死

血是来自 AVM、颅内小动脉瘤还是子痫前期。这些患者均会出现突发严重的头痛、恶心、呕吐及脑膜炎症状。这些患者可能会有局灶性神经缺陷、意识改变、癫痫和高血压。患者刚出现症状时的病情分级是其预后最重要的因素(表 16-3)。

妊娠患者蛛网膜下腔出血的诊断源于其高度可疑的临床表现。对可能的子痫前期或子痫的诊断必须将临床症状与检查结果相结合,因为这是一个很常见的诊断,一旦确诊,即需特异

性处理,终止妊娠可能是最后的处理方法。如果排除了子痫前期,则需借助中枢神经系统的影像学检查如 CT、MRI 或 MRA 来评估。血管成像对比染色可能更适合于妊娠期,以便于确认出血的原因及来源。脑血管造影术可用于出血部位的精确定位。脊髓穿刺有助于明确头痛原因,如蛛网膜下腔出血,排除脑膜炎,同时应该请神经内科及神经外科专家协助诊断。

对于 AVM 和颅内小动脉瘤的手术处理可在妊娠期间进行,若患者临近足月,外科手术应与分娩同时进行或在分娩之后进行。胎儿能很好地耐受低血压麻醉或低体温下的手术。手术期间及术后胎儿的胎心监护是有必要的。麻醉药物可降低胎心率及变异率,也可能使监护仪

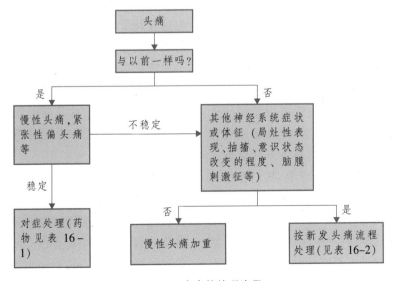

图 16-1　头痛的处理流程。

监测不准。如果出现胎儿心动过缓，就要升高母体血压以增加胎盘的血液灌注。密切关注母体供氧情况可以改善胎儿宫内状况。几乎所有的合并 AVM 或颅内小动脉瘤的妊娠患者都通过剖宫产术分娩。如果 AVM 患者已通过手术治疗，或者颅内动脉瘤已经切除，则可以自然分娩。

脑静脉血栓形成　脑静脉血栓形成(CVT)是很罕见的。发生率大概为 11.6/100 000。75% 发生在女性。妊娠和口服避孕药所导致的凝血功能的改变可能是导致女性高发的一个因素。头痛是脑静脉血栓形成(CVT)最常见的症状，头痛的发作可以是渐进性的或急性的，甚至有一些蛛网膜下腔出血的临床表现。这些症状可能与颅内压升高有关，也可能与局灶性神经体征或者意识的改变以及癫痫发作相关。矢状窦血栓形成常会引起运动障碍、双侧肢体运动障碍和癫痫发作。

CVT 的诊断

头颅磁共振成像(MRI)是用于确定病变部位最敏感的技术。通常，诊断的正确率可达 90% ~100%。头颅 CT 对 CVT 的诊断误差在 30% 以上。在没有条件做 MRI 的时候，头颅 CT 成像也是一种行之有效的方法之一。但是其假阳性率较高，由于脑静脉窦存在正常解剖变异，因此，在确诊一个女性患有 CVT 时，我们应该评估 CT 所见的异常是遗传性还是获得性栓塞症。

脑膜炎　脑膜炎通常表现为头痛并伴有其他症状如：发烧、乏力、脑膜刺激征以及局灶性神经系统体征改变。是否由细菌、真菌或病毒所导致，必须在特异性治疗前通过脊髓穿刺才能诊断。在突发的、严重的头疼中，我们在进行脑脊液穿刺前应通过影像学检查排除颅内占位性病变。

占位性病变　颅内占位性病变、肿瘤或脓肿都可以导致头痛甚至局部神经症状和癫痫发作。颅内包块的鉴别主要依靠 MRI 或者 CT 成

像。如上所述，MRI 使胎儿处于无电离辐射状态，在妊娠的任何阶段都可以安全地进行，不会对胎儿产生不良影响。而一次头部或颈部的 CT 则会使子宫暴露于大约 1mrad 的辐射中。在没有条件做 MRI 的时候，CT 也是可行的。我们在怀疑患者患有颅内包块时，应请神经外科专家会诊。

■ 癫痫发作

排除子痫

癫痫病史

当孕妇出现癫痫发作时，首先我们必须要问的一个问题是，她是否为癫痫发作。第二个问题是，这是否就代表了子痫(图 16-2)。癫痫在人群中的发病率大约为 0.5%，是妇女怀孕期间最常见的神经系统疾病。妊娠会增加癫痫发作的频率，但目前还不清楚这种增长是由于癫痫发作的敏感性增加，还是由于血液中抗惊厥药浓度的下降导致[3]。抗惊厥药物的分布和药物在肝脏的清除率在孕期都有所升高[4]。苯妥英钠的变化在孕期尤为显著。苯巴比妥的肾脏清除率在孕期也有所增加。这种生理变化导致当给予患者常规用量时，抗惊厥药物血药浓度将下降。非孕期每个月至少经历一次癫痫发作的妇女，在妊娠阶段其癫痫发作的频率肯定会增加。在孕前癫痫发作频率得到很好控制的妇女，在孕期可能会出现癫痫的复发，因此我们必须保持足够稳定的抗惊厥药物血药浓度。

与癫痫相关的胎儿畸形　患有癫痫的女性其生育婴儿的出生缺陷发生率高于普通人群。这个风险在服用抗癫痫药物或者未经治疗用药的癫痫妇女中均存在。风险的大小与母体症状的严重程度、控制癫痫发作所需药物的数量成正比。多种功能障碍都与产妇抗惊厥药物

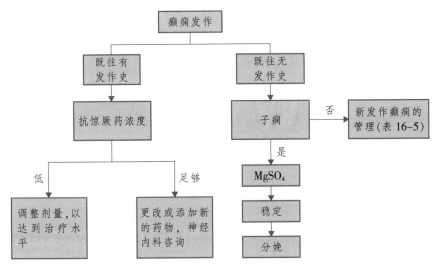

图 16-2　癫痫发作的处理流程。

使用相关。多种试剂均可导致婴儿面部的畸形。暴露于苯妥英钠和卡马西平的婴儿，远端指节发育不全的畸形率为 15%~30%[5]。暴露于丙戊酸的婴儿，在妊娠前 3 个月神经管畸形的发生率为 1%~2%[6]。目前还不清楚的是，在抗癫痫治疗过程中婴儿的异常发育是由于药物的直接胚胎毒性作用还是相对的叶酸缺乏或者抵抗。在妊娠前期以 0.5~1mg/d 的剂量，通过膳食补充叶酸似乎是合理的，但我们并没有找到补充叶酸可以有效预防畸形的直接可靠依据。表 16-6 列出了常规剂量、有效血药浓度以及常用的抗惊厥药物的副作用。

在孕晚期使用抗惊厥药物可能会导致胎儿和新生儿的异常出血。尽管母亲的凝血系统似乎不受抗惊厥药物影响，但是大约一半暴露于抗惊厥药物的新生儿将出现维生素 K 依赖性凝血因子的缺乏。母体在分娩前两周补充维生素 K（20mg/d）将有效预防新生儿出现的凝血功能障碍。如果发生早产，母体单次肌注剂量 10mg 也足够预防新生儿凝血功能障碍。即使在接受抗惊厥药物治疗的患者中，大多数的婴儿在出生时通过肌肉注射 1mg 维生素 K，也可以有效预防新生儿的临床出血性疾病。

新发癫痫发作

新发癫痫发作，尤其是在孕晚期或产后，应该被认为是子痫发作，除非有证据证明是其他疾病导致的癫痫发作。最主要的治疗是硫酸镁，已在第 5 章概述。在妊娠早期或排除子痫导致的癫痫发作中，初始治疗可以用苯妥英钠。如果患者处于癫痫持续状态，我们可以以最大静脉内负荷剂量 18~20mg/kg 给药，最大速率 50mg/min。一过性低血压及心脏传导阻滞可采用苯妥英钠快速静脉滴注缓解。在治疗过程中应该对患者进行心电监护。对于不处于癫痫持续状态的患者，口服给药的方法是可行的也是更安全的。

癫痫持续状态是一种威胁生命的紧急情况，我们必须采取紧急治疗方案保护母体和胎儿的安全。长时间的癫痫发作可能会导致乳酸性酸中毒，心脑血管不稳定和不可逆的脑损伤。在治疗过程中，首先应建立一个气道和静脉通路。美国癫痫基金会公布了治疗癫痫持续状态的时间表（表 16-4）[7]。

鉴别诊断

一旦癫痫的急性发作被控制，我们就必须

■ 表 16-4　癫痫持续状态处理推荐时间表

时间(min)	处理
0~5	通过持续的癫痫发作或再次出现癫痫发作做出诊断
	予以鼻导管或面罩吸氧;注意患者头的放置位置应使气道保持通畅,必要时考虑呼吸机辅助通气时应予气管插管
	一旦起病,立即评估或记录生命体征,此后定期记录;处理任何异常监测数据;启动持续脑电图监测
	建立静脉通道;取静脉血用于检测血糖、血清生化指标、凝血功能、代谢毒物检测以及指导抗癫痫药物的选择
6~9	若血糖过低甚至检测不出,需及时纠正低血糖。对于成人,立即静推 100mg 维生素 B1 加 50mL 50% 葡萄糖液。对于儿童,予 25% 葡萄糖液,用量按 2mg/(kg·h)
10~20	地西泮 0.1mg/kg 按 5mg/min 速度静注。若地西泮已静注完毕,但 5 分钟后癫痫仍然持续,可考虑重复使用。地西泮用于控制癫痫发作,而苯妥英钠则用于预防癫痫再发
21~60	若癫痫仍持续,成人则予苯妥英钠 15~20mg/kg,以不超过 50mg/min 速度静注,儿童则以 1mg/(kg·min)速度静注;输液过程中,保持持续心电监护及血压监测。苯妥英钠一般不用葡萄糖液作为溶媒。静注前需用生理盐水充分溶解
>60	若予 20mg/kg 苯妥英钠静注后癫痫持续状态仍未停止,继续给予 5mg/kg 剂量直至达最大剂量 30mg/kg 为止。此刻若癫痫仍持续,予苯巴比妥 20mg/kg 按 100mg/min 静注。当用苯二氮卓类药物后再使用苯巴比妥,出现呼吸暂停的风险很大,以致于常常需要人工辅助通气。此刻若癫痫仍持续,给予麻醉剂量的苯巴比妥或戊巴比妥;人工辅助通气甚至正压通气几乎要使用

Reproduced with permission from Epilepsy Foundation of America. Treatment of status epilepticus. *JAMA*. 1993;270: 854–859.

明确患者发病的病因。潜在的原因包括外伤、感染、代谢失调、占位性病变、中枢神经系统出血和药物使用。在分析这些原因时,需要请神经科会诊以获得专业指导（见图 16-2 和表 16-5）。

患有癫痫病症的孕妇在治疗过程中会使用一种或几种常用的抗惊厥药物。目前,没有任何一种抗惊厥药物是对胎儿完全无毒副作用的,而不受控制的癫痫发作对母体和胎儿肯定是有危害的。表 16-6 列举了剂量、治疗血药浓度以及常用的抗惊厥药物的副作用。

■ 意识状态改变

如果一个患者出现了意识状态的改变,常

■ 表 16-5　首次癫痫发作处理

排除中枢神经系统出血
　MRI、CT 或 MRA
　LP
　神经和(或)神经外科会诊
排除中枢神经系统感染
　LP
排除代谢性紊乱
　电解质
　BUN/肌酸酐
　钙
　葡萄糖
排除药物中毒
　尿液药检查(可卡因,甲基苯丙胺或其他)
神经系统检查为局灶性体征
EEG

■ 表 16-6　孕期使用的抗惊厥药

药物	母体反应	胎儿反应	常用剂量	治疗水平(μg/mL)
卡马西平 (Tegretol)	嗜睡,白细胞减少共济失调肝毒性	可能出现颅面神经管缺陷	400~1200mg 分次用药	4~10
乙琥胺 (Zarontin)	恶心,肝毒性,白细胞减少,血小板减少	可能致畸	500mg/d	40~100
费尔巴麦特 (Felbatol)	嗜睡,头痛,发烧,厌食恶心,呕吐	缺少数据报道	1200mg/d 分次用药(tid 或 qid)	未建立
加巴喷丁 (Neurontin)	白细胞减少,嗜睡,运动失调	缺少数据报道	900~1800mg/d 分次用药	未建立
拉莫三嗪 (Lamictal)	胸痛,水肿,失眠,嗜睡乏力	可能致畸,唇裂	25mg/d 分次用药,最大可增加至 225~375mg/d	未建立
左乙拉西坦 (Keppra)	行为症状,呕吐,厌食,虚弱	缺少数据报道	500mg,1500mg bid	12~46
苯巴比妥	嗜睡,运动失调,	可能致畸,凝血功能障碍,新生儿抑郁症	60~240mg/d 单次剂量	10~35
苯妥英钠 (Dilantin)	眼球震颤,共济失调,牙龈增生,巨幼细胞性贫血	可能致畸,凝血功能障碍,低钙血症	300~600mg/d 单次剂量	10~20
普瑞巴林 (Lyrica)	水肿,头晕,嗜睡,运动失调,头痛,乏力	缺少数据报道	150~600mg/d 分次剂量 bid	未建立
扑米酮 (Mysoline)	嗜睡,共济失调,恶心	可能致畸,凝血功能障碍,新生儿抑郁症	750~2000mg/d 分次用药	5~12
噻加宾 (Gabitril)	头晕,嗜睡,恶心,四肢无力,震颤	缺少数据报道	4~32mg/d	552
托吡酯 (Topamax)	嗜睡,厌食,恶心,感觉异常	可能致畸,唇裂,尿道下裂	开始 25mg/d bid,逐渐增加至最高剂量 200mg/d bid	未建立
丙戊酸	共济失调,瞌睡,脱发,肝毒性,血小板减少	神经管缺陷,可能有颅面和骨骼肌缺陷	12~15mg/(kg·d) 分次用药	50~100

常伴随之前的癫痫发作、头痛或局灶性神经系统体征。如果患者在出现意识状态改变之前没有这些症状的出现,则要考虑是否是药物中毒或者是灾难性的颅内问题,如大量出血或卒中。如果是药物中毒或者脑出血/卒中,那我们观察不到疾病的发作,只能在疾病进展到一定程度时才能观察到。患者意识改变的评估类似于新发癫痫发作的评估过程。我们往往看不到

患者的癫痫发作,而是在发作后出现了一系列的临床症状才被发现。由于其严重后果且患病率比较高,对出现意识改变的患者必须要考虑到子痫的可能。先兆子痫是缺血性和出血性卒中的诱发因素。经过彻底的神经系统检查,评估依据是 MRI 或 CT,子痫的诊断就可以明确。图 16-3 概括了评价和管理这一紧急情况的主要步骤。

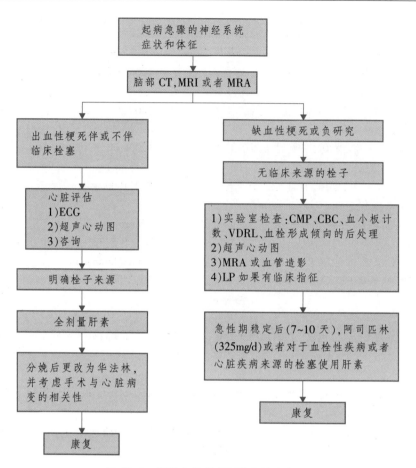

图 16-3　评估和处理意识状态的改变。

血栓性卒中

　　血栓性卒中在生育年龄组人群中是比较少见的。总体的发病率是 1/20 000[8]。大约一半的妊娠相关的事件发生在产后很短一段时间内。另一半发生在妊娠中晚期。其中导致妊娠期血栓性卒中的危险因子包括先兆子痫、高血压、糖尿病、高脂血症、吸烟、胶原血管和一些血栓性疾病。在产后的第一个 24 小时,应注意维持正常的血糖和足够的动脉压,以确保脑灌注。卧床休息能避免血压体位性变化,有助于脑灌注。在急性期,肝素治疗的效果不大,但是在某些情况下,肝素可以有效预防复发。颅内压增高会进一步发展, 必须联合应用地塞米松和渗透性利尿剂甘露醇控制颅内压。如果血管的稳定性没有

被破坏, 那么母体的血栓性卒中对胎儿的危害不大。但如果与后天血栓性疾病如狼疮抗凝或抗心磷脂抗体联合出现, 这种状态可能是威胁胎儿生命的一个独立因素。溶栓治疗在怀孕中的作用是不确定的。目前还没有随机试验或大样本量的观察性研究证明溶栓治疗方法可治疗孕期血栓性卒中。

栓塞性卒中

　　栓塞性卒中通常发生在有已知心脏瓣膜病变、心肌病、心律失常的患者中。基于这些原因,心脏评估是评价母体栓塞性卒中至关重要的因素。一旦栓塞性卒中的诊断确定后,除抗凝以外,其他处理同血栓性卒中。血栓一旦形成,肝素在急性期的作用非常小,但是有助于

预防血栓的再次形成。通常情况下,应推迟 7~10 天后应用抗凝,这样有助于避免栓塞性卒中转变为出血性梗死。

出血性卒中

出血性卒中通常发生于动脉瘤出血或动静脉畸形出血。动脉瘤出血通常是蛛网膜下隙出血以及来自动脉瘤或附近 Willis 环的出血。动静脉畸形的出血可以是来自蛛网膜下隙或实质。蛛网膜下腔出血在之前的"头痛"一节已有讨论。妊娠期间颅内出血的处理与非妊娠患者的管理相似。

■ 局灶性神经系统体征

局灶性神经系统体征可以由我们之前所讨论的病症所引起,包括偏头痛、中风和脑静脉血栓形成。正确的诊断方法和处理如前所述。

格林巴利综合征

格林巴利综合征通常表现为渐进性对称性的肌无力和反射消失。它似乎是由一个近期感染所诱导,并且被认为是一种自身抗体介导的疾病。通常开始于下肢,然后向上进展,但有时也从上肢,或者脸部开始。本病进程一般>4 周,然后开始缓解。10%~30%的病例会有严重呼吸肌受累,需要呼吸机支持[9]。70%的病例会有自主神经反射异常[10]。2/3 的病例有背部和四肢疼痛的报道。随着疾病的缓解,运动功能可以完全或不完全恢复。诊断是通过肌电图和神经传导研究显示脱髓鞘性多发性神经病确定的。腰椎穿刺脑脊髓液(CSF)蛋白质浓度上升,但白细胞计数(WBC)在正常范围。

格林巴利综合征治疗的根本是支持治疗。30%的患者可出现呼吸衰竭,需要机械通气。自主神经反射异常的发病率很高,建议病情进展迅速的患者入住重症监护室。随机对照研究表明,血浆置换和静脉注射免疫球蛋白(IVIG)都被证明可以改善格林巴利综合征的预后。两种方法都有效。建议在怀孕期采用 IVIG 治疗,因其具有更好的耐受性,可以避免低血压、电解质紊乱和血浆置换相关的风险。

■ 自主神经反射异常

这是一种慢性脊髓损伤,在高于 T6 的水平,是一种潜在的威胁生命的并发症。它将导致病变水平位置以下的区域出现交感神经功能亢进,这是因为 T6 水平以上的 CNS 出现功能障碍[11]。这会导致高血压、头痛、鼻塞、面部红斑、出汗、竖毛、心动过缓、心动过速、心律不齐或者意识丧失。子宫收缩将导致胎儿缺氧,可以被各种轻度或有害刺激的脊髓损伤所触发。自主神经异常反射的发生率在 T6 水平以上脊髓损伤的患者中估计占 20%~75%。

妊娠、临产和分娩过程的启动

85%被诊断为自主神经反射异常的患者在产程中将会进一步发展[12]。它可以在阴道检查、膀胱充盈、粪便嵌塞或子宫收缩时加重。为确保产程进展顺利,我们必须意识到相关的风险并采取恰当的处理措施。在分娩前进行麻醉咨询非常重要。应将硬膜外麻醉延伸到 T10 水平,即使患者不会感知到疼痛[13]。如果患者在麻醉前已经出现自主神经反射的异常,可以通过让患者处于坐位,让血液汇集在下肢从而改善高血压。也可以注射拉贝洛尔或口服硝苯地平来降低血压。留置导尿管或膀胱频繁导尿以防止腹胀也是非常重要的。

(周冬梅　何泓　译)

参考文献

1. Maggioni F, Alessi C, Maggino T, Zanchin G. Headache during pregnancy. *Cephalagia*. 1997;17:765.
2. Wiebers DO. Subarachnoid hemorrhage in pregnancy. *Semin Neurol*. 1988;8:226.

3. Holmes GL. Effects of menstruation and pregnancy on epilepsy. *Semin Neurol*. 1988;8:234.

4. Leppik IE, Rask CA. Pharmacokinetics of antiepileptic drugs during pregnancy. *Semin Neurol*. 1988;8:240.

5. Gaily E, Granström M-L, Hiilesmaa V. Minor anomalies in offspring of epileptic mothers. *J Pediatr*. 1988;112:520.

6. Lammer EJ, Sever LE, Oakley GP. Teratogen update: valproic acid. *Teratology*. 1989;5:31.

7. Epilepsy Foundation of America. Treatment of status epilepticus. *JAMA*. 1993;270:854.

8. Jennett WB, Cross JN. Influence of pregnancy and oral contraception on the incidence of strokes in women of childbearing age. *Lancet*. 1967;1:1019.

9. Ropper AH. The Guillain-Barré syndrome. *N Engl J Med*. 1992;326:1130.

10. Zochodne DW. Autonomic involvement in Guillain-Barré syndrome: a review. *Muscle Nerve*. 1994;17:1145.

11. Bycroft J, Shergill IS, Chung EA, et al. Autonomic dysreflexia: a medical emergency. *Postgrad Med J*. 2005;81:232.

12. Westgren N, Hultling C, Levi R, Westgren M. Pregnancy and delivery in women with a traumatic spinal cord injury in Sweden, 1980-1991. *Obstet Gynecol*. 1993;81:926.

13. American College of Obstetricians and Gynecologists. ACOG Committee Opinion: Number 275, September 2002. Obstetric management of patients with spinal cord injuries. *Obstet Gynecol*. 2002;100:625.

第 17 章

孕妇的高级生命支持

● *Robert A.Raschke*

妊娠期心跳呼吸骤停并不常见，发病率为1/50 000~1/20 000。即便在最繁忙的医疗中心，一年也就寥寥数例。我们对妊娠期心肺复苏（CPR）的大多数认识来源于动物实验或是对患者的观察性研究。目前，无已发表的孕期CPR的随机对照临床试验数据，很少有临床医师具备相关的经验。有文献表明，孕妇心跳呼吸骤停的死亡率高达90%以上。

高级生命支持（ACLS）指南是基于缺血性心脏疾病诱发的猝死制定的。尽管孕妇也可发生急性心肌梗死，但导致既往体健的妇女孕期心跳骤停更常见的原因是肺栓塞及出血等急性事件。由于其不可预料性和罕见性，应对孕妇猝死的提前准备变得很困难。提升孕产妇及胎儿存活率最重要的一个要素是建立一支准备充分且反应迅速的团队。

本章的重点就在于帮助建立一支这样的团队。我们将回顾①相关的病理生理改变；②ACLS反应的准备；③从管床医师的角度如何启动预案；④产科猝死的原因；及⑤复苏后的监护。值得指出的是，美国心脏医师协会发表的ACLS指南是行业的内部标准，可以在 http://circ.ahajournals.org/content/122/18_suppl_3.toc 网址上查阅。本章中的解释都应该符合该指南，但部分内容做了适当精简，部分内容做了适当补充。孕产妇适用该指南，有3个改动的地方，本章中我们会详细解释。①强调早期气管插管；②胸外按压时子宫移向左侧；③心跳呼吸骤停4分钟内行围死亡期剖宫产术。这些是本章最重要的部分。再版后，ACLS的指南已更新，更强调不间断的高质量CPR以及复苏后的管理。

■ 孕妇心跳骤停的临床病理生理

胎儿和母体循环的连接面在胎盘，通过胎盘完成胎儿和母体的气体交换。妊娠期心肺生理的适应性变化可以满足母体组织和胎儿的平衡供氧。协同性的生理改变可维护孕期正常的氧气供给。母体血浆容量和红细胞质量增加，使血容量扩容约40%（大于1000mL）。左心室扩张，顺应性增加，每搏输出量和心输出量相应增加约40%。胎儿血红蛋白的高氧亲和力，有助于胎盘氧气交换。分娩时，子宫的收缩致母体自体输血，使得分娩时氧气的输送能力得到加强。临床经验和动物实验表明，孕期母体全身和胎儿氧供远大于维持母体和胎儿生命的最小需要量，这一相当大的储备可用于应对威胁生命的情况。心跳呼吸骤停时，全身组织和子宫的氧供显著减少和消失。母亲和胎儿在面对这一严重打击的适应能力是不充分的，不足以维持组织的生命力，故死亡常发生在数分钟内。

孕妇采用 CPR 的病理生理机制

晚孕期一些生理改变对氧的输送会产生不利影响。妊娠的子宫从孕 20~24 周开始压迫腹部和盆腔的血管,尤其是下腔静脉和动脉。这样降低了孕产妇心脏的前负荷和每搏输出量,从而减少子宫胎盘氧供。健康状态下大概 10% 的孕妇会发生仰卧位低血压。孕妇猝死时,子宫对下腔动静脉的压迫有两个重要的临床结果,一是必须暂时解除压迫以提高 CPR 的有效性,二是为有效改善孕妇的存活率创造机会,因为紧急分娩能对孕产妇的血流动力学带来巨大的好处。

非孕期,胸部按压预计会产生 30% 的心输出量。尽管孕妇胸外按压的有效性未知,但有可能因为下腔动静脉压迫而减弱。在正常晚孕期妇女,左侧卧位可解除增大的子宫对下腔静脉的压迫作用,将使心输出量增加 25%。然而,心跳骤停时,左侧卧位时 CPR 的力度也会减弱。当对孕周大于 20 周的孕妇实施 CPR 时,将子宫转向左侧是第一步(图 17-1)。推荐将孕妇置于 27°~30° 左倾斜位实施 CPR,当然维持这一角度进行胸外按压并不容易。

最新的高级生命支持指南(2010 心肺复苏和急性心血管处理美国心脏协会指南)强调了高质量 CPR 的重要性。快速启动 CPR 可增加存活率。即便是数秒的延误,也会使心脏电击除颤的成功率降低。当发现无脉搏时,应立即开始 CPR,而且为剖宫产开通静脉通道时也不能被中断——除了 10 秒钟以内的尽量简短的 ACLS 步骤,如节律的选择,休克的处理或 CPR 实施者转位。根据孕妇的胸部及腹部解剖,实施 CPR 时双手位置轻微高于平时胸骨水平。最佳的按压次数是 100 次/分,深度是 2 英寸(5cm)。在两次按压之间容许胸部完全回弹。如果有波形二氧化碳分析仪评估 CPR 的有效性,那么潮气末 CO_2 呼气分压应该高于 10mmHg。如果动脉留置管存在,那么舒张压要

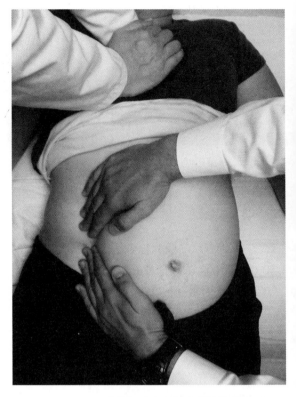

图 17-1　CPR 时施行手动左侧子宫转位的技巧。

高于 20mmHg。

围死亡期的病理生理机制:4 分钟原则

见图 17-2。

尽管以上我们讨论的这些方法可能可以减轻下腔静脉的压迫,但剖宫产理论上会更有效。已经证明,快速的剖宫产在健康孕妇可使心输出量增加 30%。分娩大大地减少了子宫和胎盘的灌注量需求,在近足月,将会消耗母体约 30% 的心输出量,而且分娩会提供约 500mL 的自身输血。分娩同样为新生儿复苏提供机会。

> 如果孕妇仍然没有脉搏,主动脉下腔静脉受压是明显的,应在 4 分钟内开始剖宫产,并在 5 分钟内完成。

图 17-2　4 分钟原则。

Kate 和他的同事已经回顾了 1900—2004 年间关于围死亡期剖宫产分娩的文章。他们合作的研究提示,经历了母亲心跳停止,并且在 5 分钟或者更少的时间内分娩的婴儿中,71% 神经系统结局良好(表 17-1)。而且,存活者中神经系统的损害率随着分娩时间延长显著增加。在围死亡期剖宫产分娩中母体的收益少有提及,但许多报道描述了通过围死亡期剖宫产,母亲从难治性休克中恢复。当解读这些报道时,应该考虑到发表偏倚。

并没有关于 4 分钟之内不能启动分娩的规定。如果胸外按压没有作用或者心脏骤停无法在 4 分钟内恢复(例如胎盘早剥、肺栓塞),这时即刻剖宫产是明智的选择。

随着妊娠的进展,因子宫增大而造成的主动脉下腔静脉的压迫和婴儿存活率的提高可导致 3 种重要的临床病理生理状态,如表 17-2 所示。孕 20 周以下,没有明显的主动脉下腔静脉压差,胎儿无法存活,围死亡期剖宫产对胎儿和母体均无益。孕 20~24 周之间,母体血流动力学的益处和胎儿存活率均存在争议。孕 24 周以上,围死亡期剖宫产分娩很大程度上对母体和新生儿有益。

如果患者的孕周未知,可以接受床边检查进行评估。妊娠 20 周时子宫底部通常在脐水平,并且以每周 1cm 的速度向头部生长。然而,仰卧位时宫底至少位于脐 4cm 以上时才能施行围死亡期剖宫产。宫底的高度在许多情况下可能会被误导,例如多胎妊娠、宫内发育迟缓、羊水过少和子宫肌瘤等,但却是紧急情况下最好的、可以获得的数据。便携式超声对于确定孕周是有用的,但是不能干扰复苏。

在紧急情况下,不必进行准确测量。美国心脏协会支持在以下情况下对明显的妊娠子宫进行干预:当临床医师认为子宫压迫主动脉下腔静脉,并且胎儿可存活。

为了成功地在 5 分钟内完成围死亡期剖宫产,必须在实施之前和实施过程中准备许多工作,但只有少数人可以达到这个目标。然而,已经有延迟 15 分钟后施行围死亡期剖宫产母亲存活的报道,并且指出延迟 30 分钟后分娩胎儿仍是存活的。值得注意的是,我们应该记住当无法实现快速分娩时,延迟分娩可能仍然有益。

■ 表 17-2　孕周和围死亡期剖宫产母体及新生儿益处的关系

孕周	主动脉腔静脉压	新生儿存活能力	围死亡期剖宫产
<20 周			不建议
20~24 周	+	+	考虑
>24 周	+++	+++	建议

■ 表 17-1　死亡孕妇距离围死亡期不同时间区段剖宫产分娩的婴儿存活率(1900—2004)

时间区段(min)	全部存活的新生儿	健康婴儿%	遗留神经损伤的存活婴儿%
0~5	54(1 个 CNS 损伤)	71%	2%
6~10	12(3 个 CNS 损伤)	12%	25%
11~15	9(2 个 CNS 损伤)	9%	22%
>15	11(5 个 CNS 损伤)	8%	45%
总数	86	100%	

Compiled data from Katz VL, Dotters DJ, Droegemueller W. Perimortem cesarean delivery. *Obstet Gynecol*. 1986;68(4): 571.and Katz V, Balderston K, DeFreest M. Perimortem cesarean delivery:were our assumptions correct? *Am J Obstet Gynecol*.2005;192:1916–1921.

早期气管内插管的病理生理基础

围死亡期分娩通常需要对母亲进行气管插管。妊娠后期的生理改变在进行气管内插管过程会使危及生命的并发症发生率增加约 10 倍。由于妊娠子宫压迫，孕妇氧耗量明显增加，肺功能残气量降低 20%，肺内功能性分流增加 3 倍。如果气体交换停止，这些因素会导致血氧饱和度快速下降。上呼吸道的水肿和充血常常伴发出血并使声带暴露更加困难。再者，如果存在子痫前期，呼吸道水肿会加重液体过剩。此外，孕激素导致胃蠕动减弱，同时放松食管括约肌的张力，从而增加误吸的风险。

因此，对孕妇来说，大多数情况下，放弃面罩通气，直接进行气管插管是更加合适的。插管需要由有经验的医师来实施，对于困难气管的设备需要放置在床边。避免长时间使用面罩（导致胃扩张）以及插管期间环状软骨加压（减少被动误吸）能够降低误吸的风险。使用神经肌肉阻断剂和快速顺序插管能防止呕吐，从而防止误吸。合适的头颈部位置探查有利于直接喉镜检查。气管水肿时可能需要使用较小的插管，当喉镜暴露困难可以使用气管内导管引导装置。

呼吸困难时，对妊娠妇女进行急诊插管可能导致心跳骤停。因此，在所有孕妇插管时要提前通知产科团队以及对气道插管有经验的医师。在插管前，应该对气管的潜在困难进行评估，并需要构思一个用 3 种最有利的方法保证气管安全的计划。实施这些方案所需的设备，如喉罩通气、视频喉镜和经皮环甲膜切开包要事先准备好。此外，鼻饲管的放置可以减少吸入性肺炎的风险。在气管插管中应预充100% 纯氧。

标准药物和心脏复律

关于药物治疗在妊娠期的使用少有提及。在高级生命支持时通常使用血管收缩剂，例如去甲肾上腺素和血管加压素，因为可以减少子宫血供。然而，胎儿能存活的最好的机会就是母亲存活。因此，在心跳呼吸完全停止时，高级生命支持的药物在妊娠妇女并无改变。除颤、复律能量和胸部电子阻抗同样在妊娠妇女也无改变。此外，母亲除颤或心脏复律对新生儿的有害影响未见报道。

■ 机构和人员准备

为了成功地在心跳呼吸骤停前施行高级生命支持，许多工作需要准备。需拟定一个在任何时候都适用的制度协议，提供所需人员和装备（图 17-3）。在我们的机构里，这个过程是由医院职工委员会每月开一次会来进行商讨。团队的每个成员都是其具体任务的专家。然而，有研究发现，大多数人员对于产科心跳骤停知识的认识严重不足。ACLS 的认证、更新可用于对核心成员进行培训和教育，特别是关于一些罕见情况的处理。

在核心小组里面没有具体任务的人员不应出现在病房。旁观者会增加急救小组的环境噪音和压力，以及转移他们的注意力。因此，在教学机构里面的住院医师及实习生合作完成任务可以获得更好的培训效果，如专门提供心外按压和建立血管通道的人员。

虽然许多有经验的临床医师都可能在临床实践中表现很好并提出好的建议，但从制度上讲

- 规范的团队领导
- 气道管理
- 药物准备/管理
- 剖宫产
- 记录
- 胸部按压
- 血管通路
- 心律监测/除颤器
- 新生儿复苏

图 17-3　核心团队需要能够全天候提供即刻服务。

最好由一个领导者给出所有命令。设立急救小组的领导者需要做事先考虑并请专家讨论通过。

急救小组的领导者需要确认每一个小组成员都在完成自己的工作。小组领导者应该参与满足母亲及胎儿的需要，确定在分娩过程中所有的设备正常，并在最初的 4 分钟内复苏婴儿。如果没有合理的制度和到位的准备，这一切都是不可能的。

显然，对于心跳骤停，我们更愿意去阻止其发生，而不是等其发生之后再处理。产科和重症监护室的密切沟通与合作是给产妇和胎儿提供高质量护理以及使风险最小化的一个有效策略。

■ 孕妇心肺骤停时的逐步处理方法

免责声明:美国心脏学会的 ACLS 指南是核心小组应遵循的金标准。我们的章节中没有任何与这些指南冲突的内容，但我们尝试进行简化以及把注意力集中在产妇身上。读者应全面详细地参考 2010 年 ACLS 指南。本书提供一些总结性的图表以供参考(图 17-4 至图 17-6)。

图 17-7 是关于如何运行一个产科核心小组的概述，后面还有一些详细讨论。

接下来的 5 件事应该尽快完成:

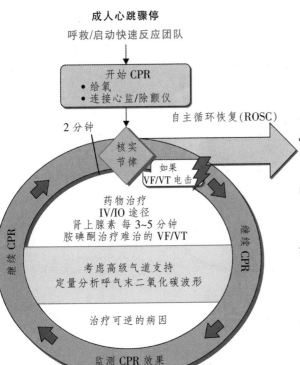

心肺复苏质量
- 用力(≥5cm)快速(≥100 次/分)按压并等待胸壁回弹
- 尽可能减少按压的中断
- 避免过度通气
- 每 2 分钟交换一次按压
- 如果没有高级气道，应采用 30:2 的按压-通气比例
- 二氧化碳波形图定量分析
- 如果 PETCO$_2$ <10mmHg，尝试提高心肺复苏质量
- 有创动脉压力
- 如果舒张阶段(舒张)压力<20mmHg，尝试提高心肺复苏的质量

恢复自主循环(ROSC)
- 脉搏和血压
- PETCO$_2$ 突然持续增加(通常≥40mmHg)
- 自主动脉压随监测的有创动脉波动

电击能量
- 双相波:制造商建议值(120~200 J);如果该值未知，使用可选的最大值。第二次及后续的剂量应相当，而且可考虑提高剂量
- 单相波:360 J

药物治疗
- 肾上腺素 IV/IO 注射剂量:每 3~5 分钟 1mg
- 血管升压素 IV/IO 注射剂量:40 单位即可替代首剂量或第二次剂量的肾上腺素
- 胺碘酮 IV/IO 注射剂量:首剂量 300mg 推注，第二次剂量 150mg

高级气道
- 声门高级气道或气管插管
- 用于确认和监测气管插管位置的二氧化碳波形图
- 每分钟 8~10 次人工呼吸，伴以持续的胸外按压

可逆病因
- 低血容量　　　　　- 张力性气胸
- 缺氧　　　　　　　- 心脏填塞
- 氢离子(酸中毒)　　- 毒素
- 低钾血症/高钾血症　- 肺动脉血栓形成
- 低温治疗　　　　　- 冠状动脉血栓形成

图 17-4　成人心跳骤停。Reproduced with permission from © American Heart Ass.2010;Circulation 2010;122(suppl 3),2010 American Guildelines for Cardiopulmonary Resuscitation and Emergency Cardiovascular Care Science.

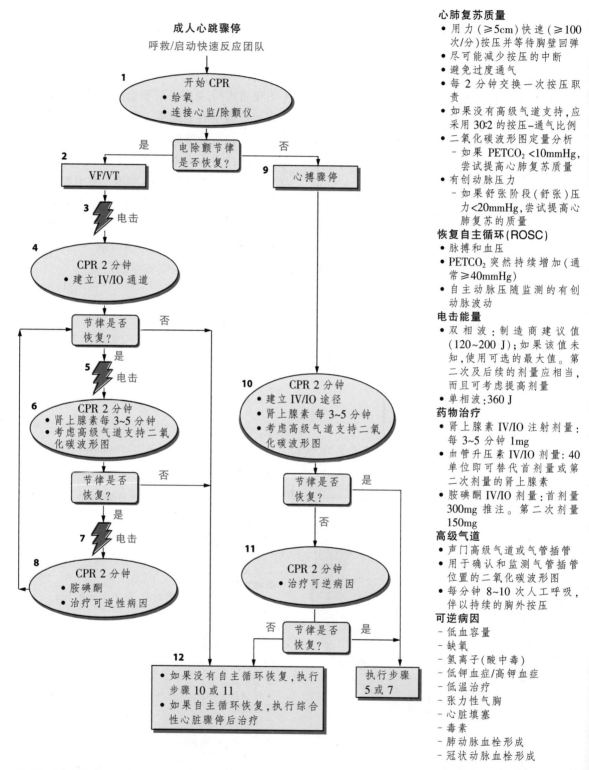

图 17-5　成人心跳骤停。Reproduced with permission from © American Heart Ass.2010;Circulation 2010;122(suppl 3),2010 American Guildelines for Cardiopulmonary Resuscitation and Emergency Cardiovascular Care Science.

产科心脏停搏

当即措施
• 启动产妇心脏骤停的团队 • 记录产妇发生心脏骤停的时间 • 让患者平卧开始胸外按压按 BLS 流程;将手放 　在胸骨上比平时略高位置

后续措施

产妇干预 按 BLS 和 ACLS 的流程治疗	显著妊娠子宫 * 产科干预
• 不要拖延除颤 • 给予典型的 ACLS 药物和剂量 • 通入 100% 的氧气 • 监测二氧化碳的波形图和 CPR 质量 • 进行适当的心脏骤停后护理 **产妇缓解** • 启动横隔膜上静脉通道 • 评估血容量不足和需要时给予大剂量液体 • 预计困难气道;有经验者首选气管内插管放置 • 如果患者接受 IV/ IO 镁,停止镁,并给予 IV / IO 10% 　氯化钙溶液 10mL,或 10% 葡萄糖酸钙溶液 30mL • 继续所有产妇复苏的干预措施(CPR 定位,除颤,药 　物和液体)期间和之后剖宫产	• 通过手法让子宫向患者左侧移位(LUD), 　以减轻主动脉下腔静脉压 • 马上卸下内部和外部胎儿监护仪 **产科和新生儿团队应立即对可能出现的** **紧急剖宫产准备** • 如果通过 4 分钟复苏的努力没有实现 　ROSC,考虑立即进行急诊剖宫产 • 5 分钟发病复苏之内完成 * 显著妊娠子宫:临床上被视为足够大的子 宫,可引起主动脉下腔静脉压改变

寻找和治疗可能的相关因素
出血/ DIC
冠状动脉栓塞/肺栓塞/羊水栓塞
麻醉并发症
子宫收缩乏力
心脏疾病(MI/缺血/主动脉夹层动脉瘤/心肌病)
高血压/先兆子痫/子痫
其他:标准的 ACLS 指南鉴别诊断
胎盘早剥/前置
脓毒症

图 17-6　母体心脏骤停。Reproduced with permission from©American Heart Ass.2010;Circulation 2010;122(suppl 3),2010 American Guildelines for Cardiopulmonary Resuscitation and Emergency Cardiovascular Care Science.

1.评估脉搏。如果没有脉搏应该开始 CPR。

2.评估气道和呼吸。打开气道的小组给予 100%纯氧并进行插管。

3.检查心率。没有脉搏的患者心率表现十分简单,因为只有心室纤颤(VF)和快速室性心动过速(VT)导致的脉搏消失才需要马上电击。图 17-8 至图 17-10 可以帮助进行心律判读。如果心跳停止,应马上电击(图 17-11)。移开胎儿的监护并优先实施电击。

4.评估孕龄(与下腔静脉受压和胎儿的生

第一分钟"CABD"

- 检查脉搏,开始 CPR
- 给予 100% 纯氧,插管
- 确定心律,如果为无脉性 VF/VT,立即电击
  建立横隔膜上静脉通道
  开始 4 分钟倒计时紧急剖官产 *

深吸一口气并思考

- 支持循环/ CPR 评估
- 4 分钟进行紧急剖官产 *
- 确定和治疗心脏停搏的病因

后续流程

- 向指挥者汇报
- 持续复苏
- 考虑低温治疗

---

* 若为显著妊娠子宫(见前文)

图 17-7 产科核心小组一般流程。

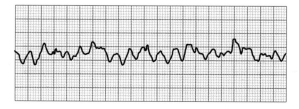

图 17-8 心室纤颤。

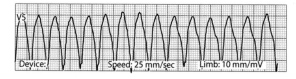

图 17-9 室性心动过速(单形性)。

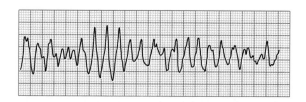

图 17-10 室性心动过速(多形性)。

心室颤动(VF)或无脉性室性心动过速(VT)

电击一次,150J 双相 *,(360J 单相) 立即重新启动 CPR 并持续 2 分钟

重新评估心律,如果仍有 VF 或 VT;再次电击
立即恢复 CPR,给肾上腺素 1mg,并继续 CPR
2 分钟

重新评估心律,如果仍有 VF 或 VT;再次电击
立即恢复 CPR, 给予胺碘酮 300mg IV,并继续
CPR 2 分钟

---

* 推荐电击能量与设备有关,请检查你的除颤仪以选择
最佳能量。

图 17-11 无脉性 VF/VT 流程。

存能力有关),如果表明需要紧急分娩,安排人员集齐并准备必要设备,实施剖官产以及复苏新生儿。

5.指派一名小组成员建立横隔膜上静脉通路。如果需要大量输血的一个大口径的导管,例如 9F 导管,在颈内静脉和锁骨下静脉的位置会相当有用,但是在 CPR 的过程中可能会难以定位。相反,在 CPR 过程中要应用药物,肱骨骨内导管几乎经常能快速定位。

尽管这 5 件事情都被列在指令中,但全部都要同时进行。在某些情况下,临床医师可能会选择不同的顺序。举例说明,如果患者因大量吸入导致明显的呼吸骤停,第一步应该集中在气道。但是,出于实际考虑,只要 CPR 是首要步骤,所有项目都应快速实施。

6.深呼吸和提醒自己。你做得非常好,你已经快速完成了"CABD"(循环复苏、气道、呼吸、除颤),达到了 ACLS 并得到了你可能需要的资源。

6a.循环系统支持。确定有人在心外按压开始时将子宫移至左侧。需要快速和用力按压(100 次/分)。确保有人在准备轮换心外按压者。因为每个人只能进行 2 分钟充分的 CRP,疲劳会降低他们的效率。按压者无法做深而有效地

按压时需要马上更换。如果使用二氧化碳分析仪来监控 CRP 的效率,则呼气末的二氧化碳部分压力应超过 10mmHg。如果出现动脉线,舒张压应该大于 20mmHg。

如果没有脉搏,给予肾上腺素 1mg 静脉注射(每 3~5 分钟)或者 40 单位血管加压素静脉注射(每 20 分钟)直到脉搏恢复,这时患者应该被放置在左侧卧位。如果患者仍低血压,给予滴注去氧肾上腺素 100μg/min 或者去甲肾上腺素滴注 10μg/min。逐步使药物起作用。

6b.如果有指征,4 分钟后开始剖宫产。如果 CPR 开始之后仍无脉搏,或者导致心脏骤停的病因不能在 4 分钟内恢复,考虑剖宫产。

围死亡期剖宫产对于所有人来说都是一个有压力的尝试。即使经验再丰富的护理小组都会不可避免地面对难以预见的阻碍。通过几十例围死亡期分娩的锻炼,我们的团队已经积累了丰富的临床经验。我们建议采用腹中线作为子宫的切口。这种方法给术者提供了一个简单分娩胎儿及胎盘的通道。另外,通过腹部大动脉的通道给予充足的 CRP 并在适当的情况下进行主动脉按压还可能有利于母亲的复苏。主动脉按压通过提高药物在心脏和大脑相对于四肢和躯干的分布来帮助复苏。外科医师在进入腹部时不应该漫不经心,而是一定要小心地避开肠管和膀胱,它们在受到暴露的刺激后容易扩张。一旦心脏恢复独立功能,关闭腹部前需要等待可能再出血的评估。

6c.分析和处理心脏停搏的原因。妊娠患者无脉性室性心动过速或心室颤动不会是导致心搏停止的唯一原因。母亲的生存取决于实现快速诊断和逆转潜在的病因。产科心脏停搏常见原因列表如下。通常,没有足够的时间进行实验室或影像学检查,需要团队领导者根据有针对性的病史和体格检查做出规范的临床诊断。当务之急是要迅速评估患者接受的可能造成心脏停搏的相关药物,如静脉补镁或硬膜外麻醉。如果突发呼吸困难和胸膜炎性胸痛或单侧下肢水肿(通常与妊娠期间左下肢深静脉血栓形成 DVT 相关),应立即考虑肺栓塞。为确认所有常见病因,可以在床旁列一个"Hs 和 Ts(首字母)"的表格(表 17-3)。

床旁超声心动图对评估心跳骤停是有益的。在短暂暂停 CPR 进行节律评估时,放置心脏超声探头可以快速评估心脏功能。不推荐专门为进行超声心动图检查中断 CPR,但它可能有助于发现病因。肺栓塞或羊水栓塞时超声心动图显示右心室扩张,收缩减弱。相反,出血性休克时左心室呈现未充盈及高动力性。此外,左心室收缩减弱也常见于围生期心肌病或羊水栓塞。

妊娠心跳呼吸骤停的原因

根据 ACLS 法则(见图 17-4)无脉性心跳骤停可分为 2 种,基于最初的心脏节律消失的室颤/室性心动过速(VF/VT)或无脉性电活动(PEA)/心搏停止。治疗前者关键是尽快纠正休克。而 PEA/心搏停止的治疗关键是病因的诊断和治疗。同样,该原理适用于妊娠心跳呼吸骤停。虽然无脉性 VF/VT 通常由具有丰富经验的

■ 表 17-3 产科心脏停搏鉴别诊断:Hs 和 Ts

Hs	Ts
低血容量(Hypovolemia)	血栓/栓塞(Thrombosis)
• 胎盘早剥	• 肺栓塞
• 前置胎盘/早剥/植入	• 心肌梗死/围生期心肌病
• 肝包膜下血肿	
• 宫外孕	• 羊水栓塞
• 子宫破裂/子宫收缩乏力	• 静脉空气栓塞
缺氧(Hypoxia)	张力性气胸(Tension)
高钾血症/高镁血症(Hyperkalemia)	填塞(Tamponade)
[H⁺]升高(酸中毒)	毒素、药片、硬膜外麻醉(Toxins)
低血糖(Hypoglycemia)	
高血压相关的并发症子痫/先兆子痫(Hypertension)	

产科小组进行急救且需要立即除颤，但电疗法并不足够，病因治疗才是根本。

美国心脏病学会提出的肺"Hs 和 Ts"可以概述和分析心脏骤停的可逆原因，但妊娠期涉及一些在其他人群罕见的原因，如高镁血症和羊水栓塞。因此，我尝试变更了 Hs 和 Ts 的范围，以便使其更加适合妊娠患者（见表 17-3）。它已超出了本章的范围，然而我们应有所了解，因为这些疾病需要快速的临床诊断和紧急治疗。

血容量不足

心跳骤停时血容量减少，表明出现大量的急性出血。显性出血的诊断是容易的，但诊断隐匿性出血通常需要洞察力。妊娠期生理的血容量增加可以避免大量失血导致生命体征出现显著变化。隐匿性出血导致孕产妇心跳骤停通常是由于子宫胎盘因素，如胎盘早剥、前置胎盘、子宫收缩乏力。常可观察到阴道出血，但多达 2.5L 的血液可以隐藏在子宫蜕膜和胎盘之间，可见出血量与实际出血量和体征严重不符的情况。肝包膜下血肿是另一种形式的隐匿性出血，可导致休克或心跳呼吸骤停，常见于子痫前期患者（+/- HELLP），有时伴有右上腹或上腹部疼痛。

如果你认为患者出血濒临死亡，最好的静脉通道是 9-French 锁骨下或颈内静脉置管。采用手动泵快速地通过静脉通道输血。应用合理的设备，可以在不到 5 分钟内输完 1L 液体。标准的静脉输液泵在复苏过程中通常不够（一般<1L/h），但是输液泵对快速输血是有益的。患者失血性休克时需要输注大量红细胞（或全血）、新鲜冰冻血浆和血小板，所以血库必须积极配合准备好所需血制品。合理的大量输血中，红细胞、新鲜冰冻血浆和血小板的比例应为 6:6:1。止血可能需要外科手术和（或）放射介入治疗。

高镁血症

镁离子升高通常发生在合并肾功能不全患者伴随早产或子痫前期需要硫酸镁治疗时。严重者表现为乏力，呼吸衰竭以及反射减退或无反射。心电图描记表现类似血钾过高，包括 T 波高尖，QRS 波增宽。最终，心电图将表现为 QRS 和 T 波合并呈现正弦波形态。心肌和呼吸肌严重抑制，出现危及生命的室性心律失常，导致心跳骤停。

如果患者心跳骤停前有静脉输注镁剂，应停止输入镁剂并给予 IV/IO 氯化钙溶液（10%）10mL 或葡萄糖酸钙溶液（10%）10mL。

肺栓塞

妊娠期发生静脉血栓栓塞的风险是普通人的 5~10 倍。肺栓塞是最常见的导致孕产妇死亡的原因，占孕产妇死亡率的 30%。部分肺栓塞患者出现晕厥和猝死，特征性的呼吸困难或血氧不足。虽然床旁超声心动图对诊断肺栓塞有困难，但可以敏感地观察到右心室扩张和收缩减弱。急性右心衰竭常导致孕产妇死亡。

如果怀疑肺栓塞，可给予静脉输液改善右心室的前负荷。注射去甲肾上腺素可以用来支持循环。如果患者发生心跳骤停，胎儿仍有存活可能，应该执行紧急剖宫产，因为任何肺栓塞的特异性治疗都不太可能在 4 分钟内完成。如果患者的循环无法恢复，结局不良，可以考虑采用最后的抢救措施。但目前没有证据表明有效。

1.组织纤溶酶原激活物（tPA），50~100mg 静脉用药。剖宫产大出血时，静脉穿刺和动脉穿刺都是必要的，tPA 可能暂时恢复孕产妇循环。在已接受 tPA 的患者的剖宫产手术中，我们医院的产科医师可以实现合理的术中止血。高效的抢救团队应包括一名富有经验的高年资医师或血管外科医师，以决定给予溶栓的时机。如果出现无法控制的出血，可能需要进行子宫动脉结扎或暂时阻断主动脉。如果给予 tPA，大量输血应立即按照制度和血库标准执行。

2.肺栓塞的其他治疗方法包括动静脉体外膜氧合、外科肺血栓切除术及经皮肺动脉介入。不幸的是,大多数机构没有这些措施,难以挽救孕产妇的生命。

如果孕产妇心率可以恢复,应当持续复苏,第四个选择是开始静脉注射治疗剂量肝素 [普通肝素:80 U/kg,初始剂量 18U/(kg·min)]。对于发生肺栓塞的孕产妇,选择哪些方式来处理及安排处理的先后顺序是非常困难的,因为目前缺乏证据支持任何一种治疗方法。此时,超声心动图检查是非常有助于评估病情的,因为严重的急性右心衰竭意味着不良预后,积极治疗是必要的。吸入一氧化氮,机械性辅助通气参数20~40ppm,可以缓解部分患者肺栓塞引起的危及生命的急性肺动脉高压。

羊水栓塞

羊水栓塞是一个不可预测且无法预防的事件,孕期随时可能发生,常见于产时或产后。患者通常存在呼吸循环衰竭、昏迷、弥散性血管内凝血(DIC)和癫痫发作。没有特异性的检查,只能依靠病史和体格检查进行诊断。羊水栓塞的病理生理学很复杂。研究表明,左心衰竭和右心衰竭同时存在,过敏反应在其中也扮演了重要角色。

如果你认为患者发生羊水栓塞,应按上述方法进行循环支持。超声心动图可能是有益的,因为某些成功病例提示吸入一氧化氮(20~40ppm)可以治疗急性肺动脉高压和右心衰竭。左心衰竭、心源性休克可以采用静脉注射多巴酚丁胺[10μg/(kg·min)]帮助维持正常血压。部分病例采用体外循环或体外膜肺氧合方法治疗成功。

麻醉并发症

麻醉并发症导致孕产妇死亡通常与剖宫产时全身麻醉气道管理有关,包括 Mendelson 综合征。局部麻醉会导致麻醉平面过高或局部麻醉的全身毒性。脊髓麻醉和硬膜外麻醉患者出现心跳呼吸骤停时,应考虑二者的鉴别诊断。脊髓阻滞麻醉时平面过高会引起交感神经阻断的血管舒张、抑制代偿性心动过速横隔膜麻痹和呼吸困难。妊娠妇女容易发生局部麻醉剂的全身毒性,常见于剖宫产出生时使用较高剂量的药物后。系统性毒性表现为癫痫、昏迷、严重心肌抑制和心室心律失常。如果怀疑局部麻醉系统性毒性与亲脂性的局部麻醉剂有关(例如布比卡因、罗吡卡因),可执行 1.5mL/kg 理想体重20%的脂肪乳剂静脉注射作为解决方案,然后按照 0.25mL/(kg·min)注射(约 100mL 单次剂量,15mL/min)。如果需要,可以给予额外的剂量。胺碘酮是首选的抗心律失常药物。在某些情况下,可使用体外循环维持生命直到药物生效于心脏组织。

但我们应记住其他导致孕产妇死亡可能不符合 Hs 与 Ts 记忆方法的原因:包括颅内出血相关性子痫前期/子痫、感染性休克、先天性或获得性心脏病以及主动脉破裂。

■ 心搏骤停后治疗

在操作结束后,团队应该进行总结。记录下问题和建议以便日后查阅讨论。在许多危重产科患者抢救时,什么情况下结束心肺复苏是有界定的。检测到心跳时,可结束复苏,允许停止CPR。然而,潜在的停搏原因通常需要持续并继续治疗。下文将阐述停搏后管理。在持续的心跳呼吸骤停后幸存下来的妊娠患者中可观察到显著的神经恢复。因此,我们提倡在心搏骤停之后的几个小时或几天内以积极方法治疗。

复苏术后几小时的考虑:

• 如果进行剖宫产,腹部切口开放可以直接进行血管结扎,如果有必要,在极端情况下允许夹闭血管。这也改善了腹腔间隔室综合征的可能性。

• 复苏的患者遭受大量失血或羊水栓塞，可能发展为消耗性血栓性凝血功能障碍。他们可能会需要额外的血小板、新鲜冰冻血浆和（或）冷沉淀。体温过低的患者复温后止血功能也会改善。活化因子Ⅶ（45~90μg/kg）是目前在这个条件下未经证实的改善临床结果的物质，但也许仅在标准的止血治疗失败后才考虑使用。可以通过介入放射技术对子宫动脉出血源进行栓堵来止血。

• 大量输液可能与肺水肿和输液性肺损伤有关。柠檬酸盐中毒和突发性低血压可导致低钙血症。钙的补充可以快速缓解低钙血症。

• 腹腔出血会导致腹腔间隔室综合征，腹内压增高传递到胸部，从而填塞心脏和限制肺部活动。通常导致休克、低氧血症与高通气性气道阻力以及少尿或无尿。膀胱压力通常会超过25cmHg。腹腔间隔室综合征可通过开腹手术治疗。

• 很多孕妇心脏停搏和死亡的原因不在"Hs 与 Ts"之中。脓毒症和先兆子痫是没有进行特殊 ACLS 干预的例子，但可能仍需要复苏后治疗。特别是，与重度子痫前期和子痫患者有可能患可逆性后部白质脑病综合征，需要紧急的静脉注射降压治疗。

低体温治疗

有两项随机对照试验显示：对心脏停搏继发心室纤颤后昏迷的患者进行 24 小时的轻度低体温（32~34℃）治疗后可明显改善神经系统结局。随后低体温治疗的观察性研究包括 PEA（无脉性电活动）/心搏停止的幸存者。病例报道显示，在怀孕期间低体温治疗对孕产妇和围生期结果是有益的。

低体温治疗被推荐使用于无论何种原因引起的心搏骤停后出现不能进行有目的运动或依指令动作的患者。主要的相对禁忌证是危及生命的出血，因为体温过低会导致轻度的凝血功能障碍。子宫出血可采用放射和手术治疗干预，但这对子痫或子痫前期的患者来说风险过大，体温降低应尽快实现（≤6 小时）并保持 24 个小时，然后缓慢恢复。如果由于降温程序监测不充分导致严重的意外过低温，可能导致的心脏并发症从良性的母体（或胎儿）的窦性心动过缓到致命性的心房或心室心律失常。因此，在复苏后治疗中，机构和个人的准备工作是最基本的。关于如何管理低温治疗的更多细节已超出了本章的范畴。

保障胎儿的生存能力：脑死亡母亲的营养支持

妊娠早中期孕妇很少发生脑死亡，但颅内出血、脑外伤、脑恶性肿瘤都可以导致脑死亡。在这种情况下，尸体解剖常见神经源性血流动力学不稳定，但是通常可以通过积极的手段维持循环。有文献报道，通过营养维持的方法可使脑死亡孕妇的胎儿维持存活并成熟。我院曾有病例，孕 23 周脑死亡的孕妇在我们的努力下让胎儿存活到了 30 周以达到分娩要求，随访观察这个孩子没有发生远期并发症。呼吸循环系统、内分泌系统以及运动神经系统的内稳态需要由一个专业急救医护团队负责，这样才能有一个良好的结局。

■ 结论

一个产科急救核心小组是医师在 5 分钟之内挽救两个生命的先决条件。幸运的是，这种产程中心搏呼吸骤停是罕见的，但正是因为罕见，也导致我们对其进行的研究和在突发情况下的准备工作不足。了解其病理生理和个体情况及所在医疗机构的水平是保证母子平安的最佳选择。如果你需要管理一个产科急救小组，以下事情是非常重要的：开始并坚持高质量的 CPR 伴子宫左侧移位，及早插管，牢记 4 分钟原则并快速判断心搏呼吸骤停的病因。

（贺芳 何泓 译）

推荐读物

Adult Advanced Cardiovascular Life Support. 2010 American Heart Association guidelines for cardiopulmonary resuscitation and emergency cardiovascular care. *Circulation.* 2010;122:S729-S767.

Atta E, Gardner M. Cardiopulmonary resuscitation in pregnancy. *Obstet Gynecol Clin North Am.* 2007;34:585-597.

Campbell TA, Sanson TG. Cardiac arrest and pregnancy. *J Emerg Trauma Shock.* 2009;2:34-42.

Cardiac Arrest in Special Situations. 2010 American Heart Association guidelines for cardiopulmonary resuscitation and emergency cardiovascular care. *Circulation.* 2010; 122:S829-S861.

Castrén M, Silfvast T, Rubertsson S, et al. Task Force on Scandinavian Therapeutic Hypothermia Guidelines, Clinical Practice Committee Scandinavian Society of Anaesthesiology and Intensive Care Medicine. Scandinavian clinical practice guidelines for therapeutic hypothermia and postresuscitation care after cardiac arrest. *Acta Anaesthesiol Scand.* 2009;53(3):280-288.

Cunningham FG, Leveno KJ, Bloom SL, Hauth JC, Gilstrap L, Wenstrom KD. Maternal physiology. In: Cunningham FG, Leveno KJ, Bloom SL, Hauth JC, Gilstrap L, Wenstrom KD, eds. *Williams Obstetrics.* 22nd ed. New York, NY: McGraw-Hill; 2005.

Katz V, Balderston K, DeFreest M. Perimortem cesarean delivery: were our assumptions correct? *Am J Obstet Gynecol.* 2005;192:1916-1921.

Katz VL, Dotter DJ, Droegemueller W. Perimortem cesarean delivery. *Obstet Gynecol.* 1986;68(4):571.

Mallampalli A, Guy E. Cardiac arrest in pregnancy and somatic support after brain death. *Crit Care Med.* 2005;33(suppl 10):S325-S331.

Meschia G. Placental respiratory gas exchange and fetal oxygenation. In: Creasy RK, Resnick R, eds. *Maternal-Fetal Medicine: Principles and Practice.* 5th ed. Philadelphia, PA: W.B. Saunders; 2004:199-208.

Munnur U, de Boisblanc B, Suresh MS. Airway problems in pregnancy. *Crit Care Med.* 2005;33(suppl 10):S259-S268.

Soar J, Deakin CD, Nolan JP, et al. European Resuscitation Council Guidelines for Resuscitation 2005: Section 7. Cardiac arrest in special circumstances. *Resuscitation.* 2005; 67S1:S135-S170.

Strong TH, Lowe RA. Perimortem cesarean section. *Am J Emerg Med.* 1989;7:489-494.

第 18 章

创伤和妊娠

● *Cathleen Harris*

■ 流行病学

创伤是导致母胎发病及死亡的主要原因之一。孕期创伤发病率估计为 3%~8%。2002 年，在美国有 16 982 名创伤孕妇，每 1000 例分娩中存在 4.1 例[1]。然而，更多的妇女寻求创伤护理而不是住院治疗。一项研究显示，2001—2005 年间，295 名创伤孕妇有 52% 被送到急诊处理，只有 18% 得到创伤治疗服务[2]。另一项研究显示，2002—2003 年间，在马萨诸塞州，1/7 妇女寻求创伤护理，在一些其他群体中，这个比例高达 1/4[3]。美国大学外科创伤数据中心（NTDB）分析显示，与非孕妇女比较，受伤孕妇趋向年轻化、非严重的创伤更常见于黑人和西班牙裔。20% 怀孕患者检查发现呈药物和酒精阳性，其中 1/3 在机动车事故中（MVC）不使用安全带[4]。其他研究也同样表明，创伤更多发生在只有公共医疗保险、未完成高中教育、药物滥用及缺少安全监管的青少年和黑人妇女中[3,5]。

创伤的类型

通常孕期创伤类型包括车祸（48%）、摔伤（25%）和袭击（17%）。蓄意创伤（谋杀/自杀）、枪伤、烧伤和中毒所致的略少于 5%[6]。关于腹部创伤，一项大中心报道显示 91% 是钝挫伤，9% 是刺入伤[7]。

车祸

孕期创伤至少有 2/3 来自车祸，这个事实并不奇怪，因为在 1975—2001 年，生育年龄的妇女每年平均驾驶距离从 3721 英里（5988km）增长到 8258 英里（13290km）[8]。一项对 427 例孕妇遭遇车祸的研究显示，孕妇年龄与未怀孕妇女相似，且病例分布于孕期的各个阶段。70% 遭遇车祸的孕妇是司机，其中 14% 没有系安全带，这个比例与未怀孕妇女是比较相似的。孕妇平均创伤严重程度相对较低，但是孕妇的伤情更可能出现转移[9]。孕妇车祸后送往医院被认为可能有导致不良妊娠结局的风险，但是最近的数据表明，即使孕妇在轻微的碰撞后这种风险也会有所上升[10]。

跌倒损伤

妊娠早期姿势相对稳定，妊娠中晚期和产后 6~8 周都将出现姿势不稳定的情况。一项关于静息平衡姿势的研究指出，25% 的孕妇在怀孕后的前 3 个月都有跌倒的情况，对照组上一年度均没有跌倒情况[11]。生物力学的研究确认，怀孕晚期姿势摇摆幅度增加，站立时双腿宽度增加，平衡感降低[12]。孕妇因跌倒被送往医院的概率是普通人的 2.3 倍。一份报道对比了 693 例因跌倒损伤而送去医院的孕妇与 2079 例对照组孕妇，因跌倒而送医的发生概率是 49/100

000，其中，79%发生在妊娠晚期，11%和9%分别发生在妊娠中期与妊娠初期。骨折是最常见的损伤（47%），通常涉及下肢，与此同时，18%伴有挫伤，17%伴有扭伤。大多数由跌倒而引发的创伤是轻微的。尽管如此，孕妇跌倒导致早产的风险相对于未发生意外的孕妇达到4倍，发生胎盘早剥的风险达到8倍[13]。

人身侵犯/亲密伴侣暴力

与大众的认知相反，孕期的亲密伴侣暴力（IVP）并不罕见，而且在各个社会经济阶层都有发生。孕期的人身侵犯涉及身体的各个部分。约有15%~25%的妇女在诊所接受产前护理的时候表达了亲密伴侣暴力的情况。青春期的少女似乎在孕前或怀孕的过程中更容易有这方面的危险。白人亲密伴侣暴力的发生概率高于黑人和拉丁人，但是黑人被谋杀的危险更高。酗酒和药物滥用对行凶者和受害者在亲密伴侣暴力的过程中都扮演着重要的角色。总的来说，IVP受害者往往倾向于不接受产前保健或比较晚接受产前保健。事实上，亲密伴侣暴力是妇女选择终止妊娠的最普遍原因[14]。孕期IVP往往与各种不良结局有关。妊娠风险评估监测系统（PRAMS）对美国26个州，118 579名孕妇进行调研的数据显示，孕前1年有IVP的情况下妊娠后容易出现以下情况，包括：高血压和水肿、阴道出血、严重的恶心和呕吐、肾脏感染和尿路感染、多次就医、早产（DTB）、新生儿低体重（LBW）和新生儿重症监护[15]。另一项回顾性研究显示，在妊娠前或妊娠期间经历暴力的妇女与之前没有经历暴力的妇女相比，总体早产比例相似，但遭受过暴力的已婚妇女发生新生儿低体重和早产的概率较高[16]。在一份对105例遭受亲密伴侣暴力妇女的产前保健研究中，也发现亲密伴侣暴力与产科风险相关。社会统计学研究发现，烟草、酒精、毒品、子痫前期和糖尿病，导致创伤风险达到3倍，胎盘早剥风险达到5倍[17]。亲密伴侣暴力最极端

的结果是杀人。有一项在10个城市进行的病例对照研究，研究将437例经历了杀人未遂或杀人的孕妇与有类似经历的未孕妇女进行对比。研究指出：在孕期有受虐待经历的妇女中，23%~26%的孕妇经历了杀人未遂或已经被杀，而对照组只有8%。5%的被杀害者是孕妇。女性在怀孕期间受到虐待，被谋杀的风险增高3倍[18]。纽约首席法医办公室进行的研究孕期杀人的数据显示：在27个案例中，有18个案例的受害者和嫌疑人是相互熟识的，其中16个案例是现在的或曾经有亲密关系。证实了亲密伴侣暴力在孕妇被害中的强大影响作用[19]。专业机构建议对家庭暴力进行筛查，这些机构包括：美国医学协会（AMA）、美国妇产科学院（ACOG）和美国家庭医师学会（AAFP）。当患者表明存在亲密关系侵犯时，需要引起我们的关注，可以拨打家庭暴力热线获得帮助，在一些社区中也有各种各样的资源可以利用。

美国家庭暴力的免费热线电话1-800-799-7233

• ACOG 反对妇女暴力：www.acog.org/About_ACOG/ACOG_Departments/Violence_Against_Women

• 反对家庭暴力全国联盟：http://www.ncadv.org

创伤机制

腹部闭合性损伤

腹部闭合性损伤占孕妇创伤的大多数，其中大部分都与车祸有关。摔倒、行走损伤和暴力攻击是其他常见原因。母体或胎儿的并发症与分娩孕周直接相关。骨盆保护子宫直到大约12周左右。在20周左右，宫底高度平脐。20周以后，宫底高度与孕周相关。随着子宫的增大，膀胱的位置向上移动进入腹腔，更容易受到损伤。随着妊娠羊水减少，子宫壁逐渐变薄，这些改变可能会导致胎儿及胎盘更易受到损伤。钝性外

伤的影响与暴力的性质及子宫的大小有关,包括胎盘和子宫破裂,甚至胎儿直接受伤[20]。

腹部穿透伤

约 9%的产妇腹部损伤是由于穿透伤,如枪击伤(73%)、刺伤(23%)以及枪伤(4%)。母胎风险决定于腹部损伤的程度和母体低血压。虽然孕妇死亡的风险(3%~4%)低于非妊娠妇女,但胎儿的损伤和死亡的风险高达73%[7,21]。这很容易理解,因为在妊娠晚期妊娠子宫吸收穿透物大部分能量,并使肠管移位和通过占用大血管的前方空间防止血管损伤。

与非怀孕患者治疗的总体思路相似,穿透物体在体内的位置需要依靠影像和(或)手术探查。在几乎所有情况下,必须进行剖腹探查。然而,对 14 例穿透伤孕妇进行剖腹探查发现,如果伤口是在上腹部而不是在宫底,内脏器官损伤的可能性更大。而下腹部损伤的患者,需要观察和评估胎儿状况[22]。一般来说,如果浅表伤口限于腹壁,可以观察到;如果怀疑有腹腔内出血或肠损伤,必须进行开腹手术探查。如果发现胎儿存在死亡的危险或患者子宫太大影响了母体损伤的手术治疗,可进行剖宫产术[23]。

孕期创伤的结果

母体损伤和死亡

一项大型研究表明,孕妇创伤最常见的有骨折、脱位、扭伤和劳损。创伤导致需要急诊分娩的孕产妇死亡(OR 69)、胎儿死亡(OR 4.7)、子宫破裂(OR 43)和胎盘早剥(OR 9)概率非常高[6]。

创伤是非产科因素导致孕妇死亡的主要原因。一项对在芝加哥发现的孕产妇死亡的报道显示,46%是由于创伤。其中,57%是被杀害,9%是自杀,23%是枪伤,21%是车祸,14%是刺伤,

14%是勒伤,9%是头部钝器伤,7%是烧伤,5%是摔伤,5%是中毒和 2%是溺水[24]。同样,纽约医学检验记录得出 39%的孕妇死亡与创伤有关,其中谋杀占 63%,自杀占 13%,车祸占 12%[25]。实际上,当年龄和损伤程度相匹配时,孕妇的死亡率比未孕妇女低[26]。

对于孕期和产褥期妇女,谋杀是重要的死亡原因。妊娠死亡率监测系统数据(1991—1999年)被用于审查的 617 起凶杀案中,活产婴儿数据为 1.7/100 000。这些占孕产妇死亡总数的8%,以及妊娠相关伤害导致死亡的 31%。在车祸之后,谋杀是孕产妇损伤导致死亡的第二大原因。孕妇被谋杀的危险因素包括年龄小于 20岁和没有或更晚接受产前护理。枪械是谋杀的主要工具,约占半数。黑人妇女被谋杀的概率是白人的 7 倍[27]。北卡罗莱纳州一个全州范围的研究发现了类似的结果,在谋杀案统计中,36%创伤相关孕妇死亡是由于谋杀,非白人妇女的风险是白人妇女的 1.8 倍[28]。

自杀比谋杀相对少见,约占孕产妇死亡的10%。有自杀经历者自杀的风险会大幅增加,有家族史者自杀风险加倍。其他风险包括青春期、未婚状态、资金紧张和亲密伴侣暴力。大多数自杀发生在孕早期,常见方法是药物使用过量。产后妇女自杀通常发生在产后 2 个月内,往往会使用更多的暴力方法尝试自杀行为[29]。

流产和胎儿死亡

创伤后产妇胎儿死亡率的评估各不相同。在瑞典一项以人群为基础的研究评估了交通、医疗和尸检记录,并发现车祸与围生期死亡率(3.7/100 000)有关[30]。在丹麦,妇女妊娠期间接受过损伤治疗的,更有可能引发自发流产或死胎[31]。一项美国覆盖 16 个州、超过 3 年时间的关于胎儿死亡的研究得出了相似的结果。研究者确定了 240 例由于母亲创伤导致胎儿死亡的案例,活产婴儿比例为 3.7/100 000。其中车祸占82%,枪支伤和摔倒分别占 6%和 3%。在 15~19

岁的青少年中胎儿死亡率最高(9.3/100 000)。胎盘损伤占42%,孕妇死亡占11%[32]。胎儿死亡的其他危险因素包括:产妇长期低血压或低氧血症、胎盘早剥、子宫破裂和直接子宫损伤。一位研究者估计,由于车祸导致胎儿死亡的概率超过婴儿死亡概率的7倍[8]。

在腹部钝挫伤后预测胎儿死亡的具体临床因素,包括从汽车中摔出、摩托车或行人碰撞、孕产妇死亡、母体心动过速、异常胎心率(FHR)、未系安全带和受伤严重程度分数(ISS)大于9[33]。2005年一项对376例胎儿死亡原因的分析发现,流产或胎儿死亡的风险与创伤的时间和严重程度显著相关。正如预期的那样,严重的损伤使胎儿死亡或早产/新生儿低体重的概率增加6倍。在孕早期,轻微损伤导致胎儿死亡的风险增加1.8倍,孕中期增加1.68倍[34]。

胎儿结构畸形

最近的数据表明,在妊娠早期母体损伤能够导致胎儿结构畸形的风险增加。美国出生缺陷预防研究对怀孕早期的损伤和随后的出生缺陷进行了评估。确定了纵向肢体缺失、腹裂和左心发育不良综合征(HLHS)与故意伤害之间存在联系。其他先天性心脏畸形均有所增加,包括主动脉弓中断、房间隔缺损(ASD)、肺动脉闭锁和三尖瓣闭锁,如肛门直肠闭锁或狭窄一样。这是值得关注的,需要进一步的研究[35]。

早产和新生儿低体重

早产(PTL)在创伤患者怀孕超过20周时候是常见的(尤其是钝挫伤后),但在许多情况下自然缓解。研究显示,最能够预测早产的风险因素是孕周超过35周,受到攻击或与行走时发生碰撞[33]。然而,最近的文献表明,早产会随即发生在创伤之后。一项研究发现,因创伤住院的孕妇出院后,早产与新生儿低体重概率增加了2倍。早产的高风险与创伤的严重程度及孕24周之前的损伤明显相关[36]。相似的结果在美国田

纳西州对11 817例早产/新生儿低体重(LBW)的一项研究报道中也有体现。研究者发现,分析调整了种族因素后,在高龄产妇、吸烟和经历过早产的受创伤孕妇中,早产/新生儿低体重情况在孕中期或孕晚期增加了1倍。令人惊讶的是,孕早期及孕中期有轻度损伤的孕妇相比未受伤的产妇,早产/新生儿低体重风险也达到了1.2倍[34]。最后,对严重的、轻微的或没有损伤的582名来自美国华盛顿州的妇女进行了一项评估研究(1989—2001年)。超过80%的妇女在因创伤住院后被通知出院。那些伴随严重和不严重创伤的孕妇胎盘早剥、剖宫产和胎儿死亡的风险均有所增加。令人惊讶的是,即使在碰撞中没有受伤的孕妇也有一定的早产[相对危险值(RR)7.9]和胎盘早剥(RR 6.6)风险[10]。因此,这时更重要的是及时发现早产的迹象,而不是只关注创伤。

对受伤孕妇使用保胎药治疗早产是有争议的。一项研究评估了84例孕晚期经历重大创伤的患者。28%的患者发生早产宫缩情况,17例患者接受保胎治疗。5例患者应用了1剂量的特布他林,而8例患者和4例患者分别静脉注射了硫酸镁和利托君。总体而言,14/17例患者足月分娩[37]。在另一项研究中,对205例创伤患者进行了评估,其中18例患者出现产科并发症。10例患者发展成为早产并接受安胎药物治疗。这10例有早产反应的患者中,有3例患者由于胎盘早剥在12小时内早产,其他7例分娩延迟了2~7周[38]。最后,对85例腹部闭合性损伤的患者进行了前瞻性随访,其中13例早产,只有7%足月产,31%的患者应用硫酸镁治疗。各组的临床因素无差异,但46%的早产患者伴有并发症,比如早产、胎膜早破(PROM)和胎盘早剥,而足月产患者并发症比例为13%[39]。ACOG实践公告127号(2012)讨论了当前对早产的管理:"有早期宫缩但无宫颈变化的妇女,特别是宫颈扩张小于2cm的,一般不应给予宫缩抑制剂。"对创伤后没有早

产迹象的,文件指出:"因为抗分娩药物和类固醇治疗所带来的风险,应限制这些药物在早产或自发性早产孕妇中的使用。当母体和胎儿在使用这些药物时的风险大于早产的风险时,安胎是禁忌的"[40]。

胎盘早剥

胎盘早剥发生率约为 1%。1979—2001 年间,在 15% 白人妇女和 92% 的黑人妇女中,胎盘早剥发生率整体增长,可能是真正的增长或者是由于诊断水平的提高[41,42]。胎盘早剥是腹部钝性损伤最严重的并发症,估计 7%~9% 在无或轻微损伤的创伤后发生,13% 在严重损伤后发生[10]。严重腹部创伤的孕妇胎盘早剥发生率更高。并发症取决于胎盘出血的严重程度和孕周。胎盘早剥典型症状与特征包括阴道出血、宫缩痛和胎心率无反应型或者晚期减速。然而,临床状况可能是微妙的,尤其是发生隐匿性出血的病例。创伤相关的胎盘早剥可能是由于剪切断裂(由于子宫和胎盘的弹性差异)和拉伸断裂(对冲性损伤)。关于胎盘早剥的各种临床研究报道的风险指标包括母亲受教育程度低、非白人种族、未使用安全带和高速碰撞[20]。

车祸后住院的妇女已被证明存在更高胎盘早剥的风险,即使目前母体没有损伤。妇女由于车祸导致胎盘早剥的风险是没有发生碰撞的妇女的 7 倍[10]。虽然有报道称患者腹部闭合性损伤发生 48 小时之后有 1%~2% 发生胎盘早剥[43],但胎盘早剥的诊断通常是在受伤后 2~6 小时之间。对 85 名妇女采用电子胎儿监护(EFM)进行创伤后持续 4 小时的观察发现,24 小时内任何 10 分钟间隔内没有宫缩时,均无疼痛或出血症状[43]。尽管最佳观察持续时间尚不清楚,但大多数建议对孕期妇女或超过孕期妇女在受创伤后 2~6 小时内监测胎心率和宫缩[43,44]。

胎母输血综合征

胎母输血综合征(FMH)发生在胎儿血液进入母体循环时。FMH 发病率是每 1000 个出生婴儿有 3 例(假设 30mL 的胎血丢失)。然而,胎儿出血量引起临床症状的风险取决于胎儿血容量总体的损失情况和胎儿出血是急性的还是慢性的。不幸的是,很少有胎儿由于母胎输血而显现临床体征。典型的胎儿贫血症状包括异常胎心率(正弦波或无反应型)、胎儿水肿、胎儿心房颤动、胎动减少或死胎[45]。

因为目前检测的局限性,胎母输血综合征的诊断是具有挑战性的。目前的标准测试方法是酸解离试验或 Kleihauer-Betke(KB)试验。KB 试验是根据母血中供给胎儿的血红蛋白染色阳性的细胞百分比所决定的。这种测试是耗时耗力的, 且在孕晚期会低估胎儿的红细胞(胎儿红细胞降低)或在某些胎儿血红蛋白生成增多的疾病(例如,地中海贫血,镰状细胞)会高估胎儿的红细胞。流式细胞仪测量胎儿红细胞更加敏感和准确,但并非适用于所有医院。当 KB 试验结果或标准抗-D 有差异或者母体或胎儿有互换性肾性高血压时,可使用流式细胞仪测量[46]。

通过对 71 例妊娠创伤患者的 KB 试验分析表明, 母胎输血与早产有关。总体而言,71 例测试患者中 46 例呈阳性,44 例早产患者 KB 测试呈阳性。在 KB 测试呈阳性但没有其他早产风险因素的时候, 早产概率比平时高 20 倍。在 25 例 KB 测试呈阴性的患者中,没有一位有早产宫缩症状。研究者建议对所有创伤患者进行 KB 测试[47]。然而,其他学者质疑 KB 测试对创伤患者是否有用。100 位低风险的孕妇在筛查时进行了 KB 测试。KB 测试结果与 583 位怀孕年龄相仿的受过创伤的妇女相比,低风险的妇女中有 5%KB 测试呈阳性,创伤妇女中有 2.6% 呈阳性。这些结果表明,KB 测试呈阳性的患者,并不总能反映创伤患者的病理性 FMH。

大量 FMH 的病例预后都有长期随访,但可参考的数据是有限的。在 48 例大量母胎输血的病例中(KB≥40/10 000 或母胎输血≥20mL/kg),有 6 例胎儿死亡。新生儿重症监护与早产的发生率达到 19%,新生儿输液率为 10%。然而,31 例出院 8 年以上的新生儿随访记录中没有神经系统后遗症的情况发生[49]。类似的结果在其他的调查中也有发现,但这些病例中存在脑瘫患者的报道。大部分调查人员建议在闭合性腹部外伤患者妊娠期间进行 KB 测试,如果发现阳性,多普勒测速仪可显示胎儿大脑中动脉(MCA)的情况。如果多普勒测速仪在大脑中动脉发现严重的贫血,则有必要向胎儿输血、给予额外的免疫蛋白或进行分娩[45]。

子宫破裂

子宫破裂估计在所有孕期创伤过程中发生率是 0.7%,与无创伤的人群相比,子宫破裂概率增加 45 倍[6]。子宫破裂是腹部直接遭受撞击所导致。大多数情况下,子宫底部的创伤会导致胎儿预后较差。病例报道表明,子宫破裂导致产妇死亡可能比其他原因更为常见。损伤的程度和临床表现差异较大,但临床特征包括腹痛或腹胀、无反应型胎监与低血容量的其他症状。由于妊娠期子宫血流量高,所以大出血存在生命危险。经常需要进行开腹手术,如果子宫修复效果欠佳,可能需要行子宫切除术[20,23]。

胎儿直接受伤

在所有的受创伤孕妇中,胎儿直接受伤的概率小于 1%。大多数情况都是孕妇受到严重创伤或刺透损伤所导致的[20,23]。创伤所导致胎儿异常的结果包括肢-体壁综合征、胎儿硬脑膜下出血和胎儿中枢神经系统损伤,如脑积水或脑神经麻痹。许多病例表明,胎儿直接受伤和(或)后遗症都与妊娠期车祸创伤有关,如摩托车、汽车与行人碰撞事故,无论是否使用安全带或安全气囊。

■ 其他类型的损伤

骨损伤

正如人们所预料的,骨损伤导致孕妇死亡和妊娠并发症发生率较高。一项研究比较了 1 级创伤中心 65 例骨损伤孕妇与 990 例对照组,创伤组孕妇 37 周前分娩风险(31%比 3%)、胎盘早剥(8%比 1%)及围生儿死亡率(8%比 1%)增高[50]。另一项对 3292 例有一处或多处严重骨折孕妇的研究证实了孕妇死亡率明显增加(OR 169),另外受伤也导致分娩过程中出现胎盘早剥和输血的情况。出院未分娩的孕妇伴有后续并发症的概率较高,新生儿低体重增加 46%,血栓栓塞增加 9 倍。伴有骨盆骨折的孕妇往往结局不良[51]。

骨盆骨折对孕产妇和胎儿来说风险特别高。在一项研究中,101 例在怀孕期间骨盆和髋臼骨折的患者胎儿死亡率及孕妇死亡率分别达到 35%和 9%。母体死亡率最高的是汽车与行人碰撞后。机械损伤是致命的,因为与跌倒相比车辆的碰撞与胎儿死亡相关性更大。损伤的严重程度很重要,但骨折的分型和分类以及孕周并不影响结果[52]。在以色列的研究中,1345 例骨盆髋臼骨折的患者只有 1%是孕妇。11 例孕妇进行了保守治疗,4 例需要手术。16 例胎儿中有12 例存活,有 4 例不可避免死亡以及 1 名孕妇死亡。建议采用团队合作方法确定骨科手术和分娩的时机,确保合理使用电离辐射成像和选择骨科手术[53]。

有关骨折后的分娩方的研究数据有限。在曾经有骨盆骨折史的 31 名妇女中,经历了 25 次阴道分娩的 16 名妇女均为骨盆环骨折愈合后,28%的妇女有骨盆骨折手术治疗史,16%妇女体内仍有前路或后路内固定,其中 3 例(12%)患者经耻骨联合钢板内固定。13 例骨盆骨折痊愈后的妇女中有 26 次剖宫产,46%进行过骨盆损伤修复术。尽管 2 名孕妇选择重复性剖宫产,7 例妇女根据骨盆骨折的结果选择进行了 12 次剖宫产。尽管医师建议试产，但仍有 3 名妇女选择剖宫产。剖宫产并不与年龄、骨折类型、治疗类型或残留骨盆位移相关。目前还没有具体的指南或说明对骨盆骨折之后分娩方式进行规定[54]。

烧伤

大约有 7% 的育龄妇女经历了烧伤治疗，但妊娠过程中确切的发病率是未知的[55]。大多数病例是来自美国以外的国家，所以有可能会在患者的特征和治疗方面有显著差异。来自伊朗的一项涉及 51 名患者的研究表明，烧伤面积超过 40% 时，孕妇及胎儿死亡率达到近 100%。煤油点火烧伤是最常见的原因，大面积烧伤和吸入性损伤是导致死亡的重要因素[56]。

烧伤并发症包括急性呼吸窘迫综合征（ARDS）、脓毒症、器官衰竭或死亡。烧伤类型包括热、电、化学和辐射。热损伤包含 3 区（凝血，瘀血和充血），各有不同的临床特征。电烧伤附带严重的进或出的伤口，以及深层组织的严重损伤。随后的肌坏死可导致肝或肾功能障碍。轻度烧伤为体表面积（BSA）小于 10% 和部分厚度的损伤。中度烧伤为 BSA 的 10%~19%，而重度烧伤为 BSA 的 20%~39%，极严重烧伤为大于 40% 的 BSA。烧伤主要包括电烧伤、慢性病或脸部或会阴烧伤。烧伤后的早期死亡通常是由于呼吸系统并发症。常见的死亡原因是吸入一氧化碳或氰化物[57]。

所有的烧伤处理在第一个 24 小时内都需要积极液体复苏与含盐溶液、应激性溃疡和血栓栓塞的预防。在生存后第一个 36 小时，感染和脓毒症是最大的威胁，可能是由于肺炎或伤口感染。最初，葡萄球菌是最常见的病原体，但 5 天后，病原体以革兰阴性杆菌为主，如假单胞菌。伤口护理、伤口清创和控制感染措施是带来最好结果的可行策略。早期肠道喂养摄入高热量 36kcal/(kg·d) 或 1.5~2g/(kg·d) 的蛋白质，在许多方面可以帮助烧伤后恢复。皮肤替代物或局部负压（TNP）治疗可促进愈合。康复护理是恢复功能和美观的重要途径。疼痛管理包括使用阿片类药物、非甾体抗炎药（NSAID）、麻醉剂或镇静剂。其他治疗方法包括催眠疗法、认知行为疗法（CBT）及视觉化[57]。

孕妇烧伤管理的一般原则包括积极液体复苏、给氧、低阈值插管，以及治疗可疑深静脉血栓肺栓塞（DVT/PE）或脓毒症[49]。对于孕妇烧伤治疗没有正式的指南，但多学科联合的方法是重要的[55]。Kennedy 等进行了一项卓越的研究，一般来说，血流动力学不稳定会导致死胎高风险。早产与烧伤后母体的酸中毒或前列腺素的释放相关。烧伤患者应谨慎使用安胎药，因为副作用可能使管理复杂化。关于胎儿监测、早产或胎儿的处理应在不同病例的基础上做出决定[57]。

■ 孕期创伤相关的母体改变

妊娠期的生理变化直接影响孕妇对创伤的反应，以及如何解读检查结果和实验室数值。表 18-1 总结了相关变化。

■ 孕期创伤患者的管理

就医前护理

美国伤害预防与控制中心指南推荐用 4 级方法来确定在高级创伤中心患者的护理需求。1 级包括测量生命体征和意识水平。如果初步评估显示 Glasgow 昏迷量表异常（<13）、收缩压低于 90mmHg、呼吸大于 29 次/分或小于 10 次/分或需要呼吸机，此类患者需要输送到创伤中心。2 级包括解剖损伤评估。对于穿刺伤、胸壁不稳定、近端骨折大于或等于 2 处、粉碎或无脉性截肢、近端腕关节/踝关节截肢或骨盆骨折、开放或凹陷性颅骨骨折或瘫痪，都需要高级别的创伤护理。3 级包括确定损伤机制和高能冲击证据。患者从大于 20 英尺（2 层楼）的地方摔伤、

■ 表 18-1　孕期创伤相关的母体适应

类型	适应	临床结局
心血管系统	心输出量增加 30%~50%	最大限度的血液丢失
	脉搏每分钟增加 10~15 次	
	血压下降	
血液系统	血容量增加 40%~50%	稀释性贫血
	红细胞增加 30%	循环血容量 6L
呼吸系统	每分钟换气量提升 30%	呼吸性碱中毒正常
	功能残气量下降 20%	二氧化碳分压下降
子宫和胎盘	20%~30%分流	快速血液丢失可能性
	子宫容积显著增加	腹部器官移位
	胎盘循环高流低阻	妊娠仰卧低血压
消化系统	胃排空减慢	误吸风险
	器官移位	损伤导致器官损害

机动车与行人碰撞、摩托车事故或高风险的机动车碰撞(撞入车身、从车辆中甩出、在车箱内死亡或车辆的测试数据中有高创伤风险)后应送到 1 级创伤中心。最后,4 级应考虑特殊或系统考虑。包括老年人、儿童、烧伤、出血性疾病和其他。超过 20 周的孕妇属于这一类。最终,急救中心如果判断患者达到标准,可以建议跨级送入高级创伤中心[58]。

孕妇应以普通的方式运输,注意他们的体位应保持在倾斜 15°之内,从而减少妊娠子宫对主动脉腔静脉的压力。如果怀疑有脊髓损伤,钢性板可以倾斜,或可手动使子宫向左移位。遭受腹部创伤的低血压患者,在运输的过程中可使用军用抗休克裤(MAST)或气动式抗休克服(PASG)来支持血压。然而,它们在孕期是禁用的[20]。应通过氧气瓶及呼吸器面罩给予高流量氧气。在大多数情况下,不应在入院前阶段尝试插管。在院前或在插管失败时,声门上设备如喉罩通气是一种替代选择[59]。

创伤小组的启动

最近有文章质疑对孕妇进行常规高级创伤评估。一项 3 年的前瞻性研究报道,317 例伴有轻微创伤的患者中只有 3%KB 试验呈阳性,其中只有 1 例胎盘早剥。49 例(19%)出现胎盘早剥、早产或新生儿低体重,这些症状不能根据孕期、损伤的特征或产科医师评价进行预测。这些调研者反对因轻微创伤进行广泛评估[60]。另一项研究评估了 352 例患者,比较了只基于怀孕启动创伤小组和基于其他生理、机械和解剖学(OPMA)标准启动创伤小组的结果。在比较中,52%为妊娠组,42%为 OPMA 组。总体而言,94%的孕周小于 20 周的孕妇出院回家。妊娠组没有患者要求进行创伤治疗。没有孕产妇死亡,但有 4 例胎儿死亡和 2%胎盘早剥的诊断。令人惊讶的是,妊娠组进行了 3 例剖宫产。这些调研者认为,仅基于妊娠启动创伤小组可能导致过度分流和滥用资源[61]。显然,这一重要领域需要更多的研究。

典型的创伤团队是由急诊科(ED)和(或)创伤医师和护士,以及麻醉人员组成。对受伤的孕妇,许多创伤中心提倡同时(并非按顺序)进行产科和创伤评估[62]。一旦患者病情稳定或初始评估完成,一位产科医师和护士应为二次评估随时待命。一旦发生紧急分娩或新生儿复苏,新生儿设备以及医疗团队成员应立即到位。

创伤评分系统

关于创伤评分系统预测妊娠结局的文献报

道存在争议。尽管高损伤评分通常与母胎死亡有关，但低损伤评分也不能排除胎儿死亡或者其他并发症。30 例创伤患者的回顾性分析首次发现，修正创伤评分(RTS)与产科并发症并无关联[63]。随后，ISS 被用来预测较差的产科结局截断值。一般来说，16 分或更多代表严重的损伤。294 例胎膜早破或胎儿死亡的受伤怀孕女性的数据显示 ISS 在 1~34 之间，但大部分得分都很低。报道显示胎盘早剥发生率为 7%，宫内胎儿死亡(IUFD)为 3 %，且有 3 例孕产妇死亡。较高的 ISS 评分不能可靠预测胎膜早破或胎儿死亡。但是，ISS 评分低仍然与不良妊娠结局有关[64]。

相比之下，68 例 ISS 评分大于或等于 12 的患者胎儿死亡率为 65%。失血、ISS、胎膜早破和 DIC 都是胎儿死亡的预测因素[65]。同时，271 例腹部闭合性损伤患者的评估结果显示，胎儿死亡的危险因素包括 ISS 大于 9、母体从机动车中甩出、摩托车或行走碰撞、孕产妇死亡、产妇心动过速、缺乏约束和胎心率异常[33]。其他研究也支持了 ISS 的作用，包括一项涉及 294 名女性的报道，其中母亲的年龄、孕早期、乳酸升高和高 ISS 是胎儿预后不良的重要危险因素[2]。同样，一项涉及 1195 例创伤孕妇的研究显示，胎儿丢失的独立危险因素包括 ISS 大于 15，GCS 评分小于或等于 8，或头部、胸部、腹部或下肢修正创伤评分大于或等于 3[4]。有些研究机构提供了高损伤评分患者的长期观察结果，但没有达成共识。

对患者的处理

初步评估

最初的评估应该只需几分钟。ABCDE 框架是一个完整且高效的评估，与非妊娠患者没有什么不同(图 18-1)。首先，稳定母亲非常重要，然后再评估妊娠及胎儿。

二次评估

初步稳定后，评估母亲的损伤和胎儿宫内情况。对于孕期创伤患者的体格检查应与非孕妇一样，包括所有相同的项目，并关注有关怀孕的问题。辅助实验室检查应着眼于创伤类型、损伤机制、患者主诉或检查中的可疑发现。二次评估包括早期的阴道和直肠检查，注意宫颈扩张和消退。如果阴道出血发生在孕中晚期，宫颈检查要推迟到超声排除前置胎盘后。可以通过宫底高度初步估计孕龄，床旁超声检查证实。EFM 应至少进行 4~6 小时。不应该由于胎儿辐射暴露的问题遗漏或推迟必要的检查。对严重创伤，评估通常

A—Airway 气道	颈椎固定
	清除梗阻和分泌物
	保持头部居中固定
	使用喉罩通气或
	必要时气管内插管
B—Breathing 呼吸	检查呼吸的速度和效果
	大多数情况下应持续给氧
	使用连续脉冲喉血氧定量法
C—Circulation 循环	评估脉搏、血压，包括直立
	建立 2 条可靠的静脉通道
D—Disability 残疾	创伤严重程度评分(ISS)
	报道警觉性(警觉，对声音或疼痛有反应，无反应)
E—Expose the patient 暴露患者	脱掉所有的衣服；检查伤口或整个身体瘀斑
F—Assess the fetus 胎儿评估	如果孕周大于 20~24 周，持续胎儿监护 4~6 小时

图 18-1　孕产妇的 ABC 创伤管理。

包括胸部和其他区域 X 线片,如骨盆、颈部、四肢等。在几乎所有的情况下,都可以进行超声(US)检查,但也经常做计算机断层扫描(CT)检查。

辅助测试

胎心监护:电子胎儿监护仪(EFM)是检测创伤后胎盘早剥的最敏感的临床工具之一。连续 EFM 比超声、KB 测试或体检能更敏感地检测胎盘早剥。在每 10 分钟或更长时间发生子宫收缩的妇女中,胎盘早剥的风险高达 20%[44]。只要胎儿是有生机儿(≥孕 23 周),EFM 应该作为创伤评估的常规部分至少进行 4~6 小时。异常表现如收缩超过每小时 6 次或第Ⅱ类胎监(胎儿心动过速、心率减慢或胎心率变异降低)是胎儿风险较高的潜在指标。在这种情况下,连续监护应延长至 24~48 小时。如果确定是第Ⅲ类胎监,应考虑行剖宫产术[66]。

血液测试:女性创伤患者的标准实验室检查包括全血细胞计数(CBC)、基础代谢面板(BMP)(电解质和葡萄糖)、血型和交叉配血、凝血酶原时间/部分凝血活酶时间(PT/PTT)、纤维蛋白原、Kleihauer-Betke(KB)试验、毒理学检测和尿液检查[及人绒毛膜促性腺激素(HCG),如果需要的话]。如果呼吸功能受损,应进行动脉血气分析。请注意,实验室检查结果正常的范围是基于非妊娠者。测试结果有显著变化的有:妊娠相关的白细胞轻度升高和生理性贫血。动脉血 pH 值增加,血清碳酸氢根水平下降,动脉 PCO_2 下降。母体血浆纤维蛋白原水平升高;事实上,胎盘早剥最敏感的实验室指标是纤维蛋白原含量下降。虽然受到一些研究者的质疑,但部分研究者认为 KB 试验阳性(母体血循环中胎儿红细胞>0.001%)与 PTL 相关(表 18-2)。

超声:床旁超声创伤评估(FSAT)可确定腹腔内积液或心包积液,说明存在腹腔内脏器损伤。床旁超声可以评估孕周、FHR、羊水量和胎盘的位置[67]。FSAT 可以检测很多项目,但并非所有的腹部或胎盘异常都可以观察到。在 102

表 18-2　针对妊娠合并创伤患者常用的实验室检查

- 全血细胞计数
- 代谢功能全套试验
- 尿液分析
- 尿液药物筛查
- 血型鉴定和抗体筛查
- 胎儿血红蛋白酸洗脱试验
- 纤维蛋白原 和 PT/PTT
- 基础产科超声检查:胎儿数量,胎心率,胎姿势,羊水量,胎盘位置及形态,孕龄评估,基础解剖(如果可能)
- 根据临床需要选择额外的影像学检查

例妊娠合并腹部钝伤者中,FAST 识别出 4~5 例需要手术,但漏诊了一例胎盘早剥病例。有趣的是,96%未受到电离辐射,0%需要 DPL[68]。总的来说,FAST 检测妊娠期腹腔损伤的敏感性为 60%~80%,特异性为 94%~100%[69]。超声(US)在检测胎盘早剥方面作用有限。超声表现取决于胎盘早剥的面积、出血的位置和时间及进行超声检查的时机。与胎盘相比,急性胎盘早剥表现为高回声或等回声, 但在 1~2 周内转变为低回声[41]。事实上,在美国一项妊娠合并创伤的研究中,胎盘早剥诊断敏感性只有 24%,阴性预测值只有 53%[70]。重要的是,通过超声检查可获得许多信息,避免受伤孕妇接受辐射。某中心研究发现,11%的创伤患者意外怀孕(8%为新发现怀孕)。这些患者早产及胎儿死亡的发生率高。该中心 85%的创伤患者最初的放射线暴露值平均是 4.5rad[71]。

计算机断层扫描(CT):尽管超声更适合情况不稳定患者,CT 比超声对器官损伤更敏感,如腹膜后出血或少量的液体。多控测器 CT(MDCT)检测快速便捷,且能更早发现哪些患者需要急诊手术。CT 是创伤患者首选的辅助检查, 对考虑腹腔内脏器受损的孕妇同样适用。1998—2005 年,针对盆腹腔的 CT 检查在怀孕期间的使用每年增加 22%(每 1000 例分娩),其

最常用来评估阑尾炎(58%)。胎儿在骨盆内接受的CT剂量为24.8mGy(范围为6.7~56mGy,但1次检查剂量超过50mGy)。使用螺距小于1和扫描1个以上的序列会产生大于30mGy的辐射剂量。因此,减轻胎儿潜在风险的获取影像的技术考虑很重要[72]。对183位放射科住院医师进行调查显示,他们在评估妊娠期创伤时,检查方法优先选择CT而不是MRI(75%~88%比4%~5%)[73]。

病例分析表明,CT检查对于胎盘早剥诊断的准确率很高。在妊娠合并创伤的病例研究中,61位接受CT检查的受伤孕妇在小于等于36小时分娩的预测准确率达96%。然而,样本小和有限的临床资料考虑排除明确结论[74]。在另外一项研究中,44例妊娠合并创伤的患者采用CT诊断胎盘早剥的敏感性和特异性分别为100%和80%。作者推测,假阳性率高可能与对正常胎盘影像阅片的经验差异有关[75]。在一项研究中,176例妊娠合并创伤患者应用CT扫描区分正常与异常胎盘。在屏蔽了其他临床资料后,通过CT检查发现了61例胎盘早剥(35%)。胎盘灌注缺陷的术中表现与CT表现一致。在CT增强扫描中,当胎盘的强化程度低于50%时会出现胎盘早剥的临床症状,差异有统计学意义;当胎盘的强化程度在25%~50%时,由胎盘早剥导致分娩的可能性增加[76]。虽然结果令人鼓舞,但针对这一领域有必要进行更多研究。

患者咨询电离辐射的风险:以人群为基础的研究显示,妊娠的风险包括3%的自发出生缺陷,15%的自然流产和1%~2%的精神发育迟缓。在创伤诊治过程中,子宫电离辐射的风险包括潜在的先天畸形、胎儿生长问题、智力迟钝或儿童癌症,但是风险相对较小。在妊娠2周内放射线暴露超过0.1Gy(10rad)容易出现胎儿丢失,但是如果胎儿存活则无致畸风险(全或无原则)。致畸高敏阶断是器官发生期(妊娠2~7周)及胎儿形成期(妊娠8~15周)。问题包括小头畸型、小眼畸型、精神发育迟缓、生长受限和白内障等。后期胎儿暴露于电离辐射(16周以后)可能会使流产、精神发育迟缓和生长受限的风险增加。可能导致出生缺陷的辐射剂量被认为是约0.05~0.15Gy(5~15rad)。X线片检查胎儿的放射线暴露剂量小于0.0001Gy(0.01rad),而一个典型的盆腔CT的放射线暴露剂量约为0.02~0.05Gy(2~5rad),远低于可引起先天畸形的剂量,但可能使患癌症的风险从0.3%增加至1%~6%[77]。建议先进行一个简单的、定性的剂量评估,以确定是否应进行一个更正式的定量评估。每次进行X线检查的放射线暴露剂量估计在2mGy,CT中每个断层扫描为5mGy,胸部透视为10mGy/min(怀孕时)。作者建议,当孕妇计划进行一项估计暴露剂量超过10mGy的放射线检查时,应该由一位医学物理学家进行正式的辐射量计算[78]。

计算方法和实例

很多医院已经为创伤孕妇建立了诊疗流程。标准化的诊疗计划的核心包括确定孕龄并基于损伤的严重程度和产科情况进行风险分类。

实践管理指南是由创伤外科东部联盟(EAST)2010年发表的关于孕期创伤患者的诊断和管理方法。指南建议如下:

- 最佳的初始治疗是母亲适宜复苏和胎儿早期评估。

- 让患者保持卧位(左侧倾斜15°)防止主动脉腔静脉压过高。

- 所有的育龄妇女都应该进行β-HCG筛查,必要时用其他影像学方法替代X线检查。

- 关注电离辐射暴露不应该阻碍必要的X线检查,如果可以也应该考虑用其他影像学替代X线检查。

- 在所有的孕妇损伤治疗中,产科医师的参与都是必要的。

- 所有妊娠超过20周的妇女遭受创伤均

应心电监护至少 6 小时。密切关注是否有以下表现:子宫收缩,无反应型 FHR,阴道出血,明显的子宫压痛或烦躁不安,孕妇严重损伤或羊膜破裂。

- 对所有妊娠超过 12 周的孕妇都需进行 KB 试验。

- 对于孕周大于 24 周的濒临死亡孕妇,应考虑围死亡期剖宫产,一般必须在 20 分钟内进行,但是理想状态下应该在母亲休克 4 分钟内分娩。胎儿神经系统结局与孕妇死亡后胎儿娩出时间有关[79]。

推荐的妊娠创伤评估和管理方法如图 18-

孕期创伤的管理

孕妇状态评估

心脏骤停
反应迟钝或无反应
无通气/呼吸停止
血压<80/40mmHg 或心率<50 次/分或>140 次/分
如果胎儿存活,胎心率<110 次/分或>160 次/分

有 — 无

高级生命支持
气道/颈椎管理
呼吸
循环
残疾
暴露
咨询创伤团队;通知 NICU
氧气支持
如果孕周>20,子宫移位至左边
建立静脉通道(2 条外周静脉通道)
实验室:血常规,凝血常规,血型鉴定和抗体筛查:如果 Rh(-)做 KB 试验,血型 & 交叉
有生机儿:通过多普勒监测胎心率
关注子宫张力、胎盘早剥

母体损伤比裂伤、擦伤或挫裂伤严重

有 — 无

考虑损伤团队的咨询
建立静脉通道
实验室:血常规,凝血常规,血型 & 抗体筛查:如果 Rh(-)做 KB 试验
有生机儿:胎儿监护 4 小时
宫缩 <6 次/h,考虑出院
宫缩 ≥6 次/h,考虑住院
无生机儿:通过多普勒监测胎心
关注子宫张力、胎盘早剥

简单的胎儿评估
不需要实验室检查
不需要放射性影像学检查
咨询患者有关胎盘早剥的症状及体征

一旦患者病情稳定
胎儿超声+/-生物物理评分
考虑其他检查:化学,尿液分析,尿液毒物筛查
放射评估,腹腔灌洗,FAST US 影像(必要时)

车祸	滑倒/摔倒	烧伤	DV/IPV	贯通伤	毒物暴露
判断孕妇是否使用安全带	评估腹部损伤、肢体骨折和韧带损伤	积极进行液体复苏,如果烧伤面积大于50%,考虑分娩	评估抑郁和自杀的危险	确定器官的受损程度,妊娠子宫可能由于内脏损伤得到保护	暴露的药剂和胎龄可指导产妇的治疗和咨询

图 18-2　对孕妇创伤的评价和管理。DV/IPV,家庭暴力/亲密伴侣暴力;FAST,床旁超声创伤评估;NICU,新生儿重症监护室;US, 超声。(Mendez Figueroa H,et al. Trauma in pregnancy: an updated systematic review. Am J Obstet Gynecol.2013;209(1):1-10.)

2 所示。

产科管理的基本方法如下。关于分娩方式和时机的确定应该基于对母体损伤的产科常规治疗计划。

以下情况下,可简单观察 4~6 小时:

- 孕妇创伤小。
- 母亲血流动力学稳定。
- 初次评估是阴性的。
- FAST US 检查无腹腔积液。
- 无产科并发症。
- 每小时宫缩少于 6 次。
- I 类胎监。
- 查体和实验室结果正常。

以下情况下,强烈建议延长观察(24~48 小时持续胎心监测):

- 复杂或者严重的母体损伤。
- 母体血流动力学不稳定。
- 出现产科症状(规律宫缩,阴道出血,阴道分泌物,疼痛)。
- 在 4~6 小时内出现宫缩大于 6 次/h。
- 胎心监测显示胎监异常。
- 体格检查出现异常(例如:宫口扩张≥2cm)。
- 实验室检查数据异常(例如:KB 阳性,纤维蛋白原异常)。
- 影像学检查异常(例如:FAST US 异常,宫颈管缩短,CT 检查异常)。

其他注意事项

Rh 免疫球蛋白

所有符合条件的 Rh 阴性患者必须在创伤发生的 72 小时内肌内注射 Rh 免疫球蛋白(RhIG)$300\mu g$,目的是防止母体过敏。如果孕妇的 KB 试验呈阳性,能够追加 Rh 免疫球蛋白,则每追加 $300\mu g$ 可应对 30mL 胎儿红细胞。如果确诊为 Rh 阴性的孕妇,可能需要额外的 Rh 免疫球蛋白。有多个公式可以计算胎儿丢失到母体

循环中的血容量,但是基本公式如下[45]:

[Hct(母体)/Hct(新生儿)]×[胎儿细胞%×母体血容量(mL)]=胎儿血丢失量(mL)

- 新生儿的 Hct 设定为 45%~50%。
- 母体血容量设定为 5000~5800mL。

破伤风预防

破伤风是一种罕见的、有可能致死的疾病,由于感染厌氧菌破伤风梭形杆菌致病。伤口被压碎,失去活力,有污垢或锈的情况下更容易导致破伤风。开放性骨折、穿刺及脓肿也可导致破伤风,但是伤口的严重程度与破伤风的风险无关。在有条件的情况下,所有的伤口必须清洁或者清创处理。

对于已清洁的小伤口,如果最后一次破伤风类毒素加强治疗超过 10 年,必须注射破伤风毒素;如果最后一次破伤风毒素加强治疗超过 5 年,则无论何种类型的伤口都必须注射破伤风毒素。如果破伤风类毒素注射病史不详或者少于 3 次注射,则应该使用破伤风毒素(Td)。如果患者之前没有接受过破伤风类毒素加强治疗,应该给予单剂破伤风类毒素[也可使用百日咳混合疫苗(Tdap)]注射。对于那些之前未曾注射、注射史不详或者少于 3 次破伤风毒素注射的清洁的、小的伤口,建议采用破伤风免疫球蛋白(≥250IU)进行被动免疫。破伤风免疫球蛋白只清除那些尚未结合的破伤风毒素。它对于那些已经结合到神经末梢上的毒素无效。部分破伤风免疫球蛋白应该注射到伤口周围。如果破伤风内毒素无效,可静脉注射包含破伤风抗毒素的免疫球蛋白[80]。

心肺复苏术和围死亡期剖宫产

妊娠期心肺复苏术

在极少数的情况下,孕妇由于严重创伤导致生命垂危而需要心肺复苏术(CPR)及高级生命支持(ACLS)。立即执行心肺复苏术是必要

的,但是,为了提高心肺复苏的效果,对于孕妇需要进行几处调整:孕妇的躯干必须向左侧倾斜 15°~30°,或在孕妇的右侧放置楔形垫子,或者由一名施救人员跪在孕妇的左侧然后轻轻地把孕妇的子宫向左侧倾斜。对于电除颤的能量及电极放置位置不需调整。如果可以的话,对休克患者进行除颤前应去除任何胎儿或者子宫监护仪。尽快保证气道通畅,在尝试气管插管前或者过程中使用持续性环状软骨压迫。由于气道水肿,气管内插管(ETT)相对于非孕妇直径应小 0.5~1cm。如果可以的话,使用呼出二氧化碳监测器来确保气管内插管位置放置正确。孕妇由于妊娠子宫致膈肌抬高,从而导致肺通气量下降。遵循常规的高级生命支持指南中的药物治疗推荐。尽管升压药会减少子宫血液灌流,但是没有任何其他可选择的药物或者方法。当对孕妇进行施救时,应考虑到导致心脏骤停的潜在可逆性原因。除了考虑非妊娠状态下的常见原因,还必须考虑以下因素:镁离子中毒、子痫、急性冠状动脉综合征、主动脉夹层、肺栓塞、中风、羊水栓塞还有药物过量等[81]。关于心肺复苏术和高级生命支持的细节已在其他章节详述。

围死亡期剖宫产

剖宫产可以抢救母亲及胎儿的生命。生存率及远期并发症的风险取决于孕周和发生心脏骤停后胎儿娩出时间。1986 年研究者首次提出:关于处理孕妇心脏骤停后围死亡期剖宫产(PMCD)必须在 4 分钟内进行[82]。一项关于 38 例围死亡期剖宫产中存活的 34 名婴儿(其中包含 3 对双胞胎和 1 对三胞胎)的随访发现,11 名孕妇在 5 分钟内分娩,6 名在 15 分钟内分娩,7 名在孕妇心跳骤停的 15 分钟后分娩。PMCD 改善了母亲复苏的结局。12/18 名孕妇在脉搏及血压恢复之前已经进行 PMCD,但细节仍需回顾,另外 8 名孕妇在 PMCD 后结局也得到改善。20 名在心脏骤停后进行复苏,13 名孕妇苏醒经过治疗恢复后出院[83]。围死亡期剖宫产后因子宫

压力降低,腔静脉压下降和改善通气也同样使 PMCD 受益。一项研究回顾了 1980—2010 年间发生心脏骤停的 94 名孕妇,其中 54% 病愈出院。PMCD 在 32% 的孕妇中是获益且没有不良影响的。院内发生心跳骤停和心脏骤停 10 分钟内进行 PMCD 的孕妇结局相对较好。而新生儿生存只见于院内发生心跳骤停的孕妇[84]。

CPR 及 PMCD 的团队演练和模拟训练

团队演练和模拟训练能够发现书本知识和实际操作的问题和漏洞。例如,对搬运过程中的心跳骤停孕妇进行 CPR 会降低质量。在 26 个团队对 2 位人体模特进行的 CPR 操作中,在搬运过程中进行 CPR 只有 32% 能够正确进行胸外按压,而就地抢救中则有 93% 能够正确进行胸外按压。在搬运过程中实施 CPR 普遍会出现中断,潮气量因此减少[85]。25 位麻醉住院医师的口头汇报研究结果与之类似。他们对镁离子中毒和先兆子痫引起的心跳骤停进行模拟护理。尽管大体方面都做得很好,但是产科相关的处理则不够。产科处理包括子宫左倾位、环状软骨压迫、镁离子中毒的治疗还有 4 分钟内进行 PMCD 均未达最佳标准。对于如何最好地进行孕妇的 ACLS,应针对知识和实践中存在的差距进行培训[86]。

在产房进行 PMCD 模拟培训同样获益。有研究对 15 个团队在产房及转运至手术室过程中实施 PMCD 进行了比较。在产房进行 PMCD 切开皮肤的平均时间是 4 分 25 秒,而去手术室则平均需要 7 分 53 秒(产房组中有 57% 的团队、手术室组有 14% 的团队在 5 分钟内进行 PMCD 分娩)。在同一个地方进行电除颤、联系 NICU 及母亲的气管插管能够更快地完成[87]。最近,在妊娠子宫模型中进行了一项关于 PMCD 的模拟训练,住院医师进行 PMCD 的操作及新生儿复苏。然后进行汇报,包括 PMCD 的适应证及技术。所有的参与者都强烈同意这样的训练相比听讲座及阅读能更快地掌握知识[88]。确实,

由上级医师进行孕妇的 CPR 及 PMCD 训练,可显著改善孕妇结局。来自新西兰 15 年期间的 55 名心脏骤停孕妇的数据显示,其中 12 名孕妇进行了 PMCD。产科急危重症(MOET)的管理课程最初开展于 2004 年,随后的实践显示 PMCD 的应用在不断增加。在 MOET 课程之前,只有 4 例(0.36 例/年)进行 PMCS,而课程之后有 8 例(1.6 例/年)。8/12 例孕妇在实施 PMCD 之后心输出量恢复,其中 2 位孕妇及 5 位新生儿目前存活。

■ 防止母体损伤

碰撞测试和妊娠

专业碰撞测试已经描述出车祸对于妊娠子宫的影响。这些研究已经证明,在车祸中妊娠子宫的压力梯度发生改变,这是由于羊水的惯性及子宫胎盘接触面的改变。在 1990 年,应用一个模拟妊娠 28 周的妊娠模型上进行了第一次急性碰撞测试。增加碰撞速度可增加子宫内的压力。当实验带放在子宫上时,力量在子宫上的传播速度可增加 3~4 倍。这种力量传播在安全气囊自然展开时,或者当子宫的位置非常接近安全气囊时更加明显[90,91]。其他一些研究利用妊娠模型测量子宫在没有保护装置下碰撞的张力改变,使用三点式安全带或三点式安全带+安全气囊。当没有保护装置、时速达 35km/h 或者利用三点式安全带、时速 45~55km/h 时,妊娠子宫的张力最大。最安全的场景是同时使用三点式安全带及安全气囊[92]。近期,碰撞测试对正面碰撞及追尾进行了评估。在自然正面碰撞情况下,当模型接触方向盘时,腹压达到顶峰。在没有安全带的情况下测试追尾碰撞时,模型向前移动且同样接触方向盘。安全带的使用可降低腹部压力或者阻止接触方向盘[93]。

安全带与安全气囊

目前,大部分临床研究都支持座椅安全带

与安全气囊的使用可以降低车祸之后的母体损伤及胎儿丢失。一项对 57 例车祸中孕妇进行的深度调查显示:胎儿的结局与车祸严重程度及母体损伤程度有很大的相关性。恰当地使用座椅安全带或保护装制(有或无安全气囊)可使胎儿良好结局增加 4~5 倍。研究者预计,如果孕妇尽可能地使用座椅安全带,将可避免 50%由于车祸发生的胎儿丢失[94]。在犹他州的 8938 例曾经在孕期发生车祸的孕妇中(活产率 2.8%),她们都使用了座椅安全带,相比没有发生车祸的孕妇而言胎儿不良结局的风险没有增加。没有使用座椅安全带的孕妇发生出生低体重儿的概率是没有发生车祸孕妇的 1.3 倍,发生母体出血的概率是车祸中使用座椅安全带孕妇的 2 倍。45/2645 胎儿死亡和车祸有关,没有使用座椅安全带的孕妇胎儿死亡率比使用安全带者增加 28 倍[95]。

文献中关于安全气囊的安全性及益处并没有统一结论。安全气囊是为男性设计的,但对于女性来讲还值得探讨,除非其速度>56km/h。在低速行驶过程中,损伤的风险超过获益。据报道“改进的安全气囊”对儿童及妇女是安全的。但是,孕妇的胸骨距离仪表盘或者方向盘必须至少 10 英寸(25.4cm),且随着子宫的增大,座椅必须可以向后移动[20]。一项对于 2 个城市急救中心发生车祸的≥20 孕周的 30 名孕妇的研究发现,她们在 6 年中使用了安全气囊,1 例发生胎盘早剥及胎死宫内,73%出现子宫收缩,53%出现腹痛,20%出现胎心率异常,7%出现阴道流血。目前尚不清楚有安全气囊相比无安全气囊胎儿是否具有更高的风险[96]。一项回顾性研究评估了 2002—2005 年间华盛顿州发生车祸的孕妇。在共计 2207 次碰撞中(相比没有安全气囊的汽车),这些安装安全气囊的汽车并没有增加母儿不良结局的风险。基于这些碰撞的特点,即使安装了安全气囊,早产率也增加了 70%,胎死宫内的概率增加 3 倍,但这些数据没有统计学意义[97]。

座椅安全带宣教

疾病控制和预防中心(CDC)对美国 19 个州进行调查分析发现,妊娠期妇女使用座椅安全带的约占 70%~91%。年长的、白种人及受教育的妇女使用率更高。咨询安全带使用的妊娠妇女大约占 37%~57%,年轻/黑种人及受教育程度较低的妇女中更多[98]。在美国 21 个州,对于座椅安全带的使用和咨询以及摩托车车祸也进行了研究,其数据来源为从 2001 年开始的疾病控制和预防中心 PRAM 的数据。22~29 岁年龄段的、非白种人、西班牙裔及受教育程度低的妇女咨询率更高。年龄小于 30 岁的受过高等教育的妇女更倾向于使用安全带。作者预测,在美国每年由于车祸受伤的孕妇有 92 500 名。尽管如此,更多的人(51%)表示在产检中并没有被建议使用安全带[99]。产检时针对孕妇及医务人员在孕期进行安全带培训前后做了测试调查。60%的孕妇认为在碰撞过程中安全装置能保护她们的宝宝,而 12%认为安全装置会导致受伤,37%的人则不确定。不使用安全带的原因是不舒服(53%),还有忘记使用(43%)。能正确地使用安全带者在培训后从 71%增加至 83%。只有 37%的人想起在产检过程中接受过安全带宣教[100,101]。

必须告知孕妇:安全带应该低至通过臀部,腰带应置于腹部下方,不要压迫到隆起的肚子。作为驾驶员时,安全带应通过双乳之间及左侧锁骨中线。对于孕妇不应该禁用安全气囊,但是腹部应该距离安全气囊至少 10 英寸(25.4cm)。产检及急诊室应该对孕妇提供使用安全带的重要性的宣教资料。

减少亲密伴侣暴力

一项针对 1044 名孕期妇女的随机对照研究分成如下两组:干预组进行个体化咨询建议(社工或者医师),非干预组进行常规的产检。干预组指导如何处理沮丧与烟草的使用,还有认知行为决策及降低 IPV 风险的相关建议。干预组发生复发性 IPV 的概率是非干预组的一半。干预组早产儿发生率较非干预组低(1.5%比 6.6%)。两组需要治疗者分别是 17 人和 27 人,结果显示这可能是一项有效的干预措施。

(林琳 何泓 译)

参考文献

1. Kuo C, Jamieson DJ, McPheeters ML, Meikle SF, Posner SF. Injury hospitalizations of pregnant women in the United States, 2002. *Am J Obstet Gynecol*. 2007;196:161. e1-e6.

2. Aboutanos SZ, Aboutanos MB, Dompkoswki D, Duane TM, Malhotra AK, Ivatury RR. Predictors of fetal outcome in pregnant trauma patients: a five-year institutional review. *Am Surg*. 2007;73:824-827.

3. Nannini A, Lazar J, Berg C, et al. Injury: A Major Cause of Pregnancy-Associated Morbidity in Massachussets. *J Midwifery and Women's Health*. 2008;53:3-10.

4. Ikossi DG, Lazar AA, Morabtio D, Fildes J, Knudson MM. Profile of mothers at risk: an analysis of injury and pregnancy loss in 1,195 trauma patients. *J Am Coll Surg*. 2005;200:49-56.

5. Patteson SK, Snider CC, Meyer DS, et al. The consequences of high-risk behaviors: trauma during pregnancy. *J Trauma*. 2007;62:1015-1020.

6. El Kady D, Gilbert WM, Anderson J, Danielsen B, Towner D, Smith LH. Trauma during pregnancy: an analysis of maternal and fetal outcomes in a large population. *Am J Obstet Gynecol*. 2004;190:1661-1668.

7. Petrone P, Talving P, Browder T, et al. Abdominal injuries in pregnancy: a 155-month study at two level 1 trauma centers. *Injury*. 2011;42:47-49.

8. Weiss HB. Hidden epidemic of maternal, fetal, and neonatal mortality and injury from crashes: a case of societal neglect? *Transportation Research Record: Journal of the Transportation Research Board. No. 1956*. Washington, DC: Transportation Research Board of the National Academies; 2006:133-140.

9. Weiss HB, Strotmeyer S. Characteristics of pregnant women in a motor vehicle crashes. *Injury Prevention*. 2002;8:207-210.

10. Schiff MA, Holt VL. Pregnancy outcomes following hospitalization for motor vehicle crashes in Washington State from 1989-2001. *Am J Epidemiol*. 2005;161:503-510.

11. Butler EE, Colon I, Druzin ML, Rose J. Postural equilibrium during pregnancy: decreased stability with an increased reliance on visual cues. *Am J Obstet Gynecol*. 2006;195(4):1104-1108.

12. Jang J, Hsaio KT, Hsaio-Wecksler ET. Balance (perceived

and actual) and preferred stance width during pregnancy. *Clin Biomechanics*. 2008;23:468-476.

13. Schiff MA. Pregnancy outcomes following hospitalization for a fall in Washington State from 1987 to 2004. *BJOG*. 2008;115:1648-1654.

14. Chambliss LR. Intimate partner violence and its implication for pregnancy. *Clin Obstet Gynecol*. 2008;51:385-397.

15. Silverman JG, Decker MR, Reed E, Raj A. Intimate partner violence victimization prior to and during pregnancy among women residing in 26 U.S. states: associations with maternal and neonatal health. *Am J Obstet Gynecol*. 2006;195:140-148.

16. Fried LE, Cabral H, Amaro H, Aschengrau A. Lifetime and during pregnancy experience of violence and the risk of low birth weight and preterm birth. *J Midwifery and Women's Health*. 2008;53:522-528.

17. Leone JM, Lane SD, Koumans EH, et al. Effects of intimate partner violence on pregnancy trauma and placental abruption. *J Women's Health*. 2010;19:1501-1509.

18. McFarlane J, Campbell JC, Sharps P, Watson K. Abuse during pregnancy and femicide: urgent implications for women's health. *Obstet Gynecol*. 2002;100:27-36.

19. Lin P, Gill JR. Homicides of Pregnant Women. *Am J Forensic Med Pathol*. 2011;32:161-163.

20. Brown HL. Trauma in pregnancy. *Obstet Gynecol*. 2009;114:147-160.

21. El Kady D. Perinatal outcomes of traumatic injuries during pregnancy. *Clin Obstet Gynecol*. 2007;50:582-591.

22. Awwad JT, Azar GB, Seoud MA, Mroueh AM, Karam KS. High-velocity penetrating wounds of the gravid uterus: review of 16 years of civil war. *Obstet Gynecol*. 1994;83:259-264.

23. Mirza FG, Devine PC, Gaddipati S. Trauma in pregnancy: a systematic approach. *Am J Perinatol*. 2010;27:579-586.

24. Fildes J, Reed L, Martin M, Barrett J. Trauma: the leading cause of maternal death. *J Trauma*. 1992;32:643-645.

25. Dannenberg AL, Carter DM, Lawson HW, et al. Homicide and other injuries as causes of maternal death in New York City, 1987 through 1991. *Am J Obstet Gynecol*. 1995;172:1557-1564.

26. John PR, Shiozawa A, Haut ER, et al. An assessment of the impact of pregnancy on trauma mortality. *Surgery*. 2011;140:94-98.

27. Chang J, Berg CJ, Saltzman LE, Herndon J. Homicide: a leading cause of injury deaths among pregnant and postpartum women in the United States, 1991-1999. *Am J Pub Health*. 2005;95:471-477.

28. Harper M, Parsons L. Maternal deaths due to homicide and other injuries in North Carolina. *Obstet Gynecol*. 1997;90:920-923.

29. Romero VC, Pearlman M. Maternal mortality due to trauma. *Semin Perinatol*. 2012;36:60-67.

30. Kvarnstrand L, Milsom I, Lekander TJ, Druid H, Jabosson B. Maternal fatalities, fetal, and neonatal deaths related to motor vehicle crashes during pregnancy: a national population–based study. *Acta Obstet Gynecol Scand*. 2008;87:946-952.

31. Virk J, Hsu P, Olsen J. Socio-demographic characteristics of women sustaining injuries during pregnancy: a study from the Danish National Birth Cohort. *BMJ Open*. 2012;2:pii. e000826.

32. Weiss HB, Songer TJ, Fabio T. Fetal deaths related to maternal injury. *JAMA*. 2001;286:1863-1868.

33. Curet MJ, Schermer CR, Demarest GB, Bieneik EJ, Curet LB. Predictors of outcome in trauma during pregnancy: identification of patients who can be monitored for less than 6 hours. *J Trauma*. 2000;49:18-25.

34. Fischer PE, Zarzaur BL, Fabian TC, Magnotti LJ, Croce MA. Minor trauma is an unrecognized contributor to poor fetal outcomes: a population-based study of 78,522 pregnancies. *J Trauma*. 2011;71:90-93.

35. Tinker S, Reefhuis J, Dellinger AM, Jamieson DJ. Maternal injuries during the periconceptional period and the risk of birth defects, National Birth Defects prevention Study, 1997-2005. *Ped Perinat Epidemiol*. 2011;25:487-496.

36. Sperry JL, Casey BM, McIntire DD, Minei JP, Gentilello LM, Shafi S. Long-term fetal outcomes in pregnant trauma patients. *Am J Surg*. 2006;192:715-721.

37. Williams JK, McClain L, Remurgy AS, Colorado NM. Evaluation of blunt abdominal trauma in the third trimester of pregnancy: maternal and fetal considerations. *Obstet Gynecology*. 1990;75:33-37.

38. Goodwin TM, Breen MT. Pregnancy outcome and fetomaternal hemorrhage after noncatastrophic trauma. *Am J Obstet Gynecol*. 1990;162:665-671.

39. Pak LL, Reece EA, Chan L. Is adverse pregnancy outcome predictable after blunt abdominal trauma? *Am J Obstet Gynecol*. 1998;179:1140-1144.

40. Management of preterm labor. *ACOG Practice Bulletin Number 127*, June 2012.

41. Oyelese Y, Ananth CV. Placental abruption. *Obstet Gynecol*. 2006;108:1005-1016.

42. Ananth CV, Oyelese Y, Yeo L, Pradhan A, Vintzileos A. Placental abruption in the United States, 1979 through 2001: temporal trends and potential determinants. *Am J Obstet Gynecol*. 2005;192:191-198.

43. Dahmus MA, Sibai BM. Blunt abdominal trauma: are there any predictive factors for abruption placentae or maternal-fetal distress? *Am J Obstet Gynecol*. 1993;169:1054-1059.

44. Pearlman MD, Tintinalli JE, Lorenz RP. A prospective controlled study of outcome after trauma during pregnancy. *Am J Obstet Gynecol*. 1990;162:1502-1507.

45. Wylie BJ, D'Alton ME. Fetomaternal Hemorrhage. *Obstet Gynecol*. 2010;115:1039-1051.

46. Chambers E, Davies L, Evans S, Birchali J, Kumpel B.

Comparison of haemoglobin F detection by the acid elution test, flow cytometry, and high-performance liquid chromatography in maternal blood samples analysed for fetomaternal haemorrhage. *Transfusion Med.* 2012;22:199-204.

47. Muench MV, Baschat AA, Reddy UM, et al. Kleihauer-Betke testing is important in all cases of maternal trauma. *J Trauma.* 2004;57:1094-1098.

48. Dhanraj D, Lambers D. The incidences of positive Kleihauer-Betke test in low-risk pregnancies and maternal trauma patients. *Am J Obstet Gynecol.* 2004;190:1461-1463.

49. Rubod C, Deruelle P, Le Goueff FL, Tunez V, Fournier M, Subtil D. Long-term prognosis for infants after massive fetomaternal hemorrhage. *Obstet Gynecol.* 2007;110:256-260.

50. Cannada LK, Pan P, Casey BM, McIntire DD, Shafi S, Leveno KJ. Pregnancy outcomes after orthopedic trauma. *J Trauma.* 2010;69:694-698.

51. El Kady D, Gilbert WM, Xing G, Smith LH. Association of maternal fractures with adverse perinatal outcomes. *Am J Obstet Gynecol.* 2006;195:711-716.

52. Leggon RE, Wood GC, Indeck MC. Pelvic fractures in pregnancy: factors influencing maternal and fetal outcomes. *J Trauma.* 2002;53:796-804.

53. Almog G, Liebergall M, Tsafrir A, Barzilay Y, Mosheiff R. Management of pelvic fractures during pregnancy. *Am J Orthop.* 2007;36:E153-E159.

54. Vallier HA, Cureton BA, Schubeck D. Pregnancy outcomes after pelvic ring injury. *J Orthop Trauma.* 2012;26: 302-307.

55. Guo SS, Greenspoon JS, Kahn AM. Management of burn injuries during pregnancy. *Burns.* 2001;27:394-397.

56. Maghsoudi H, Samnia R, Garadaghi A, Kianvar H. Burns in pregnancy. *Burns.* 2006;32:246-260.

57. Kennedy BB, McMurtry Baird S, Troiano NH. Burn injuries and pregnancy. *J Perinat Neonat Nurs.* 2008;22: 21-30.

58. Sasser SM, Hunt RC, Faul M, et al. Guidelines for field triage of injured patients. recommendations of the National Expert Panel on Field Triage, 2011. *MMWR Recomm Rep.* January 13, 2012;61(RR-1):1-20.

59. Meroz Y, Elchalal U, Ginosar Y. Initial trauma management in advanced pregnancy. *Anesthesiol Clin.* 2007;25:117-129.

60. Cahill AG, Bastik JA, Samilio DM, Odibo AO, Stevens E, Macones GA. Minor trauma in pregnancy—is the evaluation unwarranted? *Am J Obstet Gynecol.* 2008; 198:208e1-208e5.

61. Greene W, Roinson L, Rizzo AG, et al. Pregnancy is not a sufficient indicator for trauma team activation. *J Trauma.* 2007;63:550-555.

62. Mendez-Figueroa H, Dahlke JD, Vrees RA, Rouse DJ. Trauma in pregnancy: an updated systematic review. *Am J Obstet Gynecol.* 2013;209:1-10. doi: 10.1016/j. ajog.2013.01.021. Epub 2013 Jan 17.

63. Biester EM, Tomich PG, Esposito TJ, Weber L. Trauma in pregnancy: normal Revised Trauma Score in relation to other markers of maternofetal status—a preliminary study. *Am J Obstet Gynecol.* 1997;176:1206-1212.

64. Schiff MA, Holt VL. The injury severity score in pregnant trauma patients: predicting placental abruption and fetal death. *J Trauma.* 2002;53:946-949.

65. Ali J, Yeo A, Gana TH, et al. Predictors of fetal mortality in pregnant trauma patients. *J Trauma.* 1997;42:782-785.

66. Management of Intrapartum Fetal Heart Rate Tracings. *ACOG Practice Bulletin Number 116,* November 2010.

67. Sadro C, Bernstein MP, Kanal KM. Imaging of trauma: Part 2, Abdominal Trauma and pregnancy—a radiologist's guide to doing what is best for the mother and baby. *AJR.* 2012;199:1207-1219.

68. Brown MA, Sirlin CB, Farahmand N, Hoyt DB, Casola G. Screening sonography in pregnant patients with blunt abdominal trauma. *J Ultrasound Med.* 2005;24:175-181.

69. Richards JR, Ormsby EL, Romo MV, Gillen MA, McGahan JP. Blunt abdominal injury in the pregnant patient: detection with US. *Radiology.* 2004;233:463-470.

70. Glantz C, Purnell L. Clinical utility of sonography in the diagnosis and treatment of placental abruption. *J Ultrasound Med.* 2002;21:837-840.

71. Bochicchio GV, Haan J, Scalea TM. Surgeon-performed focused assessment with sonography for trauma as an early screening tool for pregnancy after trauma. *J Trauma.* 2002;52:1125-1128.

72. Goldberg-Stein S, Liu B, Hahn PF, Lee SI. Body CT during pregnancy: utilization trends, examination indications, and fetal radiation doses. *AJR.* 2011;196; 146-151.

73. Jaffe TA, Miller CM, Merkle EM. Practice patterns in imaging of the pregnant patient with abdominal pain: a survey of academic centers. *AJR.* 2007;189:1128-1134.

74. Manriquez M, Srinivas G, Ballepalli S, Britt L, Drachman D. Is computed tomography a reliable diagnostic modality in detecting placental injuries in the setting of acute trauma. *Am J Obstet Gynecol.* 2010;202:661. e1-611.e5.

75. Wei SH, Helmy M, Cohen, AJ. CT evaluation of placental abruption in pregnant trauma patients. *Emerg Radiol.* 2009;16:365-373.

76. Kopelman TR, Berardoni NE, Manriquez M, et al. The ability of computed tomography to diagnose placental abruption in the trauma patient. *J Trauma Acute Care Surg.* 2013;74:236-241.

77. Chen MM, Coakley FV, Kaimal A, Laros RK. Guidelines for computed tomography and magnetic resonance imaging use during pregnancy and lactation. *Obstet Gynecol.* 2008;112:333-340.

78. Mann FA, Nathens A, Langer SG, Goldman SM, Blackmore CC. Communicating with the family: the risks of

medical radiation to conceptuses in victims of major blunt-force torso trauma. *J Trauma*. 2000;48:354-357.

79. Barraco RD, Chiu WC, Clancy TV, et al. Practice management guidelines for the diagnosis and management of injury in the pregnant patient: the EAST practice management guidelines work group. *J Trauma*. 2010;69:211-214.

80. CDC. http://wwwnc.cdc.gov/travel/yellowbook/2012/chapter-3-infectious-diseases-related-to-travel/tetanus.htm. *2012 Yellow Book*. Chapter 3. Accessed May 3, 2013.

81. Vanden Hoek TL, Morrison IJ, Shuster M, et al. Part 12: cardiac arrest in special situations: 2010 American Heart Association guidelines for cardiopulmonary resuscitation and emergency cardiovascular care. *Circulation*. 2010:122(suppl 3):S829-S861.

82. Katz V, Dotters DJ, Droegmeuller W. Perimortem cesarean delivery. *Obstet Gynecol*. 1986;68:571-576.

83. Katz V, Balderston K, DeFreest M. Perimortem cesarean delivery: were our assumptions correct? *Am J Obstet Gynecol*. 2005;192:1916-1920.

84. Einav S, Kaufman N, Sela HY. Maternal cardiac arrest and perimortem caesarean delivery: evidence or expert-based? *Resuscitation*. 2012;83:1191-1200.

85. Lipman SS, Wong JY, Arafeh J, Cohen SE, Carvalho B. Transport decreases the quality of cardiopulmonary resuscitation during simulated maternal cardiac arrest. *Anesth Analg*. 2013;116:162-167.

86. Berkenstadt H, Ben-Menachem E, Dach R, et al. Deficits in the provision of cardiopulmonary resuscitation during simulated obstetric crises: results from the Israeli Board of Anesthesiologists. *Anesth Analg*. 2012;115:1122-1126.

87. Lipman S, Daniels K, Cohen SE, Carvalho B. Labor room setting compared with the operating room for simulated perimortem cesarean delivery. *Obstet Gynecol*. 2011;118:1090-1094.

88. Sampson CS, Renz NR, Wagner JC. An inexpensive and novel model for perimortem cesarean section. *Simul Healthc*. 2013;8:49-51.

89. Dijkman A, Huisman C, Schutte JM, Zwart JJ, van Roosmalen JJ, Depkes D. Cardiac arrest in pregnancy: increasing use of perimortem caesarean section due to emergency skills training? *BJOG*. 2010;117:282-287.

90. Pearlman MD, Klinich KD, Schneider LW, Rupp J, Moss S, Asthon-Miller J. A comprehensive program to improve safety for pregnant women and fetuses in motor vehicle crashes: a preliminary report. *Am J Obstet Gynecol*. 2000;182:1554-1564.

91. Pearlman MD, Viano D. Automobile crash simulation with the first pregnant crash test dummy. *Am J Obstet Gynecol*. 1996;175:977-981.

92. Moorcroft DM, Stitzel JD, Duma GG, Duma SM. Computational model of the pregnant occupant: predicting the risk of injury in automobile crashes. *Am J Obstet Gynecol*. 2003;189:540-544.

93. Motozawa Y, Hitosugi M, Abe T, Tokudome S. Effects of seat belts worn by pregnant drivers during low-impact collisions. *Am J Obstet Gynecol*. 2010;203:62.e1-e8.

94. Klinich KD, Flannagan CA, Rupp JD, Sochor M, Schneider LW, Pearlman MD. Fetal outcome in motor-vehicle crashes: effects of crash characteristics and maternal restraint. *Am J Obstet Gynecol*. 2008;198:450. e1-e9.

95. Hyde LK, Cook LJ, Olson LM, Weiss HB, Dean JM. Effect of motor vehicle crashes on adverse fetal outcomes. *Obstet Gynecol*. 2003;102:279-286.

96. Metz TD, Abbott JT. Uterine trauma in pregnancy after motor vehicle crashes with airbag deployment: a 30-case series. *J Trauma*. 2006;61:658-661.

97. Schiff MA, Mack CD, Kaufman RP, Holt VL, Grossman DC. The effect of air bags on pregnancy outcomes in Washington State, 2002-2005. *Obstet Gynecol*. 2010;115:85-92.

98. Beck LF, Gilbert BC, Shults RA. Prevalence of seat belt use among reproductive-aged women and prenatal counseling to wear seat belts. *Am J Obstet Gynecol*. 2005;192:505-585.

99. Sirin H, Weiss HB, Sauber-Schatz EK, Dunning K. Seat belt use, counseling, and motor-vehicle injury during pregnancy: results from a multi-state population-based survey. *Mat Child Health J*. 2007;11:505-510.

100. McGwin G, Russell SR, Rux RL, Leath CA, Valent F, Rue LW. Knowledge, beliefs, and practices concerning seat belt use during pregnancy. *J Trauma*. 2004;56:670-675.

101. McGwin G, Willey P, Ware A, Kohler C, Kirby T, Rue LW. A focused educational intervention can promote the proper application of seat belts during pregnancy. *J Trauma*. 2004;56:1016-1021.

102. Kiely M, El-Mohandes AAE, El-Khorazaty MN, Gantz MG. An integrated intervention to reduce intimate partner violence in pregnancy: a randomized controlled trial. *Obstet Gynecol*. 2010;115:273-283.

第 19 章

危急重症孕产妇的三级转诊

● *John P. Elliott*

孕产妇区域化管理是指特定区域范围内的每一位孕产妇都可获得可靠的围生期护理,但并不是该范围内的每一家医院都可提供此类护理。每家医院所能提供的服务级别取决于其技术水平、护理及医务人员的专业水平以及其他支持项目。因此,当需要转诊时,医生应根据孕妇及胎儿情况转诊至相应级别的医院。

■ 孕产妇转诊指征

当患者所在医院不能处理母胎目前或可能出现的并发症时,医生应根据病情将孕产妇转诊至相应级别的医院。医生对美国半年内转诊的 463 例孕产妇进行分析发现,71%(330 例)因早产、17%(79 例)因出血、9%(41 例)因妊娠期高血压疾病、2%(8 例)因子痫而转诊。作者对美国亚利桑那州 18 个月以来转诊的 1541 例孕产妇进行研究发现,23.4%(360 例)是因为母亲患有急性并发症而进行转诊。转诊指征中,52% 为高血压危象,36% 为出血,6% 为外伤,3% 为呼吸窘迫。

■ 转诊过程中的产科重症监护

一般来说,应在危重孕产妇病情稳定后进行转运。高血压急症,比如重度子痫应在严密监护下使用硫酸镁解痉后,静脉使用肼屈嗪或拉贝洛尔使舒张压降至 100~105mmHg 后进行转运。由于前置胎盘或胎盘早剥所致的孕晚期产后出血会导致低血容量性休克及 DIC,孕期母体血容量增加 50%,因此患者出血量达 2000~2500mL 时才会出现休克的症状及体征。因此,医生应正确评估出血量,并按 3:1(3mL 晶体液:1mL 血液丢失量)的比例补充晶体液,如生理盐水或林格液。此外,可使用硫酸镁安胎,应用成分输血疗法治疗 DIC(见第 2 章)。转运过程中,应采取左侧卧位以保证子宫胎盘功能最佳。表 19-1 总结了常见的孕产妇转运常规。

■ 母亲创伤

在转运受外伤的孕产妇时,转运团队的成员需要掌握特殊的知识及技能。此时,子宫可能已经受损,但是患者并没有明显的体征。急剧减速所导致的对冲性冲击力对于胎儿及胎盘都是非常有害的。在绝大多数孕妇外伤的病例中,在转运前医生需要对受到严重损伤的孕妇进行初步处理,使其病情趋于稳定。所有 20 周以上的孕妇在转运过程中都应采取左侧卧位,以预防下腔静脉受压所导致的体位性低血压。体位性低血压会严重影响孕妇心输出量及胎盘血液灌注量。患者需要一个挡板固定颈部及背部,可在挡板的右侧放置卷起的床单或毛巾,使其身体倾向于左侧。对于所有外伤孕妇,都必须听胎心

■ 表 19-1　孕产妇转运常规

早产和(或)胎膜早破(PROM)、多胎妊娠、胎位异常

转运前处理

1.监测血压、体温、脉搏、呼吸及胎心率

2.观察宫缩情况(频率、持续时间、强度),胎膜的状态;胎膜早破的时间、羊水的颜色、是否已使用 pH 试纸或宫颈黏液涂片证实为胎膜早破;如果胎膜完整,可进行阴道检查以确定患者的分娩方式。如果胎膜早破,严禁直肠指诊

3.在产科转运主任指导下用药

4.使用 18g 或 16g 输液管建立静脉通道:以 50~150mL/h 的速度输入林格液 1000mL;必要时限制液体入量

5.左侧或右侧卧位

6.记录以上信息,了解转诊原因,并复印患者病历

7.评估孕妇及胎儿病情,如有需要,请围产医学专家会诊,并确定进一步诊治方案

8.做好分娩的准备,如果需要新生儿转运团队,应通知接诊方

转运中处理

1.监测孕妇生命体征并检测胎心率,q15min

2.使用宫缩抑制剂,必要时使用其他药物

3.记录以上信息

4.向患者及其家属告知病情,安抚患者

急救药物

• 特布他林:0.25mg 皮下注射,适用于宫缩频率大于 1 次/10 分钟,并证实无禁忌证(如心脏病、糖尿病、气促、心动过速或大出血);若心率<120 次/分,则每 0.5 小时或 1 小时重复使用一次

• 哌替啶:25~50mg 静脉推注,用于分娩镇痛,可每小时重复使用一次,严密监测血压。对于其他原因所引起的疼痛,则在上级医师指导下使用

• 硫酸镁:40g/1000mL 林格液,或20g/500mL 林格液,静脉滴入。10~15 分钟内快速滴入 6g,之后以 3g/h 的速度泵入——根据宫缩情况调节剂量。注意:6g 冲击量溶液的浓度不能超过 10%,可使用 100mL 林格液或生理盐水稀释

• 镁中毒时的解毒:葡萄糖酸钙 1g,3 分钟以上静脉缓慢推注。严密监测血压

• 持续监测尿量、深腱反射及呼吸频率

子痫前期/子痫

转运前处理

1.监测生命体征、胎心率及膝反射

2.观察宫缩情况(频率、持续时间、强度),胎膜的状态(见 PROM /早产流程)

3.左侧或右侧卧位

4.建立静脉通道:静脉滴入 1000mL 林格液,根据心肺功能调整滴速为 0~100mL/h(如果可能,保持液体滴入速度为 75mL/h)

5.40g 硫酸镁溶于 1000mL 林格液(6g 药物被稀释至浓度不超过 10%),也可使用 100mL 生理盐水或林格液稀释药物

6.根据病情使用药物:硫酸镁 4~6g 静脉推注,10~15 分钟以上推完,监测患者体重、尿量及深腱反射,使用输液泵持续输入硫酸镁,2~3g/h 静脉输入

7.如果患者不能小便则予以导尿

8.记录以上信息,并复印患者病历及转运许可

(待续)

■ 表 19-1(续)

9.评估母胎情况是否可以转运,并与围产医学专家电话协商及执行下一步程序

转运中处理

1.监测孕妇生命体征及胎心率,q15min

2.必要时使用药物

3.向患者及其家属交待病情

4.必要时导尿

急救药物

- 肼屈嗪:高血压首选药物。用药之前可能需水化,当舒张压≥110mmHg 时使用,2~10mg 静脉推注,q15~20min,直至血压开始下降;当舒张压降至 100~105mmHg 或用药总量达 30mg 时停止使用。并在上级医师指导下使用

- 拉贝洛尔:当舒张压≥110mmHg 时使用,20mg(8mL)静脉推注,2 分钟以上推完。如果 10 分钟内未达到预期效果,再给予 40mg(16mL)静脉推注。在上级医师指导下使用

- 氧气:必要时使用面罩给氧,12L/min

- 吗啡:适用于急性肺水肿患者,2~5mg 缓慢静脉推注

- 呋塞米:适用于急性肺水肿患者,20~40mg 缓慢静脉推注,2~3 分钟以上推完

子痫

- 建立气道:保证充分的供氧,对于肺换气不足的患者,使用面罩或气管插管给氧

- 如果抽搐持续:再次给予 2g 硫酸镁冲击治疗(冲击治疗总量不超过 8g)

- 如果第二次硫酸镁冲击治疗后抽搐仍然持续:给予 250mg 异戊巴比妥钠静脉推注,3~5 分钟以上推完(咨询上级医师)

出血(一般)

转运前处理

1.监测生命体征及胎心率

2.观察宫缩情况、胎膜状态、出血程度、出血次数以及出血量(如有需要,则应称取护垫的重量)

3.氧气:面罩给氧,12L/min

4.使用 16g 穿刺针建立静脉通道,以 125mL/h 的速度或根据需要快速输入 1000mL 林格液,以维持足够的血压,并使尿量大于 30mL/h

5.有活动性出血或可疑胎盘早剥时,使用 16g 穿刺针建立第二条静脉通道

6.检测血红蛋白含量、血细胞比容、血型及交叉配血

7.可以在转运的同时输血,使用生理盐水冲管

8.按说明使用药物(禁止静脉使用安宝及特布他林),详见早产、胎膜早破章节中安胎药的使用

9.必要时导尿

10.评估母胎情况是否适宜转诊,必要时致电母胎医学专家

11.记录以上信息,并复印患者病历及转运许可

12.在排除前置胎盘前,禁止阴道检查;如果有必要检查,则需轻柔地进行阴道检查或采用窥器在转运前检查宫颈情况

转运中处理

1.监测生命体征及胎心率,q15min 或更频繁

2.记录出血量,计数护垫用量

3.记录以上信息

4.重新评估病情,并请致电围产医学专家协商及执行下一步程序

(待续)

■ 表 19-1(续)

急性出血导致灌注量不足

1.氧气:面罩给氧,12L/min

2.建立静脉通道,需要时增加静脉补液量

3.使用军用抗休克裤

4.左侧/右侧卧位

5.抬高下肢

6.如果血压较低,缓慢静脉推注麻黄碱 5~25mg,严密监测血压。致电上级医师

急性产后出血

1.缩宫素:20~30U/L 生理盐水,125~150mL/h

2.甲麦角新碱:0.2mg 肌肉注射,当产妇患有高血压或败血症时禁用

3.15-甲基 $F_{2\alpha}$:0.25mg 肌肉注射,当产妇患有哮喘或肺动脉高压时禁用。请上级医师会诊

极度恶心及呕吐

予异丙嗪 25mg 静脉注射

急症分娩

1.在转运过程中,当迫在眉睫时,需紧急接生

2.如有需要,做会阴正中切开术,以防止裂伤

3.剪断并钳夹脐带,保留 1/2

4.胎盘娩出后,肌肉注射或静脉注射 10~20U 缩宫素

5.若时间允许,采集静脉血

6.新生儿复苏,保暖、供氧,必要时插管。如果估计在 20 分钟以上到达,且条件允许时应检测血糖

7.若新生儿血糖低于 40mg/dL,静脉注射或口服 10%葡萄糖。如果有需要,静脉注射葡萄糖 2~4mL/kg,3~5 分钟以上推完

音。胎心音消失可能提示胎盘早剥和(或)胎儿死亡。应仔细检查子宫的软硬度,对所有妊娠期外伤患者都应排除阴道出血。

美国的急救医疗系统会将外伤患者进行分类,并转运至指定的外伤中心。然而,当从事发现场转运妊娠患者时,EMS 系统通常不能很好地认识到胎儿或新生儿也需要得到适当的分级处理。Ⅰ级中晚孕外伤患者,最好转运至具有Ⅰ级外伤及Ⅲ级产妇及新生儿设备的医院。

■ 产科转运团队

转运重症产科患者,不仅仅需要标准的高级生命支持和急救医疗团队,还需要掌握特殊技能的人员。这些人员需要进行成人外伤护理或产科护理培训,他们需要掌握女性生理及分娩的相关知识,同时也需要具有产科用药及胎儿监护的经验,能完成高级生命支持,能看懂心电图,并且会气管插管,所有这些都应该是围生期医护人员所应掌握的技术(表 19-2)。表 19-3 总结了孕产妇转诊所需的推荐设备。

医务人员必须掌握女性生理改变及产科特有疾病的处理方法,才能在转运过程中对重症产科患者进行全面护理。围生期区域化管理与专业的围生期转诊服务相结合,将在提高母儿生存率的同时大大降低其死亡率。

■ 表 19-2　孕产妇转运中所需掌握的技术及条件

技术

1.阴道窥器检查、宫颈检查

2.阴道分娩接生

3.高级生命支持——经认证

4.插管——孕产妇或/和新生儿

条件/要求

1.基础及高级生命支持

2.新生儿复苏

3.国家助产师认证

4.具有三年三级医院产科工作经验

5.顺利通过孕产妇转诊护理课程及考试

■ 表 19-3　孕产妇转诊所需设备

转诊中孕妇护理接生包[a]

产科接生包

• 注射器	• 一副乳胶手套
• 吸痰器	
• 充气式复苏袋	• 脐带夹(2 个)
• 婴儿及新生儿面罩	• 剪刀(弯剪及直剪)(2 个)
• 婴儿帽子	• 弯钳
• 儿科听诊器	• 短产钳
• 婴儿毛毯	• 装胎盘的塑料袋
• Portawarm 床垫	• 毛巾(2 条)
• 无菌手套(乳胶及非乳胶)	• 4cm×4cm 无菌纱布(2 块)
	• 注射器

转诊中孕妇护理药物包[a]

硫酸镁 10g(2 支)	麻黄素 50mg(3 支)	甲麦角新碱 0.2mg(2 支)
呋塞米 20mg(2 支)	50%葡萄糖 50mL	拉贝洛尔 100mg(2 支)
催产素 10U(3 支)	肼屈嗪 20mg(2 支)	特布他林 1mg(3 支)
硫酸镁 10g(3 支)	$D_{10}W$ 瓶 5mL(2 个)	铵盐(2 支)
生理盐水 10mL(3 支)	肝素锁	异丙嗪 25mg(2 支)
		沙丁胺醇 2.5mg(2 支)
温度计	创可贴	酒精棉球
结核菌素注射器(2 个)	穿刺针	标签
3mL 注射器(2 个)	19g(3 个)	肝素锁帽
	22g(3 个)	
	过滤器(3 个)	
晕车宁(2 支)	脐带夹(2 个)	药物标签(4 个)
麻醉表	阿司匹林(2 片)	
	泰诺(2 片)	清单

(待续)

■ 表 19-3(续)

溴苄胺 500mg(2 支)	肾上腺素 1:1000(3 支)	阿托品 1mg(2 支)
维拉帕米 5mg(3 支)		利多卡因 1g/50mL(1 支)
		异戊巴比妥钠 250mg(1 支)
肾上腺素 1:10 000(2 支)	碳酸氢钠 50mL jet(1 支)	
10%葡萄糖酸钙(1 支)	2%利多卡因 100mg jet(2 支)	
苯海拉明(2 支)	普鲁卡因 1g(1 支)	
		哌替啶 100mg(1 支)
		地西泮 10mg(4 支)
		吗啡 10mg(1 支)
		纳洛酮 0.4mg(2 支)

转诊中孕妇护理医疗箱最主要组成部分 [a]

3mL 注射器(2 个)		酒精棉球
结核菌素注射器(2 个)		Virowipes
胰岛素注射器(1 个)		
活塞		
19G 穿刺针		
注射器	100mL 生理盐水(2 袋)	
10mL		
20mL		
30mL		
60mL		
	牙垫	
	药箱	

转诊中孕妇护理医疗箱基本组成部分 [a]

250mL D$_5$W	1000mL 林格液	无菌窥器
500mL 生理盐水	500mL 林格液	
心脏电极		

橙色	绿色	黄色
喉镜	自封袋内	静脉留置针
手柄及灯泡	趋化片	非无菌手套(乳胶及非乳胶)
刀片	酒精棉球	
麦景图(3,4)	刀	Mainline Tubing
Miller(0,1,3)	棉球	静脉注射导管
备用电池"C"(2 节)	润滑剂	16G(3 个)
	碘伏	18G(3 个)
利多卡因凝胶	pH 试纸	24G(2 个)
安息香(2 支)	皮尺	23G 蝶式静脉留置针
1 寸胶带	抽血的试管	T 连接器
10mL 注射器	紫色(2 个)	止血带

(待续)

■ 表 19-3(续)

	红色(2个)	
	真空采血管	
	酒精	
	创可贴	
	止血带	
	针	
	小的自封袋(2个)	
	尿液试纸	
	塑料袋(2个)	
	手电筒	
无菌手套(乳胶及非乳胶)	卫生垫(2个)	

转诊中孕妇护理医疗箱外口袋部分[a]

左侧	上把手口袋	右侧
微滴头补充装置	微滴头补充装置	探针
加压输血管	活塞	成人
Salem 泵	**60mL 注射器**	小儿
	针	潮气末 CO_2 检测器
	中间上部	**拉链包**
	听诊器	正压阀
	多普勒及凝胶	Magill 产钳
	血压带(常规及大号)	口腔导气管
	中间底部	成人中号
	呕吐袋	成人小号
	成人 BVM 氧气	婴儿
	袋子	气管内导管
	大腿血压带	2.0
	图表(3)	2.5
	自动充气式急救袋	3.0
	红色隔离袋(1)	3.5
		7.0
		7.5
		8.0
		7.0 Endo trol
		Beck 气流监测器

[a] 孕妇护理袋中部分组件的商品名并不一定意味着对该品牌的认可。

（柯彩萍　何泓　译）

推荐读物

Baxt WG, Moody P. The impact of a rotorcraft aeromedical emergency care service on trauma mortality. *JAMA.* 1983;249:3047-3051.

Elliott JP, Foley MR, Young L, et al. Transport of obstetri critical care patients to tertiary centers. *J Reprod Med* 1996:41; 171-175.

Elliott JP. Magnesium sulfate as a tocolytic agent. *Am J Obstet Gynecol.* 1983;147:277-284.

Elliott JP, O'Keeffe DF, Freeman RK. Helicopter transportation of patients with obstetric emergencies in an urban area. *Am J Obstet Gynecol.* 1982;143:157-162.

Elliott JP, Sipp TL, Balazs KT. Maternal transport of patients with advanced cervical dilatation—to fly or not to fly? *Obstet Gynecol.* 1992;79:380-382.

Elliott JP, Trujillo R. Fetal monitoring during emergency obstetric transport. *Am J Obstet Gynecol.* 1987;157:245-247.

Kanto WP, Bryant J, Thigpen J, et al. Impact of a maternal transport program on a newborn service. *South Med J.* 1983;76:834-837.

Katz VL, Hansen AR. Complications in the emergency transport of pregnant women. *South Med J.* 1990;83:7-10.

Knox GE, Schnitker KA. In-utero transport. *Clin Obstet Gynecol.* 1984;27:11-16.

Low RB, Martin D, Brown C. Emergency air transport of pregnant patients: the national experience. *J Emerg Med.* 1988;6:41-48.

Tsokos N, Newnham JP, Langford SA. Intravenous tocolytic therapy for long distance aeromedical transport of women in preterm labour in Western Australia. *Asia-Oceania J Obstet Gynaecol.* 1988;14:21-25.

第 20 章

重症孕产妇的麻醉

• *Lisa A. Dado*

提供最佳产科麻醉的前提是彻底了解产妇疼痛的根本原因。一旦了解了这种特殊急性疼痛的生物学和病理生理学，便可得知镇痛的好处。我们将回顾局部麻醉剂和相关药物的药理学，特别是麻醉相关药品的副作用。讨论各种麻醉技术包括硬膜外麻醉、蛛网膜下腔阻滞（腰麻）和其他部位麻醉技术的优点和缺点。概述有关剖宫产分娩时行全身麻醉的相关问题。麻醉医生必须考虑到部分特殊合并症的孕产妇，包括：①子痫前期；②早产使用安胎药治疗；③人类免疫缺陷病毒（HIV）阳性；④凝血功能障碍；⑤心脏疾病和⑥肺疾病。

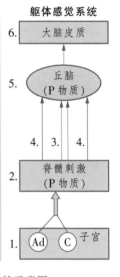

躯体感觉系统示意图

1. 有髓鞘神经纤维存在于身体组织内，疼痛感受器传入纤维
2. 脊髓神经节。P 物质释放，其功能是引起疼痛效应
3. 内侧丘系束（前上行束）
4. 外侧脊髓丘脑束（前上行束）
5. 丘脑作为调节中心是髓鞘和 C 类神经纤维及心理情绪因素的输入感受器
6. 大脑皮质的感觉输入整合中心

图 20-1 躯体感觉系统示意图。

■ 患者疼痛的本质

当前关于疼痛的概念主要是周围神经系统传达刺激至中枢神经系统（CNS），来解释评价躯体感觉系统（图 20-1）。外周系统包括内嵌在身体组织内等待疼痛刺激（痛感）的传入神经元。这些传入神经元是 A-deta 和 C 纤维，被称为有髓鞘神经纤维。这些纤维横向形成脊髓段和背侧脊髓神经节突触。这时，P 物质的释放导致疼痛的开始。信息从每个脊髓段通过外侧脊髓丘脑束和内侧丘系束这两条传导途径中的一条传到上脑进一步调节。刺激一旦传入丘脑，便开始进行内在情感和心理因素的调节。有数据支持影响患者疼痛经历的知觉因素的重要性（表

20-1）。以前的经历、动机、焦虑、预期的疼痛、注意力、个性和种族文化因素都影响 P 物质释放的调节，并影响疼痛经历。这些信息在感觉皮层合成，继而从丘脑传至导致疼痛反应的许多效应器节点。一旦疼痛被感知，人体会启动一个影响神经内分泌、行为和心理的疼痛反应。

人类在产程活跃产生剧烈的疼痛时，肾上腺素水平会增加 300%~600%，去甲肾上腺素水平会增加 200%~400%，皮质醇水平会增加 200%~300%。同时，在分娩时或分娩后皮质类固醇和促肾上腺皮质激素水平的增加可达到顶峰。在分娩过程中，心输出量（CO）提高 40%~

■ 表 20-1 疼痛知觉	
心理	焦虑、恐惧、情绪激发
行为	言语表现冗长、运动活动
神经内分泌	过度换气——产妇呼吸
	内分泌系统反应
	↑促肾上腺皮质激素，↑皮质醇
	↑肾上腺素，去甲肾上腺素
	↑脂肪分解代谢——代谢性酸中毒
	心血管系统反应
	↑全身血管阻力
	↑心输出量
	↑血压
	↑耗氧量
	↑左心室每搏作功
	胃肠道功能
	↓胃动力
	↑胃食管反流误吸的风险
	↑恶心和呕吐
	泌尿系统功能
	↓排空能力——尿潴留/尿过少
胎儿影响	↓子宫血流量
	↑胎心率变异

50%，在宫缩疼痛时进一步增加 20%~30%。收缩压和舒张压也增加 20~30mmHg。这种心输出量和收缩压的升高导致左心室每搏输出量显著增加，对子痫前期、高血压、心脏瓣膜病、肺动脉高压或严重贫血的患者是有害的。

由于交感神经诱导的脂肪分解代谢，游离脂肪酸和乳酸增加，使孕产妇产生酸中毒。交感神经活动增加导致新陈代谢和耗氧量增加，胃肠道和膀胱的能动性降低。呼吸速率的增加引起呼吸性碱中毒。肾脏代偿性地排出 HCO_3^-。$PaCO_2$ 水平降低至 25~27mmHg 以下可能导致子宫胎盘阻力增加和胎儿缺氧。

在宫缩高峰时，绒毛间血容量的下降导致胎盘气体交换的明显下降。这使得子宫血流量的急剧下降更加迅速，继发去甲肾上腺素和皮质醇的增加（见表 20-1）。

■ 镇痛效果

临产时通过阻断疼痛的输入，可减少儿茶酚胺类、肾上腺皮质激素和皮质醇的释放（表 20-2）。有效镇痛能显著减少疼痛相关的血流动力学变化，调节孕产妇心输出量，减少耗氧量。胃和膀胱的能动性不受神经阻断负面影响。据报道，谨慎的硬膜外麻醉能够产生血管舒缩性阻塞效应，增加绒毛间血流量及输送给胎儿的氧气量。

第一产程是指宫颈开始扩张至宫口开全。第二产程是指从宫口开全到胎儿娩出。第三产程是指胎盘的娩出（见表 20-2）。

疼痛的传输在第一产程时通过脊髓段（疼痛纤维）T_{10}、T_{11}、T_{12} 和 L_1，第二、第三产程是通过脊髓段（疼痛纤维）S_2、S_3 和 S_4（图 20-2）。产科麻醉师应了解第一产程和第二、第三产程之间的疼痛传导（脊髓水平）差异，提供更适合的镇痛指导。同样重要的是，要考虑疼痛也可能是由于病理妊娠引起，如胎盘剥离、感染、附件扭转或阑尾炎，如果产程一开始从 T_4 至 S_5 获得总神经阻断，这些疼痛可能被掩盖。产程中只有特殊的部分疼痛应该被阻断（表 20-3）。据报

■ 表 20-2 镇痛作用	
心理	↓焦虑、↓恐惧、↑情绪波动
行为	↓运动活动
神经内分泌	↓呼吸性碱中毒（孕妇）
	↓儿茶酚胺释放
	↓皮质醇
	↓促肾上腺皮质激素（ACTH）
	↓代谢性酸中毒（孕妇）
	↓心输出量
	↓耗氧量
	↓左心室工作能力
	正常胃肠功能
	正常泌尿系统功能
胎儿影响	↑子宫血流量
	胎心率曲线更稳定

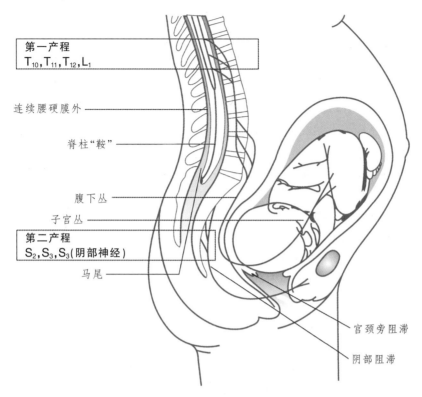

第一产程
T_{10},T_{11},T_{12},L_1

连续腰硬膜外

脊柱"鞍"

腹下丛

子宫丛

第二产程
S_2,S_3,S_3(阴部神经)

马尾

宫颈旁阻滞

阴部阻滞

图 20-2　第一产程和第二产程完全独立的疼痛纤维：T_{10}~L_1 比 S_2~S_4。

■ 表 20-3　盆腔脏器的神经支配	
子宫	来自 S_2,S_3,S_4 的盆腔副交感神经运动纤维和交感感觉纤维
输卵管/卵巢	来自 S_2,S_3,S_4 的盆腔副交感神经运动纤维和来自 T_{12},L_1 的通过卵巢神经丛的交感感觉纤维
阔韧带	来自 S_2,S_3,S_4 的盆腔副交感神经运动纤维和来自 T_{12},L_1 的通过腹下神经丛的交感感觉纤维
宫颈	来自 S_2,S_3,S_4 的盆腔副交感神经运动纤维和来自 T_{12},L_1 的通过腹下神经丛的交感感觉纤维
阴道	来自 S_2,S_3,S_4 的盆腔副交感神经运动纤维和来自 T_{12},L_1 的通过腹下神经丛的交感感觉纤维
前庭/处女膜	来自 S_2,S_3,S_4 的盆腔副交感神经舒血管神经纤维
阴唇	来自 S_2,S_3 的后阴唇神经和来自 S_1,S_2,S_3 的股后皮神经会阴分支
阴蒂	来自 S_2,S_3,S_4 的盆腔副交感神经舒血管神经纤维
会阴	来自 S_2,S_3,S_4 的阴部神经的运动和感觉神经支
膀胱	来自 T_{11},T_{12},L_1,L_2 的通过腹下神经丛的交感神经纤维控制膀胱括约肌，来自 S_2,S_3,S_4 的副交感神经控制充盈/排空膀胱
肛门	来自 S_2,S_3,S_4 的阴部神经的运动和感觉神经支

Reproduced with permission from John J Bonica. *Principles and Practice of Obstetric Analgesia and Anesthesia*. 2nd ed. malvern, pa: Williams & Wilkins; 1995.

道，胎儿灌注相对减少在显性和非显性产妇低血压时均可发生，继发于交感神经介导子宫血流的减少。

局部麻醉剂和相关药物的药理学

局麻醉剂的作用是对神经传导的疼痛产生可逆阻断。这些药物通过阻断负责传导反应神经纤维的钠通道来阻止神经动作电位的发展（图 20-3）。局部麻醉剂能以带电荷和无电荷的两种形式存在。药物以无电荷形式跨越脂质神经膜进入细胞。一旦进入细胞，转变为易溶解在水中的带电荷形式。带电荷形式能够到达钠通道并在细胞内阻断钠通道（见表 20-3）。

离解

无电荷形式能转变为带电荷形式是所有局部麻醉剂的基本属性。它们由弱碱和强酸组合而成。

$$B + H^+ \rightleftharpoons BH^+$$

一般来说，降低 pH 值会增加药物的电离率，提高 pH 值会增加药物的无电荷形式。因为局部麻醉剂通常在酸性介质中，增加 $NaHCO_3$ 能增加相对无电荷部分，使药物更容易通过神经膜，从而使阻断更快开始。

通常剂量

0.1mL $NaHCO_3$ /10mL 布比卡因

1.0mL $NaHCO_3$ /10mL 利多卡因

如果加入过多 $NaHCO_3$，会导致局部麻醉剂发生沉淀。有关利多卡因、罗哌卡因和布比卡因属性的对比见表 20-4。

蛋白结合

局部麻醉剂另一个重要属性是蛋白结合。所有局部麻醉剂与白蛋白以及 μ-1-酸性糖蛋白（AAG）相结合。它能减少药物游离时的毒副作用。在怀孕期间，白蛋白水平下降，与 μ-1-酸

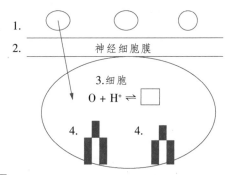

关键

◯ = 无电荷的局部麻醉剂（可以穿越细胞膜）

▢ = 带电荷的局部麻醉剂（不能穿过细胞膜-被困在细胞内）

◯ + H⁺ ⇌ ▢ （该反应在神经细胞内发生）
氢离子

‖ = 钠通道

▮ = 带电荷的局部麻醉剂（不能穿过细胞膜-被困在细胞内）

图 20-3　无电荷（1）的局部麻醉剂，通过神经细胞膜（2）进入细胞（3），局部麻醉剂获得 H^+（氢离子）而带电荷（4）。在神经细胞内，Na^+ 通道被带电荷的局部麻醉剂阻滞，阻断神经传递神经冲动。

性糖蛋白相结合变得最重要。μ-1-酸性糖蛋白在手术、创伤、感染和炎症时释放。当 μ-1-酸性糖蛋白与局部麻醉剂结合达到饱和后，游离药物水平将逐渐增加。pH 值下降时，蛋白结合也会下降。因此，在发生酸中毒时可以预料到，存在潜在心脏毒性或神经毒性的游离药物比例很高。

吸收

局部麻醉剂的吸收是指药物从注射处进入血液中。因此，血管表面积越大，使用的麻醉剂总剂量越大，产生的药物血清水平越高。局部麻醉时增加血管收缩剂（肾上腺素）可以减少药物吸收，因此，可以减少所用药物的毒副反应（见表 20-4）。

毒副反应

局部麻醉毒副反应可能表现为对中枢神经

■ 表 20-4	利多卡因,布比卡因和罗哌卡因的属性		
属性	利多卡因	布比卡因	罗哌卡因
分子量	234	288	274
pK_a	7.7(pH 值 7.4 时,离解成基本形式)	8.1	8.0
脂溶性(与起效速度直接相关)	↑↑↑↑↑	↑↑	↑↑↑
蛋白结合率	64%	95%	94%
半衰期 $T_{1/2}$(h)	1.6	2.8	1.9
最大剂量 [a]	5mg/kg(70kg 患者 350mg)(7mg/kg 利多卡因)	2~3mg/kg(70kg 患者 175mg)	>2mg/kg
毒副作用	癫痫发作	心脏骤停	大剂量时癫痫发作

[a] 1%=10mg/mL;0.25%布比卡因=2.5mg/mL;0.2%罗吡卡因=2.0mg/mL

系统和对心脏的影响。随着药物剂量的增加,去抑制和中枢神经系统兴奋导致癫痫发生。局部麻醉剂抑制心脏的钠离子、钙离子和钾离子通道,随着药物浓度的增加可导致心脏骤停。对不良反应的治疗取决于患者撤药后的恢复和对药物的敏感性,从自然复苏到需要氧气维持气道反应性,到高级生命支持(ACLS)。

罗哌卡因是一种与布比卡因有类似特征的局部麻醉剂。罗哌卡因仅仅是 S 对映异构体,而布比卡因是 S 对映异构体和 R 对映异构体形成的混合物。这种 S 对映异构体约束心肌传导系统钠通道的能力较低。因此,罗哌卡因产生心脏毒性的风险较小。如表 20-4,除了安全范围,罗哌卡因和布比卡因有非常相似的物理性质,罗哌卡因产生更少的毒副作用。与布比卡因相比,在分娩过程中罗哌卡因似乎能产生更好的运动神经阻滞,理论上说这应该能够提高患者的满意度。麻醉医生应小心管理分娩镇痛,因为副作用发生率相当高 (> 10%的患者)。患者的副作用包括心血管方面:低血压(剂量相关和年龄相关:32%~69%)、孕妇心动过缓(6%~20%);胃肠道方面:恶心(11%~29%)、呕吐(7%~14%);神经肌肉和骨骼方面:背部疼痛(7%~10%)。

局部麻醉剂全身毒性(LAST)的药物治疗

不同于其他心脏骤停的情况。

- 气道管理——以 100%的纯氧通气。
- 用苯二氮䓬类抑制癫痫发作,避免使用异丙酚。
- 启动高级生命支持,避免使用血管加压素、钙通道阻滞剂,β 受体阻滞剂或局部麻醉剂,减少肾上腺素剂量至 1μg / kg 以下。
- 给予 20%脂肪乳注射液,按 1.5mL/kg 弹丸式注射 (超过 1 分钟) 之后开始按 0.25mL/ (kg·min)的速度注入。

如持续心脏骤停需要重复给予脂肪乳剂,注入速率可达到 0.5mL/(kg·min),上限近似 10mL/kg。

局部麻醉剂浓度和最大剂量(大约 70kg 的患者):

1.利多卡因→5mg/kg

- 1%利多卡因=10mg 利多卡因/mL
  最大剂量 35mL
- 2%利多卡因=20mg 利多卡因/mL
  最大剂量 17.5mL

2.利多卡因和肾上腺素→7mg/kg

- 1%利多卡因和 1:200 000 肾上腺素=10mg 利多卡因/mL+5μg 肾上腺素/mL
  最大剂量 49mL

- 2%利多卡因和1:100 000肾上腺素=20mg利多卡因/mL+10μg肾上腺素/mL

  最大剂量24.5mL

3.布比卡因加或不加肾上腺素→2.5mg/kg

- 0.25%布比卡因=2.5mg/mL

  最大剂量70mL

- 0.5%布比卡因=5mg/mL

  最大剂量35mL

硬膜外镇痛/麻醉

产程中腰椎硬膜外局部麻醉是用于缓解疼痛最常见的方法。硬膜外腔分界上至枕骨大孔,下至硬膜囊底部,前方为后纵韧带,后方为黄韧带。进入硬膜外腔的方法是从后背穿过皮肤、皮下脂肪、棘突上韧带、棘突间韧带和黄韧带,进入硬膜外腔(图20-4)。

硬膜外腔的大小根据不同间隙变化,最大直径在L_2间隙,范围在4~9mm。能帮助打开硬膜外腔骨骼入口的一个简单操作是腰椎弯曲(图20-5)。

硬膜外腔包括脂肪、椎静脉丛、淋巴管、动脉和硬脑膜脊髓神经突起。怀孕时腹内压增加,静脉丛变得膨胀。这种现象以及妊娠期间硬膜外脂肪的增加,使得硬膜外腔体积大幅减少。因此,相比没有怀孕的患者,孕妇通常需要更少剂量的局部麻醉剂,以产生类似水平的阻滞作用。

硬膜外管置入后,根据适当的疼痛通路和产程的相应阶段给予局部麻醉剂。在第一产程,阻断T_{10}水平以下就足够了。在第一产程末和第二产程,被阻断的神经包括骶区,孕妇应该采取半坐卧位以利于局麻药向下传导。最后,在胎儿娩出前和第三产程,孕妇可以坐直(腔静脉倾斜)来确保药物传导至骶神经根(图20-6)。这种阻断可以通过间歇注射或持续输注药物,并在产程中改变患者体位来实现。

镇痛的最高平面在T_{10},导致供应骨盆、躯干下部和四肢血流的最低5个血管段的血供减少,导致总外周阻力、静脉回流和心输出量的下降。在正常孕妇,这种阻断将引起心血管反射性收缩以维持收缩压。静脉适当注入晶体液,使产妇侧卧,并减少局部麻醉药的剂量,均可保证盆腔脏器的血供。

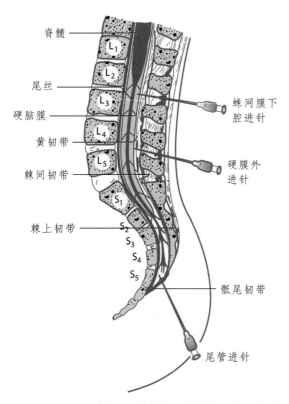

图20-4 腰骶部解剖显示了硬膜外腔和蛛网膜下腔注射的进针深度。

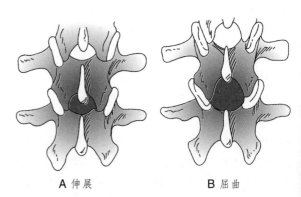

A 伸展　　　　B 屈曲

图20-5 腰椎。当患者固定时,腰椎间隙增大,能提高进入硬膜外腔/蛛网膜下腔的能力。

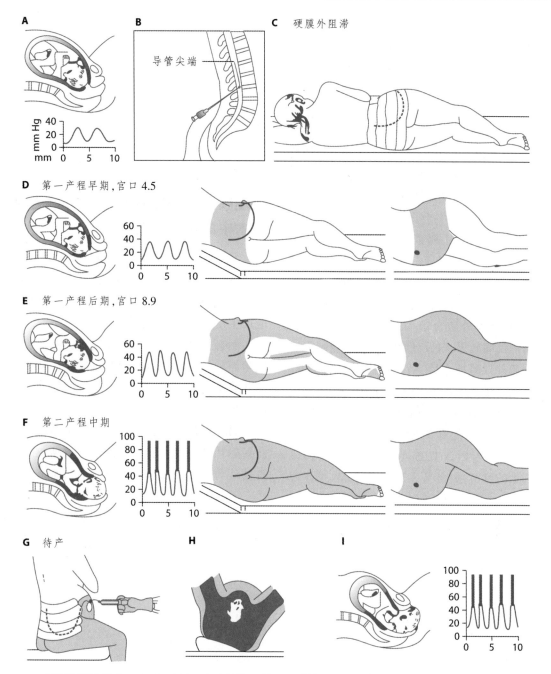

图 20-6　腰椎硬膜外镇痛。(A~C)在第一产程早期可放置硬膜外导管。(D)当患者经历分娩阵痛,可以注入局部麻醉剂形成 T_{10}~L_1 神经阻滞。(E~F)第一产程晚期和第二产程中期,患者体位应升高 15°~20°,允许局部麻醉药向尾部扩散形成 T_{10}~S_5 神经阻滞。(G~I)保证局部麻醉剂向骶神经根扩散,一旦胎头屈曲和内旋转时,可注射更多的局部麻醉剂,且患者采取直立坐位,左侧卧位。

延伸至 T_4~S_5 的高位硬膜外麻醉会影响血管的收缩，可导致显著的低血压。在这种情况下，孕妇进行液体灌注和侧卧可以减少心血管系统的反应。对正常分娩患者而言，没有必要延伸硬膜外阻滞至 T_{10} 水平以上而且结果适得其反。如果硬膜外镇痛需要改成剖宫产的麻醉，这些风险是必要的，应该采取措施来防止这种情况发生。此外，去氧肾上腺素(抗休克药)是最好的血管加压药，可以升高血压而不减少供应子宫的血液。研究表明，与既往使用麻黄素相比，预防性输注去氧肾上腺素能改善胎儿酸碱平衡状态和阿普加评分。

腰椎硬膜外镇痛/麻醉的禁忌证见表 20-5。局部镇痛/麻醉的优点和缺点概述见表 20-6。

脊髓/硬膜外联合镇痛技术能提供快速起效的脊髓镇痛效果，以及硬膜外阻滞的控制灵活性。硬膜外导管插入后，沿着脊柱注入 10μg 舒芬太尼或 25μg 芬太尼，在第一产程早期(宫口扩张小于 5cm)可以给患者提供几小时可靠的镇痛。不断注入温和的局部麻醉药 (0.125%/0.0625%布比卡因或 0.2%/0.1%罗哌卡因)，以及低剂量的麻醉剂(舒芬太尼 1~2μg/mL 或芬太

尼 5~10μg/mL)，可以为产程后期提供良好的会阴区镇痛。如果需要，更高浓度的布比卡因或利多卡因可以产生更彻底的神经阻断。这种组合技术的优势包括更少的运动神经阻滞、低血压、使用局部麻醉药的固有毒性风险以及更快的给予镇痛。

鞘内注射阿片类药物的副作用和相应治疗方法在表 20-7 中列出。

在硬膜外镇痛和脊髓/硬膜外联合麻醉技术中的胎儿心动过缓

胎儿心动过缓是麻醉诱导后胎儿心率下降，可能是由于产妇低血压或子宫过度收缩。主要与脊髓/硬膜外联合麻醉技术相关，也可见于能产生镇痛的任何麻醉技术。

胎盘循环依赖于孕妇收缩压，突发交感神经阻滞的局麻药可以减少胎盘灌注，从而导致胎儿心动过缓。局部灌注减少可能使产妇收缩压产生一个不确定的下降。

另一种解释是，胎儿心动过缓是由于鞘内注射阿片类药物引起的子宫张力过高。子宫强直被认为是由于镇痛效果导致孕妇血浆肾上腺

■表 20-5　腰椎脊髓麻醉/镇痛的禁忌证

- 产妇拒绝行脊髓穿刺或对脊椎穿刺有强烈的恐惧。在我们的经验中，医师向许多最初担忧的患者提供有关硬膜外阻滞的正确解释后，产妇会同意麻醉。然而，如果产妇仍然拒绝，则是绝对禁忌证
- 实施麻醉者不仅缺乏麻醉的技术，而且缺乏治疗产妇和及时处理并发症的技术
- 穿刺点或硬膜外腔感染
- 出血、脱水或营养不良所致严重血容量不足
- 凝血因子缺乏症
- 操作室间缺乏可及时使用的复苏设备
- 除了以上的绝对禁忌证，接近会阴部的骶尾部感染或囊肿是连续骶尾部硬膜外麻醉的绝对禁忌证

相对禁忌证包括：
- 产科医师缺乏麻醉对分娩的影响的经验
- 急产或需要立即麻醉的任何情况。另一方面，技术熟练和经验丰富的麻醉师可以给产程中已经放置硬膜外管的患者迅速准备麻醉
- 头盆不称，除非剖宫产前试产已使用阻滞麻醉

Reproduced with permission from John J. Bonica. *Principles and Practice of Obstetric Analgesia and Anesthesia.* 2nd ed. malvern, pa: Williams & Wilkins; 1995.

表 20-6　局部麻醉/镇痛的优点和缺点

优点

- 与阿片类药物镇痛不同,局部麻醉能够完全缓解大多数产妇的分娩痛苦
- 可以减少甚至消除全身麻醉时胃内容物吸入至肺的危险
- 只要妥善管理,无并发症发生,局部镇痛/麻醉不会造成严重的孕产妇或新生儿并发症
- 第一产程时在适当的时间给药,局部麻醉不会阻碍分娩的进展
- 整个分娩过程都可使用持续麻醉技术,即使中转剖宫产也可以
- 局部镇痛使产妇在分娩过程中保持清醒,这样她可以体验到孩子出生的乐趣
- 剖宫产时行局部麻醉产妇也能保持清醒,可以立即与新生儿接触
- 如果产妇麻醉良好,必要时麻醉师可以先离开她而进行新生儿复苏

缺点

- 相比全身性药物或吸入性药物,局部麻醉技术需要更强的技术来管理
- 即使有经验的医师也可能发生技术失误
- 如果不及时妥善处理某些技术产生的副作用(例如,产妇低血压),可导致母胎并发症进一步加重
- 局部麻醉技术产生的会阴肌麻痹会干扰产程的内旋转机制,增加持续性枕后位的风险,因此需要借助仪器
- 局部麻醉技术只能在医院进行

表 20-7　鞘内注射阿片类药物的副作用和推荐的治疗方法

副作用	治疗
瘙痒	苯海拉明,25mg IV
	异丙酚,10mg IV
	纳络酮,40μg IV
恶心和呕吐	胃复安,10mg IV
	异丙酚,25mg IV
	纳络酮,40μg IV
	枢复宁,4mg IV
低血压	静脉输液
	麻黄碱
尿潴留	导尿管
	纳洛酮,40μg IV

素突然下降,肾上腺素 β-拟交感神经药的随后撤回对子宫肌层的影响。然后导致胎盘血流量减少、胎儿窒息和胎儿心动过缓。

麻醉前用晶体液充分水化可以预防麻醉平面高于分娩镇痛所需的平面,使麻醉水平超过分娩镇痛必要的相关神经根。基于这种生理改变,针对这种并发症的治疗应该是松弛子宫。可以静脉注射 1~2 单位剂量的硝酸甘油(60~90μg)来逆转子宫张力过强。苯肾上腺素(40~80μg)可以治疗麻醉所致的低血压。持久的子宫张力过大可以使用另一剂量的硝酸甘油或β受体激动剂,如特布他林 0.25mg 静脉注射。然而,特布他林在一定时间内可能导致子宫松弛和孕产妇心动过速。

其他局部镇痛/麻醉技术

当镇痛分娩的镇痛范围不够时,有两项重要的技术可以被产科医护人员供者用于提供镇痛。尽管这些技术相对容易执行,但我们仍需深入了解有关解剖学、生理学以及局部麻醉药对母胎的影响。

双侧阴部神经阻滞

这种阻滞可以对第二、第三产程的疼痛

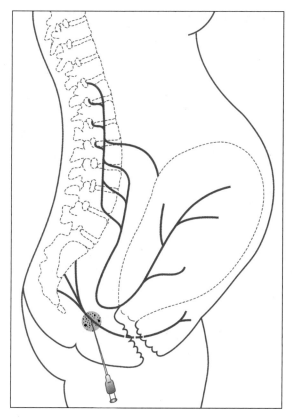

图 20-7　图示与第二产程有关的疼痛只涉及 S_3~S_5 的阴部神经阻滞。

可通过阻断骶神经 S_3~S_5 进行有效阻断（图 20-7）。从阴道进针，经过骶棘韧带后瞄准坐骨棘。按最大剂量 5mg/kg 给予利多卡因（不含肾上腺素的 1% 溶液）能为会阴提供 3~5 分钟的镇痛（图 20-8 和图 20-9）。

双侧宫旁阻滞

宫颈旁阻滞通过阻断 T_{10}~L_1 来阻断子宫的疼痛，使第一产程的疼痛完全缓解（图 20-10）。但是并不能缓解第二、第三产程的会阴部疼痛。按最大剂量 5mg/kg 给予 1% 浓度的利多卡因溶液能够提供将近两小时的良好镇痛。使用宫颈旁阻滞时已有相关的偶发引起胎儿心动过缓的报道，因此应谨慎使用。局部麻醉药与肾上腺素不应该联用，因为胎头以及子宫动脉和静脉丛非常接近注射部位，以至于可能增加母亲和

（或）胎儿摄取肾上腺素的风险。

■ 剖宫产麻醉

脊髓麻醉

当前流行的脊髓麻醉的优势包括相对简单、快速、准确、持续时间长、失败率低、副作用小。它还提供了最低的药物暴露，正如局部麻醉药以组织最小吸收率直接接触神经纤维。

脊髓麻醉的主要缺点是高位 T_2~T_4 神经阻滞导致产妇低血压和穿刺后疼痛（表 20-8）。这种高位脊髓麻醉的风险包括交感神经阻断，以及由此产生的副交感神经刺激。可以导致低血压、胃肠蠕动亢进、恶心/呕吐加重以及子宫灌注的不稳定。有重度哮喘或气道反应性疾病的产妇，可能发生支气管痉挛。同时，高位运动神经阻滞可抑制呼吸肌运动纤维，影响正常通气。

硬膜外穿刺后头痛的风险与穿刺针的大小和类型直接相关。目前使用的 24/26G Sprotte（钝）针，在生育年龄组的患者风险小于 1%。影响局部麻醉药扩散的一个重要因素是患者的体位。如图 20-11 所示，脊柱的最低点是 T_5。因此，麻醉护理时应注意抬高患者的头部，以减少药物不慎向头侧扩散。蛛网膜下腔阻滞的并发症包括以下：

- 生理性：低血压、心动过缓或可能发生的心脏骤停。
- 非生理性：呼吸骤停和毒性反应。
- 神经系统：截瘫，蛛网膜炎或硬膜外穿刺后头痛。

剖宫产全身麻醉

全身麻醉用于危及生命的情况，包括严重的胎儿窘迫、脐带脱垂、肩难产、胎盘滞留时宫腔探查及双胎分娩及子宫内翻复位。产科麻醉中，麻醉师负责两条生命：孕产妇和新生儿。

麻醉前准备包括病史回顾，尤其是和心肺

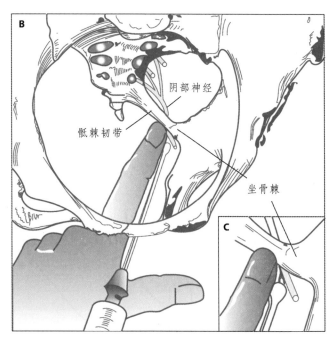

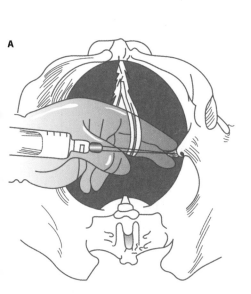

图 20-8　经阴道行阴部神经阻滞。(A~C)这种技术应两侧同时进行。针头通过骶棘韧带并到达坐骨棘后方。在注射局部麻醉药之前,避免不必要的血管内给药。

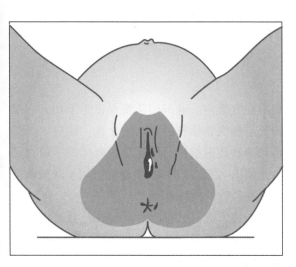

图 20-9　阴影部分显示阴部神经的镇痛或麻醉——足够应对第二产程时的镇痛。

相关的病史及体格检查,气道的评估,身高/体重比较,过敏史,目前用药,静脉通路和血液制品的准备情况。过了早孕期后的所有孕妇都必须当成饱胃,存在胃内容物误吸的风险。这时需要使用非颗粒的抗酸剂、H_2 阻断剂和甲氧氯普胺(胃复安)。与全身麻醉相关的孕产妇死亡的最常见原因是继发于为建立安全气道行气管插管导致的吸入性肺炎。

麻醉前诱导

患者在手术台上应该取左侧卧位防止腔静脉高压并给予监测。应给予 500~1000mL 乳酸林格液,并进行预吸氧。插管时用右手小指掌指关节处在环状软骨上施加压力(Sellick 手法),以防止胃内容物反流至肺部。在麻醉诱导时产科医生一方面应准备手术,另一手放置于患者的胃区。硫喷妥钠(3~5mg/kg)、丙泊酚(1~2mg/kg)、氯胺酮(1mg/kg)或依托咪酯(0.2~0.3mg/kg)可用于静脉诱导(根据患者理想体重)。给予琥珀胆碱(1mg/kg)静脉注射松弛肌肉以便于气管插管。一旦气管插管成功后,产科医师置于胃区的手不应该感受到麻醉医师给予患者的第一次呼吸。如果能感受到嗝气,事实上气管插管导管可

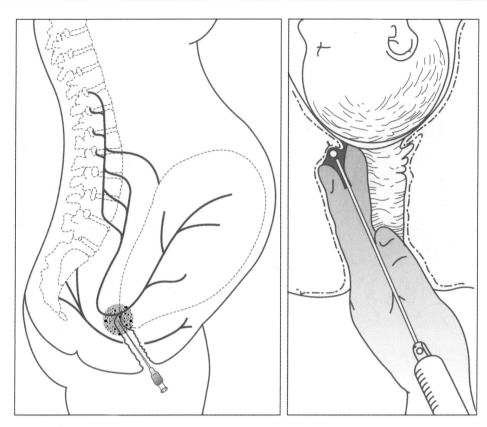

图 20-10　一种双侧宫旁阻滞技术。T_{10}~L_1 的神经阻滞足够应对第一产程相关的疼痛。注射至阴道双侧穹隆。应注意周围组织、更深层次的盆腔神经丛与子宫动脉以及输尿管。

■ 表 20-8　使用脊髓麻醉的主要缺点和禁忌证
主要缺点
频发低血压
穿刺后头痛
禁忌证
穿刺部位感染
中枢神经系统疾病
由于出血、脱水或营养不良导致严重血容量不足
头盆不称（除非剖宫产前试产已使用阻滞麻醉）
孕产妇拒绝或恐惧，或对于局部麻醉情绪不稳定
严重低血压或高血压
缺乏熟练的医师
各间缺乏复苏设备

Reproduced with permission from John J. Bonica. *Principles and Practice of Obstetric Analgesia and Anesthesia.* 2nd ed. malvern, pa: Williams & Wilkins; 1995.

能不在气管内。麻醉团队要保证手术切开前保护气道的气管插管的最大安全性。用吸入麻醉药和静脉注射肌松药维持全身麻醉的平衡直到胎儿娩出。在这个时候，镇静剂可用于降低所需吸入性药物的浓度。

在拔管前，患者应该完全清醒，且可以控制气道保护性反射。应该注意的是，手术结束（拔管）时和开始手术（插管）时一样很大。

图 20-12 是有关插管失败的指南，包括有或无已知的困难气道，有或无通气能力，有或无胎儿窘迫。

当传统的困难气道插管技术失败时，可使用 GlideScope 视频喉镜系统。GlideScope 视频喉镜系统可用于清醒的患者清醒插管前。

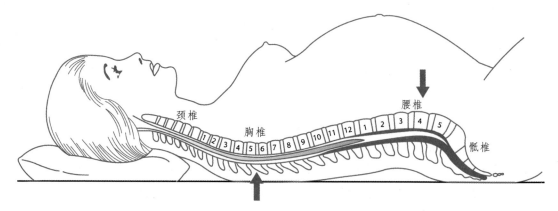

图 20-11　仰卧位女性脊柱的自然弯曲。重力使麻醉平面提升至 T_3~T_5 水平;因此,早期的头高位倾斜能确保较低平面的阻滞。

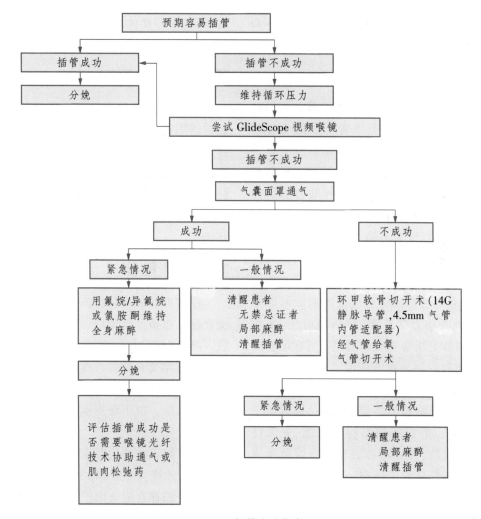

图 20-12　插管失败指南。

■ 特别注意事项

局部浸润麻醉下行剖宫产术

美国妇产科学会（ACOG）指出，产妇的要求是提供缓解疼痛的充足理由。当足够的全身麻醉或局部麻醉可行时，局部浸润麻醉可用于剖宫产。如果麻醉师还没有准备好进行麻醉，而产科医师因为胎儿的生命处于危险之中需进行手术时，产科医师可以选择在局部浸润麻醉下行剖宫产。麻醉师不能使用被认为是不安全的或危及母亲生命的麻醉剂，而将母亲生命置于危险之中（见部分局部麻醉剂的剂量和毒性）。

子痫前期

子痫前期是一种多系统疾病。虽然它的特点是高血压和蛋白尿，但患者可发展为肾衰竭、血小板减少、溶血、肝功能异常以及中枢神经系统受损。顺产分娩时，用麻醉剂或局部麻醉剂行硬膜外麻醉或脊髓/硬膜外联合麻醉能最大程度减轻与分娩疼痛相关的压力。对于剖宫产分娩，关于行硬膜外麻醉还是全身麻醉仍然存在争议。由于硬膜外麻醉剖宫产需要高位阻滞达 T_4 平面，所以存在产妇低血压的相关风险，全身麻醉气管插管对气道的刺激可能导致危险的血流动力学异常，包括高血压、平均肺动脉压和肺毛细血管楔压升高。当有足够的侵入性监测如有创动脉监测时，谨慎地水化，使用新福林并缓慢开始阻滞可以安全地完成硬膜外阻滞。经胸超声心动图（TTE）也可用于检测心脏功能、心脏瓣膜结构与功能、先天性心脏病和血凝块，并进行心脏和肺血管肿块或肿瘤的彩色多普勒血流研究。同时，使用 β 受体阻滞剂（先期诱导）或利多卡因以减轻气管插管的刺激也是安全的。硫酸镁可与去极化和非去极化神经肌肉阻滞剂相互作用，因此麻醉药物剂量必须随之调整。密切监测并在术前与产科医师共同讨论患者情况对确定母亲和婴儿的最佳麻醉方案有所帮助（见第 5 章）。

早产

不管何种原因导致早产的患者，很有可能已使用抑制宫缩的药物。若 β-肾上腺素能药物被用于子宫松弛，必须注意观察心动过速、血压、胸痛、心肌缺血、心律失常、肺水肿、焦虑、恶心/呕吐、高血糖或低钾血症，全身麻醉药物可能会加大这些反应。临产时作为宫缩抑制剂静脉滴注硫酸镁，可以增强肌肉松弛药活性。因为早产胎儿往往是低出生体重，体内储备不足，需特别注意保持子宫胎盘血流灌注（见第 22 章）。

感染 HIV 的孕妇

已发表的文献中已经表明，HIV 阳性的产妇可能不适合局部麻醉。担心感染传播至中枢神经系统、不良神经系统后遗症或患者免疫状态减退的观点均已受到质疑。到目前为止，现有数据显示，没有足够的证据可以说明这些患者使用硬膜外麻醉时上述担心是有根据的（见第 26 章）。

凝血功能障碍

存在可疑凝血功能障碍的产妇术前实验室检查建议包括血红蛋白、血细胞比容、血小板计数、凝血酶原时间（PT）、部分凝血活酶时间（PTT）、纤维蛋白原和纤维蛋白降解产物。目前还没有广泛接受的测试或实验值来确定硬膜外血肿的风险。以下是不推荐使用硬膜外麻醉的一些例子：

- 产妇正在使用肝素提高部分凝血活酶时间或肝素水平大于 $0.24\mu/mL$。
- 产妇存在凝血因子缺乏，例如，血管性血友病因子 XIII 水平低下。
- 产妇患有 HELLP 综合征（溶血，严重的肝转氨酶升高,血小板降低)。

- 产妇合并弥散性血管内凝血。
- 产妇大出血或血流动力学不稳定。
- 尽管许多实验室结果异常采用硬膜外麻醉技术也可平稳度过。然而,在高风险的情况下,和产科医师共同讨论是否会发生大出血,以及和传导麻醉相比全身麻醉的整体风险和利益,有助于决定产妇最全面的麻醉管理。

■ 心脏病:先天性心脏病

心脏结构异常女性的血液分流程度主要是由全身阻力(全身血管阻力)和肺血管床(肺血管阻力)的平衡决定的。在怀孕期间的不同阶段,这些阻力相应地下降。患有房间隔缺损(ASD)、室间隔缺损(VSD)或从左向右分流的动脉导管未闭(PDA)的产妇通常可以很好地耐受妊娠、麻醉和分娩。应注意警惕心律失常、全身性栓塞、右心室肥大和衰竭以及肺动脉高压。这些情况在分娩后胎盘血流消失(血

容量增加)的情况下应尤其注意,因其将导致心脏的前负荷增加,流出阻力大。心脏血流从右向左分流的产妇,如患有法洛四联症或艾森门格综合征,低氧血症和高碳酸血症会加重,全身血管阻力会降低。

当左或右心室流出道梗阻如主动脉缩窄、瓣膜狭窄、血容量不足,或全身血管阻力下降时上述症状显著加重。通过仔细监测并关注可产生心脏损害和相关心肺疾病的病理生理学问题,麻醉和镇痛在高危产妇仍可安全进行(见第8章)。

■ 肺部疾病:肺水肿

当肺水肿发生在怀孕期间,总会存在一个诱发病因(表20-9)。这种情况的基本管理包括查找原因和逆转低氧血症的影响。在阐明病因和有效治疗肺水肿时,经食管超声心动图(TEE)或经胸超声心动图(TTE)监测,以及有创动脉监测是非常有用的工具(见第12章)。

在大多数情况下,分娩时麻醉是以传导麻醉的形式发挥作用。然而,严重呼吸衰竭的孕产妇可能需要气管插管全身麻醉以获得稳定性。

■ 剖宫产使用抗生素的时机

2010年9月,ACOG调整了剖宫产时使用抗生素时机的标准,从脐带夹紧后改为切开皮肤前。皮肤切开前60分钟给予抗生素,伤口感染发生率从之前的1.4%降低至0.6%。

椎管内感染的预防

局部麻醉时椎管内感染是罕见的。2010年,美国麻醉师协会(ASA)预防感染实践咨询部门基于科学证据提出建议,并用经验性证据支持了他们的建议。

酒精和氯己定(洗必泰)的联合使用是抗

■ 表20-9 肺水肿的原因	
心源性(高压力)	
心脏功能异常	左心室收缩性下降,二尖
肺静脉功能异常	瓣狭窄
肺栓塞	二尖瓣反流,血容量超负
气道阻塞	荷,心率失常
子痫前期	静脉闭塞性疾病,神经源
其他方面	性肺血管收缩
非心源性(渗透性)	羊水,血栓,脂肪,空气
成人呼吸窘迫综合征	水肿,哮喘,异物
吸入综合征	肺动脉高压
肺栓塞	气胸,肿瘤,单肺麻醉(下
胎盘早剥	肺综合征)
死胎综合征	
脓毒症	

Reproduced with permission from John J. Bonica. *Principles and Practice of Obstetric Analgesia and Anesthesia.* 2nd ed. Baltimore, md: Williams & Wilkins; 1995.

菌效果最佳、持续时间最长的优选方案。虽然美国食品药物管理局（FDA）还没有批准使用氯己定，因为这种药物在动物鞘内注射时能产生神经毒性，但人类回顾性研究的相关文献表明，与其他药物相比，预先使用氯己定对神经系统影响并没有明显区别，并在 30 天内症状缓解（0%）。

■ 总结

总之，只要认识到产妇疼痛的本质，麻醉师和产科医师掌握可行的技术，即使对于高危产妇，也可以实现最佳护理计划。

（何文君 何泓 译）

推荐读物

American College of Obstetricians and Gynecologists. Committee opinion no 465: antimicrobial prophylaxis for cesarean delivery: timing of administration. *Obstet Gynecol*. 2010 Sep;116(3):791-792.

American College of Obstetricians and Gynecologists. Practice Bulletin Clinical Management Guidelines for Obstetrician-Gynecologist 36. Obstetric analgesia and anesthesia. *Obstet Gynecol*. 2002 Jul;100:177-191.

ASA Guideline on Neuraxial Infection Prevention. *Anesthesiology*. 2010 Mar;112(3):530-545.

Bern S, Weinberg G. Local anesthetic toxicity and lipid resuscitation in pregnancy. *Curr Opin Anaesthesiol*. 2011 Jun;24(3): 262-267.

Birnbach D. *Ostheimer's Manual of Obstetric Anesthesia*. 3rd ed. New York, NY: Churchill Livingstone; 2000.

Biro P. Difficult intubation in pregnancy. *Curr Opin Anaesthesiol*. 2011 Jun;24(3):249-54.

Bonica JJ. *Principles and Practice of Obstetric Analgesia and Anesthesia*. 2nd ed. Baltimore, MD: Williams & Wilkins; 1995.

Butwick A. What's new in obstetric anesthesia in 2011? Reducing maternal adverse outcomes and improving obstetric anesthesia quality of care. *Anesth Analg*. 2012 Nov;115(5): 1137-1145.

Cascio M, Pygon B, Bernett C, Ramanathan S. Labour analgesia with intrathecal fentanyl decreases maternal stress. *Can J Anaesth*. 1997 Jun;44(6):605-609.

Collis RE. Randomized comparison of combined spinal—epidural and standard epidural analgesia in labour. *Lancet*. 1995;345(8962):1413-1416.

Dalton ME, Gross I. *Seminars in Perinatology*. Vol 26, No 2. West Philadelphia, PA: W. B. Saunders; April 2002.

Dennis AT. Transthoracic echocardiography in obstetric anaesthesia and obstetric critical illness. *Int J Obstet Anesth*. 2011 Apr;20(2):160-168.

Fanacoff AA. *Neonatal-Perinatal Medicine: Diseases of the Fetus and Infant*. 5th ed. St. Louis, MO: Mosby; 1992.

Franklin WJ, Gandhi M. Congenital heart disease in pregnancy. *Cardiol Clin*. 2012 Aug;30(3):383-394.

Guyton AC, Hall JE. *Textbook of Medical Physiology*. 9th ed. West Philadelphia, PA: W.B. Saunders; 1996.

Habib AS. A review of the impact of phenylephrine administration on maternal hemodynamics and maternal and neonatal outcomes in women undergoing cesarean delivery under spinal anesthesia. *Anesth Analg*. 2012 Feb;114(2):377-390.

Hughes S. Parturients infected with human immunodeficiency virus and regional anesthesia. *Anesthesiology*. 1995;82(1):32-37.

IARS 2002 Review Course Lectures. Birnbaum, p. 12, Butterworth, pp. 22, 38, 54.

Kreiser D, Katorza E, Seidman DS, Etchin A, Schiff E. The effect of ephedrine on intrapartum fetal heart rate after epidural analgesia. *Obstet Gynecol*. 2004 Dec;104(6):1277-1281.

Lee A, Warwick D. Ngan K, Gin T. A quantitative, systematic review of randomized controlled trials of ephedrine versus phenylephrine for the management of hypotension during spinal anesthesia for cesarean delivery. *Anesth Analog*. 2002;94:920-926.

Loubert C. Fluid and vasopressor management for cesarean delivery under spinal anesthesia: continuing professional development. *Can J Anaesth*. 2012 Jun;59(6):604-619.

Mercier FJ, Dounas M, Bouaziz H, Lhuissier C, Benhamou D. Intravenous nitroglycerin to relieve Intrapartum fetal distress related to uterine hyperactivity: a prospective observational study. *Anesth Analg*. 1997 May;84(5):1117-1120.

Mercier RJ, Zerden ML. Intrauterine anesthesia for gynecologic procedures: a systematic review. *Obstet Gynecol*. 2012 Sep;120(3):669-677.

Neal JM, Bernards CM, Butterworth JF, et al. ASRA practice advisory on local anesthetic systemic toxicity. *Reg Anesth Pain Med* 2010;35:152-161.

Norris MC. *International Anesthesiology Clinics*. Vol 32, No 2. Hagerstown, MD: Lippincott Williams & Wilkins; 1994: 69-81.

Ouzounian JG, Elkayam U. Physiologic changes during normal pregnancy and delivery. *Cardiol Clin*. 2012 Aug;30(3):317-329.

Practice guidelines for obstetric anesthesia: an updated report by the American Society of Anesthesiologists Task Force on Obstetric Anesthesia. *Anesthesiology*. 2007:106: 843-863.

Seminars in Perinatology. New Techniques & Drugs for Epidural Labor Analgesia. Philadelphia, PA: W.B. Saunders; April 2002:100, Table I.

Shnider SM. *Anesthesia for Obstetrics.* 3rd ed. Baltimore, MD: Williams & Wilkins; 1993.

Soltanifar S, Russell R. The National Institute for Health and Clinical Excellence (NICE) guidelines for caesarean section 2011 update: implications for the anesthetist. *Int J Obstet Anesth.* 2012 Jul;21(3):264-272.

Sviggum HP, Jacob AK, Arendt KW, et al. Neurologic complications after chlorhexidine antisepsis for spinal anesthesia. *Reg Anesth Pain Med.* 2012:37:139-144.

Wallace D. Randomized comparison of general and regional anesthesia for cesarean delivery in pregnancies complicated by severe preeclampsia. *Obstet Gynecol.* 1995;86(2):193-199.

Zakowski M. "Obstetric Anesthesiology: What's New, What's Old and What's Standard?" How to avoid conflict and achieve good outcomes. *CSA Bulletin.* California Society of Anesthesiologists. Fall 2011. Vol 60, No 3, pp 87-96.

妊娠期精神病急症

Paul Berkowitz, Marlin D. Mills

精神障碍在育龄期妇女中是很常见的。妊娠以及围绕妊娠所产生的一系列事件都会带来明显的情绪和心理压力。即使在计划性妊娠的情况下，妊娠的妇女、她的丈夫、她的家庭、她的朋友以及她的医疗服务提供者都承受着这种压力。

什么是精神障碍急症？精神障碍的表现形式多种多样，照顾高危妊娠患者的产科医师及产科工作人员（以及他们的家庭）经常会面对一些可能会导致危险的行为。尽管每一个产科医师都会有自己的一套个人反应来处理各种破坏性的行为或性格类型，但他们的反应通常来自产科医师经验性的理论，即保证母婴安全即可。因此，我们迫切需要一个更加结构化、紧密化及组织化的模式来识别及管理这类患者。

虽然已经有很多关于妊娠期妇女心理健康问题和精神障碍的文章，但这些文章分散在各个专业领域[1]。在产科研究生的正规培训课程中，这方面的知识较少[2]。

本章接下来的内容，就是希望为大家提供一个解决妊娠期精神障碍急症问题的较为清晰并易于理解的指南。患有妊娠期精神障碍急症的妇女包括：有精神障碍病史、妊娠期新出现精神症状或行为异常及其他医疗干预引起精神症状（如：谵妄）。本章将讨论两类患者（有自残或攻击他人行为的患者及激动或躁狂的患者）的治疗方法，并将回顾精神病药物和非药物治疗在妊娠期间的使用。

■ 有自残或攻击他人行为

也许妊娠期精神障碍患者最令人担心的行为就是她可能会伤害自己或她的孩子，或是她周围的人。有时，患者只有在有自杀倾向时才会申请精神科紧急会诊[3]。在美国，自杀是死亡的第十一大原因[4]。大约5%的女性自杀发生在生育年龄，并且完成自杀的妇女中，妊娠期妇女占近2%。随着妊娠早期自然流产或人工流产率的增加，自杀率也在增加（表21-1）。

尽管有宗教信仰的约束，但有自杀倾向的女性相对于男性来说更有可能完成自杀行为，因此女性的自杀完成率较高。

评估自杀或伤害他人（包括胎儿）的风险，是最重要并且必须及时进行的，不管是用专业的方式或是凭感觉。虽然有众多自杀风险的筛

■ 表 21-1　妊娠期自杀[5]

	（每 100 000 人）
• 年平均率	11.3
• 出生时艾滋病率	5.9
• 流产率	18.1
• 人工流产率	34.7
• 5.4%的同年龄段妇女自杀	
• 其中 1.7%的妊娠期妇女自杀	

查工具，但迄今为止最有价值的工具是与患者及她的支持者进行礼貌而又开放性的对话。关于自杀的筛选有一个常见的误解是，认为可能会通过询问患者关于自杀的想法而增加患者试图自杀的风险(或把自杀的概念植入患者的思想)。有证据显示：对患者自残的想法提出质疑，可减轻患者相关的情绪困扰，甚至可能有助于减少自杀的风险。针对有自残或攻击他人行为的患者，对她们的想法或感受进行一次诚实、开放并且温和的调查，往往会得到很多有用的信息(表21-2)。

一些女性可能会把表达自己的自杀想法作为一种必要的手段，来缓解她们的紧张情绪。而其他一些女性可能利用自杀来换取家庭或他人更多的情感支持。尽管并不是每个表达自杀想法的女性最终都会去尝试自杀甚至完成自杀行为，但是考虑到潜在的风险太大，因此每一个有自杀想法的妇女都应该得到适当的关注。

布置一个安全的环境！我们可能会随时随地遇到一个有自杀倾向的患者，要给予她们最基本的干预措施来保障她们的安全。表21-3列出了一些可用于保障患者安全的措施。

■ 激动或躁狂

愤怒的表达往往遵循公认的模式。就像处理有自杀倾向的患者可能会引起包括医疗服务提供者在内的一些人强烈的情绪反应，处理一个愤怒的、有对抗性的、好斗的或刻薄的患者(或患者的家庭成员)也会引起强烈的情绪反应。意识到这种模式可以引导医疗服务提供者消除这种潜在的危险情绪。愤怒来源于压力。虽

■ 表21-3 安全保障干预措施

门诊设置
- 不让患者独处——雇佣办公室人员，成立危机应对小组，由家庭成员或朋友陪同共同应对危机至消失
- 如果她的安全不能得到适当的保障，则将其安全可靠地运送到紧急情况评估中心(或危机评估中心)
- 危机小组能到产科办公室来吗？
- 如果担心眼前的伤害或危险，那就考虑报警
- 如果有一家已建立的门诊心理健康服务中心，应立即与他们接触，以寻求指导和支持

住院设置
- 不要让患者独处——利用同伴(按照医院政策)
- 参与其他支持——家庭、朋友、精神领袖等
- 请求精神病学会诊

然愤怒可能并不总是来源于特定的压力，但恐惧是一种痛苦的情感，往往表达为愤怒。就像爆炸一样，往往通过一个触发事件(如一个评论、作为/不作为或事件)释放出一连串的情绪，最终表达为愤怒。愤怒是一种普遍存在的人类情感。然而，愤怒的根源往往是难以澄清的，我们可以更多地关注愤怒形成阶段的行为表现(表21-4)。

当面对不断升级的情况时，最初的反应应该是保持冷静(无论是身体上的还是情感上的)并保持良好的眼神接触(但要记住，在一些文化中直接的目光接触可能被视为侵略)。患者试图传达些什么给你，但传达的内容可能任何人都不清楚(包括患者自己)。这时你的工作就是尽可能多地收集数据，这会帮助你更容易达到目的。表

■ 表21-2 关于自杀(或自残)想法的移情问题的例子

A.你曾经想过伤害自己么？
B.你现在有伤害孩子的想法么？
C.你曾经试图伤害自己么？
D.你现在感觉自己是安全的么？

■ 表21-4 愤怒的过程
- 紧张性刺激
- 痛苦的核心感受
- 触发性语句
- 愤怒
- 情绪触发

■ 表 21-5　理解愤怒的患者

- 最初的反应应该是暂停,承认情绪,并试图达成共识
- 有必要从情绪激昂的情况中退一步,试着分析一下发生了什么
- 让患者坐下来,或尝试采取类似的姿势(镜像策略),而不是采取咄咄逼人的姿态
- 建立眼神交流可能是有用的,然而,在某些文化中,这可能显得有侵略性
- 适当地称呼患者(或亲属)
- 避免使用过于昵称或熟悉的称呼,直到建立良好的关系
- 冷静点
- 让自己看上去很舒服,控制自己的情绪
- 真诚地关心患者的问题
- 使用清晰、坚定、不带情感的语言
- 听着!
- 允许患者表达他们的感觉,帮助减轻他们的负担
- 给予适当的保证(但不要为了安抚患者而过分)
- 给予充足时间(至少 20 分钟)
- 试着找出任何隐藏的事件
- 认识到愤怒和恐惧之间的关系

21-5 列出了一些了解患者需求的有用的步骤。

下面列出一些这种情况下可以被用到的技巧,这些技巧可以逐步解决危机状况,并且这些技巧已在许多文章中被提及,如行为医学发现:费尔德曼的临床实践指南(2007)[6]。

建立模型

- 慢,平稳的呼吸
  - 控制声音的节奏和音调
- 开放式的肢体语言
  - 控制你的身体语言,避免封闭、咄咄逼人的姿态。直接坐在一个人面前会出现对抗性。可考虑坐在 45°角的方位。如果安全,应面向同一个方向。

形成报告

认真倾听。使用具有移情作用的语句。

"我能理解你的感受。"

"你对这件事的反应如此强烈,这令我感到担心。"

"告诉我如何才能让你感到更简单。"

对抗(很难完成,除非已经建立了融洽的关系)

"你看起来很生气?"

"这样不像是你。"

"我觉得你对……感到难过。"

"扰乱你的是什么?"

"到底是什么让你有这样的感觉?"

反思,简单化,澄清

不要总是重复患者的陈述或短语,但可以尝试准确表达或改述你认为患者想要沟通的内容。

"我感到困惑的是你在生我的气。""那么你觉得……"

"你似乎在告诉我……""如果我理解正确的话……""告诉我更多关于这个的信息。"

"我想让你更深入地讲讲这一点……这似乎很重要。"

搜索

"你对你自己或你孩子的健康有什么特别关注的问题吗?"

"告诉我更多。"

"家里的事或工作怎么样?"

"你的睡眠和食欲好吗?"

"你做过什么特殊的梦吗?"

"你能识别出和你有同样问题的人吗?"

■ 患者暴力:自我防卫/医疗服务提供者的安全

- 过去的暴力史是未来发生暴力事件的最强预测指标。
- 关注先兆性症状(拳头紧握,使用侮辱的语言,摔打东西,口头威胁)。
- 口头上对患者的威胁进行干预。
- 评估使用的武器。
- 积极应对不断升级的威胁行为。

- 不要犹豫寻求安全支持。
- 时刻注意为自己选择一个容易撤出去的位置。
- 如果不能逃出去,那就准备好自卫。

没有人有 100% 的把握去预测何时患者会变得暴力。患者感知到伤害(无论是身体上的或心理上的)会增加对临床医师实施暴力的风险,特别是他们的抱怨没有受到重视时。对于已经感受到你的努力,但依然感到不安的患者的管理不同于这些继续升级敌意行为的患者。

当愤怒开始控制身体行为(如,激动),应评估其他潜在原因(如中毒、谵妄、精神病、癫狂等),从而防止这些原因在患者拒绝回应或不能回应的情况下被忽略,因此进一步的调查是必要的。表 21-6 列出了导致激动的一些潜在原因,表 21-7 则列出了精神状态改变原因的诊治指南。

控制突发情况的一部分目标是保证患者、员工和附近其他人的安全。鉴于这种情况下患者往往是高度情绪化的,因此必须利用基本的危机管理技术来保证问题的顺利解决。表 21-8 描述了如何管理这类情况,表 21-9 列出了经常用于治疗患者焦虑的常用药物。少数情况下必须进行行为约束。表 21-10 列出了孕期行为限制的方法。

■ 焦虑

焦虑症是一般人群中最常见的一种精神状况[1],其发病率高达 18%~28%。虽然没有关于孕妇中患焦虑症的比例报道,但至少可以肯定的是这一比例不会低于一般人群中的比例。

表 21-11 列出了焦虑症可能会表现出的一系列症状。

有些孕妇可能会在孕前或是孕期出现焦虑症状。这可能与对妊娠产生的各种现实的或不现实的恐惧有关。宝宝是否健康是孕妇最担心的问题,特别是当妊娠期胎儿 B 超确定或是怀疑胎儿有疾病时,她们的恐惧会加重。她们会担心阴道分娩的痛苦以及阴道试产失败而需要转为剖宫产。她们还会担心怀孕会造成身材走形

■ 表 21-6　激动的潜在原因·

- 中毒[乙醇(医),非法药物,药品]
- 戒断综合征(乙醇,阿片类药物,非法药物)
- 谵妄
- 精神错乱
- 躁狂

■ 表 21-7　对精神状态改变原因的评估

I WATCH DEATH

I=感染

W=戒断综合征

A=急性新陈代谢变化

T=创伤

C=中枢神经系统病理

H=缺氧

D=先天不足

E=内分泌疾病

A=急性血管

T=中毒或药物

H=重金属

■ 表 21-8　妊娠期激动的处理

- 重新评估
  - 接触计划
  - 限制参与/与患者沟通的人数
  - 一名发言人
- 干预措施
  - 建立友好关系/信任
  - 明确患者想要/需要的东西
  - 明确你想从患者那里得到什么/需要什么(哪些可以容忍,哪些不能容忍)
- 安全援助:当需要时,无论是否可见,进行限制
  - 了解国家法律和医院政策的具体安全程序和使用限制措施是强制性的
  - 确保使用限制措施的文件合理

■ 表 21-9　用于治疗焦虑症患者的药物

分级	分组	药物(通用)	典型药物剂量范围 (根据需要使用)	FDA 风险分级
镇静药				
	抗组胺药			
		苯海拉明 [a]	25~50mg q6h	B
		安泰乐 [a]	25~50mg q6h	C
	苯二氮䓬类			
		劳拉西泮 [a]	0.5~2mg q8h	D
		阿普唑仑	0.25~1mg q6h	D
		安定	2~10mg q12h	D
		去甲羟基安定	10~30mg q8h	D
		氯硝西泮	0.5~2mg q12h	D
		咪达唑仑	1~2mg IV	D
神经松弛剂				
	传统药物			
		氟哌啶醇 [a]	2~10mg q6h	C
		氯丙嗪	25~50mg q8h	C
		羟哌氟丙嗪	2~10mg q6h	C
		甲哌硫丙硫蒽	2~5mg q12h	C
		羟哌氯丙嗪	4~8mg q12h	C
		甲哌氟丙嗪	2~5mg q12h	C
	非典型药物			
		奥氮平 [a]	2.5~5mg q8h	C
		利培酮	1~2mg q12 h	C
		阿立哌唑	2~5mg q12h	C
		齐拉西酮	20mg ql12h	C
		喹硫平	25~50mg q8h	C
		马来酸阿塞那平	5~10mg q12h	C

[a] 通常作为第一选择。

■ 表 21-10　妊娠期行为限制指南

- 如果需要限制,应尽可能缩短限制时间
- 在限制过程中,激动的孕妇可能无意中伤害自己或胎儿
- 脱位、骨折、胎儿创伤、产科并发症
- 仰卧限制位可阻碍静脉回流(仰卧位低血压综合征),尤其是在孕晚期
- 患者稳定下来以后应根据孕周监测胎心率和宫缩
- 药物干预
- 与行为限制相比,药物管理对患者和胎儿的风险较小。如果其他干预措施失败,这是控制激动(与行为约束相比)的首选方法。

■ 表 21-11 焦虑症[7]

恐惧性障碍不伴广场恐惧症

恐慌症伴广场恐惧症

广场恐怖不伴恐怖性病症史

特异性恐惧症

社交恐惧症

强迫性神经(官能)症

创伤后应激障碍

急性应激障碍

广泛性焦虑症

以下原因引起的焦虑症(一般健康状况)

    药物诱发型焦虑症

    焦虑障碍

及剖宫产会留下瘢痕。其他心理问题如:经济紧张及与家庭其他成员之间的关系紧张问题。

与焦虑症相关的精神病紧急情况确实存在。与焦虑有关的精神急症可表现为惊恐发作。精神急症还表现为不配合医疗行为、药物或其他物质滥用(非处方药或违禁药物)。

另外值得注意的是,焦虑症的症状可因孕妇自行停止药物治疗(或主治医师建议其终止用药)而加重。

焦虑可以表现为精神紧张,敌意,精神运动激惹(烦燥不安,无意识活动),躯体不适(胸痛、气短、出汗、感觉异常、恶心、以及其他躯体症状)或明显的恐慌。首先应与患者及其亲属建立良好的沟通。然后,对患者身体进行评估(包括生命体征、体格检查和胎儿状况评估),这可以帮助排除一些医疗因素(如缺氧)造成的焦虑状态。冷静地回顾一下患者的体格检查和胎儿评估情况,同时开始基本的行为心理治疗(深呼吸或连续肌肉收缩/放松练习)通常可以缓解焦虑症状。

其他治疗方法失败后应考虑使用药物治疗。苯二氮䓬类药物已被证明可用于治疗短期焦虑症。鉴于对新生儿存在潜在影响,孕妇使用此类药物需谨慎。

应根据孕周、病情严重程度以及患者以前的用药情况来选择合适的抗焦虑药物。并且应咨询儿科或新生儿科医师。

分娩过程是非常令人兴奋的,但同样可能令人沮丧。如果患者焦虑状态升级,使她不能在分娩过程中积极参与,那与其进行清晰的沟通是必不可少的。患者一定要知道此时的情况并能够配合,并且若需紧急手术,患者需要能够签署手术同意书。产房可能会很混乱,这会进一步影响患者的配合。先前存在的焦虑障碍,例如创伤后应激障碍(PTSD)可能由围绕怀孕的事件被重新激活。

受过性侵的妇女可能会拒绝侵入性医疗干预,如阴道检查。创伤后应激障碍可发生于有流产史或其他与妊娠有关的创伤的妇女。创伤后应激障碍还可能发生于一些产科突发事件之后,如脐带脱垂、母体出血或剖宫产麻醉不足。

与这些焦虑的妇女进行沟通,告知她们可能会面临的潜在风险,可以使这些妇女受益。因为了解到医师已经有了可靠的方案去控制这些她们面临的风险,因此她们可以控制住自己日渐增长的焦虑情绪并且与产科医师进行良好的医患合作。不良事件发生后的交流沟通可以让产妇表达出她们的疑虑,并且使她们的问题得到解答,从而防止她们出现产后压力过大。

总之,建立亲密的、互相信任的关系可以使患者及她的家庭以及整个治疗团队受益。一些提前性的措施,如针对她的疑虑和如果不良事件发生后如何处理进行提前沟通,并且允许涉及文化及宗教信仰方面的问题(如治疗开始前的祷告),这样不仅会对患者有好的影响,并且对她的家庭以及健康服务提供者都有益。

■ 情绪障碍

单相和双相谱系情绪障碍往往发生在十八

九岁至二十几岁的女性身上,这些女性往往同时处于生育高峰年龄。已经有很多探讨性激素与情绪障碍之间关系的文章,并且这些文章尤为关注产后情绪状态。产后情绪障碍分为轻型(或自限型)及重型(或狂躁精神病),其发病率为 10%~80% 不等。孕妇情绪障碍在与其沟通时很难被识别,因此其发病率尚不完全清楚。普通人群中抑郁症的发病率约为 2%~10%,高危孕妇中围生期抑郁症的发病率高达 20%~25%。

产科医师或围生专家必须将抑郁症的评估作为产检的一项常规项目。抑郁症通常是由精神或心理打击造成的,因此不难识别出高危患者中有发展为抑郁症可能的这部分患者。筛查可以从一个简单的问题开始,如"你最近心情怎么样啊?"而想要进一步正规筛查,通常使用爱丁堡产后抑郁量表(EPDS)[8]。不过也有很多其他筛查工具可以使用(并且很容易在门诊或医院内实施)。

抑郁症的影响是深远的。它可能导致缓慢的情绪累积、自我关注减少、冷漠、依从性降低甚至自杀。社会、文化甚至经济问题都会影响抑郁症的发生。对大部分妇女来说,抑郁症可能暗

示她们对自己即将成为一位母亲而感到准备不足。抑郁症往往伴随着耻辱感,这使得她们很难去寻求适当的帮助。

至今为止,临床医师都没有一个非常合适的工具来帮助他们识别抑郁症。表 21-12 列举了围生期抑郁症常见的危险因素。

抑郁症的表现形式不一。与患者进行良好沟通,从而收集到更多数据并为其提供帮助可以促进医患关系。并且也应与患者的配偶及其他家庭成员建立良好关系。这些良好关系的建立可以为医师提供大量信息,从而能使医师为这些高危产科患者提供更好、更舒适的服务。

躁狂并不是双相情感障碍(BD)的特征表现。因为药物导致的躁狂并不罕见,并且往往伴随着违禁药物的滥用,如可卡因或脱氧麻黄碱。还有一些病例报道称一些药物的过量使用也会导致躁狂,如前面提到过的哌醋甲酯及右旋安非他命。如已排除这些药物滥用,那么躁狂的存在可作为 BD 的特征表现。

躁狂指的是一种升级的精神状态,其特征性表现为兴高采烈或豪爽的情绪、睡眠需求减少、非常冲动及鲁莽、自大的感觉、思维奔逸及语速飞快。躁狂情绪可不由自主地出现或受到精神刺激时出现。精神病的症状可伴随躁狂出现(如抑郁),并且可导致许多并发症,如:暴力及其他危险行为。当面对一个躁狂发作的孕产妇时,通常的方法是保证孕妇及胎儿的安全并及时开始心理辅导。收集尽可能多的信息,包括她目前的药物治疗方案及暴力或其他危险行为发作史。

通常一位妇女发现自己怀孕后往往会停止服用抗抑郁药物,但这会导致更差的结局并且会加重她的病情。Einarson(2001)的一篇报道指出,约 70% 的孕妇会突然停服抗抑郁药物,因为她们担心药物的致畸作用,或是因为听从医师的建议[9]。在这些突然停药的妇女中,约 30% 病情加重,甚至有的有自杀的意念,有 10% 的妇女

■ 表 21-12　围生期抑郁的危险因素	
产前抑郁	家庭关系复杂
育儿压力	工作压力/新工作/夜班工作
生活压力	严重的经济困难
社会支持差	最近的压力事件
产前焦虑	遭受暴力或虐待
婚姻关系差	单亲
作为父母信心不足	物质使用障碍
既往抑郁病史	家庭产后抑郁史
幼儿在家需要照顾	儿童或少女怀孕
难产	之前胎死腹中
甲状腺疾病	医学/产科并发症
产后抑郁症病史	饮食不良或严重的晨吐
严重的经前综合征(PMS)	抑郁症家族史
早期或近期失去父母/支持	其他精神疾病

需要入住精神病院治疗。患精神疾病是否需要服用药物对妊娠期的患者来说是一个复杂的问题，因为她们要考虑药物对孕妇及胎儿的影响。在开始服用任何一种精神疾病药物之前都要综合考虑，包括要知道这种药物的副作用、其FDA妊娠类别评级、是否造成过致畸事件及孕妇服药的注意事项。

抗抑郁药通常被用于治疗单相抑郁。选择性5-羟色胺再摄取抑制剂(SSRI)是近年来临床上广泛应用的抗抑郁药，具有疗效好、不良反应少、耐受性好和服用方便等特点，并已成为抑郁症患者的首选药。已有很多关于这类药物用于妊娠期患抑郁症的妇女的报道。但最近有研究称，孕早期服用此类药物可能导致胎儿室间隔缺损[10,11]。因此，医师是否对妊娠期妇女进行精神病药物的治疗，要综合考虑药物对胎儿的影响及不服药对孕妇精神疾病的影响。并且要与孕妇及其配偶或家人进行深入、反复地沟通。建议与一位对妊娠患者具有丰富经验的精神病医师进行会诊，但通常这样的医师都是社会或家庭医师。

抗抑郁药的副作用包括：恶心/肠胃道(GI)不适、头痛、头晕、震颤、食欲下降、失眠/睡眠过多及性功能障碍。5-羟色胺综合征是指神经系统5-羟色胺功能亢进所引起的一组症状和体征。它可能发生在临床医师并不知道的同时服用5-羟色胺能药物(即圣约翰草甚至哌替啶)的患者。临床表现可以非常温和或非常严重，典型症状包括发热、皮肤发红、精神症状骚动/不安或改变、发汗、肠胃痉挛和腹泻、反射亢进、寒颤、自律神经失调、癫痫和步态障碍。支持治疗是首选的治疗方法。

电休克治疗是最常用的一种抗抑郁治疗的物理方法，而且是当前临床上对严重抑郁症疗效最为肯定的一种治疗方法。它可以用于自我关注度减少及绝食的患者，也对严重抑郁伴有消极自杀的患者十分有效。表21-13是孕妇接受电休克治疗的指南。Anderson(2009)对339例

接受电休克治疗的孕妇进行了回顾性分析[12,13]。这339人中，有25人发生了胎儿不良事件，20人发生了母体不良事件。25例胎儿不良事件中，11例(3.2%)被认为是与电休克治疗有关。其中最常见的是短暂性胎儿心动过缓，有8例(2.7%)发生。其他胎儿不良事件包括1例癫痫持续发作状态导致的胎儿死亡、1例电休克治疗后24h内发生的孕早期流产以及1例多次电休克治疗后发生的多发性脑梗塞。母体不良事件中，18例(5.3%)被认为与电休克治疗有关。其中最常见的是引发宫缩，有12例(3.5%)发生。其他被认为与电休克治疗有关的并发症包括癫痫持续状态、血尿、流产、阴道出血、腹痛及胎盘早剥。孕妇应用电休克治疗的有效性与非孕妇类似，治疗抑郁症的有效性为84%，治疗精神分裂症的有效性为61%。总而言之，与抗抑郁药物相比，电休克治疗的效果来得更快。

抗惊厥情绪稳定药(丙戊酸、卡马西平、奥卡西平和拉莫三嗪等)常被用于治疗双相谱系情绪障碍[14,15]。尽管这类药物疗效很好，但其用于孕妇的疗效还仍需进一步观察。比如丙戊酸和卡马西平可能与面裂畸形和神经管缺陷等有关(表21-14)。若丙戊酸与其他抗惊厥药物联合使用，则胎儿神经管缺陷的发病率更高。因此，服用此类药物的孕妇应额外补充叶酸。

■ 表21-13　妊娠期妇女接受电休克治疗指南[11]

1. 在开始治疗前咨询产科和麻醉科医师
2. 治疗必须在一个可以马上启动产科急救处理的机构进行
3. 妊娠18~22周者必须进行完整详细的产科超声检查
4. 治疗前后记录胎心率。一旦胎龄大于24周被认为存活可能大时，治疗前后进行电子胎心率检测及子宫收缩监测，评估胎盘早剥的可能风险
5. 使用常规麻醉措施(躯体左侧倾斜，吸入足够的氧气，水化和肌肉放松，非颗粒止酸剂，在怀孕后期考虑气管插管)

但具体需要补充的叶酸剂量还不是很确定,专家推荐的剂量为每天 1~4mg。此外,专家还推荐服用卡马西平的孕妇每日应补充维生素 K 20mg(在 36 周孕期内)。目前为止,拉莫三嗪被认为对胎儿的副作用最小。当决定使用抗惊厥情绪稳定药来治疗双相谱系情绪障碍时,应尽量选用最低有效剂量及单药物治疗。北美已有组织开始研究这类药物用于妊娠期妇女的安全性。

锂曾被禁止在妊娠期使用,因为它可能造成 Ebstein 畸形。锂作为一种情绪稳定剂,可缓解抑郁症状并可降低自杀率。尽管锂被认为是唯一可降低双相谱系情绪障碍患者自杀率的药物,但其通常不用于急性或紧急状态[16]。进一步的研究指出,锂的使用应慎重,特别是对于孕早期以后的孕妇。风险范围为 1:1000~1:20 000。锂并不是完全无害的。鉴于妊娠期妇女不断变化的体液平衡状态,血清锂的水平会快速波动,特别是临近生产时。表 21-15 列举了与锂毒性有关的其他因素。

锂还可造成新生儿并发症(表 21-16)。避免这些与锂毒性有关的因素、监测妊娠期血清锂水平(最理想的是监测到 12 小时内锂的最低水平)、生产时(或临产前 48h)停服锂制剂以及

分娩后继续服用低剂量锂制剂可减少锂治疗造成的母儿并发症。表 21-17 列举了孕妇服用锂制剂的基本指导纲要。

■ 精神病

精神病是一种心理障碍,表现为与现实脱轨的幻觉、妄想及思维混乱[17]。精神障碍包括思维障碍(比如精神分裂症)及其继发性症状(由于情绪障碍或物质引起)。表 21-18 描述了精神病的突出特征。尽管精神病患者大部分是否认怀孕的,但其还是有可能会怀孕并且可能会对孕产妇、胎儿及其家庭造成严重后果。否认怀孕直至分娩出能活婴儿的孕妇比例为 1:2455;否认怀孕直至孕 20 周确定诊断的孕妇比例为

表 21-14　抗癫痫药物的致畸作用
丙戊酸(VPA)
神经管缺陷　　5%:单药治疗
9%:VPA 联合 + 另一种 AED
新生儿中毒
戒断症状
肝毒性,低血糖
卡马西平(CBZ)
神经管缺陷:0.5%~1%
CBZ 暴露综合征
颅面畸形,指甲发育不全,生长发育迟缓
母体风险:粒细胞缺乏症,肝毒性,Stevens-Johnson 综合征(多形性红斑)

表 21-15　锂毒性的原因
医源性:过量摄入/剂量过大
药物相互作用
ACE 抑制剂
止吐药
钙通道阻滞剂
非甾体抗炎药
咖啡因
分娩后未能减少剂量
低钠饮食
脱水
围生期并发症:子痫前期
脱水:剧吐
水份转移:羊水过少或羊水过多

表 21-16　锂使用相关新生儿并发症
低张力:松软的婴儿(肌张力低下的婴儿)
巨大儿
嗜睡
尿崩症
心功能不全
肝异常
呼吸困难

■ 表 21-17 妊娠期患者锂离子的治疗

1.在孕期前 3 个月暴露
  a.Ⅱ级超声检查,18~20 周
  b.胎儿超声心动图,22~24 周
2.孕期
  a.维持水平: 0.8~1mEq/L
  b.避免产生毒性的原因
  c.在计划分娩前或在自然分娩时暂停 24~48 小时
3.分娩时
  a.保持足够的水化
  b.向医院报告监测水平
  c.在分娩后重新启动锂,使用孕前剂量

■ 表 21-18 精神病组成

- 妄想
  - 固执的错误信念
    - 偏执狂,影响,宗教,色情,虚无主义
- 知觉干扰
  - 幻觉
    - 听觉,视觉,味觉,嗅觉,触觉,躯体/内脏
- 思想混乱
  - 形式思维障碍:琐谈症、言语岔开、思维阻滞、脱轨、联想松散

1:475;否认怀孕直至在家分娩的孕妇比例为 1:9821。不良后果包括不进行定期产检、饮酒或药物暴露、早产、NICU 住院时间延长、臀位、医院外分娩,极个别情况下甚至会导致新生儿死亡(如分娩于马桶中使新生儿溺水,或受精神打击的母亲可能会通过杀害新生儿而解压)。胎儿宫内生长受限的发病率增加 2 倍,死产的风险增加 4 倍。来自个人的、社会的或文化的压力往往让孕妇难以承受。这些精神正常而否认怀孕的往往是未婚、十几岁或心理不成熟的妇女。其他精神病孕妇可能遇到的问题包括孕期吸烟的高风险、计划外怀孕、终止妊娠、性传播疾病及难以坚持去照顾新生儿。

妊娠期新发的精神病并不常见,因此在诊断孕妇为精神病之前要排除其他身体器质性损伤。这与心理疾病原因排查类似。这一排查应与精神疾病治疗团队合作,并且应转入医院的精神科进行。

精神病的治疗包括抗精神病药物的应用。正如前文提到的,没有任何一类药是特别适用于孕妇的。氟哌啶醇依旧是目前为止用于精神病治疗最安全的药物,因此更适用于妊娠期新发精神病的孕妇[18]。苯二氮䓬类药物适用于治疗精神波动,但这类药对抗精神病并没有好处,甚至在某些情况下会导致思维的失控从而加重精神病症状。对患有精神病的患者,若已经使用其他镇静剂并且有效,那么继续使用这种镇静剂是最好的选择。在治疗心理疾病方面,其潜在的风险及受益还需进一步研究。

抗精神病药物的副作用包括锥体束外综合征(帕金森综合征)、静坐不能、肌张力障碍、迟发性运动障碍(TD),甚至极个别情况下会导致抗精神病药物致神经恶性综合征。这些副作用会令患者十分痛苦。帕金森综合征可表现为震颤、肌强直、运动迟缓、姿势步态异常和口、咽、腭肌运动障碍。通常治疗方法是违禁药物减量或使用抗胆碱能药(苯托品 1mg 口服每天 2 次,或苯海索 5mg 口服每天 3 次)。

静坐不能是抗精神病药物的一种副作用。表现为无法控制的激越不安、不能静坐、反复走动或原地踏步。易误诊为精神病性激意或精神病加剧,故而错误地增加抗精神病药剂量,使症状进一步恶化。苯二氮䓬类药、氯硝西泮和 β 受体阻滞剂(如普萘洛尔 10mg 每天 3 次)等对其治疗有效。

肌张力障碍对患者、家人及其同事来说都是非常严重、痛苦及令人担忧的。喉痉挛可危及生命,而锥体束外综合征可导致失明,这与眼球震颤时导致行于视神经内的视网膜动脉扭结造成的视网膜缺血有关。骨关节错位甚至骨折也都有报道。苯海拉明 50mg 或劳拉西泮 2mg 肌肉注射可缓解痉挛症状。肉毒杆菌毒素局部注

射也可缓解痉挛症状。

迟发性运动障碍(TD)是一种特殊而持久的锥体束外反应,主要见于长期服用抗精神病药的患者。主要表现为舌、唇、口和面部异常不自主地缓慢不规则运动,骨骼肌肉系统较少累及。停用抗精神病药可使迟发性运动障碍更为明显,而加大抗精神病药量可使迟发性运动障碍暂时减轻。新的非典型抗精神病药物的应用或许可能降低发生迟发性运动障碍的风险,但也不能完全避免迟发性运动障碍的发生。迟发性运动障碍的有效治疗方法仍需进一步研究。

抗精神病药物致神经恶性综合征(NMS)可能因全身肌张力反应障碍而导致患者死亡。有研究指出,NMS 的发病率高达 0.5%~1%,死亡率达 5%。NMS 常见于一些传统高效价抗精神病药物(如氟哌啶醇或氟苯丙嗪)的使用。兴奋、拒食、营养状况欠佳、既往有脑器质性疾病的患者在使用抗精神病药物、抗抑郁药物时更易发生。其主要表现为意识改变、肌肉强直及高热,实验室检查可见 CPK 增高或肌红蛋白尿。妊娠期 NMS 容易与血栓性血小板减少性紫癜(TTP)及母亲感染/脓毒症混淆。

镇静剂用于治疗精神病的效果目前受到临床怀疑,因其可导致较多并发症。干预措施包括支持治疗(水化、电解质平衡、冷却及气道保护)和立即停服抗精神病药物。在理论上,丹曲林和溴隐亭可逆转这些临床症状,但目前支持证据仍较少。若患者病情严重,可考虑此处理措施,应将患者转入 ICU 病房,并根据胎龄对胎儿进行监护。劳拉西泮已被证明可部分缓解痉挛。

■ 妊娠期药物滥用

妊娠期药物滥用依旧是一个显著问题。这一问题包括不恰当的使用过量的非处方药、过量饮酒和吸烟以及滥用毒品。违禁药物使用率在各地区为 4.3%~30% 不等,平均为 11%[19,20]。孕妇的社会心理影响包括贫穷、缺少产前检查、营养不良、身体虐待、压力、抑郁以及缺少社会支持。长期药物滥用的处置措施已超出本章范畴。然而,这类药物往往会导致急性激惹、谵妄和精神病,这将是本节的重点内容。

图 21-1 介绍了心理状态改变的算法。首要的工作是了解她服用过哪些非处方药或违禁药物。通常患者的父母并不十分清楚这些,因此需要向她的朋友进行调查。具体的药物使用剂量需要特别调查清楚。比如一位患者坚称自己每天只是喝一杯伏加特,那么她的杯子很小并且加了许多冰块与 16 盎司(约 450mL)的大杯子的情况完全不同。

仔细询问病史后,接下来的实验室检查也十分有必要。尿液药物筛查、血清药物水平测定以及对可能受损的器官进行功能检查都是必须的。

可对人的行为造成影响的药物包括酒精、苯环利定(PCP)、阿片类药物、可卡因及甲基苯丙胺等。特别是甲基苯丙胺,其可导致偏执性精神病、妄想、幻觉和自杀意念等。

某些新型合成药物开始在一些特定人群中滥用并且流行,因为这些药物更易获得,并被标榜为"合法及无害的"。如某些香料和浴盐会使人产生欣快感并导致精神病。因为这些东西并不被认为是毒品,因此在对患者进行调查时,这些物质的使用有可能会被忽略。

除了胎儿酒精综合征之外,没有一种非法药物被证实与一致的异常模式有关。血管收缩剂、可卡因和甲基苯丙胺被认为与异常有关,这些异常被认为是发展中器官失去循环的结果,随后发展成为异常。但是,没有出现任何一致的异常模式。对可能受到影响的器官应进行仔细的超声波检查。

在进行实验室研究的同时,应该按照有关焦虑症患者的章节中描述的方法评估和治疗患

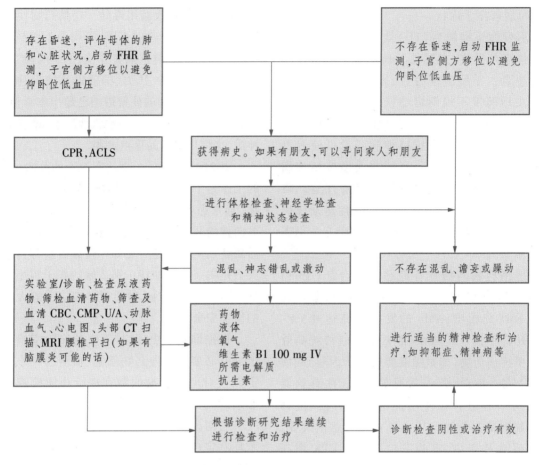

图 21-1　精神状态改变的评估算法。

者的行为。具有显著行为效应的药物包括酒精、苯哌啶和甲基苯丙胺,它们是唯一与减缓胎儿生长及早产和分娩保持一致相关性的药物。可卡因和甲基苯丙胺也可能增加胎盘早剥的风险。

　　产前暴露于违禁药物的长期影响并没有表现出曾经令人担忧的严重发展影响。然而,微妙的发展效应已经得到证实,关于大量人口对于社会资源的影响仍有很多东西需要学习。然而,这些风险并没有与目前已知的酒精和烟草暴露的发展风险进行过比较。这两种物质都是与多种物质暴露有关的常见物质。

　　酗酒可导致胎儿酒精综合征,其特征表现是胎儿产前或产后生长受限、头颅畸形和认知缺陷。孕期吸烟同样会导致胎儿宫内生长受限

(IUGR),并会导致儿童期行为问题。

　　若孕期有药物滥用情况,则胎儿评估应更严格,包括:

- 停止使用药物,进行教育和咨询
- 仔细约定产检。
- 孕 18~20 周进行三维 B 超检查。
- 多次超声评估胎儿生长。
- 若被诊断为胎儿宫内生长受限,及时进行产前胎儿评估。
- 及时积极地处理各种孕期急性并发症,如胎盘早剥。

　　新生儿评价包括:

- 仔细进行体格检查,发现与滥用药物有关的特征,如胎儿酒精综合征。
- 结构化观察根据需要停止治疗的证据。

- 仔细评估新生儿的家庭环境及家庭教育背景。

- 制订成长随访计划。

产后状态

产后仍是心理及精神疾病的高发期。公元前400年，希波克拉底描述了精神疾病和产后之间的关系。诊断和治疗将遵循相同的模式评估患者在其他阶段的生活情况。然而，对于之前存在精神状态异常的妇女必须提高警惕。这需要良好的沟通和对患者及家人进行教育，报告任何情绪或认知的变化。产后抑郁(PPD)的高危因素与情绪障碍是相似的，见表21-12。产后抑郁的发病率可达50%~70%，但症状往往是轻微的，并且可在产后1~2周内恢复。症状超过2周者可能预示不良结局，必须评估其发生自杀、伤害新生儿或伤害其他人等行为的可能。

与产后抑郁不同，产后精神病的病情发展迅速(往往在产后几天内迅速发展)，并且是真正的精神急症！产后精神病的表现形式可能与其他精神病类似，然而应仔细评估患者精神错乱的内容或主题。产后精神病的高危因素包括产后精神病史、双向情感障碍(100×风险)、精神病家族遗传史以及躁郁症病史。新生儿通常会加重产妇精神病病情，因此杀害婴儿的风险增加，已报道有多达4%的产后精神病患者有杀害婴儿行为。即使已明确产后情绪和精神状态的诊断，也应该进行彻底的器官功能检查(如前所述)。

治疗方法类似于分娩前。然而，对于存在自杀或杀人想法的患者，考虑到危险性，建议转入专科医院住院治疗。部分患者有继续母乳喂养的愿望，此时必须要考虑到部分精神类药物对母乳喂养的影响。轻度的产后情绪障碍住院患者可采用心理治疗，如人际关系或认知行为治疗可以改善结局。然而，严重的精神病患者是需要精神药物治疗的。电休克疗法已被证明可以快速和有效地缓解症状，被认为是存在自杀或杀人意念的产后精神病患者的第一线治疗。

强迫症(OCD)可发生于妊娠期各个阶段，包括产后。Sichel等描述过产后强迫症[21]。强迫症可能会与产后精神病如自我困扰、强迫执行等混淆，这些情况都存在有意或无意伤害新生儿或导致新生儿死亡的可能。这种情况比我们最初所认识到的更为常见。患者往往羞于寻求帮助。因此，评价区分产后强迫症与产后精神病是必要的。

分娩时，暴露于SSRI的新生儿约占20%~30%，可能被描述为新生儿适应障碍。这种紊乱通常呈自限性，大约2周内缓解。常见的症状包括震颤、神经过敏、喂养问题、烦躁、易怒、反射亢进和睡眠障碍，更严重者有癫痫症状、高热、脱水、呼吸窘迫，但需要气管插管者不常见。

详细的病历资料记录对于精神病患者或行为问题治疗是非常重要的一部分。应准确记录患者的孕前咨询情况和产前、分娩或产后的护理情况。应包含在病历文档中的要素见表21-19。

提示

尽可能收集所有数据。患者可能有意或无意地提供所有与病情有关的信息。另外，和与患者关系密切的人进行沟通可能会对病情有新的了解。时刻不要忘记评估情绪低落或精神障碍

表 21-19　病历文档组成要素

- 母亲治疗指征
  - 以前使用的药物
- 审查替代品
  - 非药物治疗
- 孕妇同意治疗
  - 母乳喂养问题
- 与顾问讨论：精神病学家、儿科医师

的患者是否有伤害他人或自杀的倾向。

　　与患者融洽的关系可以说是非常宝贵的，特别是在询问敏感问题时。那些相信医师的患者，当困难来临时更愿意和医师共同面对问题。

　　不要忽视善良和同情的力量。

　　筛查药物滥用。询问枪枝、吸烟或使用安全带的情况。这是非常重要的信息。要确保患者和她的家人理解医师所给予的精神药物的作用，要给他们足够的时间来提问。

　　采用心理顾问。

　　依靠你的反移情感觉，如果你对某一特定情况感到不舒服或不安，也许是有原因的。应寻求建议。

（杜培丽　何泓　译）

参考文献

1. Stowe Z. Psychiatric disorders in pregnancy. *Clin Obstet Gynecol.* 2009;52:423-529.

2. Weissberg M. The meagerness of physicians' training in emergency psychiatric interventions. *Acad Med.* 1990;65:747-750.

3. Stotland N. *Obstetrics and Gynecology; Textbook of Consultation Liaison Psychiatry.* Washington, DC: American Psychiatric Press; 1996.

4. Heron M, Hoyert D, Murphy S, et al. National Vital Statistics Report. Vol 57, Number 14. Hyattsville, MD: Center for Disease Control and Prevention; 2009.

5. Gissler M, Hemminki E, Lönnqvist J. Suicides after pregnancy in Finland, 1987-1994: register linkage study. *BMJ.* 1996;313(7070):1431-1434.

6. Feldman MD, Christensen JF. *Behavioral Medicine: A Guide for Clinical Practice.* 3rd ed. Philadelphia, PA: McGraw Hill Lange Publications; 2007.

7. *Diagnostic and Statistical Manual of Mental Disorders (DSM-IV-TR).* Washington, DC: American Psychiatric Association; 2000.

8. Cox, JL, Holden, J, Sagovsky, R. Detection of postnatal depression: development of the 10-item Edinburgh Postnatal Depression Scale (EPDS). *Brit J Psychiatry.* 1987;150:782-786.

9. Einarson A, Selby P, Koren G. Abrupt discontinuation of psychotropic drugs during pregnancy: fear of teratogenic risk and impact of counseling. *J Psychiatry Neurosci.* 2001;26(1):44-48.

10. Kallen B, Olausson PO. Antidepressant drugs during pregnancy and infant congenital heart defect. *Reprod Toxicol.* 2006;21:221-222.

11. Wurst KE, Poole C, Ephross SA, Olshan AF. First trimester paroxetine use and the prevalence of congenital, specifically cardiac defects: a meta-analysis of epidemiological studies. *Birth Defects Res A Clin Mol Teratol.* 2010;88:159-170.

12. Anderson EL, Reti IM. ECT in pregnancy: a review of the literature from 1941 to 2007. *Psychosom Med.* 2009;71:235-242.

13. Pinette MG, Santiparo C, Wax J, Blackstone J. Electroconvulsive therapy in pregnancy. *Obstet Gynecol.* 2007;10 (2 pt 2): 465-466.

14. Herndandez-Diaz S, Smith CR, Shen A, et al. Comparative safety of antiepileptic drugs during pregnancy. *Neurology.* 2012;78(21):1692-1699.

15. Moore JL, Aggarwal P. Lamotrigine use in pregnancy. *Expert Opin Pharmacother.* 2012;13(8):1213-1216.

16. Tondo L. Baldessarini RJ, Hennen J, et al. Lithium treatment and risk of suicidal behavior in bipolar disorder patients. *J Clin Psychiatry.* 1998;59(8):405-414.

17. Watkins ME, Newport J. Psychosis in pregnancy. *Obstet Gynecol.* 2009;113:1349-1353.

18. Curet LB, His AC. Drug abuse during pregnancy. *Clin Obstet Gynecol.* 2002;45(1):73-88.

19. Schempf AH. Illicit drug use and neonatal outcomes: a critical review. *Obstet Gynecol Survey.* 2007;62:749-75.

20. Villeponteaux VA, Lydiard RB, Laraia MT, et al. The effects of pregnancy on preexisting panic disorder. *J Clin Psychiatry.* 1992;53(6):201-203.

21. Sichel DA, Cohen LS, Dimmock JA, et al. Postpartum onset of obsessive-compulsive disorder. *Psychosomatics.* 1993;34(3): 277-279.

22. Simon RS. Patient violence against health care professionals. *Psychiatric Times* 2011;28(2):66-71.

推荐读物

Anderson EL, Reti IM. ECT in pregnancy: a review of the literature from 1941 to 2007. *Psychosom Med.* 2009;71(2):235-242.

Cox J, Holden J. Perinatal psychiatry: use and misuse of the Edinburgh Postnatal Depression Scale. Gaskell, London: The Royal College of Psychiatrists; 1994 (Reprinted 1996).

Feldman MD, Christensen JF. *Behavioral Medicine: A Guide for Clinical Practice.* 3rd ed. Philadelphia, PA: McGraw Hill Lange Publications; 2007.

Newport J, Viguera AC, Beach AJ, Ritchie JC, Cohen LS, Stowe ZN. Lithium placental passage. *Am J Psychiatry.* 2005;162: 2162-2170.

Watkins ME, Newport J. Psychosis in pregnancy. *Obstet Gynecol.* 2009;113:1349-1353.

Yonkers KA, Wisner KL, Stewart DE, et al. The management of depression during pregnancy: a report from the American Psychiatric Association and the American College of Obstetricians and Gynecologists. *Obstet Gynecol.* 2009;114(3);703-713.

重症患者胎儿的注意事项

● *Thomas J. Garite*

任何可影响母体的病理过程都会潜在地影响到胎儿。胎儿受到的影响类型和严重程度依赖于多种因素,例如损伤是急性还是慢性、损伤发生后胎盘氧气输送和子宫灌注情况、孕周的大小以及母体血流动力学和呼吸的状态。在以上情况下做出决定的关键在于理解胎儿的生理及其功能。

■ 胎儿生理

母体能否对胎儿进行良好的供氧,以及处理其自身的疾病,决定了多数患有重症疾病的母体对胎儿的影响。胎儿氧气的输送取决于胎盘血流、母体面与胎儿面的血氧分压的差异、氧含量(母体血的携氧能力)和胎盘的表面积,并与胎盘弥散膜的厚度成反比。在最初影响母体排除胎盘早剥的疾病中,胎盘问题是持续存在的,其中重要的是血流、氧分压及血容量。

胎儿时期较其出生后需要的氧含量更低。这种能力是基于母亲的血红蛋白/氧解离曲线左移(图 22-1),允许其能够在较低的氧气分压下具有较高的氧饱和度。这是人类胎盘中非常重要的模型,被称为"平行"血流。在这种血流模型中(图 22-2),胎儿 PaO_2 的最大值较母体的静脉 PaO_2 更小。这是由于在氧气交换的终末循环需要维持着母体到胎儿的血流交换方向。所以,正常灌注的胎盘,胎儿静脉血(氧合的胎儿循

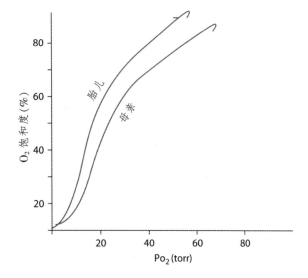

图 22-1　母亲和胎儿的血氧饱和度曲线。(Adapted from Hellegers AD, Schueffer JJ. Amm J Obstet Gynecol. 1961;81:377.)

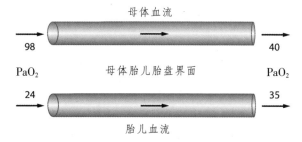

图 22-2　在孕晚期用脐带穿刺得出关于胎盘中母体和胎儿的血流平行模型的氧合作用的确定数据。

环)PaO_2 的最大值为 35,而母体静脉血 PaO_2 则为 35~40。在这一水平的 PO_2 下,胎儿血中的血氧饱和度约为 70%。在 PO_2 为 15~20 之间时血氧饱和度为 30%~35%,胎儿仍能维持有氧代谢。这有助于我们理解母体低氧血症(母亲患急性呼吸系统疾病,尤其是辅助通气)子宫血流的改变。孕产妇贫血能明显改变有氧代谢的水平,并因血红蛋白下降而导致在特定血氧饱和度和 PaO_2 下血液携氧的能力下降导致中毒。相反,即使无孕产妇缺氧,胎儿仍可因其严重的贫血而发生缺氧(图 22-3)。这种情况下贫血的程度尚不清楚,且是可变的。

对于重症监护的孕产妇,血流将成为胎儿的氧合作用是否足够的决定因素。子宫血流一般作为反映孕产妇心输出量的指标。在妊娠的中孕晚期及晚孕早期,心输出量达到峰值 6L/min 的最高水平。孕产妇血容量同样升高。约有 750mL/min 的孕产妇心输出量血流流经低阻力的胎盘床。子宫胎盘灌注是维持胎儿氧合的关键,即使轻微的改变也将导致胎儿缺氧。在患有严重疾病的孕产妇中,会出现一些导致胎盘血流灌注下降的因素。大量的隐匿性失血(如,腹膜内)在孕期可能表现不明显,因其血容量明显增加以及母体子宫血液的重新分配。孕产妇丢失 2000mL(30%)的血量仍可无生命体征的明显改变,而相反的在非妊娠女性中只能允许约 1000mL(20%)的血量丢失。胎盘血流通过神经内分泌受母亲的内脏血流灌注影响。当血容量减少时,母体的生理反应是使胎盘的血液重新分配至其他需要保护的重要器官(大脑、心脏和肾上腺)。在这种情况下,胎儿可能在母体休克前就发生缺氧。低血容量可能导致心输出量的减少,进一步导致胎盘灌注的减少。而高血压也与胎盘灌注减少相关,而且血压升高的程度越高,发生胎儿缺氧相关的胎盘低灌注的可能性越大。最后,这种情况诱发宫

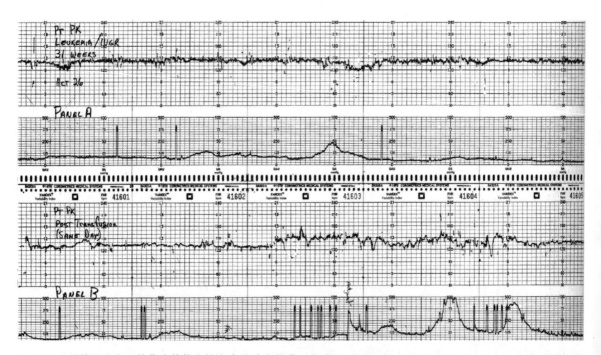

图 22-3 尽管没有由于外伤或其他急性疾病导致急性贫血的病例,但是这个病例显示了母体贫血对胎儿的潜在影响并减低其氧气运输能力。这个贫血的患者血细胞比容为 26%。上面的胎心监护呈现为无反应型及晚期减速。在输注 3 个单位红细胞后,下面的胎心监护提示胎儿心率恢复正常的加速和未见晚期减速。

缩导致早产发生,并在宫缩期进一步减少子宫血流。

■ 急性损伤的重症监护患者

几乎在所有的重症患者中,与立即分娩对胎儿的危害相比较,更好的选择是改善孕产妇情况,达到母体受益并改善胎儿的情况。因为母体受累,胎儿常常表现出缺氧的征象,尝试分娩可导致母亲病情不稳定、不必要的手术(如剖宫产)、不必要的早产以及早产导致的并发症。当发生心脏骤停时,尽快结束妊娠是良好母体复苏唯一的方法。

■ 胎儿的初始评估和护理

当母亲有严重疾病时,对胎儿评估和护理有几项基本要素。首先是判定孕周和胎儿储备。后续评估和管理的方法往往依赖于此。一般来说,要使胎儿的存活状态最优化,应确保母亲尽可能使用左侧卧位的面罩吸氧。快速评估母亲的一般情况,包括其初步诊断、生命体征和血流动力学状态,并使用脉搏血氧仪快速确定其血氧饱和度。母体的评估包括触诊子宫的大小、胎位、压痛和宫缩,以及在适当时,可能包括会阴甚至骨盆的检查以评估出血、胎膜破裂和宫颈的扩张。在这个时候,如果胎儿达到可存活的孕周,下一个重要步骤是胎心监护。这种方法可辅助确定胎儿氧合状态和子宫灌注,以及宫缩情况。确保胎儿的健康和确定宫缩的状态,再对胎儿进行超声评估。由之前的评估决定是否需要进一步的详细超声评估。超声对于判断胎儿没有明显致死性畸形(如,无脑儿)是重要的手段。核实胎儿孕周和存活能力,在决定分娩时机和方式时十分重要,超声可作为一项辅助检查。在胎心监护包括羊水量测定及生物物理评分等不确定时,可帮助进一步评估胎儿情况。在某些情况下,需要更复杂

的胎儿评估手段如多普勒血流研究来进一步评估(图 22-4)。

■ 特定重症疾病中胎儿的评估和管理

创伤

导致重大创伤的胎儿死亡和不良结局的主要原因是母体死亡。因此,初始的评估和管理不同于前文所述的步骤,而是确保母亲的状况得到适当的评估且是稳定的。母亲的大量出血可能导致胎盘灌注的减少和胎儿缺氧,而这应该得到控制。隐匿性的腹腔内出血可能导致子宫的血液重新分布,此外,胎心晚期减速可能是母体生命体征发生改变之前的最早的临

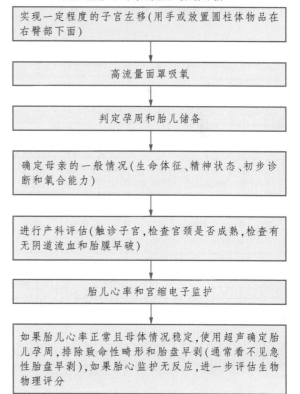

图 22-4　重症监护下母亲的胎儿初始评估。

床表现。

腹腔内出血的评估很困难，因为增大的子宫可能使得腹部检查变得更困难，腹膜的覆盖和前列腺素的抗炎作用可能抑制正常的压痛。超声对于检测腹膜内出血是有效的，而开放的腹腔灌洗应用于妊娠期是有效的。对伴有心动过速和低血压的血流动力学不稳定患者，积极的液体管理是重要的。在这些患者中，当需要应用血管收缩剂的时候，应小心考虑对胎儿的影响。低剂量的多巴胺，最初是因其可增加心输出量而对母体有效，但在动物试验中表明可减少子宫血流灌注，故应保证严密的胎儿监测。去甲肾上腺素和异丙肾上腺素可能具有相似的胎儿作用。可考虑使用肾上腺素，因其被认为对子宫血液循环无不良反应。

钝挫伤造成的主要产科并发症中包括胎盘早剥、母-婴出血(伴或不伴早剥)、分娩(和早产分娩)，以及十分罕见的子宫破裂和胎儿创伤。

在没有明显临床症状的早剥患者中(如，子宫收缩、疼痛、压痛和阴道出血)，胎心监护可能是检测胎盘早剥最敏感的工具。胎盘早剥的特征包括发现宫缩过频和晚期减速(图 22-5)。超声不一定能反映急性剥离，因为新鲜出血的超声密度在视觉上与胎盘一致。对患者的评估应包括凝血功能等实验室检查，如血细胞比容、纤维蛋白原和血细胞计数，还有 Klei-hauer-Betke 试验 (胎儿血红蛋白酸洗脱试验)以排除主要的母-婴出血，以及决定是否需要或需要多少 Rh 阴性免疫球蛋白。

分娩是胎盘早剥患者的唯一选择。这里往往有争议，作为创伤团队，其想法是要确保母亲获得适当的诊断以除外颅内或其他损伤。而产科医师同时要保证胎儿的安全，充分的医患沟通是必需的。子宫收缩抑制剂应用于创伤导致的胎盘早剥相关的早产临产时应格外谨慎。一般情况下，应用于患者孕周较小(如，<32 周)、血流动力学稳定、胎儿状态安全、无活动性出血以及无凝血障碍的情况下。应同时使用皮质类

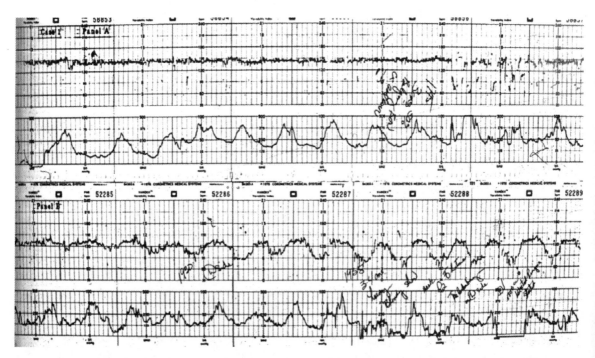

图 22-5　胎盘早剥。图片显示了特征性收缩波形(强直宫缩：伴有短暂或无关系的频繁收缩)，伴有持续迟发减速。在下图的后半部分，此患者既往没有阴道活动性出血病史，紧急剖宫产术中直接显示 50%剥离面。

固醇促进肺成熟(表 22-1)。

少数患者患有大量的母婴出血而不伴有临床显著的早剥。胎儿心率的异常表现可包括心动过速、变异减少、晚期减速和(或)正弦曲线等。生物物理评分可反映胎儿状态不佳。Kleihauer-Betke 试验可反映胎儿出血情况。这种情况下的大脑中动脉多普勒检查是否具有诊断性仍是未知的。在孕早期,急诊宫内输血可能是另一项选择。

在初始的评估之后,应进行更长时间的 FHR 监测和宫缩监测(图 22-6)。监测的持续时间依赖于损伤的严重程度、有无宫缩和(或)阴道出血以及其他临床症状。重大的腹部创伤之

■ 表 22-1　怀疑胎盘早剥可应用宫缩抑制剂和皮质类固醇的人群
1.宫缩过频
2.宫颈扩张适合继续妊娠(≤4 cm)
3.适合于继续妊娠和皮质类固醇的孕龄(24~34 周)
4.无大量的活动性出血
5.确保 FHR 波形正常
6.无显著凝血病证据(纤维蛋白原 > 100mg%,血小板计数 > 100 000)
7.没有继续妊娠的医学禁忌证

后,胎心监护至少 4 小时,若有任何早剥的征象存在,应观察至少 24 小时(图 22-7)。

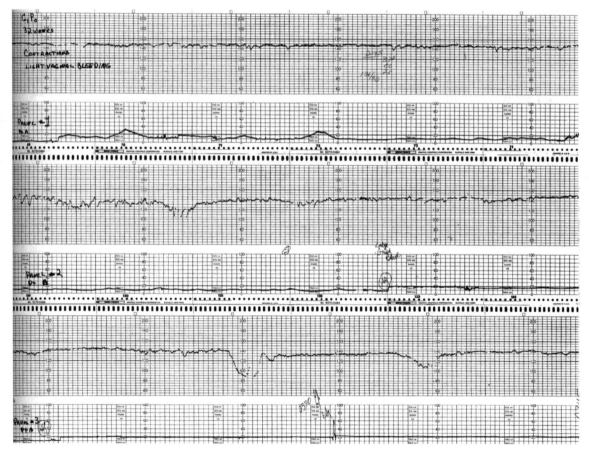

图 22-6　怀孕 32 周时该患者发生汽车碰撞并受到轻度腹部持续创伤。她的子宫不痛,但现在少量阴道出血。电子胎儿监护仪显示患者不规则的收缩,并且在下面的两张图中提示晚期减速。即使没有明显的收缩,识别晚期减速也是至关重要的。立即行剖宫产显示 30% 的剥离面。

缺氧

母亲的低氧血症可明显导致胎儿的缺氧，给胎儿的评估和管理带来挑战，急性缺氧包括急性支气管哮喘发作和急性呼吸窘迫，常常与脓毒症(肾盂肾炎、阑尾炎)、子痫前期/子痫伴肺水肿、颅脑损伤伴呼吸衰竭、羊水栓塞/肺栓塞、心脏失代偿(如，二尖瓣狭窄相关的肺水肿)、肺炎和吸入刺激物或烧伤相关。

治疗取决于母亲的初始情况。胎儿心率的监测在评估胎儿能否耐受任何氧气输送减少时是有用的。在没有宫缩情况下，缺氧的胎儿可发生心动过速、胎心失去变异性，而延长的减速只见于早产前。若有宫缩，可见晚期减速。通常的

腹部创伤孕妇的评估

按照先前方法评估危重症患者的胎儿

包括初始实验室检查评估
- CBC 伴随血小板计数
- 纤维蛋白原(纤维蛋白原正常时，不需行 DIC 检查)
- Kleihauer-Betke 试验
- Rh 类型和抗体监测

如果需要，可输注 FFP 和(或)冷沉淀、血小板和 RBC 纠正凝血病

对于有证据的活动性腹腔内出血或明显的临床胎盘早剥进行手术干预
(显著临床胎盘早剥＝
- 能活孕周的胎儿窘迫
- 凝血障碍
- 持续出血/血流动力学不稳定
- 伴有出血的晚期早产
- 有明显出血的子宫压痛)

在没有明显胎盘早剥迹象的情况下，对任何出血患者连续监测至少 4 小时，而有其他临床证据显示胎盘早剥或频繁宫缩的患者应最少连续监测 24 小时

有明确证据的母胎出血
- Rh 阴性的患者检测 Rh 免疫球蛋白
- 连续监测可为胎儿不幸死于贫血提供证据-如果胎儿状况不佳，可分娩或通过脐穿刺行宫内输血

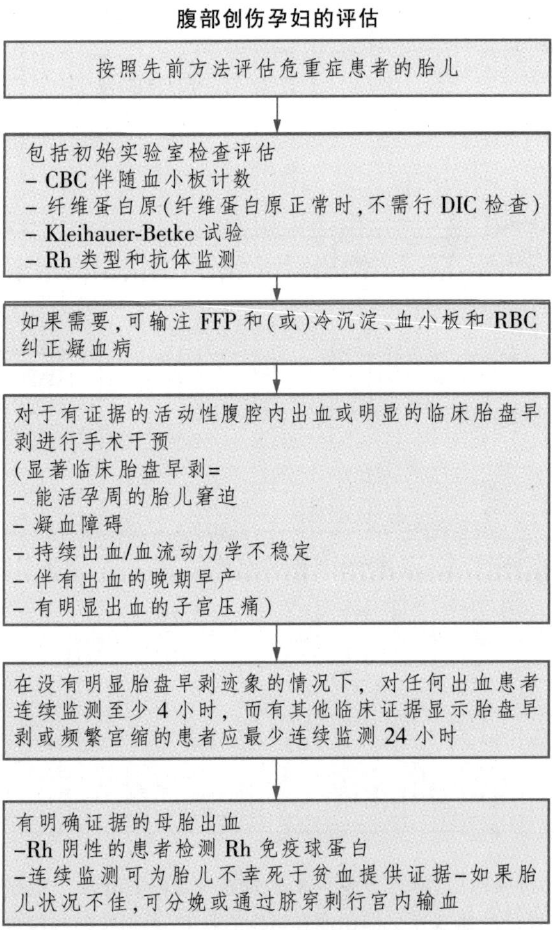

图 22-7　腹部创伤孕妇的评估。

目标是维持母亲 PO_2 在 60mmHg 以上和 SO_2 90%以上，以改善胎儿的氧合。在持续面罩吸氧下仍低于上述水平的，可能需要呼吸机辅助治疗。另外，避免高碳酸血症或低碳酸血症也作为治疗目标之一。妊娠的女性常有过度通气现象，妊娠期 PCO_2 的正常值约为 35，低水平的 PCO_2 可能与胎盘灌注减少相关。因此，缺氧治疗的目标是维持 PCO_2 在 35~40 之间。

胶体渗透压在维持血管内容量中具有一定的作用，从逻辑上，静脉补充体液将减轻肺水肿，但不应该在这种情况下应用，尤其是急性情况下。因为蛋白质可渗漏到肺间质并进一步加重通气灌注的失衡。然而，严重贫血患者应予以输注浓缩红细胞纠正，因其能最大限度提高氧气输送能力，这对胎儿氧气运送十分重要。

在母亲呼吸衰竭的情况下，不建议分娩，但若母亲在呼吸机辅助通气下仍无法维持适当的氧合，则需终止妊娠。另一部分少见的情况可能需要终止妊娠，尤其是患有肌肉萎缩的孕晚期妇女(如，脊髓肌肉萎缩)，其膈肌上抬能抑制呼吸，只有通过终止妊娠才能获得缓解。

镰状细胞危象

镰状细胞危象的患者携氧能力具有缺陷，但并非真正的缺氧事件。镰状细胞危象发生在中孕晚期和晚孕期患者，在 FHR 监护仪上有胎儿缺氧的表现。胎儿的评估和管理与支气管哮喘急性发作或其他呼吸衰竭的病例一致。因此，积极的母体治疗以达到良好的氧合作用和子宫灌注的是十分重要的。一般不需要对受累胎儿进行介入治疗。在这种情况下进行输血对胎儿可能比母亲更重要，因其增加的携氧能力可改善胎儿氧气的运输。当危象缓解后，可有 FHR 的改善。

过敏性反应

过敏性反应是一种伴有全身损害的急性变应性反应，包括荨麻疹、呼吸窘迫和休克。刺激

物质可以是食物或药物。

当出现呼吸系统的损害或休克或二者同时存在时,胎儿的缺氧是可预见的。与非妊娠女性的治疗相似。紧急复苏应包括保持气道通畅、吸氧、肾上腺素、苯海拉明和补液。FHR 可能表现为晚期减速伴或不伴心动过速。纠正母体的缺氧和血压后可重建胎盘灌注、纠正胎儿缺氧和 FHR 伴随的异常波形,尽管 FHR 恢复正常需要长达 2 个小时。

高血压危象

妊娠期急性高血压危象的发生原因与非妊娠患者相似,如控制不良的慢性高血压、嗜铬细胞瘤或继发于重度子痫前期/子痫。在上述任一情况,母亲治疗和胎儿的注意事项原则都是类似的。血压应降低到危险水平以下以避免母亲严重的并发症,如颅内出血。降低血压也可避免胎盘早剥。然而,紧急降低血压应十分慎重,因为这种情况下,胎儿可能不能耐受血压大幅度下降,尤其是骤降。这与使用的药物无关。高血压危象的降压目标应是在 30~60 分钟逐步降低血压,而不是降至正常范围。比如,患者入院血压 220/130mmHg,应逐步降低血压至 160~170/100~105mmHg 之间。可用药物如肼苯哒嗪、拉贝洛尔,推注或缓慢静注小剂量的硝普钠。若使用恰当,这些药物会使血压逐步下降。

对于慢性高血压的病例,尤其是妊娠早期,不应立即计划分娩,应谨慎控制血压,避免过度降压。在过度降压的严重高血压的患者中,胎儿可能出现生长受限或缺氧。

母体酸中毒

罕见的不伴有缺氧或休克的母体代谢性酸中毒将给胎儿管理带来特殊管理挑战。最常见的是糖尿病酮症酸中毒(DKA),但其他的情况如,药物或毒物引起的酸中毒(如阿司匹林过量)也可有相似的表现。总的来说,胎儿会因为缓冲物质而缓慢地进展为酸中毒,尤其是 HCO_3^-,它可缓慢地穿过胎盘的胎儿-母体血管间隙。胎儿缓冲物质的耗竭将导致胎儿酸中毒。胎儿将表现出 FHR 中伴或不伴变异消失的晚期减速,包括胎儿活动、呼吸和张力的生物物理评分也将减少或消失。在这种情况下,母体酸中毒的纠正可改善胎儿的情况,而胎儿的分娩是无用的。关键是胎儿酸中毒在母体酸中毒纠正后需要数小时甚至更多的时间才能清除(图 22-8)。另一原因是,由于巨大的负电荷缓冲,需从胎盘的母体侧至胎儿侧以达到胎儿的平衡,这个过程非常缓慢。在母亲纠正酸中毒的过程中进行持续的 FHR 监护,可提供胎儿恢复的时间信息。在母亲酸中毒纠正前,少数病例可出现胎儿病情恶化,出现濒死前的延长减速/心动过缓。在这种情况下,若母亲的病情不缓解而胎儿已达到可存活的孕周,需要急诊剖宫产以挽救胎儿。

在 DKA 中,或在其他无缺氧的代谢性酸中毒情况下,母亲可能严重脱水。这可以导致胎盘低灌注,而缺氧可导致代谢性酸中毒。因此,积极的液体输注以纠正脱水也是同等重要。

抽搐

母亲抽搐,无论是否由于子痫、癫痫或代谢性紊乱,往往导致评估胎儿健康的参数(如 FHR)发生巨大的变化。抽搐可通过多种途径改变胎盘灌注并由此影响胎儿氧合情况。母亲的缺氧常常导致呼吸减慢。母亲强烈的肌肉运动常引起子宫血流的重新分布,因此母亲抽搐时可导致强烈的子宫缺血,出现强直性或过久的子宫收缩。这些因素共同引起了可预见的 FHR 改变。胎心率的改变往往表现为抽搐过程中出现延长减速或深大的晚期减速。一旦抽搐缓解,减速也可缓解,但会出现一段时期的心动过速和 FHR 变异减少,一般持续 30 分钟至 2 小时。若 FHR 在这之前是正常的,而且母亲目前氧合情况正常且抽搐缓解,FHR 可逐步恢复正常。

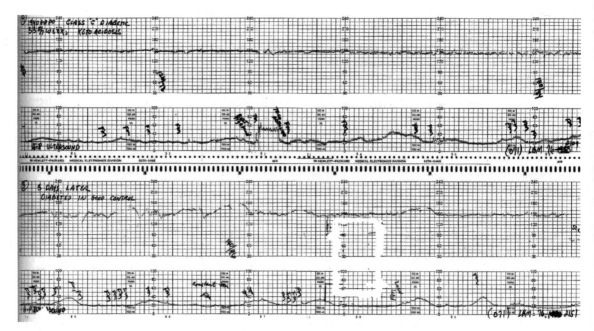

图 22-8　这名患者在孕 33 周时因糖尿病酮症酸中毒(DKA)而入院。 在上图中，胎儿心率表现出特征性波形，尽管没有晚期减速，但是在外部显示器上可见胎心变异减少甚至消失。 纠正 DKA 后，在下图中可见胎儿心率模式恢复正常加速和正常变异。

抽搐的治疗应针对母亲的情况，与非妊娠患者一样，重点是保持呼吸道通畅，避免母体进一步损害。母亲取左侧卧位以避免主动脉下腔静脉受压。一旦抽搐缓解，治疗目的应以药物预防再次抽搐为主，随后尽可能治疗病因。治疗急性抽搐或癫痫状态的药物选择应结合胎儿情况。因此，如果胎儿尤其是早产儿，在短时间内有分娩可能，应慎用地西泮。因为地西泮可改变体温调节中枢和起到神经抑制作用。这种情况下，短效的巴比妥类药物(如,苯巴比妥)是合适的选择。因为抽搐导致的 FHR 改变很少需要终止妊娠，多数情况下，通过恢复胎盘灌注起到胎儿复苏作用，远比立即分娩更有利，在子痫中也是如此。

甲状腺功能亢进

急性甲状腺功能亢进/甲状腺毒症，尤其是甲状腺危象，是伴有胎儿明显受累的产科急症。潜在的并发症包括窒息、早产、子痫前期和胎儿甲状腺功能亢进。胎儿潜在受累的机制是多因素的。母亲高代谢状态可使子宫的血流重新分配。子宫缺血可引起宫内生长受限(IUGR)、胎儿缺氧和(或)早产。合并子痫前期可进一步加重胎盘低灌注。甲状腺免疫球蛋白 G 能通过胎盘导致胎儿甲状腺功能亢进，增加胎儿的代谢需求。甲状腺危象中，除了因强烈的高代谢状态使胎儿潜在风险增加外，还会引起母亲心力衰竭、肺水肿导致缺氧。

FHR 可有多种改变，根据参与的复杂因素而有所不同，心动过速可能因素为母亲疾病或胎儿甲状腺功能亢进。若胎盘严重低灌注，可出现晚期减速。治疗上，与其他情况相似，纠正母亲情况通常可以改善胎儿的状态，因此不需要立即终止妊娠。

心脏骤停

子宫的增大，尤其是孕 24 周以上，增大的子宫可影响母体突发心脏骤停时的复苏能力。

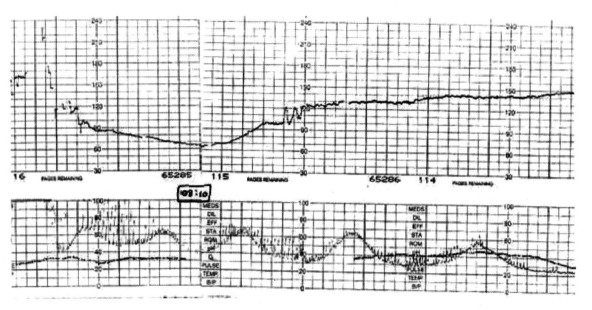

图 22-9　图示说明特征性胎儿心率和收缩模式与急性子痫发作是相关的。注意强直性收缩期间长时间减速和失去变异性以及子痫发作过程中的心动过速和变异性丧失。监测胎儿脉搏血氧饱和度可见其在癫痫发作期间降至 30%，停止后恢复至正常值(50%)。

这主要是由于主动脉腔静脉受压，其原因主要是增大的子宫使母体腹主动脉和下腔静脉受到压迫，阻碍静脉回流，影响心排出量。同时，母体重要生命器官需要的血流流向了低阻力的子宫胎盘床，使其病情进一步恶化。此外，心脏骤停的母亲，胎儿潜在的窒息风险极高。

　　相对非妊娠女性，妊娠女性的心肺复苏有两方面的差异。首先是需将子宫左侧位移，但倾斜母亲的躯干可能不是最佳选择，因其可降低胸外按压的效率。推荐平卧位并人工将子宫左侧移位。其次是分娩的时机。Katz 等进行了一项大样本的妊娠期心肺骤停的回顾研究。母亲死亡后 5 分钟内分娩的胎儿全部存活，而且神经系统完好。鉴于这一信息和孕妇心肺复苏的知识，若复苏未能在 4 分钟内重建心肺功能，则建议 5 分钟内行急诊剖宫产终止妊娠。

脑死亡和生命支持

　　也有报道在母亲脑死亡的情况下仍可维持心肺生命支持，为了达到可存活或近足月孕周而延长妊娠。这种情况下，如出现败血症、胎儿窘迫或母亲低血压则需要终止妊娠。因此，一旦胎儿具备存活能力，应予以持续性胎儿监护、积极的血流动力学监测和液体管理以维持适当的子宫胎盘灌注，同时应积极预防感染。可考虑进行抑制子宫收缩治疗。床边应配备紧急剖宫产设施。

■ 总结

　　需要重症监护的患者，其胎儿评估和管理原则在多数情况下是相似的。改善母体的病情和(或)稳定母亲的心肺功能应是治疗的第一目标。如果情况得到逆转，最终目标应是改善母体病情，预防早产。若终止妊娠可改善母体疾病，如子痫前期/子痫，母亲应在分娩期维持稳定。深入理解妊娠的生理改变对母体的影响，以及病理状态对胎儿及子宫-胎盘血流的影响，是了解重症患者胎儿评估和管理的重要步骤。

（梁伟璋　周燕媚　贺芳　译）

推荐读物

Behrman RE, Lees MH, Peterson EN, et al. Distribution of the circulation in the normal and asphyxiated fetal primate. *Am J Obstet Gynecol.* 1970;108:956.

Bernstein IM, Watson M, Simmons GM, et al. Maternal brain death and prolonged fetal survival. *Obstet Gynecol.* 1989;74:434.

Bickers RG, Wennberg RP. Fetomaternal transfusion following trauma. *Obstet Gynecol.* 1983;61:258.

Bocka J, Courtney J, Pearlman M, et al. Trauma in pregnancy. *Ann Emerg Med.* 1988;17:829.

Boehm FH, Growdon JH. The effect of eclamptic convulsions on the fetal heart rate. *Am J Obstet Gyncol.* 1974;120:851.

Buchsbaum HJ. Splenic rupture in pregnancy: report of a case and review of the literature. *Obstet Gynecol Surv.* 1967; 22:381.

Cantee RW, Thompson JP, Staggers BA. Neurological injuries in pregnancy. In: Haycock CE, ed. *Trauma and Pregnancy.* Littleton, MA: PSG Publishing Co; 1985.

Connolly AM, Kate VL, Bash KL, et al. Trauma and pregnancy. *Am J Perinatol.* 1997;14:331.

Cruz AC, Spellacy WN, Jarrell M. Fetal heart rate tracing during sickle cell crisis: a cause for transient late decelerations. *Obstet Gynecol.* 1979;54:647.

Dias MS. Neurovascular emergencies in pregnancy. In: Pitkin RM, Scott JR, eds. *Clinical Obstetrics and Gynecology.* Philadelphia, PA: JB Lippincott Co; 1994:337.

Dildy GA, van den Berg PP, Katz M, et al. Intrapartum fetal pulse oximetry: fetal oxygen saturation trends during labor and relation to delivery outcome. *Am J Obstet Gynecol.* 1994; 171:679.

Freeman RK, Garite TJ, Nageotte MP. Fetal heart rate monitoring. 3rd ed. Baltimore, MD: Williams & Wilkins; 2003.

Goodwin TM, Breen MT. Pregnancy outcome and fetomaternal hemorrhage after noncatastrophic trauma. *Am J Obstet Gynecol.* 1990;162:665.

Higgins SD, Garite TJ. Late abruptio placenta in trauma patients: implications for monitoring. *Obstet Gynecol.* 1984;63:105.

Hilman BC, Aitken ML, Constantinescu M. Pregnancy in patients with cystic fibrosis. *Clin Obstet Gynecol.* 1996; 39:70.

Hurd WW, Miodovni KM, Hertzberg V, et al. Selective management of abruptio placentae: a prospective study. *Obstet Gynecol.* 1983;61:467.

Jaffe R, Mock M, Abramowicz J, et al. Myotonic dystrophy and pregnancy: a review. *Obstet Gynecol Surv.* 1986;41:272.

Katz VL, Balderston K, DeFreest M. Perimortem cesarean delivery: were our assumptions correct? *Am J Obstet Gynecol.* 2005;192:1916-1920.

Katz VL, Dotters DJ, Droegemueller W. Perimortem cesarean delivery. *Obstet Gynecol.* 1986;68:571.

Kuhlmann RS, Cruikshank DP. Maternal trauma in pregnancy. In: Pitkin RM, Scott JR, eds. *Clinical Obstetrics and Gynecology.* Philadelphia, PA: JB Lippincott Co; 1994:274.

Lavin JP, Polsky SS. Abdominal trauma during pregnancy. *Clin Perinatol.* 1983;10:423.

Lees MM, Scott DB, Kerr MG, et al. The circulating effects of recumbent postural change in late pregnancy. *Clin Sci.* 1967;332:453.

LoBue C, Goodlin RC. Treatment of fetal distress during diabetic ketoacidosis. *J Reprod Med.* 1978;20:101.

Marx G. Shock in the obstetric patient. *Anesthesiology.* 1965; 26:423.

Modanlou HD, Freeman RK. Sinusoidal fetal heart rate pattern: its definition and clinical significance. *Am J Obstet Gynecol.* 1982;142:1033.

Nyberg DA, Cyr DR, Mack LA, Wilson DA, Shuman WP. Sonographic spectrum of placental abruption. *AJR Am J Roentgenol.* 1987;148:161.

Paul RH, Koh KS, Bernstein SG. Changes in fetal heart rate: uterine contraction patterns associated with eclampsia. *Am J Obstet Gynecol.* 1978;130:165.

Pearlman MD, Tintinalli JE, Lorenz RP. Blunt trauma during pregnancy. *N Engl J Med.* 1990;323:1609.

Pritchard J, Mason R, Corley M, Pritchard S. Genesis of severe placental abruption. *Am J Obstet Gynecol.* 1970;108:22.

Pritchard JA, Brekken AL. Clinical and laboratory studies on severe abruption placenta. *Am J Obstet Gynecol.* 1967;97:681.

Rigby FB, Pastorek JG. Pneumonia during pregnancy. *Clin Obstet Gynecol.* 1996;1:107.

Rolbin SH, Levinson G, Shnider DM, et al. Dopamine treatment of spinal hypotension decreases uterine blood flow in the pregnant ewe. *Anesthesiology.* 1979;51:36.

Rothenberger DA, Quattlebaum FW, Zabel J, et al. Diagnostic peritoneal lavage for blunt trauma in pregnant women. *Am J Obstet Gynecol.* 1977;129:479.

Schatz M, Zeiger RS. Asthma and allergy in pregnancy. *Clin Perinatol.* 1997;24:407.

Sheldon RE, Peeters LLH, Jones MD Jr, et al. Redistribution of cardiac output and oxygen delivery in the hypoxic fetal lamb. *Am J Obstet Gynecol.* 1979;135:1071.

Sholl JS. Abruptio placentae: clinical management of nonacute cases. *Am J Obstet Gynecol.* 1987;156:40.

第 23 章

妊娠期中毒

● *Alfredo F. Gei, Victor Suarez*

中毒是指暴露于有毒物质(毒物)导致的器官组织功能紊乱和(或)结构损伤的疾病状态。虽然妊娠期绝大多数是意外中毒（非主观因素），但仍有 1/5 来源于主观性因素，如自杀中毒或他杀中毒(投毒)。

处理妊娠期中毒应铭记两个基本原则：

1.通过处理孕妇来救治胎儿。

2.未实施或延迟实施必要的治疗措施可能对孕妇造成更多的伤害。

排除滥用药物，3 种常见的妊娠期主观因素造成的中毒分别为对乙酰氨基酚(APAP)、非甾体抗炎药(NSAID，下文会系统回顾水杨酸中毒）和选择性 5-羟色胺再摄取抑制剂(SSRI)。由于妊娠期容易接触并且在急性中毒时可造成严重后果，本章重点讨论妊娠期上述 3 种毒物及铁相关毒物的围生期处理。

因为妊娠期生理性变化，可影响药物和毒物的吸收、分布、代谢、排泄并透过胎盘屏障对胎儿造成潜在影响，孕妇可作为(中毒的)一组特殊人群。中毒后常规毒理学处理和解毒治疗与非妊娠女性相同。通过迅速评估通气功能、血流动力学和精神状态，优先保证孕妇的生命体征平稳。对怀疑低血糖或麻醉剂过量造成的意识改变患者，应优先并做相应处理[葡萄糖和(或)纳洛酮]。

■ 对乙酰氨基酚

除了滥用酒精或毒品，对乙酰氨基酚(A-PAP)是孕期最常见的容易服用过量的药物。

孕妇方面

病理生理学

大多数 APAP 在肝脏内通过结合硫酸盐或葡萄糖醛酸形成无毒代谢物并通过尿液排出体外(图 23-1)。然而，大约 7% 的 APAP 可在肝脏和肾脏中结合细胞色素 P450 形成有毒代谢物——N-乙酰-对苯醌亚胺（NAPQI）。NAPQI 是一种极具活性的小分子，可通过共价键结合形成大分子物质，造成细胞的损伤和死亡。NAPQI 通常结合谷胱甘肽形成无毒的硫醇尿酸代谢物，经尿液排出体外达到解毒目的。然后，过量 APAP 导致大量 NAPQI 产生，耗尽体内的谷胱甘肽储备从而造成 NAPQI 介导的细胞毒性。对乙酰氨基酚主要损伤肝脏，其次为肾脏。

中毒剂量及临床特点

患者短期内摄入超过 140mg/kg 的对乙酰氨基酚有肝中毒的风险。通过测量单次服药至少 4 小时后血液中 APAP 浓度，可预测其发展为肝中毒的风险。绘制标准列线图可以评估肝

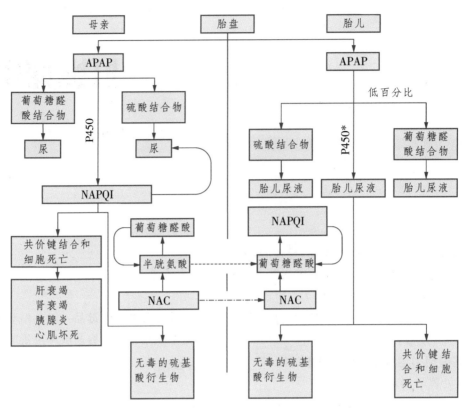

图 23-1　对乙酰氨基酚中毒的病理生理。ARAP，扑热息痛；NAC，乙酰半胱氨酸；NAPQI，N-乙酰-对苯醌亚胺。* 妊娠 14 周后稳定增长。

中毒的风险(图 23-2)。若中毒后 8 小时内未服用解毒剂且肝中毒继续加重，将表现为凝血酶原时间(PT)延长和转氨酶升高(通常达到数千)。转氨酶水平通常在服药后 72~96 小时达到高峰。中毒严重的患者偶尔罹患胰腺炎、少尿、低血压、心肌缺血，还有可能导致坏疽。超大剂量摄入 APAP 的患者可在服药后最初的几小时内(肝衰竭出现前)发生昏迷或乳酸增高导致的严重代谢性酸中毒。

虽然恶心和呕吐常出现在 APAP 中毒的早期阶段，但摄入致死剂量的患者在症状性肝衰竭(服药后 1~4 天)发生以前可能无临床症状表现。因此，无论服药后是否存在症状，都应测量患者血液中的 APAP 含量以正确评估其严重性。

日常摄入过量对乙酰氨基酚(超过 4g/d)的

患者更容易在肝中毒的同时合并肾功能衰竭。对此类患者，血液中 APAP 浓度不能反映其疾病的严重程度和发展为肝中毒的风险。

对乙酰氨基酚可透过胎盘屏障对胎儿造成潜在的肝中毒，其急性中毒表现为自发性流产或死胎。

治疗

支持性治疗包括静脉输液、吸氧、心电监护和胎心监测(孕周达标的孕妇)。

解毒步骤：院外可通过诱发呕吐处理摄入大剂量 APAP 的患者(>100mg/kg)。洗胃和使用活性炭(AC，1g/kg 溶于水)可以阻止对乙酰氨基酚的进一步吸收。口服活性炭可显著减少 APAP 的吸收，且应在摄入 APAP 后的 1 小时内进行。通过其网状细孔，每克活性炭可吸附 100~1000mg

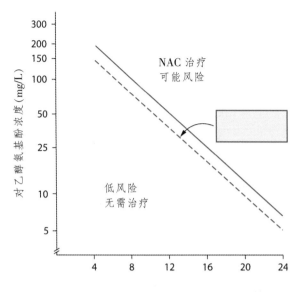

图 23-2 对乙酰氨基酚列线图。仅适用于单次短期摄入对乙酰氨基酚而中毒之前未摄入者。摄入药物 4 小时前的测量值不应标记在列线图上。如果测量值位于最低标准线上，应继续应用 N-乙酰半胱氨酸（已开始）或立即用药。

的 APAP。

妊娠期因为胃排空延迟，对摄入 APAP 超过 1 小时的患者口服活性炭仍可带来益处。摄入 APAP 4 小时后口服乙酰半胱氨酸（NAC，一种活性炭）的一个病例表明，其可显著减少 A-PAP 中毒剂量下患者肝中毒的发生。

解毒剂：APAP 的解毒剂为 NAC（乙酰半胱氨酸）（图 23-3）。乙酰半胱氨酸可转化为半胱氨酸，再代谢为谷胱甘肽。NAC 的主要效应是维持谷胱甘肽的贮备从而消耗 NAPQI 完成解毒作用。摄入 APAP 后 8 小时内服用 NAC，可预防 APAP 造成的严重肝毒性和肾毒性损害。为确保急性中毒后 NAC 迅速起效，最谨慎的做法是尽早使用 NAC 治疗，并绘制列线图监测 APAP 浓度。当图中 APAP 降至非毒性浓度时，应中止 NAC 治疗。即使摄入 APAP 超过 24 小时，服用 NAC 仍有益于减轻肝坏死的严重程度并提高患者的生存率。因此，任何时候开始使用 NAC 治疗都不会太晚，不过如果治疗延迟 16 小时会导致 NAC 药效降低。

血液 APAP 浓度（摄入 4 小时后）超过列线图的基线水平需要 NAC 全量治疗（例如，常规口服 140mg/kg 负荷剂量的 NAC，随后每 4 小时口服 70mg/kg NAC，共 17 次）。NAC 治疗不应仅仅因为复查 APAP 浓度降至 0 或列线图中处于基线水平以下而过早终止。

摄入 APAP 后患者常发生恶心和呕吐，有时可影响实施 NAC 治疗。对于这种情况，可采用静脉给药的方法。药房可将 NAC 口服溶液通过 0.2μm 的无菌性滤过膜滤过并将其溶解于 5% 的葡萄糖溶液中。美国制备 NAC 静脉制剂的步骤见图 23-3。

有时，NAC 静脉用药可造成组胺释放症状而需要采用抗组胺药物。极少数情况下，患者可能面临危及生命的过敏症状需要补液、肾上腺素、抗组胺药和类固醇激素等治疗。若药房无法及时制备静脉制剂，应立即口服给药而不应延误治疗。对伴随的并发症（如肝衰竭、肾衰竭）的支持性治疗与非中毒的其他妊娠女性相同。

胎儿方面

因 APAP 过量造成的胎儿死亡见于妊娠期的各个阶段。孕妇的 NAPQI 不会穿过胎盘，但 APAP 能够穿过胎盘并对胎儿造成潜在毒性。自宫内妊娠 14 周开始胎儿体内可针对 APAP 生产 NAPQI 并逐渐增加至分娩。胎儿对 APAP 的解毒功能持续受损直至产后，其主要机制为通过共价结合硫酸盐和葡萄糖苷酸，可能部分结合细胞色素 P450。妊娠晚期的胎儿，对 APAP 的直接毒害似乎面临更大的风险。然而，流产似乎更常见于妊娠早期阶段。这并非胎儿更易受到毒害，而是该阶段孕妇的疾病更易造成流产。

NAC 在脐血中浓度与孕妇血液中相似，反映了胎盘运输 NAC（B 类药物）的能力。与孕妇摄入 NAC 相比，鉴于胎儿的肝脏缺乏首过效应，大多数权威机构倾向于围生期使用解毒剂。当静脉使用治疗剂量的 NAC 时，血浆浓度可达

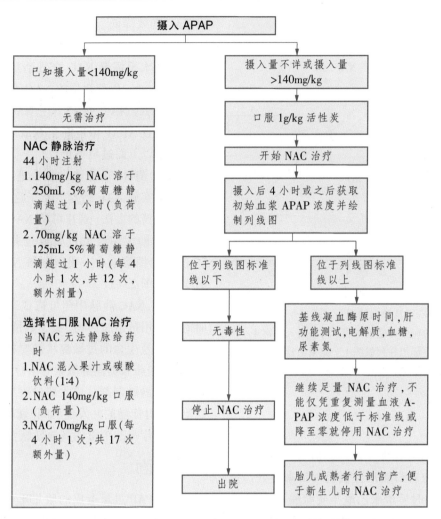

图 23-3　扑热息痛中毒的一般管理流程。当乙酰半胱氨酸不能很快地配制好并静注时可以口服乙酰半胱氨酸。ARAP,扑热息痛;NAC,乙酰半胱氨酸。（详见关于剖宫产术作用的讨论部分。）

到治疗浓度的 10~100 倍。

　　不止一个权威机构推荐通过剖宫产分娩成熟胎儿,以便 NAC 治疗(母血中 APAP 达到中毒量)可直接用于新生儿。这需要权衡凝血障碍的风险。主张立即分娩的依据是孕妇和胎儿在妊娠晚期行剖宫产面临的风险远低于导致胎儿死亡的 APAP 中毒风险,后者与 NAC 治疗延迟有关。不幸的是,没有动物或人体试验验证立即分娩后接着对新生儿使用 NAC 所带来的益处。现有的资料也缺乏急性单剂量摄入 APAP 后立即进行 NAC 治疗与胎儿出生的关系。临床上也

没有针对这种尴尬局面的治疗标准。鉴于对胎儿存在的隐患,治疗期间建议在合适的孕周使用胎心监护。

　　虽然并未得到证实,建议对严重对乙酰氨基酚中毒的胎儿连续评估胎儿的健康状况。

■ 铁剂

　　大剂量铁剂毒性强烈,并可导致多脏器功能障碍和死亡。权威证据表明,胎儿随孕妇体内铁剂水平的升高而受到保护。几乎所有铁中毒

病例的胎儿存活都依赖于孕妇存活。表23-1和图23-4分别总结了铁中毒的病理生理和治疗处理。

孕妇方面

中毒剂量

为了验证摄入多少铁剂，应计算元素铁的含量。以毫克为单位，硫酸亚铁包涵20%的元素铁，富马酸亚铁包含33%元素铁，葡萄糖酸亚铁包含12%元素铁。对于任何摄入超过20mg/kg的元素铁，任何出现症状和(或)摄入铁剂量不

详的孕妇均需按照孕前体重来计算体内铁含量。需谨记的是，因主观因素中毒的孕妇可能隐瞒其中毒史和瞒报摄入量。

临床特点

一般来说，铁剂中毒可分为4个阶段，但每个阶段的界限往往不清。

第一阶段以腹痛、呕吐和腹泻为特征，与铁剂对胃肠道的侵蚀有关。第一阶段为铁剂摄入后的1~6小时。可存在呕血，血容量过低可造成低血压或代谢性酸中毒。血清铁在本阶段可能升高或正常。

■ 表23-1　铁中毒的病理生理学
1.铁可以腐蚀胃肠道，导致恶心、呕吐、腹泻、腹痛、胃肠道出血以及穿孔(罕见)
2.广泛性铁吸收可造成血管舒张和毛细血管通透性增加(与第三间隙液体有关)
3.铁通过干扰线粒体ATP合成而导致细胞功能紊乱和死亡，催化氧自由基形成破坏细胞膜。肝是主要受损器官，易发展为爆发型肝衰竭，但大剂量铁中毒时，任何器官都可受累。
4.摄入铁剂早期，高血清铁浓度直接抑制丝氨酸蛋白酶(凝血酶)并延长凝血酶时间，即使此时不存在肝衰竭

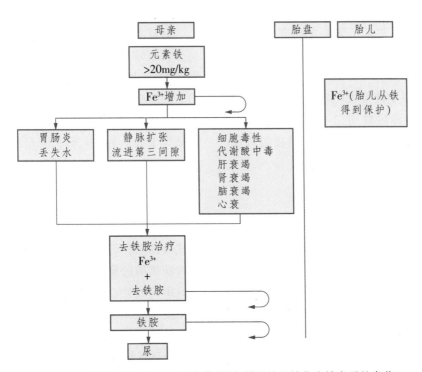

图 23-4　铁中毒的病理生理及治疗的原则(详见铁盐转化为铁离子的章节)。

第二阶段一般不常见,若出现则持续 2~24 小时或发生于第一阶段后 2~24 小时。第二阶段以胃肠炎缓解为特征,通常患者安静地躺在床上,表现为面色苍白、代谢性酸中毒及与本阶段不相关的低血容量症状如低血压、心动过速等。内科医师易因胃肠炎症状缓解,组织铁储备增多而错误判断病情。即使低血容量并非铁中毒所致,心动过速和低血压在此阶段也很常见。代谢性酸中毒、低血压由非相关性低血压、静脉扩张、液体进入第三间隙和铁的细胞毒作用所致。血清铁浓度可能升高,肝酶水平可能正常。PT 可因铁对血清酶如凝血酶的直接作用而延长。对于严重的铁中毒,患者可能直接从第一阶段跳至第三阶段。

第三阶段包含铁的细胞毒性作用造成的全身脏器损伤或衰竭。其发生于摄入铁 48 小时内的任何时期。第三阶段以肝衰竭、嗜睡/昏迷/抽搐、肾衰竭及偶发的心衰为特征。低血糖和凝血功能障碍提示肝功能受损。本阶段,代谢性酸中毒由多种因素导致,包括肝衰竭、心输出量低和氧化磷酸化受损。肝脏是铁剂作用的主要靶器官,也常常是第一个功能衰竭的器官。第三阶段与自发性流产、早产和孕妇死亡有关。

第四阶段以呕吐复发(多见于儿科患者)为特征,起因为中毒后数周(2~6 周)胃肠道黏膜溃疡并形成瘢痕,导致胃输出或小肠梗阻所致。

评估和治疗

血清铁浓度

大多数经历铁剂中毒后第二或以后阶段的患者,其血清铁浓度峰值均超过 350μg/dL,但因中毒时间的不确定导致实际的血清铁峰值不易被观察到。有时,峰值出现于摄入铁后的 2~6 小时。正常或轻度升高的铁浓度可能造成误解,因其往往不能反映机体的铁负荷量,后者是全身中毒的相关因素之一。因为,作为一个独立指标,正常血清铁浓度往往不能用于排除伴随症状的患者是否存在铁中毒。摄入铁后 6 小时以上测得的正常或较低血清铁水平可能引起误诊,后者与铁的重新分布有关。对此类患者应考虑铁中毒,而不是其中的一部分患者。总铁结合力(TIBC)的测量不可用于协助急性铁中毒的治疗,因为高血清铁浓度下各种试验方法测量的 TIBC 水平非真实增高和血清铁与 TIBC 的关系发生迅速改变有关。

无症状患者:摄入铁剂的 1 小时内可以考虑通过吐根酊诱吐。呕吐时间延长(超过 1 小时)应视为铁剂的毒性反应而非吐根的作用。一般来说,对摄入铁剂超过 6 小时缺乏症状和体征的患者无需按铁剂中毒进行相关处理(图 23-5)。摄入铁剂后 6 小时内用生理盐水洗胃可能对摄入元素铁含量超过 20mg/kg 的无症状患者有益。如果已发生呕吐,此时洗胃未必能带来长远益处。洗胃后使用百分之一的碳酸氢盐(200~300mL)或诱导呕吐可能促使亚铁转化为碳酸亚铁(溶解度小)。另一种方法,口服 8% 的氧化镁(氧化镁乳液,60mL/g 摄入铁)可显著减少健康受试者对铁剂的吸收。

有症状患者:对出现几种轻微症状者(例如至少有呕吐一种症状)称之为有症状患者。她们需要输液、甲磺酸去铁胺和氧化镁治疗(表 23-2)。当患者临床症状显著时,使用甲磺酸的治疗不应等待血清铁的结果。甲磺酸的常规静脉用药量为 15mg/(kg·h),每天总量小于 6g。

胎儿方面

胎盘只有当胎儿需要时才会选择性运输转铁蛋白结合铁。孕期铁中毒的动物模型,结合人体试验证明,即使孕妇铁中毒亦不会造成胎儿体内铁负担过重(图 23-4)。胎儿流产主要是孕妇的疾病或死亡导致。胎儿的结局与孕妇的健康相关,意味着中毒后迅速进行甲磺酸治疗有对母胎均有意义。妊娠状态或对胎儿的顾虑不应作为延迟甲磺酸治疗的理由。

通过对 61 例孕期铁过量的病例进行回顾

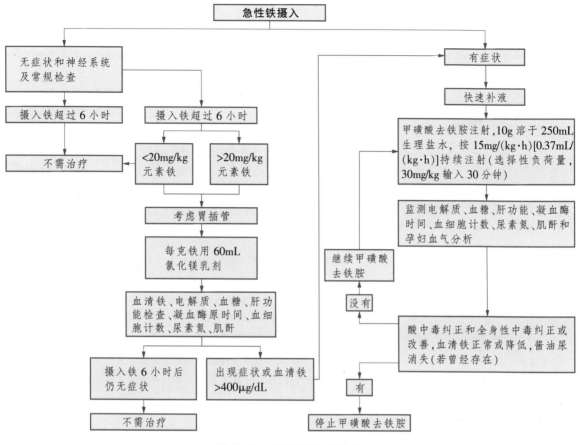

图 23-5 急性铁摄入的治疗。

性分析,Tran 和同事们发现孕妇中毒的程度与胎儿的流产存在直接关系。胎儿流产似乎与孕妇疾病的严重程度和病程长短相关，而并非铁剂的直接毒性。

出院之前应评估中毒的机制，对特殊病例应参考其专科意见(如精神治疗科等)。

水杨酸盐

水杨酸盐种类包括阿司匹林(乙酰水杨酸)、冬青油(水杨酸甲酯)、水杨酸和水杨酰水杨酸。上述各化合物经体内吸收后转化为水杨酸盐。除阿司匹林具有抑制血小板功能的作用外，水杨酸盐的毒性反应显而易见。

水杨酸中毒仍然是容易被忽视和低估的一种药物中毒,这种情况在孕期变得更加复杂。流产可能主要发生于仅中等程度中毒的孕妇，次要原因是因为药物自由通过胎盘屏障并在胎儿体内蓄积(尤其是中枢神经系统)所致。

孕妇方面

药代动力学和中毒剂量

短期单次摄入至少 150mg/kg 的阿司匹林(或对应的剂量)可造成明显水杨酸中毒。然后，鉴于胎儿体内蓄积水杨酸的特点，短期单次摄入量超过 75mg/kg 应引起重视。水杨酸盐的血药浓度高峰一般出现在药物吸收 24 小时后。肠溶型阿司匹林在摄入后数小时内不会出现达到中毒剂量的血药浓度。

■ 表 23-2　症状性铁中毒的治疗

1. 除少数例外,所有出现症状的患者都是低血容量的。补充 500~1000mL 液体(林格液或正常生理盐水)以维持治疗期间血容量和保持每小时尿量为 1~2mL/kg。患者通常需要按维持输液量的 2 倍速度输液以补充胃肠道液体丢失和扩散至第三间隙。此外,使用大量玻尿酸清除螯合铁以维持适当的尿量(见下文)

2. 全血细胞计数、凝血酶原时间、电解质、血糖、肝功能检查、动脉血气分析以及血尿素氮和血肌酐。应检查血清铁浓度。总铁结合力不适合急性中毒,因其常非真实性地增高

3. 甲磺酸去铁胺是一种铁螯合剂,用于清除组织中的铁。甲磺酸去铁胺结合铁形成铁链霉素,并随尿液于数日或数周排出体外。铁链霉素有时会造成酱油色尿。这种尿色并不可靠和持续存在,故不应用于评估螯合效应或是否继续治疗。甲磺酸去铁胺可溶于备选药物中的晶体液并应按每小时 15mg/kg 的速度持续注入,30 分钟后达到理想的负荷量 30mg/kg(表 23-5)[a]

4. 甲磺酸应持续用药至血清铁浓度(每 4~6 小时检测一次)正常或下降以及可能存在的全身中毒症状缓解(如酸中毒纠正、肝功能正常或改善),明显的酱油色尿液消失。大多数患者需要注射甲磺酸 12~24 小时。有时,患者摄入极大剂量,则需要更长时间的治疗

5. 若发展为肾衰竭,需继续使用甲磺酸,但注射速度应减慢。假设已知甲磺酸的治疗浓度,无尿患者应按照每小时 1.5mg/kg 的速度注射,因为肾衰竭患者的该药半衰期延长

6. 大量摄入铁剂者考虑呕吐后进行腹部平片检查,对腹部平片发现 X 线不能穿透腹部而怀疑铁剂团块存在者行全肠道灌肠直至 X 线可以穿透。活性炭不能吸附铁剂但对怀疑同时吞入其他毒物者可使用

7. 对伴随症状的一般支持性处理(如肝衰竭、胃肠道出血)和其他妊娠妇女的处理相同

[a] 很多论著坚称甲磺酸不能反映真实情况而常常引起误导或错误。甲磺酸治疗妊娠期铁中毒时并非禁忌药物。按每小时 15mg/kg 输入,大多数患者每日摄入超过 6g 甲磺酸,这对于铁中毒的短期治疗而言是安全的。不推荐肌肉注射甲磺酸。

水杨酸盐以离子和非离子形式(两者达到平衡)存在于血液中(图 23-6)。水杨酸的非离子、非蛋白结合形式与体内蓄积量处于均衡状态。由于其亲脂性,这种非离子形式的水杨酸盐容易进入组织间隙。当血液中水杨酸盐水平增加时,体内相应结合蛋白处于饱和状态,前者转化为自由度更高的的游离状态(非离子形式,约占 10%~25%)。当 pH 值降低时,水杨酸非离子形式增多。因此,血中水杨酸盐水平增加或血 pH 值降低可促使水杨酸盐从血液中转移至组织内。这个机制对于理解水杨酸中毒的病理生理学和指导治疗至关重要,因为它可以解释血中水杨酸盐浓度下降但组织中浓度和毒性反而增高的原因。

水杨酸中毒时,水杨酸盐可以原形的形式经肾脏清除。因为清除动力学处于饱和状态,清除半衰期需要 1 天半至 2 天。

病理生理学和临床特点

水杨酸盐可通过多种效应作用于多个器官。其临床表现多样性部分是由于水杨酸盐可损害细胞代谢过程中的三磷酸腺苷(ATP)合成。

胃肠道刺激

药物对胃肠道的直接侵蚀作用可引起腹痛、恶心、呕吐、胃肠道出血和罕见的胃穿孔。

呼吸性碱中毒

水杨酸盐直接作用于脑干引起过度通气。然而,昏迷可能掩盖过度通气,引起肺换气不足或高碳酸血症。

代谢性酸中毒

水杨酸盐通过影响各种代谢通路以抑制 ATP 的合成。它可抑制柠檬酸循环,解耦联氧化磷酸化和增强脂肪分解。上述过程可导致代谢

水杨酸中毒

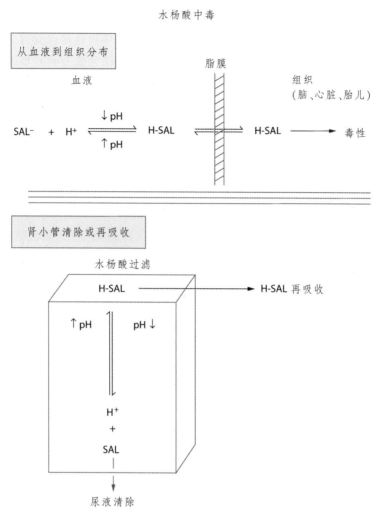

图 23-6 水杨酸在血液、组织和尿液间的分布。水杨酸细小片段是一种以较高浓度结合的蛋白质。pH 值降低增加水杨酸的非碘化部分。因此,pH 值降低或水杨酸浓度增高都会导致药物片段增多并转移至组织中。碱化尿液可以限制碘化形式的水杨酸盐,使其不能被重吸收而增加尿液中的排泄。H-SAL,非碘化水杨酸;SAL⁻,碘化水杨酸阴离子。

性酸中毒。酮尿经常存在,乳酸水平一般正常。阴离子间隙可正常或经常性增高。

糖代谢

糖需求增加伴随糖原分解增加可解释中毒早期偶发的高血糖症状。然而,水杨酸盐抑制糖异生,故机体糖储备耗尽时可发生低血糖状态。

体液和电解质

常见因胃肠道水分丢失及过度通气造成的脱水。仅严重出汗就可造成患者体内每小时丢失 1~2L 水。中等或严重水杨酸盐中毒的患者平均丢失 6L 的水。高钾血症和低钾血症可常见。低钾血症起因于钾在胃肠道丢失和钾随机体酸性物质(例如水杨酸盐)随尿液排出体外。高钾血症通常反应酸中毒,严重脱水,有时伴随横纹肌溶解的肾前性氮质血症。

肺部

水杨酸盐中毒可造成非心源性肺水肿(低血压)。对于慢性心脏疾病或水杨酸盐诱导的心功能衰竭或输液治疗体液交换未达到平衡的患者,可发生流体静力性肺水肿(高血压)。

心血管

水杨酸盐对心肌细胞造成的代谢性损害可诱发心动过速、室性心律失常、心功能衰竭、低血压和猝死。即使缺乏心脏病变，代谢性酸中毒和神经毒性常常诱发输液治疗后补液充足的患者发生严重的心功能不全和心源性休克。

中枢神经系统

ATP 合成受损产生的神经毒性表现为幻觉、焦虑、谵妄、昏睡、昏迷、抽搐、恶性脑水肿和脑死亡。

凝血和血小板

水杨酸盐影响维生素 K 依赖的凝血因子而延长凝血酶原时间的机制与香豆素相似。阿司匹林也可抑制血小板功能，但很少影响凝血功能。

其他

过高热虽可见，但其出现却是特例，并预示预后不良。急性肾小管坏死亦有报道。横纹肌溶解可导致高钾血症、凝血功能障碍和肾衰竭。血液水杨酸浓度超过 25mg/dL 常并发耳鸣。

临床表现

摄入过量水杨酸盐后的短时间内，患者通常清醒，其主诉有耳鸣、腹痛、恶心和呕吐。其他异常症状包括气促、呼吸性碱中毒和碱血症、血容量减少、低钾血症和胃肠道出血。

中毒的特征性表现为多汗、血容量已纠正后的心动过速、代谢性酸中毒和酸血症、逐步加重的严重神经毒性、血糖代谢改变、凝血酶原时间延长、肺水肿和心肌毒性。酸血症联合神经毒性可导致预后不良，除非中毒后得到快速积极治疗。

与急性水杨酸中毒相比，慢性中毒时因体内组织负荷量过重造成血液中水杨酸浓度很低，提示其在体内的大量分布。

评估及治疗

血液水杨酸浓度

对血液中水杨酸浓度的解读比较困难。相同的血液浓度临床表现却有着巨大差异，与药物在体内机体负荷量改变有关，后者可受到血 pH 值、蛋白结合能力和其他因素的影响。鉴于上述因素，组织中水杨酸盐的浓度可随血液中水杨酸盐的浓度降低而增高，造成患者症状加重，而医师因其血液浓度降低而对病情产生错误判断。因此，不应依据血液中水杨酸盐浓度来处理患者。

不主张依据单次的血液水杨酸浓度来指导治疗和处理。虽然对血液水杨酸浓度低于 30mg/dL（或呈下降趋势）的无症状孕妇可以放松警惕，但其胎儿仍有可能发展为严重中毒，因其比孕妇更容易蓄积产生更高的血药浓度。

比色法测定的水杨酸浓度可因高胆红素血症的影响出现假性升高。对于此类情况，应采用免疫分析法或色层分析法测量血液水杨酸盐浓度。

一般原则

所有水杨酸中毒的患者，无论其妊娠或已分娩，或者已在重症监护病房均应受到重症监护。对水杨酸中毒患者的成功处理取决于专注和细心的医疗护理（图 23-7）。尤其是密切监测患者液体平衡、电解质和酸碱状态，对床边检查发现神经系统损害早期症状而快速建立血液透析。鉴于胎儿蓄积水杨酸的能力，孕期水杨酸中毒应尽早进行血液透析。

气道：对于很多患者，迅速关注气道和维持充足的氧气是必须的。对于已接受麻醉剂和镇静剂的患者，包括气管内插管和机械性通气治疗，使已升高的每分钟通气量（水杨酸诱导的过度通气）回落至正常水平，可纠正迅速降低的血液 pH 值，抑制水杨酸盐转移至胎儿或组织内，防止病情恶化。因此，当镇静剂使用或机械通气建立后，通过静脉使用碳酸氢钠密切关注及维持机体的碱性状态（每 2~4 小时监测动脉血气+钾）。

血糖异常：对于出现任何精神状态改变的

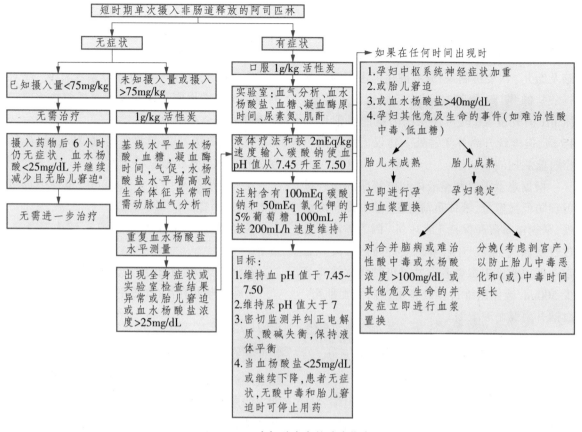

图 23-7　水杨酸中毒的治疗指南。

患者,应每 2 小时监测血糖以预防低血糖。治疗包括静脉推注 50% 葡萄糖和静滴葡萄糖溶液以保持血糖位于 90/dL 以上。

胃肠道排毒:如果条件允许,对于没有禁忌证和呕吐的患者应立即单次口服 1g/kg 体重的活性炭(AC)。大多数水杨酸急性中毒的患者可反复呕吐,故没有必要进行胃肠排空(洗胃或吐根诱吐)。如果水杨酸浓度继续升高,对胃肠动力正常的患者,可每 4~6 小时重复口服 0.25g/kg 体重 AC 直至水杨酸浓度下降。不推荐使用吩噻嗪类药物,因为其常常无效且可降低癫痫的发作阈值。

液体和电解质治疗:大多数患者中度至重度脱水,需要生理盐水或乳酸林格液补充水分至尿量达到 2~3mL/(kg·h)。必要时可首次注射 2mEq/kg 碳酸氢钠以升高动脉血 pH 值至 7.45~

7.5。典型的中度至重度水杨酸中毒患者出现症状时,体内丢失约 6L 液体。

液体复苏及尿量恢复正常后推荐的初始给药方法为每小时持续注入 2~3mL/kg 含有 1000mL 5% 葡萄糖、150mEq 碳酸氢钠(3 安瓿的 8.4% $NaHCO_3$)、40mEq 氯化钾的水。应积极处理低钾血症。低钾血症时尿钾不可见,因为肾脏再吸收钠离子时会分泌氢离子而非钾离子。此外,除了上述机制,患者常表现为体内钾缺失,并随着尿液排泄使结合钾离子的水杨酸盐继续丢失。虽然静脉补液包含 40mEq 氯化钾,但患者仍需要额外补钾。对于已止吐的患者可口服补钾。

下文有关碳酸氢钠治疗的目的有 2 大主要机制(见图 23-6)。最重要的机制是,血液碱化有利于阻止血液中的水杨酸盐进入靶器官,后者主要是中枢神经系统及胎儿。血 pH 值应维持在 7.45~7.5。血 pH 值从 7.5 降至 7.2 时,血液中非离子的水杨酸盐几乎翻倍,并可转移至大脑及胎儿。次要机制是,尿液碱化促进尿液对水杨酸盐的"阴离子俘获",减少重吸收促进排泄。尿 pH 值升至 8.0 时可使水杨酸盐的排泄增加 15 倍,但继续升高并无益处。建议治疗期间每小时监测尿液 pH 值。

根据患者需要调整液体和电解质的输入量可预防低血容量、液体负荷过重、酸中毒和低血糖,平衡电解质和保持正常尿量。因为体液可通过过度通气、发汗、呕吐和偶发的高热丢失。通常中度或重度中毒患者需要每小时静脉补充至少 500mL 液体以维持体液容量,防止血肌酐、血钠升高及血液浓缩。

血液水杨酸盐浓度应每 2 小时监测一次,直至其水平低于 30mg/dL 且处于下降趋势,对结果的判读应结合患者的身体情况。

非心源性肺水肿:成人急性呼吸窘迫综合征(ARDS)常见于慢性中毒,必要时需通过持续正压通气(CPAP)或呼吸末正压通气(PEEP)供氧。利尿需慎重,因患者通常处于缺水状态。机械通气治疗下的患者可能需采用过度通气(16~20 次/分)以维持 $PaCO_2$ 波动于 35mmHg。

其他:胃肠外使用 10mg 维生素 K_1 可逆转水杨酸中毒后数小时内的 PT 延长。紧急情况下,新鲜冰冻血浆可迅速纠正血小板功能正常情况下的凝血功能障碍。应多次复查血红蛋白以监测胃肠道出血有无加重和是否需要输血治疗。质子泵抑制剂和 H_2 拮抗剂常用于抗酸治疗,但对于水杨酸中毒的治疗不详。应重复监测肌酸激酶(CK)活性以排除横纹肌溶解症,后者合并存在时还需要特殊治疗。

血液透析:尤其是与酸中毒相关的神经系统症状的恶化,需立即进行血液透析。血液透析效果好,可通过清除水杨酸盐和纠正酸中毒造成的电解质紊乱挽救患者生命。输出量高和可

用滤过膜大的血透仪治疗效果显著。下述几种情况可考虑使用血透仪。

1.肾功能不全的中度至重度中毒者。

2.癫痫或其他严重的神经系统症状,或对神经系统损害加剧,即使血液水杨酸盐浓度正在下降。

3.其他危及生命的并发症(如肺水肿)伴随逐渐升高的血水杨酸盐浓度。

4.水杨酸盐水平大于 90mg/dL(慢性中毒超过 60mg/dL)者。

5.经解毒治疗或碱化尿液后酸中毒无改善者。

6.积极支持治疗仍难改善的低血压。

7.确保胎儿存活(详见下文)。

胎儿方面

水杨酸盐通过胎盘屏障并在胎儿体内蓄积超过孕妇体内浓度,部分原因是因为蛋白结合能力的差异。胎儿血液相对呈酸性,可导致水杨酸盐的扩散增多,引起组织浓度相对较高。此外,与孕妇相比,胎儿缓冲水杨酸导致的酸中毒能力和排毒能力较弱。综上所述,胎儿死亡的风险更高,从而增加随后的血液透析和(或)剖宫产处理。鉴于胎儿比孕妇容易蓄积水杨酸盐且遭受更强的毒性,在孕妇血液水杨酸浓度低于中毒水平(相当于非妊娠孕妇水平)时采用血液透析治疗似乎更加明智。遗憾的是,目前没有相关报道支持以上设想。在出现任何胎儿窘迫征象、孕妇慢性水杨酸盐中毒(之前存在高浓度)或体内血水杨酸盐浓度超过 40mg/dL 时,建议使用血液透析治疗。

在分娩期,当确定孕妇安全时应考虑终止妊娠。然而,目前缺乏终止妊娠时机的相关文献,而且终止妊娠时应考虑个体情况。血液透析可引起水杨酸盐通过胎盘组织重新分布而降低孕妇及胎儿体内浓度。胎儿监护应作为支持性治疗效果评估的一部分。

■ 选择性 5-羟色胺再摄取抑制剂

经常使用的选择性 5-羟色胺再摄取抑制剂(SSRI)包括氟西汀(百忧解)、舍曲林(左洛复)、帕罗西汀和西酞普兰(西普兰)。美国中毒控制中心有关 SSRI 中毒的报道日益增多。除了它以神经递质作用于中枢神经系统外,SSRI 还通过 5-HT2α 受体直接作用于子宫肌层。

大多数情况下,单纯 SSRI 中毒并无临床意义。在很高的浓度下,SSRI 可能诱发 5-羟色胺综合征,后者可伴随或不伴随抗胆碱能综合征。大多数死亡病例见于摄入大剂量 SSRI(超过日常摄入量 150 倍)合并其竞争者如乙醇、苯二氮或三环抗抑郁药。已有报道证实 SSRI 可透过胎盘屏障。

5-羟色胺综合征以至少同时存在下面 3 种症状为特征:混乱、激惹、谵妄、幻觉、躁狂、昏迷、癫痫、眼震颤(缓慢、持续、水平方向的眼球运动)、肌阵挛、反射亢进和运动协调失衡。肌阵挛是最具特征性的症状。

抗胆碱能综合征以激惹、精神错乱、四肢末端震颤、散瞳症、黏膜干燥症状、尿潴留、便秘和窦性心动过速为特征。

妊娠期,尤其是妊娠晚期有过 SSRI 中毒导致孕妇宫缩过强及胎心率异常的相关报道。

支持性治疗和解毒是治疗最关键的部分。

对于任何有自杀倾向或滥用 SSRI 的孕妇均应收治入院。

对于初期病情稳定的患者可使用 AC 治疗(1g/kg,成人标准量为 50g)。摄入 SSRI 后 1~2 小时内服用 AC 效果最佳。不要诱导呕吐。当 SSRI 导致癫痫症状轻或有昏迷的可能性时,可考虑口服 AC。与其他毒物一样,SSRI 缺乏特效解毒剂,也没有肾透析治疗的指征。

确保气道通畅、呼吸和循环稳定,根据临床指征插管处理。

如果患者出现恶心或昏迷症状,应警惕合并便秘或潜在的非毒理学状况。单纯摄入 SSRI 不可能造成明显中毒症状。

对于出现高热(>104℉或 40℃)患者采用物理降温和使用苯二氮䓬类药物。

苯二氮䓬类药物(必要时每 5 分钟静脉注射 1~2mg 劳拉西泮)通常对癫痫效果好,必要时加用高效苯二氮䓬类(氟哌啶醇)通常能较好地控制 SSRI 诱发的激惹症状。对于抗胆碱能综合征引起的激惹症状宜首选毒扁豆碱(初始剂量:0.5~2.0mg,3~5 分钟内经静脉缓慢注射)。

如果静脉补液对低血压无效,可能需要加压素。直接加压素如去甲肾上腺素可在妊娠期安全使用。对于严重高血压使用尼非地平和拉贝洛尔。室性心动过速一般使用利多卡因。对于症状性心动过缓(如合并高血压)应使用阿托品或短期复律。

L&D 管理:摄入 SSRI 后 12~24 小时内应监测宫缩。推荐使用宫缩抑制剂(钙离子拮抗剂)以抑制宫缩,减少早产的风险。

胎心率异常:除非胎心监测异常(3 级胎监)持续存在,否则建议采用期待疗法,因为早产常合并严重的新生儿撤药综合征(激惹、呕吐和抽搐等)。

对孕周不足 34 周且胎儿存活者推荐使用肾上腺皮质激素。妊娠期使用 SSRI 的孕妇,其新生儿出现持续性肺动脉高压的可能性较小。

■ 妊娠期蜇咬伤

据报道,美国大约 6% 的妊娠期中毒患者起因于毒虫叮咬或者蜇伤。蜇伤是指因与动物的特有腺体或组织产生的生物物质(毒物或毒液)接触导致的毒物接触,通常毒物通过皮肤(如水母蜇伤)或穿透皮肤注入(蛇咬伤、蝎子或蜜蜂蜇伤)。

为了评估潜在的毒虫咬伤,首先应区分损伤是否来自无毒蛇或其他无害动物造成的叮咬或无生命物体造成的穿刺伤。有时造成损伤的动物无法明确或识别。这种情况下,虫蜇咬伤来源的环境如叮咬动物所处的地理位置和临床表现有助于假定性诊断。

蜇咬伤的临床表现和严重程度取决于致伤动物的特殊品种（蜇咬伤发生时所处的地理位置）、毒物的暴露剂量、受害者的体型、蜇咬伤的部位以及条件允许情况下有无实施支持性或特效治疗（如解毒剂）。反复暴露于蜜蜂等叮咬可发生过敏性休克,后者的处理见本书的专门章节,在此不做赘述。

虽然导致蜇咬伤的动物种类繁多（包括鱼、蜥蜴、昆虫和水母）,这里我们只限于讨论北美地区常见的蛇咬伤、蜘蛛咬伤和蝎子蜇伤。随着外来物种（蛇、蝎子、蜘蛛）作为宠物流入本土逐渐增多,蜇咬伤不限于原产地。这种情况下,与爬虫学家和节肢动物学家交流将大有裨益。大多数动物园和中毒控制中心对非寻常品种的蛇类可提供专业资料。极力推荐与其及时交流。

蛇咬伤

妊娠期蛇咬伤并不常见。大多数蛇咬伤发生于人口密度大、毒蛇数量丰富的发展中国家,但相应处理机构缺乏快速转运设施和积极救治的相关措施。

美国本土有超过 120 种蛇类,其中仅 25 种有毒。其中大多数属于响尾蛇亚科（蝮蛇、响尾蛇、水蝮蛇和美洲蝮蛇）,而珊瑚蛇（眼镜蛇科）是其他有毒类蛇中唯一的本土毒蛇。美国的普通蝮蛇包括响尾蛇(侏儒类响尾蛇属)和嗜鱼蛇,噬鱼蛇包括水蝮蛇(蕲蛇属,噬鱼类)和美洲蝮蛇(蕲蛇属,铜头类)。

响尾蛇咬伤占美国可辨认有毒蛇致伤的 2/3。

蛇毒液主要由具有多种特性的蛋白和多肽类混合组成。许多蛋白具有酶活性从而产生细胞毒性。蛇毒液的作用可粗略分为炎症、细胞毒性、神经毒性和血液毒性。这些分类过于概括因为蛇毒液中的多肽可作用于猎物的多个靶点。

毒液的组成可因蛇的种类、蛇的年龄、地理分布和所处时间而不同。毒液可通过毒牙注入皮下,偶尔也会注入肌肉或者静脉。

临床表现上以局部反应为主,从疼痛、水肿发展至淤斑、水疱。血液学异常包括伴或不伴血小板减少症的良性纤维溶解作用,可导致严重的广泛性出血(但不常见)。局部或扩散性肌肉毒性和水肿可导致横纹肌溶解或筋膜室综合征等并发症。其他少见的一般毒性包括心脏毒性、肌束震颤和休克。

美国大约 25% 的响尾蛇和 50% 的珊瑚蛇咬伤不会造成毒性反应,称之为无毒咬伤。当缺乏主观辨认时,毒蛇咬伤的症状和体征可作为诊断的依据。有时咬痕有助于专业爬虫学者鉴别蛇的种类。

妊娠期毒蛇咬伤的死亡率为 4%~5%。胎儿和新生儿的死亡率约为 20%。与之前的报道相比,2 组数据表明发生率有所下降(以前分别为 38%~43% 和 10%)。

胎儿宫内死亡占死亡病例的绝大多数。新生儿的死亡可发生于产后 30 分钟至 8 天。

响尾蛇咬伤引起出血倾向。胎儿和胎盘的抗凝作用被视为造成胎儿死亡的原因。虽然毒液对人类胎儿的特定作用不详,但有证据表明毒液可透过胎盘屏障作用于胎儿而对孕妇没有影响。蛇毒液具有宫缩样作用,可通过宫腔内出血、缺氧和发热造成孕早期胎儿死亡。

局部处理包括积极辨认毒蛇种类（毒蛇头一般呈三角形）。被毒蛇咬伤后,伤者应远离受攻击地点。休息、消除顾虑、保暖并迅速转移至最近的医疗机构接受确切的治疗。受伤部分应置于心脏水平以下制动并保持于功能位。应移除所有戒指、手表和紧身衣物。不可服用咖啡因和酒精等刺激物。蛇咬伤后症状和体征不会马上出现,这段时间有利于转运至最近的医疗机构,以保证蛇咬伤后得到迅速连续的评估和必要处理。强烈不推荐使用以前的急救措施,诸如使用止血带、切开和吸吮、冷淡疗法和电击疗法等。辅助医务人员应专注于提供对气道/呼吸和循环的支持,使用氧气,在伤口对侧建立静脉通道等措施,并将患者转移至最近的医疗机构。不推荐使用止血带,但其不会造成肢体威胁性缺血。急救时使用的束缚带应在患者接受评估前保留在原处,因其相对松弛并可延缓毒液的扩散。

可以将咬伤人的蛇(无论是否活着)与伤者一起送医。如果可能的话,应该把它们放进帆布袋或容器中。不要对蛇进行处理,因为即便是已经死亡或被斩断的蛇也仍然保留神经反射,可能再次造成咬伤。

对毒蛇咬伤的局部和支持性处理包括小心清洗伤口、保持肢体处于中间位置、支持性护理、预防性使用抗生素和预防破伤风。破伤风预防适用于任何妊娠期毒蛇咬伤或创伤患者,否则需要接受类毒素或抗球蛋白治疗。禁止用嘴吮吸伤口。

图 23-8 总结了蛇咬伤的处理方法,适用于美国被响尾蛇(蝰蛇科、响尾蛇科)咬伤的患者,其包括响尾蛇(响尾蛇属)、侏儒响尾蛇和噬鱼蛇(蝮蛇属)。蝮蛇属包括铜头蛇和噬鱼蛇。本方法不可替代临床判断。对受伤者的护理可因伤者的表现、可利用的治疗资源、伤者的伴随症状和伤者对其他因素的偏好而不同。因为对伤者的处理存在一定变数,因此推荐咨询内科医师。

从产科角度看,应关注先兆早产、阴道出血和胎儿窘迫(可被胎儿心动过速所掩盖)。建议监测子宫收缩和胎儿心率情况。

免疫治疗(抗蛇毒血清)由动物对毒蛇(或非常接近的物种)的毒液高度免疫后产生的抗体制作而成。

大多数病例病情缓和,但也不能放松对毒液的持续监测。当考虑使用抗蛇毒血清时,应权衡抗蛇毒血清减少毒液毒性和其本身不良反应的利弊。虽然妊娠期抗蛇毒血清的安全性尚未明确,不治疗的风险可能超过进行临床处理的风险。因为铜头蛇携带较少毒液,其咬伤不需要抗蛇毒血清治疗。抗蛇毒血清常造成过敏反应。

急性过敏反应的症状,如瘙痒、荨麻疹或哮喘可见于 6% 的患者。然而,亦有报道可出现严重急性过敏反应和其导致的呼吸道梗阻。鉴于以上原因,抗蛇毒血清不宜现场使用。

蜘蛛咬伤

在美国,有两种主要毒蜘蛛值得关注——黑寡妇和褐色遁蛛。这些蜘蛛对皮肤的叮咬发生于其受困或被压瘪时。90% 的可疑蜘蛛咬伤,对致伤动物类型的鉴别并不可行。对蜘蛛咬伤的鉴别主要依据临床表现。

黑寡妇

黑寡妇蜘蛛较少报道于咬伤妊娠妇女。成年雌性黑寡妇蜘蛛(黑寡妇蜘蛛属)具有高度神经毒性的毒液(α-拉特罗毒素),可扰乱细胞膜和引起神经末端的脱颗粒作用,造成大量的去甲肾上腺素和乙酰胆碱释放至神经突触,通过对运动终板和肌肉的过度刺激造成其疲劳。

与遁蛛造成的皮肤坏死作用相反,黑寡妇蜘蛛引起的伤口损伤并不明显(与珊瑚蛇咬伤相似)。咬伤后的 1 小时内,患者产生自发性的神经肌肉综合征,表现为高血压、心动过速、多汗、腹部疼痛和触痛以及背部、胸部或下肢疼痛(肌肉疼痛性痉挛或压痛),还有中毒后持续数分钟至数小时的虚弱。这些神经肌肉综合征可在中毒数小时后逐渐加重,2~3 天后逐渐减轻。严重的黑寡妇蜘蛛毒液中毒以广泛性背部和腹部肌肉疼痛、难治性胸痛、远离咬伤部位的多汗、异常生命体征(血压>140/90mmHg,脉搏>100 次/分)、恶心、呕吐和头痛为特征。黑寡妇蜘蛛毒液可以模仿急性腹腔内疼痛的过程和子痫前期(腹痛、头痛、高血压和蛋白尿)的表现。

实验室检查可包括全血细胞计数、急腹症相关检查、心电图和肌酸磷酸激酶以评估急性腹痛和胸痛症状。

应尽快建立一般支持性治疗(气道通畅、高级生命支持相关的呼吸和循环措施)。大多数黑

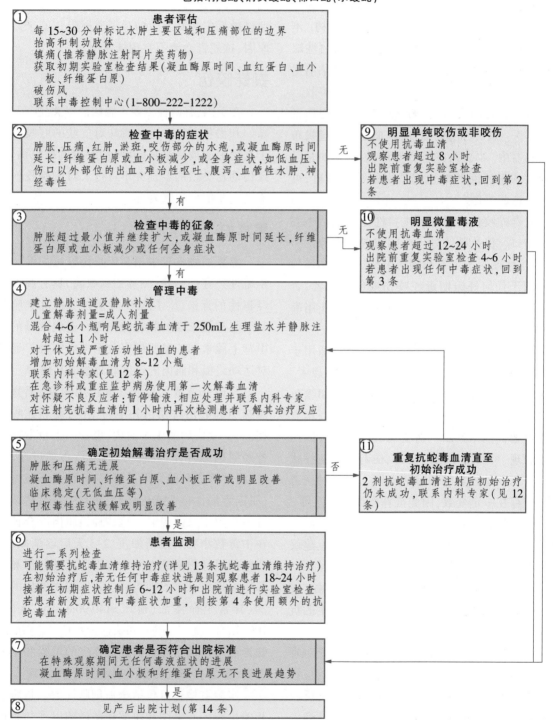

图 23-8　响尾蛇咬伤的急诊科及院内管理。(Reproduced with permission from Unified treatment algorithm for the management of crotaline snakebite in the United States: results of an evidence-informed consensus workshop, BMC Emergency Medicine 2011, 111:2. http://biomedcentral.com/1471-227X/11/2.)

⑫
何时联系内科专家
出现下列临床危急情况时推荐直接联系内科专家：
危及生命的毒液
休克
严重活动性出血
面部及气道水肿
难以控制的毒液
使用初始治疗的抗蛇毒血清超过 2 支
毒液效应的复发或者延迟发作
在随后的观察中，出现肿胀进展或实验室异常（凝血酶原、纤维蛋白原、血小板或血红蛋白）
对毒液的过敏反应
如果考虑输血治疗
不常见的临床情况
咬伤头部或颈部
横纹肌溶解
怀疑筋膜室综合征
毒液诱发的荨麻疹和血管性水肿
伤口部位的复合伤
如果无法联系当地专家，内科专家可直接拨打授权中毒中心或抗蛇毒血清制造商

⑬
抗蛇毒血清维持治疗
维持治疗是在初始治疗后使用额外的抗蛇毒血清预防肢体肿胀的复发
维持治疗使用 2 小瓶抗蛇毒血清，每 6 小时 1 次，共 3 次（初始治疗后 6、12、18 小时执行）
维持治疗不适用于以下情况，如：
微量毒液
内科专家能密切监测的机构
依据当地治疗方案或联系中毒中心或联系内科专家寻求建议

⑭
产后出院计划
指导患者回院治疗：
若抬高患肢不能阻止肿胀进展
异常出血（牙龈、皮肤容易淤青、黑便）
指导患者血液病症状进展时到何处寻求帮助（发热、皮疹、肌肉/关节痛）
当患者为下列情况时，需防止流血发生（如接触性运动、择期手术或牙齿相关操作）：
响尾蛇毒液
任何时间出现异常凝血酶原时间、纤维蛋白原或血小板计数
随访
未给予抗蛇毒血清：
仅必要时
给予抗蛇毒血清：
铜头蛇咬伤患者：仅必要时
其他蛇咬伤：复查实验室检查如凝血酶原时间、纤维蛋白原、血小板及血红蛋白 2 次（2~3 天和 5~7 天），然后必要时给予抗蛇毒血清

⑮
响尾蛇咬伤需避免的治疗
切割和（或）吸吮伤口
冰敷
非甾体抗炎药
预防性抗生素
预防性筋膜切开术
常规使用血液制品
休克治疗（电疗）
皮质醇（除非过敏情况）
止血带

⑯
注意
该方法中的所有处理建议适用于响尾蛇科的多价免疫抗原结合片段（绵羊）（CroFab®）
本工作表是 2010 年 5 月召开的美国蛇毒专家小组的一般性建议。没有任何方法可以预防所有临床情况。还会有其他有效的方法出现，并且可以预期由于患者个人需求、当地资源、当地治疗指南和患者偏好不同而与本工作表偏离。本方法不代表护理标准。欲了解更多信息，请参阅以下网址：
http://www.biomedcentraLcom/1471-227X/11/2.

图 23-8（续）

寡妇蜘蛛毒液可使用阿片类止痛剂和镇静催眠药。止痛剂(吗啡)和苯二氮䓬类药物(咪达唑仑)是有效控制神经肌肉症状的辅助用药。研究表明,在处理黑寡妇蜘蛛毒液中毒症状时,苯二氮䓬比肌松药更有效。抗生素不主张使用。黑寡妇蜘蛛咬伤后应立即进行破伤风免疫治疗。

虽然可用于黑寡妇蜘蛛咬伤的特效抗蛇毒血清已面世,并可在用药 30 分钟内缓解大部分中毒症状和减少住院的需要,但对严重中毒(如严重高血压、顽固性心绞痛)需慎用。鉴于其高度敏感性、过敏反应、血清病样反应,应在医疗机构内使用。抗蛇毒血清必须经皮试和抗组胺作用(苯海拉明)后,稀释并缓慢给药(200mL 给药大于 1 小时)以减少其严重不良反应。使用抗蛇毒血清后 1 小时中毒症状可缓解,并能持续 48 小时。蛇毒血清每次使用通常不超过 1 瓶。

褐色遁蛛

北美本土的遁蛛有 11 种。通常以褐色遁蛛(BRS)常见,分布在美国的绝大多数地区。以其背部的小提琴花纹为特征,故褐色遁蛛又称为"小提琴蜘蛛"。其更容易辨认的特征为眼镜的数量。通常大多数蜘蛛有 8 只眼镜,而褐色遁蛛有 6 只并形成与众不同的 3 双眼睛,称之为对眼。它们夜间活动且也称为家蛛,因为其栖息于阁楼、地下室、盒子、棚屋和柴堆中。褐色遁蛛不会迁徙出它们的栖息地,但可能会被人类移到其他地方而造成咬伤,发生在非原产地。尽管如此,许多可疑褐色遁蛛造成的中毒其实并非褐色遁蛛或其他蜘蛛咬伤。内科医师对处于非褐色遁蛛产地的患者假设其中毒应谨慎。

在南美每年都有几起因褐色遁蛛剧烈中毒导致的死亡事件。

毒液至少含有 8 种酶,包括各种细胞溶解酶(促进毒液扩散)和鞘磷脂酶 D,可造成细胞膜损伤和溶解、血栓形成、局部缺血和趋化作用。

虽然大多数叮咬是无症状的,但中毒可以疼痛和瘙痒为初始症状,随后进展为水疱(单个清晰的或椭圆状出血的)伴四周围绕着红斑的紫蓝色坏疽,最终发展为溃疡形成和坏疽(蛛毒性皮肤坏死)。鉴别诊断包括严重细菌感染、单纯性疱疹、约翰逊综合征、人为伤害和毒性表皮坏死症。

对局部毒液的处理可采用保守治疗(局部伤口护理、冷冻治疗、抬高、预防破伤风和密切随访)。咬伤部分可以清洗和并按照休息、冰敷、压紧、抬高(RICE)的方式处理。有症状的中度咬伤可予以止痛和抗组胺药物。大多数褐色遁蛛咬伤的治愈不需要积极药物治疗。

严重的褐色遁蛛咬伤后 72~96 小时可导致皮肤坏疽,可予以休息、冰敷、按压、抗生素、氨苯砜和数周后手术处理。目前有关氨苯砜、秋水仙碱、类固醇、抗蛇毒血清、硝酸甘油贴片、手术切除、高压氧等治疗的疗效尚未达成共识。目前相关治疗的临床证据不足。标准治疗后的 4~6 周,伤口边界清晰时可以植皮处理。目前尚无治疗褐色遁蛛的抗蛇毒血清上市,仅在南美使用。

棕花蛛咬中毒是一种由棕色蜘蛛毒液导致的全身临床症状。全身反应虽然不常见,但更多出现在儿童而非成人。全身中毒可危及生命,表现为发热、全身症状、瘀点疹、血小板减少症、溶血合并血红蛋白尿的肾衰竭、癫痫或昏迷,通常还表现为轻微的皮肤改变。全身中毒需要支持性治疗和对并发症的处理,皮质类固醇可以稳定红细胞膜和支持肾脏功能。

有数例关于妊娠期褐色遁蛛中毒的报道。这些报道中对褐色遁蛛中毒采用保守治疗予以小剂量并未引起特殊风险和并发症。并无细胞溶解、凝血功能障碍和肾损害的报道发生。

蝎子

每年全球蝎子蜇伤的发生例数大约为 150 万,其中 2600 例死亡,大多数发生于中东和北非地区。超过 650 种蝎子可以导致毒蝎蜇伤,其中对人类有潜在威胁的大约 30 种属于钳蝎科。蝎子大多数栖息于热带干旱地区。虽然天性胆小，只在炎热季节的夜间活动，但通常栖息于室内或者临近居民区，因此全球部分地区儿童被蝎子蜇伤的发生率较高。不同的毒液和临床表现见于不同的蝎子品种。蝎子蜇伤最重要的临床表现是神经肌肉效应、自主神经症状和局部组织效应。全身中毒可由以下蝎子品种造成：沙漠黑蝎属（见于美国西南部和墨西哥）；巴西蝎（巴西和特立尼达）；肥尾蝎属，钳蝎属，金蝎属和黄爪蝎（见于北美周边及中东）；伊朗半蝎（伊朗、伊拉克和俾路支）；粗尾蝎（南非）和印度黄蝎（印度次大陆）。

蝎子毒液的首发症状是局部疼痛，意味着毒液的渗透并可视为一个警告信号。不足 1/3 的蝎子蜇伤者发展为全身症状。

全身反应的过度表现以肾上腺危象（自律性）为特征，出现心脏（心动过速、高血压、发汗、末梢血管收缩），代谢性（低体温、高血糖），泌尿生殖（膀胱扩张、尿潴留），呼吸（支气管扩张、气促）和神经肌肉（散瞳、震颤、激动、抽搐）表现。与此相反，胆碱样症状（或毒蕈碱样症状）可以出现，并表现为高分泌综合征（流涎、出汗、呕吐、尿失禁、支气管分泌增多或腹泻）、腹痛、缩瞳症、支气管痉挛、心动过缓和低血压等症状的混合存在。以上症状比较罕见，可延迟出现，并被肾上腺危象所掩盖。此外，炎性介质或血管扩张物质（激肽、前列腺素）的释放可增强或加剧某些症状，如发热、呼吸困难和腹部脏器损害，并使该症状成为主要症状。

通过评分系统可评估蜇伤的严重程度。通常分为三级：第一级蜇伤为局部症状，第二级蜇

■ 表 23-3 蝎毒的临床评分标准和相应处理

等级	症状	治疗
I	局部疼痛（有时与感觉异常、红斑、淤斑、水疱有关）	每 4 小时口服阿司匹林 10mg/kg
II	轻度全身性中毒	同上+
	同等级 I+体温过高	1.免疫治疗：剂量依据毒液浓度
	心血管和呼吸症状：心动过速、心律失常、呼吸困难，高血压/低血压，心电图异常	
	高分泌症状（流涎、多汗、支气管黏液溢、恶心、呕吐、腹泻、多尿）	2.每 6 小时口服哌唑嗪 30μg/kg
	消化道：腹胀、腹部绞痛	
	神经肌肉紊乱：骨骼肌或颅骨肌肉功能异常、混乱、躁动、肌束震颤、肌张力障碍、视觉障碍、上睑下垂、异常眼球活动	3.咪达唑仑 0.05~0.2mg/kg 口服或静注（或地西泮 0.5mg/kg 静脉或直肠给药），每 12 小时
	生物紊乱：白细胞增多症、高血糖、酸中毒	
III	威胁生命的中毒	同上+
	同等级 II+多脏器衰竭	转至 ICU
	心血管症状：心衰、心源性休克、肺水肿	
	多汗	
	神经肌肉紊乱：骨骼肌和颅骨肌肉功能异常、抽搐、瘫痪、格拉斯哥评分 6 分（未使用镇静剂）	
	生物紊乱：$SaO_2$90%，生物标志物增加或细胞坏死，电解质异常（Na^+ 和 Ca^{2+} 减少，K^+ 增加）	

Reproduced with permission from Khattabi A, Soulaymani-Bencheikh R, Achour S, Salmi LR; for the Scorpion Consensus Expert Group. Classification of clinical consequences of scorpion stings: consensus development. *Trans R Soc Trop Med Hyg.* 2011;105(7):364-369.

伤为轻度全身症状，第三级蜇伤为危及生命的中毒症状（表 23-3）。

对症治疗只用于第一级蜇伤，而免疫治疗效果欠佳且过于昂贵。对乙酰氨基酚和非甾体抗炎药（短期使用）可考虑用于妊娠期。虽然蜇伤止痛剂为非必备药品，但因蜇伤会导致的频繁和剧烈的疼痛故而也很重要。虽然吗啡及其衍生物或派生物（可待因、曲马多）止痛效果显著，但因为阿片类受体阻滞剂可抑制去甲肾上腺素的再吸收从而加强其效应，且这类药物可抑制呼吸而加重患者的呼吸症状，因此应避免使用。全身性中毒（第 2,3 级）需要免疫治疗。抗蛇毒血清的使用剂量取决于其中和效价。应静脉使用抗蛇毒血清，对严重病例（3 级中毒）可以缓慢静脉推注也可以加入 250mL 生理盐水滴注并监测 30 分钟。对第一次治疗效果欠佳的，2 小时后可重复免疫治疗一次。对心律失常或高血压患者，可使用哌唑嗪（每 6 小时口服 $30\mu g/kg$ 至用药 48 小时或至症状缓解）。哌唑嗪比尼非地平更有效，可抑制钙离子进入细小动脉的平滑肌细胞并抑制其收缩。肼苯哒嗪可抑制血管壁平滑肌细胞钙离子的释放。虽然效果显著，但肼苯哒嗪有许多缺点，包括交感神经兴奋症状如心率加快（增加心梗的风险）和提高血浆肾素水平导致尿潴留，后者需 β2-受体阻滞剂和利尿剂的治疗。此外，非肠道使用肼苯哒嗪可导致低血压反应时间较长而不容易控制。可乐定因其降低心率和外周血压的作用可作为肼苯哒嗪的替代药物。多巴酚丁胺可单独使用或联合利尿剂和抗心律失常药用于心功能不全（每分钟注入 $10\mu g/kg$ 直至左室射血分数恢复正常后改为每 12 小时注射 $5\mu g/kg$）。出现神经肌肉障碍（震颤、痉挛、抽搐）时，可根据临床表现和治疗效果选用苯二氮䓬类药物，如每 12 小时使用咪达唑仑（0.05~0.2mg/kg 口服或静脉注射）或安定（0.5mg/kg 静脉或直肠给药）。

抗副交感神经药物如阿托品不建议作为蝎子蜇伤的常规用药。其可抑制排汗并加重蝎毒的肾上腺效应，增加高血压和缺血性并发症的发生率。

抗蛇毒血清反应

抗蛇毒血清的提取，首先要通过初步分离其他血浆混合物，接着经 IgG 的酶消化作用，再纯化终产物获得。作为最终产物，效价和安全性得到极大提高。目前生产的大多数抗蛇毒血清是免疫球蛋白 G(IgG) 的纯化部分，可减少蛋白不良反应的发生。然而，抗蛇毒血清提取不纯可能诱发严重的不良反应如休克或过敏反应。

部分患者（通常 6%~10%）可在接受血清治疗的早期（几小时内）或晚期（5 天或以上）出现不良反应。不良反应的发生呈剂量相关性，除了极少数之前接触动物血清（如马血清、破伤风免疫球蛋白、狂犬病免疫球蛋白）而致敏者（IgE 介导的 I 型高敏反应）。

1. 早期过敏反应：一般出现于注射蛇毒血清的 10~180 分钟内，患者开始出现瘙痒（通常在头皮上方）并发展至荨麻疹、干咳、发热、恶心、呕吐、腹疝、腹泻和心动过速。其中的小部分可发展为威胁生命的过敏症状如：低血压、气促和血管性水肿。一些胎儿的反应因其死于蛇咬伤（归因于蛇毒）而可能报道不足。大多数情况下，这些反应并非真实的过敏反应。它们不是因马或羊蛋白造成的 IgE 介导的 I 型高敏反应，因为皮肤实验或放射过敏原吸附实验（RAST）未证实特异性 IgE 的存在。这些反应的机制可能来源于由 IgG 或残余 Fc 片段介导的补体激活，柱状细胞的直接刺激或抗蛇毒血清蛋白诱导的嗜碱粒细胞。

2. 致热原反应（内毒素）：通常发生于治疗后的 1~2 小时。症状包括寒战（寒颤）、发热、血管舒张和血压下降。热性惊厥可见于儿童。这是制备抗蛇毒血清过程中致热源污染所致。以上症状常见。

3. 迟发型反应（免疫复合物型血清病）：发生于治疗后的 1~12 天（平均 7 天）。临床特征包括发热、恶心、呕吐、腹泻、瘙痒、复发性荨麻疹、关节痛、肌肉痛、淋巴结病、关节肿胀、多发性单神经炎、免疫复合物性肾炎合并蛋白尿以及脑病（罕见）。经历早期过敏反应并接受抗组胺药物和皮质醇治疗的患者不易发展为迟发型反应。

抗蛇毒血清反应的预防

虽然抗毒治疗不存在绝对禁忌证，但患者存在马或羊血清过敏史（如曾接受马抗破伤风血清、羊抗狂犬病血清以及马或羊抗蛇毒血清治疗），过敏性疾病史（如严重哮喘），应该在出现全身中毒反应时才注射抗蛇毒血清。

因为缺乏基于有效临床效应的预防方案，这些高危患者可以预先经皮下注射肾上腺素，静脉注射抗组胺药(同时使用抗 H_1 受体如异丙嗪或扑尔敏和抗 H_2 受体如西咪替丁或雷尼替丁)以及皮质类固醇。对于气喘患者，预防性使用吸入性 β_2 肾上腺素拮抗剂如舒喘灵可防止支气管痉挛。

■ 实用参考

美国中毒控制中心热线电话：1-800-222-1222。世界卫生组织在其网站上提供了国际毒物中心的清单：www.who.int/ipcs/poisons/centre/directory/en.

（孙斌　贺芳　译）

推荐读物

Anderson PC. Loxoscelism threatening pregnancy: five cases. *Am J Obstet Gynecol*. 1991;165(5 pt 1):1454-1456.

Andersen RJ, Campoli J, Johar SK, Schumacher KA, Allison EJ Jr.. Suspected brown recluse envenomation: a case report and review of different treatment modalities. *J Emerg Med*. 2011;41(2):e31–e37.

Bennett RG, Vetter RS. An approach to spider bites. Erroneous attribution of dermonecrotic lesions to brown recluse or hobo spider bites in Canada. *Can Fam Physician*. 2004;50:1098-1101.

Berkovitch M, Uziel Y, Greenberg R, et al. False-high blood salicylate levels in neonates with hyperbilirubinemia. *Therap Drug Monitor*. 2000;22:757-761.

Binder LS. Acute arthropod envenomation. Incidence, clinical features and management. *Med Toxicol Adverse Drug Exp*. 1989;4(3):163-173.

Boyer EW, Shannon M. The serotonin syndrome. *N Engl J Med*. 2005;352:1112-1120.

Bronstein AC, Spyker DA, Cantilena LR Jr., Rumack BH, Dart RC. 2011 Annual Report of the American Association of Poison Control Centers' National Poison Data System (NPDS): 29th Annual Report. *Clin Toxicol (Phila)*. 2012;50:911-1164.

Brown SA, Seifert SA, Rayburn WF. Management of envenomations during pregnancy. *Clin Toxicol (Phila)*. 2013;51(1):3-15.

Chippaux JP. Emerging options for the management of scorpion stings. *Drug Des Devel Ther*. 2012;6:165-173.

Chyka PA, Erdman AR, Christianson G, et al. Salicylate poisoning: an evidence-based consensus guideline for out-of-hospital management. *Clin Toxicol (Phila)*. 2007;45(2):95-131.

Clark RF, Wethern-Kestner S, Vance MV, Gerkin R. Clinical presentation and treatment of black widow spider envenomation: a review of 163 cases. *Ann Emerg Med*. 1992;21(7):782-787.

Curry SC, Bond GR, Raschke R, et al. An ovine model of maternal iron poisoning in pregnancy. *Ann Emerg Med*. 1990;19:632-638.

Diaz JH. The global epidemiology, syndromic classification, management, and prevention of spider bites. *Am J Trop Med Hyg*. 2004;71(2):239-250.

Diaz JH, Leblanc KE. Common spider bites. *Am Fam Physician*. 2007;75(6):869-873.

Dunnihoo DR, Rush BM, Wise RB, et al. Snakebite poisoning in pregnancy: a review of the literature. *J Reprod Med*. 1992;37(7):653-658.

Elghblawi E. Loxoscelism in a pregnant woman. *Eur J Dermatol*. 2009;19(3):289.

Forks TP. Brown recluse spider bites. *J Am Board Fam Pract*. 2000;13(6):415-423.

Gold BS, Barish RA, Dart RC. North American snake envenomation: diagnosis, treatment, and management. *Emerg Med Clin North Am*. 2004;22(2):423-443.

Gray TA, Buckley BM, Vale JA. Hyperlactataemia and metabolic acidosis following paracetamol overdose. *Q J Med*. 1987;65: 811-821.

Harrison PM, Keays R, Bray GP, et al. Improved outcome of paracetamol-induced fulminant hepatic failure by late administration of acetylcysteine. *Lancet*. 1990;335:1572-1573.

Horowitz RS, Dart RC, Jarvie DR, et al. Placental transfer of *N*-acetylcysteine following human maternal acetaminophen toxicity. *J Toxicol Clin Toxicol.* 1997;35:447-451.

James RF. Snakebite in pregnancy. *Lancet.* 1985;2:731.

Johnson D, Simone C, Koren G. Transfer of *N*-acetylcysteine by the human placenta. *Vet Hum Toxicol.* 1993;35:365.

Karlowicz MG, White LE. Severe intracranial hemorrhage in a term neonate associated with maternal acetylsalicylic acid ingestion. *Clin Pediatr.* 1993;32:740-743.

Khattabi A, Soulaymani-Bencheikh R, Achour S, Salmi LR; for the Scorpion Consensus Expert Group. Classification of clinical consequences of scorpion stings: consensus development. *Trans R Soc Trop Med Hyg.* 2011;105(7):364–369.

Lacoste H, Goyert GL, Goldman LS, Wright DJ, Schwartz DB. Acute iron intoxication in pregnancy: case report and review of the literature. *Obstet Gynecol.* 1992;80(3 pt 2):500-501.

Lavonas EJ, Ruha AM, Banner W, et al. Unified treatment algorithm for the management of crotaline snakebite in the United States: results of an evidence informed consensus workshop. *BMC Emerg Med.* 2011 Feb 3;11:2.

Leibenson L, Leibenson M, Silberstein T. Antepartum fetal death following a yellow scorpion sting. *Arch Gynecol Obstet.* 2010;281(2):247-249.

Levy G. Clinical pharmacokinetics of aspirin. *Pediatrics.* 1978;(5 pt, 2 suppl):867-872.

Loebstein R, Koren G. Clinical relevance of therapeutic drug monitoring during pregnancy (protein binding changes in fetus). *Therap Drug Monitor.* 2002;24:15-22.

Manoguerra AS, Erdman AR, Booze LL, et al. Iron ingestion: an evidence-based consensus guideline for out-of-hospital management. *Clin Toxicol (Phila).* 2005;43(6):553-570.

Moses-Kolko EL, Bogen D, Perel J, et al. Neonatal signs after late in utero exposure to serotonin reuptake inhibitors: literature review and implications for clinical applications. *JAMA.* 2005;293:2372-2383.

Mills KC, Curry SC. Acute iron poisoning. *Emerg Med Clin North Am.* 1994;12:397-413.

Nordt SP, Clark RF, Lee A, Berk K, Lee Cantrell F. Examination of adverse events following black widow antivenom use in California. *Clin Toxicol (Phila).* 2012;50(1):70-73.

O'Malley GF. Emergency department management of the salicylate-poisoned patient. *Emerg Med Clin North Am.* 2007;25(2):333-346.

Osman OH, Gumaa KA. Pharmacological studies of snake (Bitis arietans) venom. *Toxicon.* 1974;12:569-575.

Pantanowitz L, Guidozzi F. Management of snake and spider bite in pregnancy. *Obstet Gynecol Surv.* 1996;51(10):615-620.

Pennell TC, Babu SS, Meredith JW. The management of snake and spider bites in the southeastern United States. *Am Surg.* 1987;53(4):198-204.

Rauber A. Black widow spider bites. *J Toxicol Clin Toxicol.* 1983-1984;21(4-5):473-485.

Riggs BS, Bronstein AC, Kulig K, et al. Acute acetaminophen overdose during pregnancy. *Obstet Gynecol.* 1986;74:247-253.

Rollins DE, von Bahr C, Glaumann H, et al. Acetaminophen: potentially toxic metabolite formed by human fetal and adult liver microsomes and isolated fetal liver cells. *Science.* 1979;205:1414-1416.

Selden BS, Curry SC, Clark RF, et al. Transplacental transport of *N*-acetylcysteine in an ovine model. *Ann Emerg Med.* 1991;20:1069-1972.

Shimi A, Berdai AM, Bahra I, Messoudi F, Khatouf M. [Envenimation mortelle par morsure de serpent chez une femme enceinte]. *Pan Afr Med J.* 2011;8:9.

Smilkstein MJ, Bronstein AC, Linden C, et al. Acetaminophen overdose: a 48-hour intravenous *N*-acetylcysteine treatment protocol. *Ann Emerg Med.* 1991;20:1058-1063.

Smilkstein MJ, Knapp GL, Lulig KW, et al. Efficacy of oral *N*-acetylcysteine in the treatment of acetaminophen overdose. Analysis of the national multicenter study (1976-1985). *N Engl J Med.* 1988;319:1557-1562.

Swanson DL, Vetter RS. Bites of brown recluse spiders and suspected necrotic arachnidism. *N Engl J Med.* 2005;352(7):700-707.

Tenenbein M. Poisoning in pregnancy. In: Koren G, ed. *Maternal-Fetal Toxicology.* 3rd ed. New York, NY: Marcel Dekker; 2001:233-256.

Tixier H, Feyeux C, Girod S, et al. Acute voluntary intoxication with selective serotonin reuptake inhibitors during the third trimester of pregnancy: therapeutic management of mother and fetus. *Am J Obstet Gynecol.* 2008;199(5):9e-12e.

Torregiani F, La Cavera C. [Differential diagnosis of acute abdomen and latrodectism]. *Minerva Chir.* 1990;45(5):303-305.

Tran T, Wax JR, Philput C, et al. Intentional iron overdose in pregnancy—management and outcome. *J Emerg Med.* 2000;18:225-228.

Wallace KL, Curry SC, LoVecchio F, et al. Effect of magnesium hydroxide on iron absorption following simulated mild iron overdose in human subjects. *Acad Emerg Med.* 1998;5:961-965.

Wilkes JM, Clark LE, Herrera JL. Acetaminophen overdose in pregnancy. *South Med J.* 2005;98(11):1118-1122.

Wilson DC, King LE Jr. Spiders and spider bites. *Dermatol Clin.* 1990;8(2):277-286.

Wolf SJ, Heard K, Sloan EP, Jagoda AS. Clinical policy: critical issues in the management of patients presenting to the emergency department with acetaminophen overdose. *Ann Emerg Med.* 2007;50(3):292-313.

第 24 章

新生儿复苏：病理生理学、组织机构和存活

● *Keith S. Meredith, Pranav Patel*

全世界每年有近350万新生儿死亡，其中因新生儿窒息而死亡者约占23%。据报道，2011年在美国，有390万异常新生儿出生，婴儿死亡率高达6.11%[1,2]。在美国孕28周出生的婴儿中，有超过26 000例存活不到一周，其中窒息死亡是导致死亡的主要原因。而足月儿中有2~3/1000会发生缺血缺氧性脑病(HIE，其中3/10 000为严重HIE)。存活下来的HIE新生儿中，有80%会发展为严重功能障碍，10%~20%导致严重残疾(表24-1)。全世界范围内约10%的新生儿需要辅助帮助启动呼吸和维持呼吸，其中1%需要进一步的复苏治疗。因此，美国新生儿出生数据显示，有40万新生儿在围生期需要帮助，4万新生儿需要辅助治疗来逆转严重

的心肺抑制，1200例会发生严重HIE。据报道低温治疗有助于严重HIE新生儿的康复，可降低死亡率并对存活下来的新生儿不会导致严重的残疾，但这种治疗方式还需要进一步的研究证实(表24-2)。

因此，对于那些需处理的母儿患者，包括近30年来不断增加的晚期早产儿（34~36周出血），我们的目标是使母儿有近期及远期的良好预后。与足月新生儿相比，晚期早产儿不仅发病率及死亡率高，而且他们还可能出现发育延迟和学习障碍等行为问题。有文献报道，界定早产这一孕周不仅与疾病相关，也与医生的主观判断有关。另一个更重要的问题是，一些择期的早产分娩不是因为医学原因，而是因为其他一些

■ 表24-1　ACOG和美国新生儿学会(AAP)AAP在新生儿脑病和新生儿麻痹中的工作

1.四项基本标准(必须全部符合)
- 分娩时脐动脉酸碱度变化证据(pH<7和剩余碱≥12mmol/L)
- 孕周≥34周新生儿出现早期严重的典型脑病表现
- 出现四肢抽搐或运动障碍的脑麻痹表现
- 其他一些直接证据，如外伤、凝血功能异常、传染病或遗传病等

2.分娩时无明显窒息损伤
- 分娩前或分娩时短期内出现缺氧表现，有胎儿神经系统急性损伤的病理学证据
- 突然出现胎心率过速或持续的胎心率晚期减速或持续的胎心变异减少，提示胎儿存在缺氧
- 5分钟评分0~3分
- 出生72小时内出现多系统受累
- 早期影像学检查提示畸形非局灶性的脑麻痹出现

Data from http://www.acog.org/from_home/Misc/neonatalEncephalopathy.cfm?printerFriendly=yes

■ 表 24-2　低温治疗标准

孕周≥36 周出生的新生儿及出生时间<6 小时的婴儿

- 以下一项或多项
  - Apgar 评分 10 分钟 ≤5 分
  - 出生后 10 分钟之后需要继续复苏
  - 严重的酸中毒
    - 血气分析 pH<7 或剩余碱 ≥16mmol/L
- 中-重度胎儿脑病诊断依据
  - 以下一项或多项可诊断
  - 昏睡、不省人事或昏迷
  - 声音或姿势异常
  - 异常反射(吮吸、握力、肌张力异常)
  - 自发能力下降或缺失
  - 自主功能异常(包括胎心缓慢,异常瞳孔,窒息)
  - 临床症状出现
  - 中度或重度异常的 aEEG 病史

因素。由于早产儿的高新生儿发病率,所以,择期分娩时机会选择在足月后。

医生只要将统计数据结合自己的临床经验,就可以找到那些需要复苏的新生儿和可能会有长期神经系统发育后遗症的新生儿。但不管医生做了多少努力,总会有一些预料之外的需要抢救的新生儿。通过培训发现,产科医师对于成人紧急情况的处理比在新生儿中更有经验。因此,如果没有标准的相关专业人员、技能训练和抢救设备,产科医师会发现其对新生儿急救感到措手不及。本章的主要目的是向产科工作者讲述新生儿患者的病理生理学、组织机构和药物治疗的相关规定。

通过本章的学习,创造模拟环境的方式,将进一步引导读者更好地处理新生儿紧急情况。这里会简单介绍新生儿脑损伤的病理生理机制,描述新生儿复苏的组织机构和抢救设备,以及复苏的相关指引。感兴趣的读者可在列举的推荐读物中查找更详细的资料。

■ 缺血缺氧性脑病的病理生理机制

胎儿安危情况出现异常一般会有可见的信号,如胎心率的变化,这是一个常见的预示胎儿存在潜在风险的信号。对此,临床医师的反应就是常规予以吸氧和补充能量。一方面,胎心率异常提示胎儿缺氧,破坏了胎儿内环境,胎儿进一步缺氧和能量不足会导致严重的神经血流问题。因此必须及时逆转这种情况。本节不是阐述产程灌注,而是重点讲述有可能影响胎儿处理的产前灌注。图 24-1 简短说明了胎儿对缺氧的反应。

动物试验显示了低氧和低脑灌注在胎儿窘迫发展为 HIE 的过程中的重要性。试验是通过阻断呼吸来引起呼吸性酸中毒,与人类不一样。有限的灵长类动物试验显示, 完全窒息导致胎

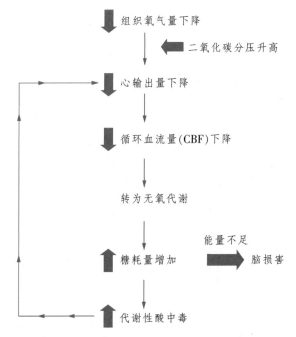

图 24-1　导致新生儿呼吸抑制和脑损害的与时间相关的生理过程图解。

儿一系列的反应。首先,新生儿会出现呼吸暂停,大概 1 分钟后出现喘息样呼吸,此时给胎儿一个简单的刺激即可让其回复正常呼吸。这段时间胎心率会下降至正常范围最低值以下,通常为 100 次/分。若 4~5 分钟后不能恢复,胎儿将出现第二阶段的呼吸暂停,胎儿心动过缓更严重,对胎儿进行简单的刺激不能让其恢复。最终胎儿动脉血压、心输出量、血流量也随着胎心率的下降而降低(图 24-1)。

胎儿缺氧和心输出量降低,组织氧供越来越少,糖代谢从有氧途径转为无氧途径,导致代谢性酸中毒 (1 单位的葡萄糖在有氧环境下比无氧环境下能多产生 16 倍的 ATP),从而进一步抑制了心肌收缩(图 24-2)。因此若不能及时纠正,胎儿将失去恢复的机会,并出现进一步的功能损害,如缺氧、心输出量受损、中枢神经和心肌能量储备发生改变、神经细胞凋亡。如何救治胎儿窒息将在"复苏"一节讨论。开发和实施这一过程的组织机构见表 24-3,接下来我们将详细讨论。

组织机构

围生期危险因素的识别

在产房,对需要复苏的新生儿进行预判十分重要。临床上基本的复苏程序通常不变,但特殊情况需要复苏团队做好准备以提供相应处理。如孕 28 周重度子痫前期早产儿的处理就与新生儿胎粪吸入或孕 36 周非免疫性水肿的处理完全不一样。表 24-2、表 25-5 和表 25-6 列举了许多在分娩前和分娩期比较常见的可能导致新生儿复苏的情况。分娩时子宫外治疗(EXIT)属于一种极个别情况,该手术仅用于产前诊断胎儿呼吸道解剖可能出现气管插管困难者,此类患儿娩出后应在呼吸得到纠正后再剪断脐带。这样就给插管提供了一定的时间。当气管切开不可避免时,操作前给予新生儿麻醉能

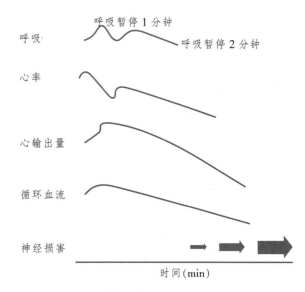

图 24-2 脑损害的病理生理过程和正反馈循环。

■ 表 24-3 新生儿复苏组织机构
围生期新生儿呼吸抑制危险因素的识别
● 分娩前
● 分娩后
人事部门
● 身份证明
● 培训
● 组员之间相互交流
设备
● 储备
● 维修

充分减少手术过程中新生儿的疼痛。因此,充分的准备将使得复杂的情况能处理得更好。

明确团队

为了明确职责,团队里的每个成员包括后备成员都要明确各自分工。每一位成员都应知道如何处理高危分娩,并在产妇需要抢救时能及时到场。对于剖宫产,团队要有一个处理标准。表 24-7 列举了复苏团队的组成和职责。新生儿分娩紧急情况下需要团队所有成员能及时处理各种情况。如自发气胸的新生儿或大量

■ 表24-4 导致新生儿复苏的临床情况

分娩前	分娩后
孕妇情况	孕妇情况
年龄<16岁或>36岁	阴道出血
滥用物质(消遣性或处方性)	空气吸入
慢性疾病	产钳助产
内分泌[a]	延迟破膜
心脏	绒毛膜羊膜炎
自身免疫性[a]	药物
肺脏	麻醉[a]
肾脏	前置胎盘
中枢神经系统	胎盘分离
羊水过少[a]	血管前置
羊水过多[a]	脐带脱垂
胎膜早破	羊水浑浊
多胎妊娠	胎儿情况
药物	早产
β-受体阻滞剂[a]	胎心率异常
硫酸镁[a]	先天性膈疝[a]
麻醉剂[a]	食管闭锁[a]
糖尿病	脐突出/腹裂
未治疗疾病[a]	先天性积水胎[a]
胎儿情况	可能的气道受累[a]
胎动减少	短肢发育不良
胎儿畸形[a]	严重小颌畸形
贫血	
同种免疫接种	
感染	
胎儿生长受限	
巨大儿	

[a] 通常需要额外的新生儿处理措施(见表24-5)。

胸腔积液的新生儿需要行胸腔穿刺术则需要更有经验的医师才能处理。通常需要一位临床医师处理气道,另一位医师则先紧急评估是气胸还是液胸。由此可见,团队灵活性非常重要。

团队训练

医疗团队的每个成员都要参加NRP定期培训并获得认证。这种培训能加深团队成员对复苏知识、通讯系统的了解,提高快速反应时间,并对医疗机构运转相关问题进行考察,如电梯可信度、手术室及产房的距离、人员位置、足够设备等。每次模拟或真实行动之后必须有报告来评价团队训练情况,以便系统地识别并记录处理中的不足之处。

沟通

成功完成新生儿复苏的关键在于让复苏团队在产房随时待命,一旦团队合作形成,就应该由团队而不是个人来提供复苏处理,简单有效的沟通方式是团队建立的关键,而这可以通过各种设备实现。

有些医院可通过广播进行通讯联系。这种方法通过一个简单的页面管理程序,登陆该程序后能访问各种代码,这样就能减少通讯时间,但是容易受到电池寿命的影响。有的医院用无线寻呼来联系相关的人员和患者,但这种方式容易受周围声音的干扰。因此,许多医院将广播和无线电联合使用。近年随着通讯技术发展,职员之间可以直接语音对话,这种方式是以当地的FM传输到电话进行直接的语音对话,或通过网络为基础的数字电话直接联系在岗医师。后一种方式以网络为基础,通过呼叫一个电话号码并访问该医师的通讯设备完成。虽然也需依赖电池寿命和信号强度,但是直接语音对话可使临床医师获取关键信息,更能在第一时间解当时的情况和转运的相关信息。

一旦紧急情况发生,团队需熟知病例的详细情况,对于每一种特殊情况事先都要有充分的准备,以满足事件发生时的需要(表24-5和表24-6)。再次强调:一定要进行充分准备。

■ 表 24-5 因孕妇原因需要新生儿复苏的情况

孕妇情况	新生儿情况
药物滥用	避免使用纳洛酮
内分泌	
格雷夫斯病	甲亢:PTU,心得安
糖尿病	低血糖:葡萄糖,胰高血糖素
自身免疫(系统性红斑狼疮)	新生儿三度房室传导阻滞:起搏器
多胎妊娠	多胎抢救
羊水过少	气道阻塞:吸痰
羊水过多	存在异常:特定异常
药物	
β-受体阻滞剂	低血糖:葡萄糖
硫酸镁	呼吸抑制/张力减退
麻醉剂	呼吸抑制/特殊药物
没有产前检查	乙型肝炎或丙型肝炎等暴露
胎盘异常(前置,分离,血管前置)	血容量减少:容量复苏
羊水浑浊	胎粪吸入综合征:选择性的气管吸入,综合征处理

■ 表 24-6 胎儿原因需要新生儿复苏

胎儿情况	处理
先天性疾病 膈疝	肺发育不全,肠异位胸腔:胃管替代治疗
食管闭锁	口腔分泌液过多:分泌物引流
脐突出/腹裂	热量/液体丢失:无菌湿布包裹,避免脏器血管损伤
先天性积水胎	胸膜、腹膜大量渗出:积极放液处理
可能的气道问题	气管插管:EXIT 程序,ENT 或儿科手术

■ 表 24-7 复苏团队的组成及职责

团队成员	职责
新生儿科专家 儿科医师 新生儿护士参与者	• 了解围生期病史 • 复苏 • 气管插管 • 开通气道 • 使用药物 • 胸部按压 • 开通血管
新生儿护士 产科护士	• 评估新生儿心律:气体吸入 • 文件记录 • 管理药物 • 确认患者身份资料 • 胸外按压 • 开通静脉通道 • 生命体征检测
气道建立实施者 其他人员	• 气管插管 • 管理气道 • 评估气体吸入:心率监护 • 表面活性剂使用 • 胸外按压 • 文件记录 • 患者身份确认 • 生命体征监护

■ 设备

详细目录和维护

表 24-8 列举了新生儿复苏需要的设备。复苏治疗的药物、药物的使用方式和相关指南见表 24-9。这些表格要放置在所有可能发生需要新生儿复苏的地方，并要确认每种设备和药物储备充足，每次转运和复苏之后要认真记录，建立病例文档。

■ 表 24-8　新生儿复苏的设备用品
抽吸设备
球状抽吸注射器
10F 导管的 DeLee 黏液圈
墙上或机械抽吸装置
吸入导管，5F、8F、10F
呼吸袋和面罩通风设备
带有压力表/释放阀的婴儿呼吸袋
面罩，新生儿和早产儿尺寸（最好带缓冲缘）
口腔导气管，新生儿和早产儿尺寸
氧气与流量计
空气氧混合器
听诊器
气管插管设备
喉镜和直刀片，0 号（早产）和 1 号（足月）
额外的灯泡（除非光纤）和电池
气管内插管，尺寸 2.5mm、3.0mm、3.5mm、4.0mm I.D
导管管芯（可选）
剪刀，皮肤屏障和胶带
手套
Pedi-Cap / CO_2 检测器
血管通路设备
脐血管导管，3.5F 和 5.0F
脐血管导管套件
24G 和 26G 号外周静脉导管
胸腔穿刺设备
18G 和 20G 静脉注射导管
20mL 和 30mL 注射器
三向旋塞阀

■ 复苏

参与新生儿救治的医生需掌握新生儿窒息的理论知识，以及做好处理各种临床情况的准备，才可以参与抢救新生儿。如图 24-3 描述了基本的注意事项，千万注意不要忽视气道的开放和充分的换气。产房要按最优化的比例准备好氧疗和通气设备，因为如果没有良好的通气，胸外按压和肾上腺素是没有效果的。表 24-9 列举了复苏药物及药物使用方式和相关指南。再次推荐感兴趣的读者完成 NRP 的认证。

■ 存活

表 24-10 及表 24-11 列举了近期在美国出生的 5000 例新生儿情况，表 24-10 总结了新生儿的生存率，依据出生体重及估计孕周分类。表 24-11 总结了可能存在长期神经系统受损（如严重的脑室内出血、早期视网膜病变）的新生儿生存情况。这些表格对产科医师非常重要。孕周较出生体重更应优先用于评估怀孕情况。如果出生体重及孕周都知道，那表格数据就更有意义了。出生体重>1000g 和孕周≥29 周的新生儿生存情况有明显优势，生存率高达 90%，<24 周出生的新生儿复苏仍存在争议。如果家属要求抢救，其必须清楚<24 周出生的新生儿生存率低，即便生存下来，其以后也可能存在中枢神经发育问题。

■ 总结

复苏过程中，最重要的是要明白复苏设备和技术如何使用，如体温支持、充分的通气和供氧、循环的稳定。一旦掌握了新生儿复苏的相关技术，产科医师及新生儿科医师就可以积极参与和及时处理，剩下的就是关于伦理和法律方面关于生命支持和维持的相关文件

■ 表 24-9　新生儿复苏药物

药物	规格	使用方法
肾上腺素	1:10 000;3~10mL 安瓿	0.1~0.3mL/kg,IV 或 IT:刺激或充分通气后心动过缓无缓解
正常钠	250mL/袋	10mL/kg IV:静脉注射或可疑低血容量者 10~30 分钟以上静滴
乳酸格林液	4.2%(0.5mmol/L);10mL 安瓿	1~3mmol/kg:建立充分通气后,如果持续低灌注且没有低血容量
右旋糖酐	10% 250mL/袋	2mL/kg:一旦复苏完成且持续低灌注(其他测量无反应)
盐酸纳洛酮	0.02mg/mL;2mL 安瓿	0.5mL/kg:呼吸抑制伴已知近期母亲麻醉治疗 [a]

[a] 母亲麻醉剂成瘾情况下不能使用。

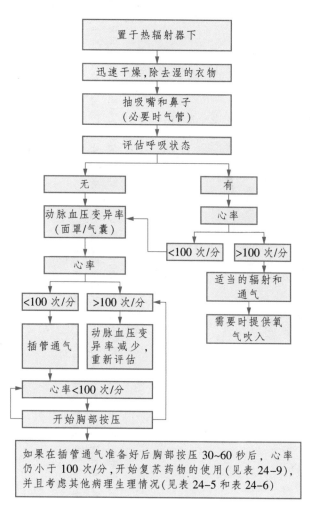

图 24-3　新生儿复苏步骤。

了。产科数据提供者应搜寻更多的关于国家–组织的特殊生存状况和发病数据及围生期管理的相关法规。

■ 表 24-10 估计孕周和出生体重与新生儿生存情况 [a]

体重 (g)	估计孕周										总体
	22	23	24	25	26	27	28	29	30	31	
250~500	6.9%	26.1%	40.0%	51.9%	48.8%						36.8%
501~750	14.7%	37.4%	61.2%	76.8%	86.4%	86.0%	93.9%	88.9%	90.5%		68.2%
751~1000			65.8%	83.3%	91.7%	93.5%	95.0%	98.2%	97.3%	98.7%	91.5%
1001~1250					92.6%	94.8%	97.7%	97.0%	99.2%	98.7%	97.4%
1251~1500						92.2%	97.9%	98.3%	99.6%	99.6%	99.1%
1501~1750							100.0%	99.5%	98.8%	99.5%	99.6%
1751~2000									99.4%	99.6%	99.8%
2001~2250									100.0%	98.8%	99.8%
2251~2500										100.0%	99.9%
总体 EGA	11.1%	35.2%	59.9%	78.8%	89.0%	92.2%	96.7%	97.8%	99.0%	99.4%	

[a] 2010—2011 年间，在美国 32 个州的 261 个医院出生，照顾和出院的 110 640 名非异常新生儿的结局如表。估计孕周范围为 22~42 周。出生体重范围为 0.3~6.0kg。为了便于计算，最小单位样本量为 20 名患者。超过 31 周婴儿的结果数据未显示，因为其存活百分比接近 100% 和未发病率未显示，因为其存活百分比接近 100%。这些数字代表一个估计值。良好结局的可能性受许多变量的影响，其中两个是估计孕周和出生体重。

■ 表 24-11　估计孕周和出生体重与无严重 IVH 或 ROP 的新生儿生存情况 ᵃ

出生体重(g)	估计孕周										总体
	22	23	24	25	26	27	28	29	30	31	
250~500	6.9%	12.5%	18.8%	28.8%	32.6%						21.2%
501~750	2.9%	20.1%	41.0%	54.9%	71.7%	79.3%	88.9%	86.1%	90.5%		51.5%
751~1000			44.2%	66.7%	80.4%	86.8%	89.7%	93.4%	94.5%	97.4%	82.5%
1001~1250					78.4%	87.3%	94.1%	95.5%	97.7%	98.0%	94.2%
1251~1500						79.7%	93.9%	96.1%	98.5%	98.9%	97.9%
1501~1750							100.0%	98.1%	97.9%	99.0%	99.2%
1751~2000									95.5%	98.4%	99.6%
2001~2250									100.0%	98.8%	99.8%
2251~2500										100.0%	99.8%
总体 EGA	4.8%	18.8%	39.3%	59.6%	76.5%	84.8%	92.5%	95.6%	97.7%	98.7%	

ᵃ 2010—2011 年间，在美国 32 个州的 261 个医院出生，照顾和出院的 110 640 名非异常新生儿的结局。估计孕周范围为 22~42 周。体重范围为 0.3~6.0kg。为了使于计算，最小单位样本量为 20 名患者。超过 31 周的结果数据未显示，因为其存活百分比和未发病存活百分比接近 100%。这些数字代表一个估计值。良好结局的可能性受许多变量的影响，其中两个是估计孕周和出生体重。

（汪志辉　贺芳　译）

参考文献

1. National Vital Statistics Report. 61(5):1-18. (http://www.cdc.gov/nchs/data/nvsr/nvsr61/nvsr 5.pdf), February 18, 2013.

2. National Vital Statistics Report. 61(6):1-53. (www.cdc.gov/nchs/nsvr/nsvr61/nvsr_3.pdf), February 18, 2013.

推荐读物

ACOG Committee Opinion No. 326. Inappropriate use of the fetal distress and birth asphyxia. *Obstet Gynecol.* 2005;106:1469-1470.

American Heart Association/American Academy of Pediatrics. *Textbook of Neonatal Resuscitation.* 6th ed. Dallas, TX: American Heart Association National Center, 2011.

Lawn J, Shibuya K, Stein C. No cry at birth: global estimates of intrapartum stillbirths and intrapartum-related neonatal deaths. *Bull World Health Organ.* 2005;83:409-417.

MacDorman MF, Minino AM, Strobino DM, Guyer B. Annual summary of vital statistics—2001. *Pediatrics.* 2002; 110:1037.

Mychaliska GB, Bealer JF, Graf JL, et al. Operating on placental support: the ex utero intrapartum treatment procedure. *J Pediatr Surg.* 1997;32:227.

Shankaran S, Pappas A, McDonald S, et al. Childhood outcomes after hypothermia for neonatal encephalopathy. *N Engl J Med* 2012;366:2085-2092.

Thacker SB, Stroup DF, Peterson HB. Efficacy and safety of intrapartum electronic fetal monitoring: an update. *Obstet Gynecol.* 1995;86:613.

World Health Report. Geneva, Switzerland: World Health Organization, 1995.

危重症产科患者的水电解质平衡

● *Cornelia R. Graves*

维持水电解质平衡的目的在于维持细胞内外环境的稳定,对于重症患者,维持水电解质平衡是后续治疗很重要而且是最基本的一环。

孕期疾病会影响细胞外环境,例如子痫前期就是通过改变细胞内外环境来影响患者的生理变化。因此,孕期的常规治疗如舒血管治疗可调节水电解质平衡。本章旨在阐述如何维持机体内液体及电解质平衡。

■ 液体环境

人体大部分是由水组成的,成年女性的体液量约占体重的 50%[身体总水容量(TBW)=1/2体重(kg)]。孕期血容量将增加 50%,而红细胞数量仅增加 20%。由此可推断孕期 TBW 占孕妇总体重的 60%~65%。其中,细胞内液(ICF)占 66%,细胞外液(ECF)占 34%。细胞外液由血管外和细胞间液组成,其中大部分为血管外液(26%)和血浆(8%)(图 25-1)。其他成分还包括脑脊液、关节腔滑液和腺体分泌液。这些液体被半透明膜隔开,水和小分子物质能透过膜,大的胶体成分和蛋白质则被限制在血管内。血浆蛋白的浓度产生渗透压,水分子在渗透作用下流动产生静水压,帮助维持总液体的平衡。

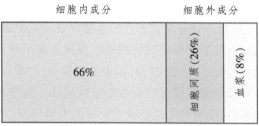

图 25-1 人体内液体的分类。

■ 渗透压

渗透压是液体中的溶解物或溶解颗粒产生的压力。在细胞外液中,渗透压可以根据液体中每个溶解物的渗透压确定。血浆渗透压可通过下列公式推算:

$$2\times[Na] + \frac{葡萄糖}{18} + \frac{BUN}{18}$$

胶体渗透压(COP)是由血清中的纤维蛋白(60%~80%)和球蛋白产生。孕期胶体渗透压会降低,可通过电子设备检测,计算公式见表25-1。

■ 容量状态评估

妊娠期血容量的减少主要是两种方式液体丢失(如呕吐、腹泻和流汗)或血管内液体渗透

■ 表 25-1 胶体渗透压(COP)ᵃ

	正常孕期(mmHg)	子痫前期(mmHg)
产前 COP	22	18
产前 COP	17	14

ᵃCOP 计算公式:$COP=2.1(TP)+0.16(TP^2)+0.009(TP^3)$ mmHg

未怀孕 COP:25~28mmHg

组织间隙。判断血容量减少可通过一些临床检查,如立位耐力下降、皮肤充盈减弱、黏膜干燥和脉搏细弱。补液可缓解这些临床表现。

某些疾病情况也可能发生血管内液的移位,如 PE。针对这类患者的容量评估比较困难。因此,危重患者需要使用中心静脉等来正确评估血容量情况(表 25-3)。中心静脉压(CVP)可监测长期体液情况。但在心脏疾病或子痫前期的患者,CVP 并不能反映左心室的充盈情况。在前文中提到的疾病紧急处理中,肺动脉压测定对于治疗有一定的指导作用。肺动脉收缩压(PAOP)能很好地反映左心室舒张末压。很多公式可以通过心室充盈压来评估补充血容量的效

■ 表 25-2 血容量减少的征象

临床症状	实验室检测
脉搏:微弱,细弱,脉率>120 次/分	尿比重>1.025
直立位生命体征	血液浓缩
黏膜干燥	尿 Na>10mmol/L
皮肤欠肿胀	BUN/肌酐>20
毛细血管灌注延长	

■ 表 25-3 心室充盈压容量替代的效果

测量血液流动指数

快速舒服等张液体 200~500mL

液体改变 30 分钟后测量 PAOP

PAOP 增加>7mmHg→不再增加液体

PAOP 增加 2~7mmHg(高于基础压)→等待 10 分钟

如果 PAOP 仍然>3mmHg→停止补液

如果 PAOP≤3mmHg→继续增加液体

果,我们推荐 7-3 原则作为日常的指导原则(表 25-3)。

■ 静脉补液

大量静脉补液可用于增加细胞外胶体成分。改善容量状态的液体可以分成晶体和胶体。人们常问:"我应该用哪种液体,用多少,什么时候用?"然而,目前关于补液治疗的推荐剂量和种类存在争议[2]。本节主要讲述胶体和晶体治疗的药理学及现存争议。

晶体

Na 离子是细胞外液中主要的阳离子,可维持细胞内外渗透压。因此,大多数晶体制品都包含氯化钠的复合物和其他生理活性溶解物。晶体液主要用于增加细胞间质空间,血管中仅保存了 20% 的晶体液,而剩下的 80% 则在 25~30 分钟内进入细胞间质中。晶体的使用指征主要包括细胞外液的丢失,如脱水和急性出血等。

由于 0.9% 的生理盐水是等渗液体,所以当液体透过细胞膜时不产生渗透压。它是紧急补液最常用的液体。然而,大量输注生理药水,可能导致(阴离子间隙)代谢性酸中毒。

这类液体有很多的种类,例如 0.45% 的生理盐水。然而,这些低渗液体在紧急补液中不使用。输注生理盐水可能导致高氯性酸中毒,不过这种情况很少发生。乳酸林格液是一种等渗液体,可用于血容量不足或休克患者的治疗。它是一种用钾和钙替代了部分钠的平衡电解质。乳酸作为缓冲剂。若休克未被发现而过早补充乳酸林格液可加重酸中毒。在糖尿病或肾衰竭患者中补液要慎重。

高渗盐水(600~2400mOsm/L)可用于治疗限制补液的患者。一些研究显示,输入高渗盐水可以减少间质性水肿并可起到良好的正性肌力效应。需要注意的是,液体输入的速率要慢,以避免高钠血症。

复方电解质溶液对血浆 pH 值有明显的缓冲作用,然而尽管其对 pH 的调节作用优于盐水和林格液,但是没有明确证据证明其对血容量的影响有很大差异[3]。

含葡萄糖溶液

5% 的葡萄糖溶液也是等渗液,但不同于等渗盐水,随着水分子的渗入而进入细胞内,并可在短时间里提供碳水化合物作为能量来源。1L 5% 葡萄糖含有 170kcal 能量,1L 10% 葡萄糖含有 340kcal 的能量。当葡萄糖加入盐水或乳酸林格液中时,液体的渗压增加到原来的 2 倍。当大量输注该种液体时,会对血浆渗透压造成显著影响。

胶体

胶体属于大分子物质,不能透过毛细血管壁,可增加血容量,减少渗出。血容量维持时间为 2~36 小时。但最近 Cochrane 数据库中有一篇文章报道不支持常规应用胶体作为容量复苏使用[4]。

人体血清白蛋白

白蛋白产生于肝脏,是血浆中维持渗透压的主要蛋白,同时 80% 的血浆胶体渗透压是由白蛋白维持,它也是药物和离子透过细胞膜的主要载体蛋白。可用等渗盐水溶液配制成 5%(50g/L)和 25%(250g/L)的浓度。5% 的溶液产生的 COP 为 20mmHg,25% 的溶液产生的 COP 为 70mmHg,输入 100mL 25% 的白蛋白可使血浆容量增加 500mL,作用时间维持 24~36 小时。然而,白蛋白最终会进入细胞间质,对于危重患者,这种影响会产生迟发性肺水肿。另外大量输注白蛋白会导致凝血因子稀释,因此也要引起特别注意。

羟乙基淀粉

羟乙基淀粉(HES)是一种合成的胶体液,类似于糖原,因其价格低廉而常作为白蛋白替代品。它的扩容作用是由浓度、分子量和物质的量(摩尔)决定的。不同浓度的 HES 扩容效果不同。6% 的羟乙基是等渗液体,可产生 30mmHg 的胶体渗透压,扩容的效果相当于白蛋白。10% 羟乙基可扩容 145%。与白蛋白相比,羟乙基的半衰期很长,24 小时后还有 50% 存留在血管内。虽然羟乙基淀粉可降低循环中凝血因子Ⅷ和血管假性血友病因子的浓度,抑制血小板的运动,但和白蛋白相比,较少引起凝血功能障碍。在使用了羟乙基淀粉的患者中,为了促进肾脏排泄而使用淀粉酶聚合物,患者的血清淀粉酶会升高,这种升高可能持续 3~5 天[5,6]。

肾功能不足时,羟乙基淀粉使用要慎重。一项随机对照试验研究显示,使用羟乙基淀粉复苏比使用盐水导致肾脏损害发生的概率更高[5]。

右旋糖酐

右旋糖酐是另外一种聚合物的合成胶体液,由甜菜汁中的多糖衍生而来。常用的有右旋糖酐-40,分子量为 40 000,另一种是右旋糖酐-70,分子量为 70 000。10% 的右旋糖酐-40 的胶体渗透压(COP)为 40mmHg,可使容量扩增 2 倍。50% 以上的右旋糖酐清除要 6 小时以上。但是,右旋糖酐的副作用限制了其在临床中的应用。右旋糖酐可限制凝血因子凝集,减少凝血因子Ⅷ的释放,且可导致抗凝作用。另有 1% 的患者还可能产生过敏反应。右旋糖酐吸附于细胞包膜表面,阻碍了血细胞的能量使用。右旋糖酐诱导的肾衰竭或渗透性利尿可影响总液体量的变化(表 25-4 和表 25-5)。

晶体或胶体

儿童使用晶体液还是胶体液一直是人们争议的话题。胶体液费用高且存在严重副作用。支持使用胶体液的学者认为胶体液利大于弊。而支持使用晶体液的人认为,使用晶体不仅可以增加血容量,而且符合生理过程。两种液体都可

■ 表 25-4　静脉常见液体成分

溶液	Na⁺ (mEq/L)	K⁺ (mEq/L)	Cl⁻ (mEq/L)	Mg²⁺ (mEq/L)	Ca²⁺ (mEq/L)	乳酸盐 (mEq/L)	其他	pH	渗透压 (mOsm/kg)
0.9NaCl	154		154					4.2	308
乳酸盐	130	4.0	109		3.0	28		6.5	273
3%乳酸林格液	513		513					5.0	
5%乳酸林格液	855		855	3.0				5.6	
复方电解质注射液	140	5.0	98				醋酸盐 27mEq/L 葡萄糖酸盐 23mEq/L	7.4	295
D₅W							葡萄糖 5g/dL	5.0	278
5%白蛋白	145		145						
羟乙基淀粉	154		154				羟乙基淀粉 6g/L	5.5	
右旋糖酐-70	154		154						

液体	支持	反对
等渗钠液	相对于血浆轻微高渗	可能导致高氯性酸中毒
乳酸林格液	限制液体的转换	在肾脏或肾上腺疾病患者中慎用
	相对于血浆为等渗	因钙的吸收可能与药物产生交叉反应
高渗钠液	使用量要少	可能导致高钠
	可能导致间质水肿	快速纠正可能导致脑水肿风险增高
类浆细胞	相对于血浆为等渗	理论上,镁可能干扰血管收缩
		渗透负荷
葡萄糖	提供基本的热量	促进乳酸产生,尤其是中枢神经系统
白蛋白	可有助于维持胶体渗透压和降低	凝血障碍
	间质水肿	过敏反应
羟乙基淀粉	相当于 5% 的血清	经肾脏代谢,可增加血清淀粉酶
右旋糖酐	少量可增加血容量	由凝血因子Ⅲ组成,导致纤维蛋白溶解,1%的患者发生过敏反应,与血液产生交叉反应,可导致急性肾衰竭

能导致肺水肿,但使用胶体时患者出现肺水肿更晚。虽然胶体在某些情况下更适用,但是基于目前产科临床数据,在产科患者中更支持使用晶体液进行复苏[3,4]。

电解质平衡及失衡

钠

钠是细胞外液中的主要阳离子和渗透压的决定因素,可维持细胞外液的浓度和细胞外液量。其正常浓度需维持在 135~145mg/dL。钠可以产生肌肉组织和神经的兴奋,还可以维持体内酸碱平衡。钠可从食物中获得,并通过肾脏钠孔排泄及水分维持体内钠的平衡。

高钠血症

液体失衡会引起钠盐增加及渗透压的改变,高钠血症会刺激口渴,抗利尿激素分泌。正常情况下,高钠血症很少发生。

高钠血症是指血钠浓度大于 145mEq/L,与游离水不足及总离子浓度增加有关。产生高钠血症的 3 个原因分别是水分的丢失、低钠液体的丢失及钠潴留。

水的丢失

纯水的丢失常发生于皮肤的无感丢失,烧伤患者水丢失的危险更高,在一些子痫前期的患者中可见到尿崩症导致大量水分丢失。

如图 25-2 简单列举的对高钠血症的处理方式。

低钠液体丢失

低钠液体丢失是导致高钠血症最常见的原

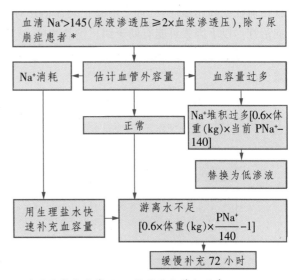

* 对于尿崩症的管理,可能需要血管加压素。

图 25-2　高钠血症。

因，通常由胃肠道疾病或渗透性利尿引起的脱水所致。

可能出现细胞外液丢失的征象。如果没表现出渗透性利尿，患者将会出现少尿。处理方式如图 25-3。

钠潴留 钠潴留比较少见，常在输入高钠溶液或持续的碳酸氢盐输注时发生。

中枢性尿崩症 中枢性尿崩症(CDI)是一种罕见的可导致高钠血症的疾病。这种疾病常见于急性脑损伤、垂体损伤或脑出血患者。早期识别是治疗的关键，如果高钠血症时尿不能浓缩就要怀疑 CDI。

低钠血症

低钠血症是指血钠浓度小于或等于 135mEq/L。低钠血症分为 3 类：等张性低钠血症(假性低钠血症)、高张性低钠血症和低张性低钠血症。严重的低钠血症(<120mEq/L)会危及生命，其死亡率甚至高达 50%。此类患者，过快地纠正可能导致致命的脑桥中央髓鞘溶解或脑水肿。

等张性

等张性低钠血症的特点是血清中钠离子浓度低而血浆渗透压在正常范围，常见原因包括低蛋白血症或高脂血症。处理之前要正确评估并对症治疗。以下因素可能有助于纠正钠盐浓度：

血浆甘油三酯(g/L)×0.002=mEq/L 血浆中减少的 Na^+

血浆蛋白每增加 8g/dL×0.025=mEq/L 血浆中减少的 Na^+

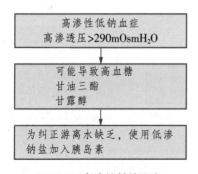

图 25-3 高渗性低钠血症。

高张性

高张性低钠血症的特点是血清钠浓度低而血浆渗透压高于 290mOsm/kgH$_2$O，常见于糖尿病酮症酸中毒引起的高血糖。纠正高血糖要找对原因并补液(图 25-3)。

低张性

低张性低钠血症的特点是血清钠浓度低且血浆渗透压低。可分为 3 个亚型：等血容量、高血容量和低血容量。临床医师需注意患者神经系统情况、血容量及肾上腺功能三个方面。

等血容量性低钠血症特点是游离水少量增加，这可能与 ADH 异常分泌或罕见的心因性烦渴有关。临床上有较多药物可用于治疗该疾病，如：

- 吗啡
- 非甾体抗炎药(NSAID)
- 卡马西平
- 催产素

低血容量性低钠血症的特点是等张液体丢失，血容量可通过补充低渗液体纠正水电解质系统。这将导致钠盐浓度低。常见病因有利尿剂的使用、肾上腺分泌不足或腹泻。尿钠的测定可以帮助区分低钠血症的病因(肾脏或肾外原因)。

高血容量性低钠血症发生在水钠潴留的患者，这种情况通常会导致水肿。发生的原因主要有心力衰竭、肾衰竭或肝功能异常。图25-4列举了评估和处理低张性低钠血症的方法。

钾

钾是细胞内的主要阳离子。血钾正常浓度为 3.5~5.0mmol/L，K 主要通过肾脏代谢。临床医生要注意到，由于溶血或标本送达延迟，血钾水平可能被高估。

低钾血症

低钾血症是指血钾浓度低于 3.5mEq/L。低血钾的原因有由于使用 β 激动剂(特布他林)导致钾在细胞间转运。丢失的原因主要有肾脏丢失

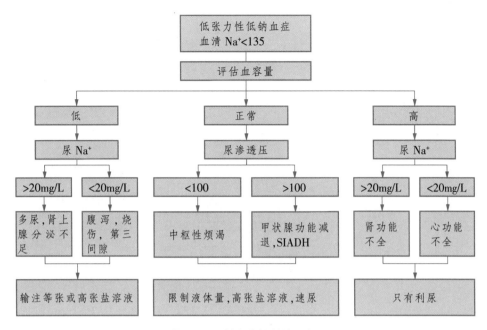

图 25-4 低张力性低钠血症。

如利尿剂的使用和肾外丢失如腹泻。图 25-5 列举了低钾血症的处理方式。下列是一些导致低钾血症的药物：

- 泻药
- 庆大霉素联合头孢氨苄
- 前列腺素 F2α
- 类固醇
- 呋喃苯胺酸(强效利尿剂)
- 青霉素
- 锂
- β 激动剂

高钾血症

高钾血症是指血钾浓度大于 5.5mEq/L。产生高钾血症的主要原因有肾排出减少或血钾进入细胞外液如肌细胞坏死[8]。高钾血症可导致致命性的心率失常。因此，处理高钾血症比低钾血症更有挑战性(图 25-6)。

镁

镁在体液中含量很少。大多数储存在骨骼中,血浆中游离镁仅占镁的 1%。所以镁离子的失衡很难诊断。在危重患者,血镁水平经常被忽略而得不到治疗。血镁异常可能是严重疾病患者电解质异常中最常见的。在产科患者,使用镁作为安胎抑制药或预防神经系统疾病使情况更加复杂。在普通人群导致血镁低的主要原因是利尿剂的使用。

氨基糖苷类药物的使用也可导致镁过低。酒精中毒是孕妇导致镁过低的一种罕见原因。血镁过低可诱发心律失常。

高镁血症常因为肾功能不全导致镁潴留,或与糖尿病酮症酸中毒有关。子痫前期或其他疾病合并肾功能不全时,镁的使用要慎重。血镁浓度在 3.0~5.0mEq/L 时可有低血压。血镁高于 12mEq/L 可出现呼吸抑制,超过 14mEq/L 可导致心跳骤停。处理方式如表 25-6。

钙和磷的平衡

钙在人体内有三种存在方式,50%与血清蛋白结合（其中白蛋白占 80%）,5%~10%的钙与阴离子如碳酸氢盐结合,剩余的钙以游离或以离

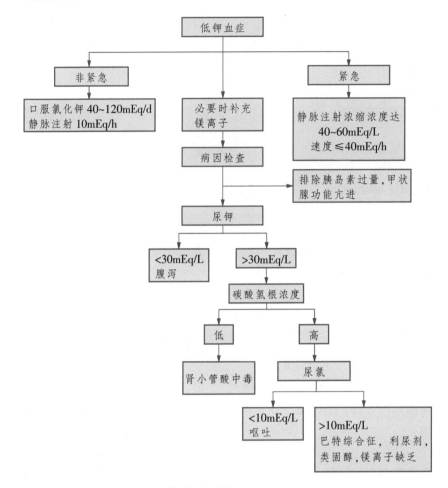

图 25-5　低钾血症。

子的形式存在。钙的水平必须经过血清蛋白校正。校正血钙水平时,随着血清蛋白每下降 1mg/dL,血钙水平上升 0.8mg/dL。计算离子钙时不能使用以上校正方法,pH 值或其他因素也会影响离子钙水平。

低钙血症

　　低钙血症的常见原因是镁急性丢失,甲状旁腺功能减退也可导致低钙血症,通常是慢性起源。镁的转运、胰腺炎和烧伤也可导致低钙血症。

　　低钙血症的临床表现有神经肌肉兴奋性异常和心血管兴奋性改变 (包括心肌细胞收缩性减小,QT 间期延长)。低钙血症的治疗包括氯化钙或葡萄糖酸钙输注[9]。

高钙血症

　　当血钙浓度 ≥13mg/dL 时必须处理。引起高钙血症的原因有恶性肿瘤或甲状旁腺分泌过度。神经系统的改变是高钙血症最常见的临床表现,且需要及时治疗。治疗高钙血症的关键是增加尿钙的排泄(表 25-7)。

磷

　　磷主要存在于细胞内。血磷每天都在发生改变,严重的低磷血症(血清磷低于 0.5mg/dL)很少发生。在产科患者中,低磷血症主要发生在糖尿病酮症酸中毒、使用铝抗酸剂或治疗呼吸

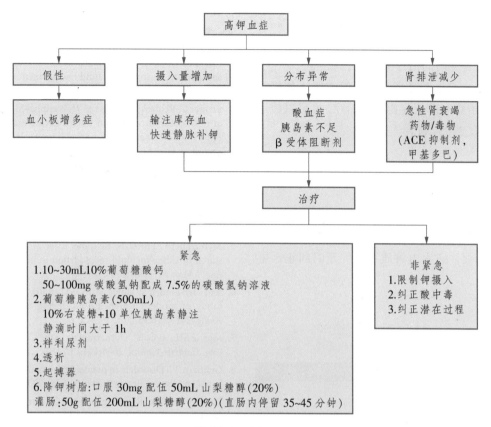

图 25-6　高钾血症。

■ 表25-6　镁代谢紊乱
低镁血症
口服氧化镁 500~2000mg/d
第一个 24 小时予补充硫酸镁 1mEq/kg,后续予 0.5mEg/(kg·c),连续补充 3 天
严重的,有伴随症状 [a]
首先予 2g 硫酸镁静脉推注,推注时间 1~2 分钟,随后静滴 5g 硫酸镁,维持 6 小时
每 12 小时继续(连续输注)5g 硫酸镁,持续 5 天
高镁血症
停止镁输注
在 5~10 分钟内静注 20mg 10%葡萄糖酸钙(如果有症状)[b]
每 1~2 小时静注 40~80mg 速尿以增加镁离子排泄(以 D5.45 生理盐水作为溶剂)
考虑透析

[a] 对于肾脏疾病患者应小心使用。

[b] 可使用氯化钙替代。

■ 表25-7　钙离子代谢紊乱的治疗	
高钙血症	生理盐水+速尿(呋塞米,每 2 小时静脉注射 40~80mg)
	降钙素 4U/kg IM 或每 12 小时
	每 2~3 天静注光辉霉素 25μg/kg[a]
	透析
低钙血症	
严重的	静注 10%葡萄糖酸钙溶液 10mL,静注时间>10 分钟
有症状的	10%氧化钙 10mL+D5W 50mL,输注时间超过 30 分钟
	纠正 Mg^{2+} 和 K^+ 缺乏
	如果需要,治疗高磷血症
不紧急, 无伴随 症状	每 6 小时补充 1 次葡萄糖酸钙或乳酸钙,合计 2~4g/d
	补充维生素 D

[a] 妊娠分类 X。

性碱中毒的患者。磷的缺失可降低心脏收缩力，使氧分解向曲线左侧偏移，并影响骨骼肌的收缩。静脉补充磷的治疗方法见表25-8。

高磷血症见于肾衰竭或组织破坏，如横纹肌溶解。治疗高磷血症要对因治疗。也可以使用铝抗酸剂（表25-8）。

■ 总结

治疗严重产科疾病需要母胎专科医师、内科医师、新生儿科医师和其他专业的治疗团队。临床医师要注意水电解质平衡并及时纠正水电解质紊乱。

■ 表25-8　磷酸盐代谢紊乱的治疗

高磷血症

限制 PO_4 摄入<200mg/d

生理盐水输注

口服磷酸盐结合剂（氢氧化铝抗酸剂）

纠正低钙血症

透析

低磷血症

深度消耗<1mg/dL

磷酸钾或磷酸钠（每6小时 2.4~5.0mg/kg）

每12小时监测血清 PO_4^-, Ca^{2+}, Mg^{2+}, K^+

磷耗竭

磷酸钾制剂（250mg/片）；每8~12小时 2 片

磷酸苏打（129mg/mL）；每8~12小时给予 5mL

（周燕媚　沈小雅　贺芳　译）

参考文献

1. Chappell D, Jacob M, Hofmann-Keifer, K et al. A national approach to perioperative fluid management. *Anesthesiology*. 2008;109:273.

2. Ertmer C, Rehberg S, Van Aken H, Westphal M. Revealence of non-albumin colloids in intensive care medicine. *Best Pract Res Clin Anaesthesiol*. 2009; 23(2):193-212.

3. Soni N. British Consensus Guidelines on Intravenous Fluid Therapy for Adult Surgical Patients(GIFTASUP):Cassandra's view. *Anaesthesia*. 2009;64:235.

4. Perel P, Roberts I, Ker K. Colloids versus crystalloids for fluid resuscitation in critically ill patients. *Cochrane Database Syst Rev*. 2013;2:CD000567.

5. Myburgh JA, Finfer S, Bellomo R, et al. Hedroxylethyl starch or saline for fluid resuscitation in intensive care. *N Engl J Med*. 2012;367:1901.

6. Van Der Linden P, James M, Weiskopf RB. Review article: safety of modern starches used during surgery. *Anesth Analg*. 2013;116:35.

7. Mortiz ML, Ayus JC. Dysnatremias in the Critical Care Setting. *Contrib Nephrol*. 2004;144:132-157.

8. Gennaro, FJ. Disorders in potassium homeostasis. Hypokalemia and hyperkalemia. *Crit Care Clin*. 2002;18:273-288.

9. Body JJ, Boullion R. Emergencies in Calcium Homeostasis. *Rev Endocr Metab Disord*. 2003:4(2).167-175.

人类免疫缺陷病毒感染与妊娠

● *Linda R. Chambliss, Robert A. Myers*

　　尽管人们对于人类免疫缺陷病毒（HIV）已有一定的研究，但 HIV 感染依然在全球肆虐，尤其是不发达国家。据联合国统计，全世界有超过 35 000 000 人感染了 HIV，并且每天有 16 000 人新发感染。在美国，每年有超过 50 000 人新发感染。2011 年，被确诊的 HIV 新发感染患者中有 21%（约 10 000 人）为妇女和青少年女性。美国疾病预防控制中心（CDC）估计，美国有超过 250 000 妇女 HIV 检测呈阳性，其中 15% 的妇女对此并不知情。在有色人种女性中，病毒感染分布不成比例。非裔美籍女性 HIV 感染率为高加索人种女性的 20 倍，拉美裔女性 HIV 感染率为白种人女性的 4 倍（图 26-1）。

　　如今，对 HIV 感染孕妇的治疗比以往任何时候都要复杂。对于 HIV 感染的孕妇的治疗，即使最有经验的临床医师也是一种挑战。自从初次意识到 HIV 疾病的传染性，药物治疗呈现出指数级增长。产科医师应当与熟悉 HIV 药物治疗专家共识的临床医师合作，以便治疗 HIV 感染的孕妇。应组建一个在医疗、助产、社会心理学具有丰富经验的医疗团队，去管理 HIV 感染的妇女。

　　HIV 血清抗体阳性并不等同于艾滋病。目前的 HIV 药物疗法可以让许多 HIV 血清抗体阳性的患者存活而免于罹患艾滋病。在 HIV 流行的早期，大多数产科医师对治疗 HIV 感染的孕妇并无多少经验。但是，随着感染 HIV 妇女的显著增多，越来越多的产科医师会遇到 HIV 感染的孕妇。美国疾病预防控制中心估计，美国每

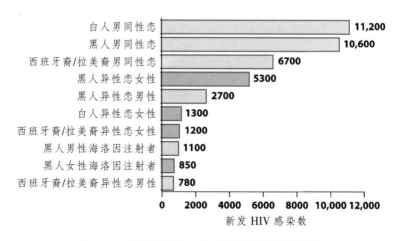

图 26-1　不同性别及人种/种族新发 HIV 感染数。

年超过 5 万例新发感染病例中,有 25% 为妇女。

大部分 HIV 感染的妇女为育龄期女性,绝大多数经高危异性性接触而感染 HIV。对于年龄在 15~64 岁间的非裔美籍女性和年龄在 25~44 岁间的西班牙裔女性,HIV 感染是前十大致死性疾病之一。不过,幸运的是与疾病流行早期相比,目前多数接受适当抗逆转录病毒治疗的 HIV 感染患者存活时间更长,也更健康。在非裔美籍女性,HIV 感染已有所减少。同样,孕期使用抗逆转录病毒药物已大幅度减少了 HIV 围生期传播的风险(图 26-2)。

■ 发病机制

HIV 是一种 RNA 逆转录病毒。HIV 病毒分两种亚型:HIV-1 和 HIV-2。美国主要以 HIV-1 感染为主。病毒由病毒颗粒及其外包裹的脂膜构成。RNA 逆转录病毒识别受体细胞,并吸附于 CD4+淋巴细胞,病毒颗粒进入宿主细胞。RNA 在逆转录酶作用下,合成 DNA。病毒 DNA 进入宿主细胞核,进而影响细胞功能。病毒 DNA 利用宿主细胞合成病毒产物,其中包括更多的病毒 RNA。每天会新合成数十亿的 HIV 病毒,并被释放入血液循环。HIV 病毒载量可检测

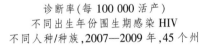
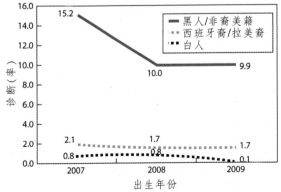

诊断率(每 100 000 活产)
不同出生年份围生期感染 HIV
不同人种/种族,2007—2009 年,45 个州

图 26-2　不同人种/种族围生期 HIV 感染率。

游离的病毒 RNA。受感染的 CD4+淋巴细胞功能受损,细胞寿命缩短。未经治疗的患者 CD4+淋巴细胞的数量进行性减少,愈发容易罹患 HIV 相关机会性并发症。在细胞整个生命周期中,病毒产物的合成持续进行。新合成的 RNA 病毒进入机体,继续循环复制。多种类型的细胞及组织对 HIV 病毒易感,包括 B 淋巴细胞、巨噬细胞、宫颈组织、脑组织、心肌组织、肾脏、视网膜、结肠和肝脏。由于 T 细胞和 B 细胞均受到感染,从而影响体液免疫和细胞免疫功能。有效的抗逆转录病毒治疗可以阻断病毒的生命周期。新病毒的合成明显减少,CD4+淋巴细胞数量增加,免疫功能提高。

■ 急性 HIV 感染

HIV 急性感染可以无症状,类似流感样轻微症状或严重症状。症状性 HIV 急性感染称为急性逆转录病毒综合征,发生在 HIV 感染后几周内。在急性逆转录病毒综合征期,HIV 抗体可能尚未产生,HIV 抗体检测可能呈阴性结果,但通过病毒载量可检测到 HIV RNA 的存在。如可疑 HIV 急性感染,需进行 HIV 抗体检测和病毒载量检测。急性 HIV 感染症状多出现在 HIV 感染后 5~30 天。表现为发热、皮疹、淋巴结病变、咽炎和肌痛,也可能存在神经系统症状。急性逆转录病毒综合征常因类似单核细胞增多症而难以做出诊断。患者逐渐恢复,症状消失,但如果没有及时诊断及治疗,则发生进行性免疫缺陷。当然,根据宿主的免疫系统、同时并存的其他病情及病毒毒力的不同,病变进程也会发生很大变化。有些患者迅速发生免疫缺陷,在个别情况下,某些患者疾病会爆发,迅速发展为艾滋病。

■ HIV 感染的检测

向任一患者提供 HIV 自由检测政策是一个明者之举。目前,美国疾病预防控制中心、美国

妇产科医师学会(ACOG)和美国预防服务工作组推荐对所有孕妇采取"选择性退出"HIV 检测。"选择性退出"是指除非患者拒绝,否则都将进行 HIV 检测。除此之外,美国妇产科医师学会推荐在患病率达到每年 1/1000 人的地区,或那些在怀孕后仍然有高危行为的孕妇在晚孕期再次进行 HIV 抗体检测。在美国,有超过 100 万人感染 HIV,估计其中 25% 对此并不知情。要知道患者可能并不承认有过"危险行为",或对其伴侣的行为一无所知。同时,患者在早期检测阴性后,可能发生了血清转换。美国疾病预防控制中心已发起一项"一次检测,挽救两人"活动,旨在为每一位孕妇提供 HIV 抗体检测。在未经治疗的 HIV 抗体检测阳性的孕产妇,HIV 围生期传播率约为 25%,在给予抗逆转录病毒治疗的孕产妇,这一概率降低到 1%,甚至更低。为孕妇提供 HIV 抗体检测已变得势在必行。此外,对病毒载量高的孕妇在分娩发动前行剖宫产分娩也许能额外减少围生期传播危险。在妊娠 36 周时行 HIV 抗体检测,并相应开始给予抗逆转录病毒治疗可以降低围生期传播风险。对分娩已发动而从未进行过 HIV 抗体检测的孕妇,应提供 HIV 抗体快速检测,并根据检测结果采取相应措施,而不必等待确证试验(Western blot)结果。同时,如果患者快速检测结果呈阳性,因其没有接受过抗逆转录病毒治疗,需假定患者血液中 HIV 病毒载量超过 1000 个拷贝。HIV 抗体快速检测可在大约 30 分钟内完成。如果初步检测结果为阳性,需告知患者,建议行确证试验,并即刻开始抗逆转录病毒治疗,以减少围生期传播。告知儿科医师快速 HIV 抗体检测阳性结果。

美国疾病预防控制中心推荐如下 HIV 检测:

- 所有年龄介于 13~64 岁的患者。具有 HIV 感染高危性的患者至少每年检查一次。

- 所有孕妇在首次产前检查时应进行 HIV 抗体检测。怀孕后仍然有高危行为的孕妇晚孕期再次进行 HIV 抗体检测。

- 所有开始治疗肺结核的患者。

- 所有寻求治疗性传播疾病(STD)的患者。

HIV 抗体检测包括 HIV 筛查试验(ELISA)及 ELISA 试验重复反应型时需进行的确证试验(Western blot)。两种方法检测的抗体均与 HIV-1 蛋白抗原结合。目前的快速 HIV 抗体检测采用 ELISA 方法,反应型结果尚需进行确证 Western blot 试验,才可诊断 HIV 感染。就这些试验方法而言,均存在假阳性和假阴性结果。发生率与人群中 HIV 患病率有关。ELISA 检测结果分为无反应型和反应型。检测结果如为无反应型,无需进一步检测,除非患者仍然有高危行为,则需加强检测频率或警惕 HIV 急性感染。不过,在某些情况下也可导致 ELISA 假阳性结果。这些情况包括:

- 自身免疫性疾病
- 输注血液中的同种抗体
- 快速血浆反应素试验(RPR)阳性
- 近期接种流感疫苗
- 妊娠
- 恶性肿瘤
- 试验性 HIV 疫苗
- 实验误差或笔误

在一些情况下也可出现 ELISA 假阴性结果。这些情况包括:

- 血清转换期进行 ELISA 检测（患者尚未产生抗体)
- 血清反转(可能出现在疾病末期)
- 非典型性宿主反应
- 血中丙球蛋白缺乏
- 感染 HIV-2 型病毒
- 实验误差或笔误

ELISA 试验重复反应型需进行确证试验 Western blot。Western blot 检测结果分为阴性、不确定或阳性。ELISA 结果为反应型而 Western blot 为阴性,表明 ELISA 出现了假阴性结果。患者未感染 HIV 而不需要进一步检测。

Western blot 检测结果为不确定表明患者对 HIV-1 的某种或多种蛋白产生了抗体，但不足以诊断 HIV 感染。

Western blot 呈不确定性，说明是近期感染而处于血清转换期，或者是假阳性结果。大约有 4%~20% 的 Western blot 实验报告为不确定性。妊娠期间，Western blot 检测结果呈不确定性更常见。如果 Western blot 检测结果为不确定性，检测 HIV RNA（病毒载量）可说明患者是否感染了 HIV。如果 ELISA 和 Western blot 均呈阳性结果或出现了病毒血症，则说明患者感染了 HIV。Western blot 阳性结果对 HIV 病毒 gp120/160 及 gp41 和 p24 呈反应性。多数患者在感染后 3 个月内检测 HIV 抗体阳性。少数在感染后 6 个月甚至更久才发生血清转换。

一些医疗中心提供的 HIV 检测包括 p24 抗原和 ELISA 抗体筛查。可以缩短窗口期，并可在接触病毒后 2 周内检测到是否感染了 HIV。当然也需行确证试验以最终诊断。

还有其他一些较少采用的检查方法。除了血液标本外，唾液、阴道分泌物、尿液也可用作检测样本。阴道分泌物可以用于性侵犯 HIV 检测。这些检测方法所用标本来自血清或培养物。上述检测方法虽并不优于标准的筛查检测，但在某些疑难病例中或许会有帮助。血清学检测判读参见表 26-1。

■ 病毒载量和 CD4 辅助性 T 淋巴细胞计数

疾病活动性的最佳检测指标是定量 HIV RNA 病毒载量检测。可通过分支 DNA 信号放大系统（bDNA）、逆转录聚合酶链式反应（RT-PCR），或核酸序列依赖性扩增（NABSA）技术完成。如果检测结果低于试验方法所能检测的低值，则无法测得病毒载量。活动性感染和免疫可临时提高病毒载量，因此，至少应在感染或接种疫苗后 4~6 周再进行病毒载量检测，以免误判。有效抗逆转录病毒治疗的目标是病毒载量低于可检测水平，当然仍然会有病毒载量的小幅增加或波动，通常为 400 拷贝/mL 血浆或更少。这种波动看起来并不具有临床意义。病毒载量在开始治疗后最初 6 个月内应降低并保持低于可检测水平。若非如此，需评估是否继续执行原治疗方案，如病毒载量增加，需行 HIV 耐药性检测。妊娠期，每月需行病毒载量检测直到病毒无法检出，之后 2~3 个月检测一次病毒载量，妊娠 34~36 周时协助孕妇决定分娩方式。CD4 辅助性 T 淋巴细胞计数是判断免疫缺陷程度的重要指标，决定了对机会性感染的预防。CD4 辅助性 T 淋巴细胞计数低至一定程度时，容易发生机会性并发症。通常，在决定采取某种治疗方案前需

■ 表 26-1 HIV 血清学试验判读

试验	结果	解读	进一步检测
ELISA	无反应型	未感染 HIV	无需进一步检测 高危时 6~12 个月后重新检测 有高危行为孕 36 周时重新检测
ELSA	反应型	可能感染 HIV	Western blot 或 RNA 病毒载量
Western blot	阴性	未感染 HIV	无需进一步检测 高危时 6~12 个月后重新检测 有高危行为孕 36 周时重新检测
Western Blot	不确定	血清转换或假阳性	RNA 病毒载量
Western Blot	阳性	感染 HIV	见表 26-3

重复 CD4 辅助性 T 淋巴细胞计数,原因在于 CD4 辅助性 T 淋巴细胞计数的变化趋势比单次检测更有意义。

多种因素可以减少 CD4 辅助性 T 淋巴细胞计数,在评估患者病情时需考虑到这个问题。一些影响 CD4 辅助性 T 淋巴细胞计数的因素如下:

- 近期使用过皮质类固醇
- 脾切除术
- 合并其他疾病
- 昼夜变化(12PM 最低,8PM 最高)
- 大型手术
- 批内/批间变异
- 季节/月变化

■ 耐药性检测

由于病毒每天都在大量复制,以及逆转录酶的高错配率,HIV 病毒容易变异。在抗逆转录病毒治疗期间也存在突变的发生。变异常导致耐药性,致使感染上对一种或多种抗逆转录病毒药物具有耐药性的病毒。在诊断 HIV 感染以及抗逆转录病毒治疗前需进行耐药性检测。如果在治疗期间病毒载量未能降到低于可检测水平,或在治疗期间病毒载量降到低于可检测水平后再次测得,表明需行耐药性检测。对于可检测出 HIV RNA 的孕妇,在开始治疗前或变更治疗方案前需行耐药性检测。耐药性检测有两种方法:基因型或表型。基因型检测法是检测病毒基因组中的点突变,以预测病毒对哪种药物敏感。表型检测好比细菌培养及药物试验,以病毒在不同浓度抗逆转录病毒药物中的生长情况来预测药物敏感性。检测报告可指出减少病毒产生所需不同浓度药物的需要量。基因型检测使用得更广泛,价廉且快速。两种检测方法结果的解读都较复杂,且都具有局限性。某些点突变可能代表对某种药物耐药性增加,而对另一种药物可能是敏感性提高。应由对治疗 HIV 感染具

备专业知识的临床医师进行解读。耐药性检测更有益于决定不应该使用哪种药物,而非应该使用何种药物。表 26-2 比较了两种不同的耐药性检测方法。

■ 妊娠期免疫系统的变化

关于妊娠期免疫系统变化的数据仍有争议。有研究提出,妊娠期 Th1(主要参与细胞免疫)细胞减少,Th2(主要参与体液免疫产生抗体)增多。诱导产生抗体的细胞因子增多而毒性细胞因子减少。尚不完全清楚这种改变是如何调节的,以及妊娠胎盘及激素分泌发挥何种作用。激活的 T 细胞具有孕酮受体。此外,体外实验发现,孕酮可促进细胞免疫转向体液免疫。细胞介导的免疫发生了变化,这种变化有助于胎儿对病毒的耐受。有报道认为,母体对病毒和细菌等微生物包括水痘、巨细胞病毒、脊髓灰质炎病毒、流感病毒、肝炎病毒、沙门菌、麻风杆菌、球孢子菌、链球菌和疟原虫的免疫应答降低。然而,孕妇对疫苗接种也可产生免疫应答和迟发型超敏反应。一些孕妇患有的自身免疫性疾病(被认为是细胞免疫介导)加重。尽管体液免疫增强,但 B 淋巴细胞数量却并未增加,补体水平正常或略有增加,IgG 水平下降。孕期外周血白细胞计数(WBC)增多,分娩时再次增加。分娩时白细胞计数可达 30 000/mm³。白细胞计数增加主要是由于分叶核中性粒细胞的增多。白细胞不仅数量增多,其自身发生的代谢改变也促成

■ 表 26-2 基因型检测与表型检测比较	
基因型	**表型**
利用点突变或结构改变预测药物使用	利用不同基因组的病毒在不同浓度的药物中的生长力预测药物敏感性
价廉	较昂贵
更广泛使用	较少应用
快速	较慢(需体外培养病毒)

了所谓"活化白细胞"的产生。局部免疫可能也发生了变化。一些研究指出，生殖道内白细胞免疫应答减弱。不过，一般而言孕妇对感染可以产生正常的免疫应答。

■ 妊娠和 HIV 感染

在 HIV 流行早期，有观点认为由于妊娠期间细胞免疫发生了改变，妊娠会加速 HIV 感染的进展。然而，对 HIV 感染的孕妇和感染了 HIV 但无症状的非妊娠妇女所进行的对照试验表明，妊娠对疾病进展并无影响。妊娠并不会加重 HIV 感染，但可削弱免疫功能。

优化孕产妇保健至关重要。应对所有患者的免疫力状态进行筛查，必要时接种疫苗。为患者提供戒烟治疗、药物滥用治疗、咨询服务和心理社会支持。需明确社区医疗计划，并合理安排转诊。

根据美国公共卫生服务指南，妊娠妇女应接受 HIV 机会性感染预防。

对 HIV 感染孕妇的初步评估见表 26-3。

■ 抗逆转录病毒治疗

美国疾病预防控制中心通过美国国内一项调查发现，相比起男性 HIV 感染者，得到有效药物治疗的女性患者较少。决定何时开始对 HIV 感染孕妇行抗逆转录病毒治疗并不是一个简单的问题，但抗逆转录病毒治疗可以明显降低围生期传播的风险，所有 HIV 感染孕妇在分娩前均需接受联合抗逆转录病毒治疗。临床医师和患者需要考虑，治疗的目的是在于孕妇本人还是在于防止母婴垂直传播。通常，除非孕妇本人因自身健康原因拒绝治疗，否则应在早期妊娠后即刻开始抗逆转录病毒治疗。然而，在早孕期开始抗逆转录病毒治疗也许可以为围生期的母婴传播带来更好的阻断效果，因此该治疗方法值得考虑。

■ 表 26-3　对 HIV 感染孕产妇的初次评估

病史

产科相关病史，包括前次分娩日期、出生体重、分娩方式和产科并发症

妇科相关病史，包括避孕药的使用，过去或现在是否罹患性传播疾病（包括宫颈癌前病变、乙型和丙型肝炎病毒、梅毒、淋病、衣原体），以及产后避孕计划

完整的病史和外科手术史，注意艾滋病定义性疾病

既往和现在的用药史，尤其是抗逆转录病毒药物

预防接种情况

酒精，烟草，其他药品

非传统疗法

家族先天性畸形，遗传病史

职业和受教育程度

既往心理健康状况，包括抑郁、家庭暴力、痴呆

是否有社会救助

体格检查

体重和 BMI

生命体征

皮肤：脓肿，皮炎，皮疹，水疱，紫红色斑，皮下或静脉药物注射迹象

淋巴结：淋巴结肿大

五官：齿列、眼底和视野检查，鹅口疮或溃疡

肺：呼吸音，咳嗽，咳痰，呼吸困难

心脏：心脏肥大，杂音，摩擦音

腹部：肝脾肿大，宫高，胎心音

泌尿生殖系统：阴道分泌物，生殖器损伤，宫颈扩张

神经系统：精神状态，精神错乱，注意力，记忆缺失，局灶性神经功能缺损，神经病变

实验室检查

相应孕周的产前检查，包括血清学分析，血液学基准水平，肝肾功能，甲型、乙型、丙型肝炎血清学检查，巨细胞病毒（CMV）和弓形虫血清学检查，CD4 淋巴细胞计数，HIV-1 RNA 病毒载量，HIV 耐药性试验，结核菌素皮肤试验，RPR，淋病筛查，衣原体和癌前病变

影像学检查

超声检查确定孕周，评估胎儿畸形

咳嗽或其他疾病必要时行胸部 X 线检查

其他

营养状态评估，减少围生期传播（安全性行为，禁止共用针头，避免母乳喂养）

并无一种适用于所有患者的完美的联合用药或标准治疗方案。表 26-5 列出了首选和替代药物。正如其他治疗方案一样,抗逆转录病毒治疗也存在收益和风险问题。前者如因免疫功能得以保持较长的无症状感染期,病毒传播给他人的风险较低。对抗逆转录病毒药物存在的短期和长期毒性尚未完全了解。由于需要进行持之以衡的复杂治疗,导致患者难以依从。不遵从医嘱会很快导致病毒产生耐药性,为后续治疗制造困难,影响治疗效果。患者或因剧吐而难以接受药物治疗。除此之外,还需考虑到不同药物存在的致畸性,而且相关的数据较少而无法指导临床医师。在免疫抑制的孕妇,还需注意胎儿是否感染巨细胞病毒或弓形虫。表 26-4 列出了在开始抗逆转录病毒治疗前需考虑的一些问题。

主要的 5 种抗逆转录病毒治疗药物包括:核苷类逆转录酶抑制剂、非核苷类逆转录酶抑制剂、蛋白酶抑制剂、整合酶抑制剂和融合抑制剂。表 26-5 列出了首选和替代药物及其所属类别。治疗方案复杂,需与熟悉 HIV 治疗的专家磋商并确定。并根据孕期调整药物用量。

由于奈韦拉平存在明显的皮肤和肝脏毒性,不适用于 CD4 辅助性 T 淋巴细胞计数超过 $250/mm^3$ 的女性。依法韦仑可引起胎儿神经管缺陷,应避免在早期妊娠期间使用。

美国公共卫生工作组推荐(http://aidsinfo.nih.gov/ContentFiles/PerinatalGL.pdf)已在行抗逆转录病毒治疗的患者,进入产程时继续药物治疗。同时,该工作组建议,除非孕妇正在接受联合抗逆转录病毒治疗且病毒载量低于 400 拷贝/mL 血浆,否则应给予首次负荷剂量齐多夫定(2mg/kg)静脉注射后 $1mg/(kg \cdot h)$ 持续静脉滴注直至分娩。即使孕产妇在产前从未使用过齐多夫定,考虑到病毒的耐药性,只要符合用药指征就应给予齐多夫定治疗,除非患者发生过敏反应。而符合上述用药指征,计划行剖宫产的孕妇应在手术开始前 3 小时给予。某些在孕期接受抗逆转录病毒治疗的孕妇在产后可能因不再符合现行治疗方案而选择中断治疗。

医疗机构需向妊娠抗逆转录病毒治疗登记

■ 表 26-4　开始抗逆转录病毒治疗前需考虑的问题

患者是否达到治疗标准?

患者是否合并感染乙型肝炎病毒?患者是否需要治疗
　　乙型肝炎病毒?

妊娠

合并 HIV 相关性肾病

症状性 HIV 感染或 AIDS

无症状,CD4 淋巴细胞计数 <500/mm³

CD4 淋巴细胞计数迅速下降

高病毒载量

急性逆转录病毒综合征(考虑)

患者是否愿意继续长期治疗?

患者是否理解依从性的重要性?

患者是否有继续治疗的条件?稳定的生存条件,没有
　　严重的精神疾病、痴呆或正在进行药物滥用

所用药物是否因其他原因如妊娠、过敏或伴随疾病存
　　在禁忌?

■ 表 26-5　抗逆转录病毒治疗:首选和替代药物 [a]

核苷类逆转录酶抑制剂(NRTI)	
拉米夫定	首选
齐多夫定	首选
阿巴卡韦	替代
恩曲他滨	替代
替诺福韦	替代
非核苷类逆转录酶抑制剂(NNRTI)	
奈韦拉平	替代
蛋白酶抑制剂	
阿扎那韦	首选
洛匹那韦和利托那韦	首选
地瑞那韦	替代
沙奎那韦	替代

[a] 用于 HIV 感染孕产妇的治疗并预防围生期传播
美国国内推荐用于 HIV-1 感染孕产妇的抗逆转录病毒治疗,以利于孕妇保健,减少围生期传播。http://aidsinfo.nih.gov/contentfiles/ivguidelines/PerinatalGL.pdf.Accessed february 2,2013.

中心(Antiretroviral Pregnancy Registry)报告所有在孕期行抗逆转录病毒治疗的病例，以评价所用药物的潜在致畸性。该中心联系电话:1-800-258-4236。

患者可通过美国国家围生期热线电话（1-888-448-8765)向医疗机构免费咨询。

■ 预防母婴垂直传播

自从 HIV 感染检测方法的普及，抗逆转录病毒治疗推广以及对病毒载量超过 1000 拷贝/mL 血浆的孕产妇行剖宫产分娩,美国的 HIV 围生期传播下降了 90%。尽管如此,有色人种婴幼儿围生期 HIV 感染仍占多数(图 26-2)。防止 HIV 病毒垂直传播的核心是甄别 HIV 感染的孕妇并给予抗逆转录病毒治疗, 以降低血浆及生殖道分泌物中的病毒载量。一般而言,血浆和生殖道分泌物中的病毒载量明显相关, 不过有研究认为二者水平不同。孕妇孕期用药时间越长,治疗效果越好。目前的诊疗指南建议最迟在 28 周开始抗逆转录病毒治疗。如果孕妇在产前未接受抗逆转录病毒治疗, 产时应静脉给予齐多夫定治疗, 婴儿给予齐多夫定和奈韦拉平预防性治疗 6 周。如 HIV 感染的孕产妇产前及产时均未接受抗逆转录病毒治疗, 婴儿出生后前 6 周需给予齐多夫定和奈韦拉平治疗。降低病毒载量无疑能够明显减少垂直传播。但是, 即使血浆 HIV RNA 低于检测水平,也会发生垂直传播。因此,RNA 水平并非决定抗逆转录病毒治疗的唯一指标。还有其他一些检测方法有助于减少围生期传播(表 26-6)。大约 70%的围生期传播发生在分娩时,30%为宫内感染。其中,2/3 的宫内感染被认为发生在分娩前的 14 天。美国妇产科医师学会认为, 如果孕产妇 HIV 病毒载量超过 1000 拷贝/mL 血浆, 推荐其在妊娠 38 周或分娩发动前行选择性剖宫产,以减少垂直传播。需收集尽可能多的数据以估算孕周,但是,经羊膜腔穿刺判断胎儿肺成熟度的方法存在传播

表 26-6　降低母婴垂直传播风险的方法

维持孕产妇病毒载量处于检测不到的状态

在孕 38 周行剖宫产术,对病毒载量超过 1000 拷贝/mL 血浆的孕产妇在胎膜早破前行剖宫产术,个体化治疗胎膜早破和足月前胎膜早破

对有早产史的患者从 16 周到 36 周给予孕酮 250mg 肌肉注射,检测宫颈长度以发现早期宫颈缩短

治疗维生素 A 缺乏

戒烟或停止药物滥用,尤其是可卡因或海洛因

避免侵袭性操作,如绒毛取样、羊膜腔穿刺、经皮胎儿血液取样和胎儿头皮电极

避免人工破膜或手术阴道分娩

避免哺乳

避免咀嚼后再喂食婴儿

HIV 病毒的风险而不予推荐。对于血浆病毒载量高和不伴有长时间胎膜早破的孕产妇, 剖宫产能够减少母婴垂直传播。然而, 一旦产程发动或发生胎膜早破,就需权衡其中利弊。对于 37 周前发生胎膜早破的患者, 决定是否分娩是一个相当复杂的问题。需要考虑估算孕周,病毒载量,患者是否接受过药物治疗,是否存在进行性宫颈扩张,出血,胎儿宫内安全,是否存在绒毛膜羊膜炎等问题。关于分娩的时间和方式,需根据患者情况个体化治疗。剖宫产术并非毫无风险,特别是在孕产妇具有较高的病毒载量时。孕产妇病毒载量越高,产后感染发病风险越高。表 26-7 总结了目前推荐的治疗意见。

遗憾的是,大约 15%感染 HIV 的妇女未接受产前检查和抗逆转录病毒治疗。对已临产却从未接受过 HIV 检测的妇女给予快速 HIV 抗体检测,并对阳性患者静脉给予齐多夫定治疗。尽管不甚理想, 但该方法结合婴儿预防性治疗可以降低围生期传播风险。对快速检测结果阳性却未接受过抗逆转录病毒治疗的患者, 需假定其病毒载量超过 1000 拷贝/mL 血浆, 行剖宫产分娩以进一步降低病毒传播风险。但对于检测结果阳性合并未足月胎膜早破的患者, 剖宫产并无益处。对该类患者需采取个体化治疗。

■ 表 26-7　HIV 阳性孕产妇产时处理		
病毒载量<400 拷贝	已在进行抗逆转录病毒治疗	不用齐多夫定 继续抗逆转录病毒治疗 治疗新生儿
病毒载量 400~1000 拷贝	已在进行抗逆转录病毒治疗	齐多夫定 200mg/kg 负荷剂量 齐多夫定 100mg/(kg·h) 直到脐带钳夹 继续抗逆转录病毒治疗 治疗新生儿
病毒载量>1000 拷贝	有/无抗逆转录病毒治疗	齐多夫定 200mg/kg 负荷剂量 齐多夫定 100mg/(kg·h) 直到脐带钳夹 继续抗逆转录病毒治疗(如果有) 没有胎膜早破孕 38 周剖宫产术 胎膜早破个体化分娩方式 治疗新生儿
病毒载量未知	有/无抗逆转录病毒治疗	齐多夫定 200mg/kg 负荷剂量 齐多夫定 100mg/(kg·h) 直到脐带钳夹 继续抗逆转录病毒治疗(如果有) 没有胎膜早破孕 38 周剖宫产术 胎膜早破个体化分娩方式 治疗新生儿

除了高病毒载量外，尚有其他一些因素如滥用药物尤其是海洛因或可卡因，母体 CD4 辅助性 T 淋巴细胞计数较低，绒毛膜羊膜炎，上述被认为是均可增加围生期传播率。至关重要的是为患者提供药物滥用咨询，将有助于降低围生期传播的风险。

■ 关于妊娠的其他考虑

感染 HIV 会影响体液免疫和 B 淋巴细胞的功能。HIV 感染患者体内会产生一系列抗体，包括抗磷脂抗体。但与血栓形成的高风险无关。

在美国不予推荐母乳喂养和提前挤出母乳再喂食婴儿，因均会增加母婴垂直传播的风险。

蛋白酶抑制剂与早产和碳水化合物不耐受有关。但妊娠期糖尿病并非该药的用药禁忌。可对妊娠期糖尿病采取常规治疗措施。需另行处理 HIV 感染阳性发生产后出血的产妇。对于正在服用蛋白酶抑制剂或非核苷类逆转录酶抑制剂（均为 CYP34A 抑制剂）的患者，不得使用甲基麦角新碱，否则会引起强烈的血管收缩。只有在发生严重产后出血，且其他方法无法有效控制出血的情况下，才可使用甲基麦角新碱。如果患者需要输血治疗，尽可能输注巨细胞病毒感染阴性的供血。

妊娠期间应避免同时使用司他夫定和去羟肌苷，有报道二者合用可引发致命性的乳酸酸中毒。

HIV 感染的患者存在罹患多种并发症的危险，包括传染病、恶性肿瘤、缺血性心脏病、肝肾功能障碍以及糖尿病等伴发疾病。同时，服用多种药物存在发生药物相互作用和药品不良反应的风险。

肺动脉高压是一种罕见但严重的并发症。确诊肺动脉高压的孕妇死亡率为 25%~50%。该病主要症状表现为呼吸困难。虽然妊娠期间发生呼吸困难较常见，但通常较轻微且非进行性加重。孕期血流增加超声心动图检查可有肺动脉高压的表现。确诊需经右心漂浮导管检查。虽然 HIV 感染患者并发肺动脉高压较为少见（0.5%），但患病风险却是正常人的 2500 倍。

产后需关注的问题

对于 HIV 感染的孕妇，尤其是临产后才确诊 HIV 感染的孕妇产后治疗仍需谨慎。如快速 HIV 抗体检测阳性，尚需行 Western blot 确证试验。滥用药物正在接受治疗的患者，产后也应继续关注治疗问题。据估计，约 15% 的婴儿感染 HIV 是由母乳喂养所致。在美国等发达国家，配方奶便宜且易于获得，故 HIV 感染产妇禁止母乳喂养。产妇乳胀可以用冰袋、绑缚和止痛治疗，由于溴隐亭具有严重的副作用，美国食品药品监督管理局（FDA）已禁止使用该药。应避免刺激乳腺，包括洗热水浴，会引发泌乳反射。一些产妇不再具有继续抗逆转录病毒治疗的指征，可选择中断治疗。在考虑以下情况并综合判断后再决定是否中断抗逆转录病毒治疗：患者对复查治疗方案的依从性，病毒载量，CD4 辅助性 T 淋巴细胞数量，症状或艾滋病并发症。需注意患者产后抑郁的发生和药物滥用，评估患者抚养婴儿的能力，因为这会影响患者能否遵从严苛的药物治疗方案以及后续治疗。

此外，产后治疗还包括完善免疫接种、宫颈巴氏涂片、治疗宫颈癌及寻求合理的避孕措施。有关避孕的问题需考虑以下几个方面，屏障避孕法与治疗 HIV 所用药物之间不会有太大的药物相互作用，但避孕效果有限。因在放置宫内节育器（IUD）时存在感染的风险，免疫功能不全的患者不愿使用，但预防性使用抗生素有助于降低感染的风险。多数学者认为 HIV 感染并非放置宫内节育器的禁忌证。口服避孕药与抗逆转录病毒药物存在药物–药物相互作用的可能，且有些抗逆转录病毒药物会诱导肝酶，导致类固醇激素或抗逆转录病毒药物浓度发生变化。

对胎儿需关注的问题

胎儿主要经胎盘或围生期传播而感染 HIV。对高病毒载量或病毒载量不明的孕产妇，抗逆转录病毒治疗和剖宫产术可显著降低了胎儿感染 HIV 的风险。然而，还有其他一些危险因素可导致胎儿感染 HIV。

这些危险因素包括诸如 HIV 病毒本身，所采用的抗逆转录病毒治疗方案，HIV 感染孕妇常见的传染病，肝炎，巨细胞病毒，梅毒和弓形虫（可能会影响胎儿免疫力），药物滥用，抑郁以及不良的社会环境所产生的压力。

本节对有关晚期 HIV 感染孕产妇并发巨细胞病毒或弓形虫感染，孕产妇吸烟或药物滥用所致不良妊娠结局对胎儿的影响将不展开讨论。但是不管怎样，晚期 HIV 感染/艾滋病孕产妇胎儿和新生儿并发传染病的风险明显增加。有研究认为，补充多种维生素可改善妊娠结局。需采取各种措施杜绝药物滥用，劝诫孕产妇戒烟以改善妊娠结局。现已证明，即使对于接受合理抗逆转录病毒治疗的孕产妇，药物滥用和吸烟依然会增加围生期传播的风险。

所有感染 HIV 的孕产妇均需接受抗逆转录病毒治疗以降低围生期传播风险。但是，也有许多抗逆转录病毒药物对胎儿和新生儿存在副作用的报道。已经证明，抗逆转录病毒疗法可破坏患者及其胎儿细胞内线粒体的结构。目前，对这种破坏作用的长远影响还不清楚。HIV 感染和抗逆转录病毒疗法均可导致胎儿左心室扩张。HIV 感染可导致心肌损害，造成持久性并进行性加重的心肌病，引发充血性心力衰竭，10% 感染 HIV 的婴儿在出生后一年内死亡。尚未可知这种心脏毒性是否会导致胎儿或新生儿心脏超声发生改变，但临床医师需对潜在的影响保持高度警惕。即使未感染 HIV，贫血在暴露于抗逆转录病毒药物的婴儿中也相当常见。早产、低出生体重和小于胎龄儿也较为常见。目前仍不清楚对感染 HIV 而没有早产史的孕产妇给予黄体酮是否可降低早产的风险。不过，较为明智的办法是筛查相关症状，放宽经阴道超声测量宫颈长度的指征。也有新生儿坏死性小肠结肠炎发病率增加的相关报道。新生儿贫血的报道增多，其中一些是危及生命的严重贫血。迄今为止，尚未有感染 HIV 或暴露于抗逆转录病毒药物的婴儿先天性畸形增多的相关报道，但需认识到一种药物所存在的致畸作用往往是由敏锐的临床医师最先发现的。

■ 助产团队的安全预防措施

从事产科患者治疗工作的医护人员面临着暴露于患者体液的风险。1987 年，美国疾病预防控制中心提出了一套普遍预防措施（见表 26-8）。超过 30% 的外科操作发生过至少一次血源暴露，而其中的 75% 本身是可以避免的。以下列出了减少针头或利器暴露的措施：

- 遵守常规防护措施
- 勿回套针帽
- 戴双层手套
- 将锐器收集盒放在靠近经常使用锐器的地方
- 在传递锐器前先进行告知
- 通过器皿传递锐器
- 通过器械装载针头
- "一个伤口，一个外科医师"
- 每隔一小时检查一次防护屏障是否破损

HIV 传播给医护人员的风险取决于暴露的类型、血量和患者的病毒载量，也可能还有医护人员自身的免疫应答能力。皮肤暴露感染 HIV 的风险为 0.3%，而黏膜暴露感染的风险更低，约为 0.09%。皮肤接触暴露的风险最小。大口径针头、刺入深达肌肉组织、大量血液以及高病毒载量的传染风险较高。暴露于其他体液的感染风险尚未可知。

一旦暴露，接触区域需立即予以肥皂和清水冲洗。其他方法如碘伏并无明显优势。眼睛需用无菌生理盐水冲洗。暴露的医护人员尽快由相关专家评估是否需给予预防性治疗。如有治疗必要，则需尽快开始，最晚不要超过暴露后 72 小时。

美国国家 HIV/AIDS 临床医师会诊中心提供 24 小时 HIV、乙型肝炎和丙型肝炎暴露后预防治疗会诊（1-888-448-4911）。

■ 总结

HIV 感染孕产妇的治疗具有挑战性，不断有新的治疗方法推出。随着疾病的流行，许多产科医师都可能会遇到救治 HIV 感染的孕产妇的机会。值得庆幸的是，新的治疗方法已经显著降低了围生期传播风险，延长了患者的寿命。产科医师需不断提醒患者 HIV 感染的危险，对所有孕产妇进行 HIV 筛查，咨询相关专家，合理治疗相关并发症，并制定抗逆转录病毒治疗方案。

HIV 感染治疗的相关指南在不断推出。在治疗 HIV 感染的患者时需及时更新相关信息。

■ 表 26-8　不同体液所需的普遍预防措施

需要普遍预防	不需要普遍预防除血液被污染
血液	乳汁
精液	尿液
阴道分泌物	痰液
组织物	汗液
羊水	呕吐物
腹水	排泄物
心包液	鼻分泌物
胸水	泪液
关节液	唾液
脑脊液	

■ 附录:艾滋病定义性疾病(美国疾病控制与预防中心)2008年12月5日修订

CD4 T 淋巴细胞数<200/mm³

- 食管、气管、支气管或肺假丝酵母菌感染
- 浸润性宫颈癌
- 播散性或肺外球孢子菌病
- 肺外隐球菌病
- 隐孢子虫病合并腹泻>1 个月
- 巨细胞病毒感染(除外肝脏、脾脏或淋巴结)

HIV 脑病

- 单纯性疱疹伴黏膜皮肤溃疡>1 个月或支气管炎、局灶性肺炎或食管炎

播散性或肺外组织胞浆菌病

- HIV 消耗综合征
- 孢子球虫病合并腹泻>1 个月
- 卡波西肉瘤
- 脑淋巴瘤
- Burkitt 淋巴瘤或免疫母细胞性瘤
- 播散性或肺外鸟型结核分枝杆菌或堪萨斯分支杆菌感染
- 结核分枝杆菌
- 播散性或肺外其他种分枝杆菌感染
- 肺孢子菌肺炎

进行性多灶性白质脑病

- 复发性细菌性肺炎
- 复发性沙门菌败血症
- 内脏器官弓形体病

（颜昊 贺芳 译）

推荐阅读

AIDS*info*. http://aidsinfo.nih.gov/guidelines/html/3/perinatal-guidelines/. Web site updated recommendations for HIV management. http://AIDSinfo.nih.gov. Accessed September 1, 2009.

American College of Obstetricians and Gynecologists. ACOG Committee Opinion No. 234: scheduled cesarean delivery and the prevention of vertical transmission of HIV infection. Washington, DC: American College of Obstetricians and Gynecologists; 2000.

American College of Obstetricians and Gynecologists. ACOG Committee Opinion No. 344: human papilloma vaccination. Washington, DC: American College of Obstetricians and Gynecologists; September, 2006.

American College of Obstetricians and Gynecologists. ACOG Committee Opinion No. 389: human immunodeficiency virus. Washington, DC: American College of Obstetricians and Gynecologists; December, 2007.

American College of Obstetricians and Gynecologists. ACOG Committee Opinion No. 417: addressing health risks of noncoital sexual activity. Washington, DC: American College of Obstetricians and Gynecologists; September, 2008.

American College of Obstetricians and Gynecologists. ACOG Committee Opinion No. 422: at risk drinking and illicit drug use: ethical issues in obstetrics and gynecology practice. Washington, DC: American College of Obstetricians and Gynecologists; December, 2008.

CDC "one test two lives" Residency and Midwifery educational programs. http://www.cdc.gov/actagainstaids/ottl/. Accessed March 7, 2014.

CDC Special Populations—2010 STD Treatment Guidelines. http://www.cdc.gov/std/treatment/2010. Accessed March 7, 2014.

Gabbe S, Niebyl J, Simpson JL. *Obstetrics: Normal and Problem Pregnancies.* 6th ed. New York, NY: Churchill Livingston; 2012.

Guidelines for Prevention and Treatment of Opportunistic Infections in HIV-Infected Adults and Adolescents. Recommendations from the CDC, the National Institutes of Health, and the HIV Medicine Association of the Infectious Diseases Society of America. http://www.cdc.gov/mmwr/preview/mmwrhtml/rr5804a1.htm. Accessed September 1, 2009.

National HIV/AIDS Clinicians' Consultation Center. http://www.nccc.ucsf.edu/hivcntr. Accessed September 1, 2009.

National Institute for Occupation Health and Safety. Blood-borne infectious diseases HIV/AIDS, hepatitis B virus, and hepatitis C virus. http://www.cdc.gov/niosh/topics/bbp/. Accessed September 1, 2009.

Public Health Service Guidelines for the Management of Health-Care Worker Exposures to HIV and Recommendations for Postexposure Prophylaxis. *MMWR.* May 15, 1998.

Public Health Service Task Force. Recommendations for use of antiretroviral drugs in pregnant HIV-infected women for maternal health and interventions to reduce perinatal HIV transmission in the United States. http://aidsinfo.nih.gov/ContentFiles/PerinatalGL.pdf. Accessed April 29, 2009.

Recom for Partner Services Programs for HIV Infection, Syphilis, Gonorrhea, and Chlamydial Infection. http://www.cdc.gov/mmwr/preview/mmwrhtml/rr5709a1.htm. Accessed September 1, 2009.

第 27 章

妊娠期系统性红斑狼疮

● *Bob Silver*

系统性红斑狼疮（SLE）是一种累及多系统的慢性炎症性疾病，临床表现多样，病程长短不一。多表现为病情的缓解与复发交替出现，而引起病情恶化的原因尚不确定。与大多数自身免疫性疾病一样，SLE 好发于女性。实际上，女性的发病率约为男性的 7 倍。多在 15~50 岁年龄段患病，二十多岁年龄段女性多见。因此，SLE 是妊娠期最常见的自身免疫性疾病。虽然尚未发现确定的基因突变，但该病很可能存在遗传因素[1]。大约 10% 的 SLE 患者具有亲缘关系，同卵双胞胎共患率约为 50%。SLE 患者的子女中，SLE 的发病率约为 2%[2]。SLE 因临床表现多种多样而难以诊断。病变可累及关节、皮肤、肾脏、肺、神经系统以及其他器官。患者常主诉疲劳、关节痛、发热和皮疹（表 27-1）。

1982 年，美国风湿病学会（ARA）修改了 SLE 的诊断标准[3]（表 27-2）。在 SLE 诊断标准的 11 项中，符合 4 项或 4 项以上者可诊断 SLE。达不到上述标准者不诊断 SLE，而称作狼疮样疾病（lupus-like disease）。这类个体最终可能出现更多的临床症状，也可能经治疗而好转。

表 27-1　　SLE 患者不同临床症状的发生率	
临床症状	发生率(%)
疲劳	80~100
发热	80~100
关节炎	95
肌痛	70
体重减轻	60
光敏感	60
蝴蝶斑	50
肾炎	50
胸膜炎	50
淋巴结病	50
心包炎	30
神经精神疾病	20

■ 狼疮妊娠

妊娠对系统性红斑狼疮的影响

生殖能力

SLE 并不影响患者的生殖能力。然而，接受大剂量类固醇激素治疗可能导致闭经，抑制排卵。狼疮肾炎终末期患者需行透析治疗，也常常导致闭经。视药物的累积剂量以及患者年龄，10%~60% 接受环磷酰胺治疗的患者会发生永久性闭经。中度 SLE 患者的生殖能力与正常人群

■ 表 27-2　美国风湿病学会 SLE 诊断及分类标准

蝴蝶斑

盘状红斑

光敏感

口腔溃疡

关节炎

浆膜炎

肾炎（蛋白尿≥500mg/d 或细胞管型）

神经系统病变（癫痫，精神错乱，脑卒中）

血液系统异常（溶血性贫血，血小板减少症，白细胞减少症，淋巴细胞减少症）

免疫功能异常（抗双链 DNA 抗体，抗 SM 抗体，LE 阳性，RPR 假阳性结果）

抗核抗体

注：患者需同时满足其中至少 4 项。

■ 表 27-3　对孕期狼疮爆发率的相关研究

作者	妊娠例数(n)	结果
Lockshin 等（1984）[10]	33	没有区别
Lockshin（1989）[9]	80	没有区别
Mintz 等（1986）[8]	102	没有区别
Urowitz（1993）[11]	79	没有区别
Tandon 等（2004）[7]	78	没有区别
Nossent（1990）[12]	39	增加
Wong（1991）[13]	29	增加
Petri 等（1991）[6]	40	增加
Ruiz-Irastorza（1996）[14]	78	增加

无明显差异，如无妊娠要求，需采取合理的避孕措施。除非合并血栓性疾病或高血压，否则 SLE 患者服用含雌激素的口服避孕药及其他类避孕药是安全的。

孕产妇并发症

美国的一项研究发现，在 20% 的住院患者（并非全部与妊娠相关）中，罹患 SLE 妇女的死亡率是其他住院患者的 20 倍[4]。SLE 患者发生血栓性疾病、感染、血小板减少症和需输血治疗的风险高 3~7 倍。SLE 孕产妇易于伴发糖尿病和高血压而导致不良母胎结局。

狼疮活动期

SLE 因好发于女性而被认为与雌激素有关[5]。因此，妊娠期间雌激素水平增高可能加剧 SLE 病情恶化。孕期狼疮活动发生率为 15%~63%。1985 年以前进行的一些回顾性非对照研究认为，妊娠可加剧狼疮发病。一些前瞻性研究分析了孕期狼疮活动的发生率[2,6-14]（表 27-3）。因缺乏正常对照，无法对实验数据进行分析；因患者种族、疾病严重程度以及对狼疮活动的定义不

同，队列研究存在很大差异。妊娠期间正常的生理变化，如手掌红斑、颜面潮红、蛋白尿和脱发也可能被误认为狼疮活动。

Doria 与其同事以 17 名罹患狼疮的孕妇及 8 名正常孕妇为研究对象，前瞻性研究了妊娠期间类固醇激素水平与 SLE 活动性之间的关系[15]。他们发现 SLE 患者血清中雌二醇及孕酮的水平显著降低，并且发现当晚孕期 SLE 活动性及免疫球蛋白水平达到最低时，血清中雌激素及孕酮的水平达到最高。该项研究结果冲击了既往认为类固醇激素水平增高则狼疮活动性增强的观点，也带来了新的问题，即雌激素和孕激素是否会抑制体液免疫应答并降低疾病活动性。

无论孕期狼疮活动是否会增加，其在孕期甚至产后都可能发生且并不少见。通常，孕期狼疮活动病情较轻且不难处理。已经证明，活动期 SLE 妊娠、活动性狼疮肾炎、疾病活动性指数（SLEDAI）≥5 分以及突然停止羟氯喹治疗均可增加狼疮活动的危险。大约 50% 活动期 SLE 妊娠的患者孕期会发生狼疮活动，而缓解期 SLE 妊娠只有 20%。病情缓解 6~12 个月后，妊娠患者发生狼疮活动的风险明显降低[16-18]。

孕前罹患肾脏疾病

大约 50% 的 SLE 患者会发生肾脏疾病。免疫复合物沉积、补体激活和炎症反应可导致狼

疮性肾炎。有研究认为,发生狼疮性肾炎的孕产妇存在永久性肾脏功能损害的可能。但是,也有研究认为,罹患轻度肾脏疾病的孕产妇也可以有良好的转归[19-21]。通过对几项回顾性研究的分析[22],156 例罹患狼疮性肾炎的孕产妇中 59% 的患者肾脏功能未受到明显损害,30% 的患者发生了一过性肾功能损害,7% 的患者发生了永久性肾功能不全。相似的研究结果也见于一些队列研究[16,17,23]。多数狼疮性肾炎妇女可以顺利妊娠,孕期可以通过检测肾脏功能(缓解期风险降低)以预测狼疮活动。

　　孕前已出现肾功能不全的妇女孕期及产后存在肾功能进一步恶化的风险。血清肌酐水平超过 1.5mg/dL 的孕产妇肾脏功能恶化的风险明显增加。相反,血清肌酐水平低于 1.5mg/dL 的妇女,妊娠不会增加其肾脏功能恶化的风险。特定类型肾脏组织学检查结果并不影响妊娠结局或肾脏功能。

子痫前期

　　子痫前期是罹患 SLE 的孕产妇孕期最常见的并发症之一。发生率为 20%~35%。SLE 孕产妇子痫前期发病率增高的原因尚不清楚,但是可能与某种未知的肾脏疾病有关。肾脏疾病、高血压、抗磷脂抗体综合征均可增加患者发生子痫前期的风险。在一项前瞻性研究中,72%(8/11)的狼疮性肾炎患者发生了子痫前期,而只有 22%(12/53) 的非狼疮性肾炎患者发生了子痫前期。在某些情况下,很难鉴别子痫前期和狼疮活动的肾炎样表现。二者均可出现尿蛋白增加,高血压和胎儿生长受限。表 27-4 列出了子痫前期和 SLE 的区别,仍然难以分辨时,可行肾活检。确诊狼疮性肾炎而非子痫前期可以避免不必要的医源性早产。理论上讲,肾活检存在一些并发风险,但已有孕期肾活检成功的先例。子痫前期和狼疮性肾炎也可以共存而无法最终诊断。

■ 表 27-4　区别子痫前期和狼疮爆发的实验室检测

实验室检测	子痫前期	SLE
补体水平降低	+	+++
抗双链 DNA 抗体增加	−	+++
抗凝血酶Ⅲ缺乏	++	+/−
微血管病性溶血性贫血	++	−
Coombs 试验阳性溶血性贫血	−	++
血小板减少	++	++
白细胞减少	−	++
血尿	+	+++
细胞管型	−	+++
血清肌酐水平增高	+/−	++
低尿钙	++	+/−
肝转氨酶升高	++	+/−

胎儿并发症

妊娠丢失

　　SLE 孕产妇妊娠丢失风险较高。早孕期自发性流产率高达 35%。胎儿死亡风险增加,有时可高达 22%。造成 SLE 孕产妇妊娠丢失的影响因素有抗磷脂抗体综合征、肾脏疾病(尤其是Ⅲ~Ⅳ型肾小球肾炎)、活动期 SLE 妊娠、既往妊娠丢失史及非裔美籍和西班牙裔/种族划分[24-28]。如果上述影响因素均不存在,SLE 患者妊娠丢失率与正常孕妇相似。

早产

　　与正常孕产妇相比,SLE 患者早产发生率较高。正常妊娠不足 37 周的早产率为 3%,而 SLE 患者早产率最高可达 73%(中位数为 30%)。之所以存在这样大的变异,部分原因在于一些产科医师为了降低 SLE 孕产妇胎儿的发病率而倾向于让患者终止妊娠。但 Johnson 等人所进行的一项队列研究表明,SLE 患者的早产率为 50%[29]。早产多与子痫前期、胎儿生长受限、胎儿检查异常和足月前胎膜早破相关[29]。疾病活动性增加、慢性高血压、抗磷脂抗体均与较高的早产率(自发性和具备医疗指征性)有关。

新生儿红斑狼疮

新生儿红斑狼疮(NLE)是一种罕见的疾病,发生率约为1:20 000。该疾病特点包括新生儿或胎儿心脏传导阻滞,皮肤损害,贫血(少见),血小板减少症和肝炎。大约50%的新生儿红斑狼疮患者有皮肤损害,50%存在心脏传导阻滞,10%二者都有。新生儿红斑狼疮属于免疫介导性疾病,由母体自身抗体流经胎盘而引起。与抗胞质核糖核蛋白SSA(Ro),特别是其5个抗原表位的抗体相关。50%~75%的SLE患者存在抗SSB(La)抗体。但NLE罕见抗SSB抗体。

NLE典型的皮肤损害包括红斑,头皮或面部的鳞屑性斑块。皮肤损害多在出生后前几周出现,并持续数月。皮肤组织活检呈现成人皮肤型红斑狼疮的典型表现。血液系统异常也可在出生后几个月内恢复,与婴儿体内母体自身抗体消失同步。

NLE的心肌损害包括心脏传导阻滞和心内膜弹力纤维增生症[30,31]。抗SSA抗体(特别是抗SSA-52抗体)可结合到心肌组织上。胎儿心脏组织学检查可见单核细胞浸润、纤维素沉积、心脏传导系统(特别是房室结和窦房结)钙化和心肌弥漫性弹性纤维组织增生。推测最初的病变是全心炎,继而发生了传导系统的纤维化。孕16~25周出现胎心过慢(心率60~80次/分),可能存在先天性心脏传导阻滞。胎儿超声心动图显示心脏结构正常但存在房室分离。有时会发生胎儿水肿。

仅仅是自身抗体尚不足以导致新生儿红斑狼疮。大约30%罹患SLE的孕产妇存在抗SSA抗体,15%~20%存在抗SSB自身抗体。但是,前瞻性研究指出SLE孕产妇所生婴儿存在先天性心脏传导阻滞的发生率仅为2%。而且,再发风险为15%~20%,且已有报道NLE在双胞胎中的发病情况不同。因此,仅抗SSA抗体并不会导致NLE。需注意,母亲罹患SLE并不是新生儿红斑狼疮的先决条件。事实上,50%的患儿其母亲都是健康的非SLE患者,但是其中一些非SLE孕产妇最终会发生结缔组织病。对抗SSA抗体或抗SSB抗体阳性(不论是否罹患SLE)的孕产妇进行的前瞻性研究发现,2%的患者其后代会发生NLE。

新生儿红斑狼疮的临床病程多变。皮肤和血液系统异常可在新生儿6个月时缓解。然而,心脏传导阻滞是永久性的,与患儿的发病率和死亡率相关。大约15%~20%的胎儿可发生心脏传导阻滞,在出生后3年因致命性心肌病而死亡。60%的新生儿在新生儿期需接受心脏起搏治疗,大多数患儿在成年期前需植入永久性心脏起搏器。关于远期结局的相关数据还较少。然而,初步分析显示抗SSA抗体与患儿阅读障碍的风险增加有关。因此,长期的神经心理评估将有助于远期结局的判断。

发现胎儿心脏传导阻滞后,对其进行宫内治疗的益处尚不明确。许多临床医师主张使用氟化皮质类固醇,因其可穿过胎盘。使用类固醇治疗的原理是基于对罹患先天性心脏传导阻滞的胎儿的心脏组织学检查发现的弥漫性炎症反应、IgG、纤维素和补体沉积。最初,曾有过治疗后心肌功能好转的报道。目前已经明确,一旦发生完全性心脏传导阻滞,即使给予类固醇治疗也是不可逆转的。因此,一旦发生完全性心脏传导阻滞,不应常规予以类固醇治疗。有些学者主张在心肌炎、心脏衰竭、胎儿轻度水肿时使用该药,但疗效并不明确[31]。

对于是否筛查Ⅰ度或Ⅱ度心脏传导阻滞,经类固醇治疗是否会降低发展为完全性传导阻滞的风险尚有争议。在一项对抗SSA抗体和抗SSB抗体阳性的孕产妇进行的队列研究中连续进行胎儿超声心动图检查发现,正常窦性心律不经过早期传导阻滞病变阶段而快速进展为完全性心脏传导阻滞。在个别病例中,类固醇可以逆转长PR间期,但也可以自然发生。因此,对抗

SSA 抗体或抗 SSB 抗体阳性孕产妇的胎儿筛查和(或)治疗长 PR 间期的益处尚未证实[32,33]。

重要的是，大剂量长期使用氟化皮质类固醇对母胎具有明显的不良作用，诸如骨质疏松、葡萄糖不耐受、肾上腺功能不全、胎儿生长受限、大脑发育迟缓、学习障碍以及发育迟滞。因此，对类固醇治疗胎儿宫内心脏传导阻滞应采取试验性和谨慎的态度。

静脉给予免疫球蛋白防治高危妊娠胎儿心脏传导阻滞可能具有一定的前景。但是，两个大规模临床研究未能显示该方法的优势[34,35]。羟氯喹可能减少心脏传导阻滞发病，但尚缺乏疗效证据。

SLE 患者妊娠的处理

表 27-5 概括了 SLE 患者妊娠的处理方法。理想的做法是 SLE 患者计划妊娠前需就医学和产科相关风险诸如狼疮活动、子痫前期、胎儿生长受限、妊娠丢失和早产等进行咨询。患者需明白 NLE 的风险及其临床意义。检测血清肌酐水平，收集 24 小时尿液检测尿蛋白及肌酐清除率以评估肾功能。除此之外，检测血细胞比容及血小板计数以排除 SLE 相关血液学异常。最后，所有患者应检测抗磷脂抗体。已有大量研究指出，活动性 SLE 妊娠会增加狼疮活动、子痫前期以及妊娠丢失的风险。因此，病情缓解后 6 个月是受孕的最佳时机。除此之外，孕前需停用非甾体抗炎药和细胞毒性药物。

SLE 患者妊娠期间需由产科医师和风湿科医师共同管理。在早孕期和中孕期产科就诊每两周一次，晚孕期每周一次。每次均需监测血压，进行尿液分析，评估狼疮活动的症状。定期超声检查筛查胎儿生长受限。孕 32 周时开始无应激试验检测羊水量，如怀疑宫内生长受限或其他并发症如子痫前期发生，则可更早。可采用多普勒超声评估胎儿生长。

不需要常规检测抗核抗体(ANA)效价和补体水平，其并不能改善妊娠结局。许多临床医师主张对所有 SLE 患者常规检测抗 SSA 抗体和抗 SSB 抗体。然而，对该项主张的益处仍不清楚，因为不可能建议患者放弃妊娠，在抗体阳性时也没有特别的治疗方法。

药物治疗

有 4 种治疗 SLE 的药物：非甾体抗炎药(NSAID)、抗疟药、皮质类固醇和细胞毒性药物(表 27-6)。

非甾体抗炎药

非甾体抗炎药是 SLE 最常用的抗炎药物。但妊娠期使用会导致胎儿发育异常。NSAID 易于穿过胎盘，阻止胎儿前列腺素的合成。孕期使用可导致胎儿动脉导管提前关闭，肺动脉高压，坏死性小肠结肠炎以及肾功能不全。推测选择性 COX-II 抑制剂对胎儿副作用小于非选择性抑制剂。但选择性 COX-II 抑制剂也存在胎儿副作用。阿司匹林可穿过胎盘并影响胎儿血小板功能。晚孕期使用阿司匹林可导致胎儿颅内出血。因此，妊娠期间应避免服用常规剂量(325mg)的阿司匹林。孕期服用低剂量阿司匹林（美国为 81mg/d）被认为是安全的，能够降低高危孕妇发生子痫前期的风险。但低剂量阿司匹林对 SLE 相关的关节和肌肉疼痛没有治疗效果。

皮质类固醇

皮质类固醇是孕期 SLE 的一线用药[36]。该类药物对人类不存在致畸性。氢化可的松、泼尼松、泼尼松龙在胎盘中选择性经羟甾类脱氢酶作用而失活，而只有 10% 不到的活性成分到达胎儿。母体使用皮质类固醇后胎儿肾上腺功能减退的发生率极低。

皮质类固醇对母体可产生严重的副作用，包括骨质疏松、糖耐量异常、水钠潴留、感染、高血压和缺血性坏死。产科并发症如妊娠期糖尿病、子痫前期、足月前胎膜早破和胎儿宫内生长受限的危险增加。皮质类固醇对控制孕期狼疮活动的益处远大于其危险性。但患者需尽可能服用最低剂量，一旦病情允许可停止用药。长期服

■ 表 27-5 系统性红斑狼疮的治疗方案

1.优先顺序

A.避免胎儿毒性药物

B.及时检测子痫前期和子宫胎盘功能不全

C.识别狼疮恶化和子痫前期

D.恰当检测并处理狼疮活动

2.处理措施

A.孕前咨询

  1.讨论潜在的产科并发症,包括子痫前期、早产、流产、胎儿死亡、胎儿官内生长受限和新生儿狼疮

  2.临床评估狼疮活动性。延缓妊娠直到缓解期后 6~12 个月

  3.评估患者肾炎,血液系统异常和抗磷脂抗体

  4.中断非甾体抗炎药和细胞毒性药物

B.产前检查

  1.常规产前检查评估 SLE 疾病状态并筛查高血压

  2.连续超声检查评估胎儿生长

  3.32 周时开始产前监测,有指征时可以更早

C.SLE 恶化的处理

  1.轻到中度恶化

    a.如患者正在服用皮质类固醇,加大剂量至至少 20~30mg/d

    b.如患者未在服用皮质类固醇,开始给予泼尼松 15~20mg/d,或者静脉给予甲泼尼龙(1000mg/d)连用 3 天,或许可避免每天给予维持量的类固醇激素

    c.如患者未在服用羟氯喹,开始给予 200mg,一天 2 次

  2.严重恶化不伴肾脏和神经系统表现

    a.风湿病学咨询考虑住院治疗

    b.皮质类固醇治疗 1~1.5mg/kg。预计 5~10 天后临床改善

    c.一旦临床好转开始逐渐减量

    d.如果患者无法停止应用大剂量皮质类固醇,考虑给予环孢菌素或硫唑嘌呤

  3.严重恶化伴有肾脏和神经系统表现

    a.住院治疗并进行风湿病学咨询

    b.开始皮质类固醇静脉用药,10~30mg/(kg·d)甲泼尼龙,连用 3~6 天

    c.维持口服泼尼松 1~1.5mg/kg

    d.一旦临床好转开始逐渐减量

    e.对疗效不佳者,考虑给予血浆置换

用激素(妊娠后 6 个月,泼尼松 20mg 或更多,持续 3 周或 3 周以上)的孕产妇临产后需加大剂量。

抗疟药

氯喹与孕期使用抗疟药导致胎儿先天性发育异常增加有关。但是,羟氯喹与胎儿畸形无关,孕期用药是安全的。Cortes-Hernandez 及其同事所进行的一项前瞻性研究表明,孕期停用羟氯喹与狼疮活动风险的显著增加有关[26]。因此,如患者病情需要,应继续给予羟氯喹治疗。

免疫抑制剂

环孢菌素是妊娠期 C 级药物。妊娠期应用环孢菌素的大量数据来自对器官移植患者的研

■ 表 27-6 孕期系统性红斑狼疮的药物治疗

药物	怀孕分级	推荐
非甾体抗炎药	B	避免使用,尤其在晚孕期
羟氯喹	C	孕期用药似乎是安全的
		过去的研究发现,其他的抗疟药氯喹具有致畸性。停用羟氯喹发生狼疮爆发的风险增加。因此,如需控制 SLE 病情推荐继续使用
皮质类固醇	B	氟化皮质类固醇可穿过胎盘故应避免使用
		大剂量对孕产妇具有明显的副作用,继而对胎儿产生不良作用
		避免经验性用药
环孢素 A	C	环孢菌素对妊娠肾移植患者应用广泛。非动物致畸剂。对人类似乎是安全的。长期随访研究数据有限
他克莫司	C	对人类已有成功的病例报告及病例分析。新生儿高钾血症和肾功能不全已有报道
利妥昔单抗	C	已有对人类发生 B 细胞去除的报道。妊娠期间避免使用,停用后 12 个月内避免怀孕
贝利木单抗	C	对动物无致畸性,对人类尚缺乏相关数据。妊娠期间避免使用,停药后 4 个月内避免怀孕
硫唑嘌呤	D	对动物有致畸性,对人类似乎是安全的
环磷酰胺	D	与腭裂及骨骼异常有关。孕期尽可能避免使用
霉酚酸酯	D	与面裂、面部及耳朵发育异常有关。孕期尽可能避免使用
甲氨蝶呤	X	避免使用。具胚胎致死性。与多种先天异常有关
来氟米特	X	具动物致畸性,对人类尚不确定。服药期间怀孕,应进行药物清除

究。妊娠期用药似乎是安全的,但长期跟踪随访尚有限。硫唑嘌呤对人类不存在致畸性。但是,妊娠期用药与胎儿宫内生长受限有关。在个别 SLE 患者妊娠期间,需要给予长期大剂量皮质类固醇,可联合给予环孢菌素或硫唑嘌呤以控制临床症状,减少类固醇的用量。长期处于疾病活动期的 SLE 患者,孕期使用他克莫司也是安全的。

环磷酰胺是一种烷化剂,用于非妊娠患者治疗增殖性狼疮性肾炎。但该药可穿过胎盘并与胎儿腭裂和骨骼发育异常有关。孕期应用需极其慎重。甲氨蝶呤是一种抗代谢药,有时也可应用于 SLE 患者。对早孕期胚胎具有致死性,对晚期妊娠胎儿也存在致畸性。该药属于妊娠 X 级药物,对 SLE 患者孕期使用绝对禁忌。霉酚酸酯和来氟米特也属于绝对禁忌的范畴。对利妥昔单抗和贝利木单抗的研究数据还较少。因此,在获得更多的资料前应避免二者的使用。

狼疮活动的处理

孕期狼疮活动通常较轻微,通常表现为皮肤损害和关节疼痛。然而,病情一旦恶化,会出现严重的肾炎、脑卒中、癫痫和精神疾病。对狼疮活动的治疗有赖于患者症状的严重程度,可用 NSAID、羟氯喹和皮质类固醇控制病情。

狼疮性肾炎

严重肾炎患者可能出现急性肾功能不全。正如前述,需与子痫前期相鉴别,在肾移植患者还需与急性排斥反应相鉴别。有趣的是,只有罕见的几例肾脏移植复发狼疮性肾炎的病例。因此,器官移植后发生急性肾功能不全可能是由于移植排斥或子痫前期。然而,区分移植排斥、肾炎和子痫前期常常较困难而需行肾脏活检。

皮质类固醇的治疗效果往往较好。然而,增殖性狼疮性肾炎患者可能需给予环磷酰胺。对增殖性狼疮性肾炎患者分别给予低剂量和高剂量环磷酰胺研究发现,相比高剂量组,低剂量环磷酰胺具有相同的治疗效果,且对母体的副作用较少。对该药的治疗效果不佳且血清肌酐水平超出 3.5mg/dL 的患者,需开始透析治疗以改善妊娠结局。

狼疮性中枢系统损害

SLE 患者中枢神经系统的临床表现不同,临床治疗复杂。其中包括周围神经病变、头痛、癫痫、舞蹈病、脑卒中、情绪障碍和精神疾病。还要排除其他神经系统症状,如代谢异常、感染和颅内病变。长期使用类固醇激素的患者感染尤其常见。因此,需要彻底评估是否合并感染,包括脑脊液检查。除此之外,脑成像和脑电图检查对排除其他神经系统异常具有一定的价值。

遗憾的是,尚无关于狼疮性脑炎恰当治疗方法的随机对照研究。就这一点而言,对该病的治疗是经验性的。发生复发性精神疾病、情绪改变或谵妄的患者对情绪稳定药物反应较慢,但对大剂量类固醇激素的治疗反应较明显。如果需要可加用环磷酰胺,帮助降低控制症状所需类固醇激素的用量。具有轻微神经症状(罕见的癫痫发作,轻度抑郁,头痛,周围神经病变),而没有其他全身性疾病表现的患者可对症治疗。

发生血栓性脑卒中的狼疮患者血液中常常存在抗磷脂抗体。对这类患者的主要治疗措施为肝素抗凝治疗。

一般而言,除了甲氨蝶呤、环磷酰胺和NSAID,药物治疗严重狼疮活动的益处远大于其危险性。虽然,使用这些药物仍需谨慎,但在孕期某些情况下存在用药指征。

■ 狼疮和抗磷脂抗体综合征

抗磷脂抗体综合征(APS)是一种自身免疫性疾病,具有不同的临床表现和实验室检查结果[37],包括抗磷脂抗体(aPL)(表 27-7)。抗磷脂抗体是一种异质性群体,包括多种自身性抗体结合磷脂、蛋白或磷脂-蛋白复合物。约 30% SLE 患者存在抗磷脂抗体。SLE 患者发生抗磷脂抗体综合征,考虑为继发性 APS;未罹患其他结缔组织病而发生 APS,为原发性。

虽然有多种抗磷脂抗体已被报道,但以狼疮抗凝物、抗心磷脂抗体,抗 β2 糖蛋白 I 抗体最具特征性,推荐用于临床检测[38]。狼疮抗凝物是一个误称,因为患者可能并未发生 SLE,血液呈高凝固性而非抗凝。这也不是抗体的常规命

■ 表 27-7　抗磷脂抗体综合征的分类标准

临床标准

1.血栓形成:经影像学、超声多普勒或组织病理学证实任何组织或器官发生的一次或多次动脉、静脉或小血管血栓形成

2.妊娠发病

　a.一次或多次出现经超声或直接检查证实形态正常的胎儿在孕 10 周(或以后)出现无法解释的死亡,或

　b.一次或多次出现因严重子痫前期、子痫或严重胎盘功能不全(而胎儿形态正常)在孕 34 周前早产,或

　c.连续 3 次或 3 次以上无法解释的孕 10 周前自然流产,且排除母体解剖、内分泌异常以及父母双方染色体异常

实验室标准

1.根据国际血栓与止血学会指南,间隔至少 12 周,2 次或 2 次以上检出血浆中存在狼疮抗凝物

2.标准 ELSA 试验证实,间隔至少 12 周,2 次或 2 次以上检出中效价或高效价(>40 GPL 或 MPL,或>99%)的抗心磷脂抗体 IgG 和(或)IgM

3.标准 ELSA 试验证实,间隔至少 12 周,2 次或 2 次以上检出抗 β_2 糖蛋白 I IgG 和(或)IgM 抗体(效价>99%)

注:患者至少符合一项临床标准和一项实验室标准可认定抗磷脂抗体综合征。

名。对血浆中的狼疮抗凝物通过某些依赖磷脂的凝血试验(如活化部分凝血活酶时间,Russel 蝰蛇毒稀释试验)可以加以检测。如果存在自身抗体,凝血受到干扰,导致凝血时间延长。再进行确证试验,排除其他延长凝血时间的原因(如凝血因子缺乏)。临床医师会要求用蓝色管收集血液进行狼疮抗凝物筛查,以检测是否存在狼疮抗凝物。一项队列研究发现,在抗磷脂抗体中狼疮抗凝物与不良妊娠结局的相关性最高[28]。

抗心磷脂抗体的检测多通过传统的免疫分析技术。试验采用半定量的方法报告结果并通过标准血清来达到试验标化。中高效价的同种型 IgG 与抗磷脂抗体综合征临床表现之间的相关性最强。与低 IgG 抗体效价,仅存在 IgM 或 IgA 抗体之间非特异性关联,临床相关性并不确定。达不到抗磷脂抗体综合征的诊断标准。

在过去十年间,中到高效价的抗 β₂ 糖蛋白 I IgG 或 IgM 抗体已被普遍视作 APS 的诊断标准。抗心磷脂抗体,抗 β₂ 糖蛋白 I 抗体检测是通过标准的免疫分析技术,给出半定量结果。

其他一些自身抗体与抗磷脂抗体综合征也有一定的相关性,如梅毒血清学假阳性,抗磷脂酰丝氨酸抗体。虽然这些抗体最终可能被证明具有一定的临床意义,但在深入研究之前,不推荐用于常规检测。

抗磷脂抗体综合征与多种临床表现相关,包括动静脉血栓形成、习惯性流产、自身免疫性血小板减少症。妊娠合并子宫胎盘功能异常相关性疾病,如子痫前期、胎儿宫内生长受限和产前检查异常[39,40]。1/4~1/2 的 APS 患者发生过子痫前期。常常在孕 34 周前加重而发病。虽然 APS 孕产妇是发生子痫前期的高危人群,但是大多数发生子痫前期的孕产妇并未罹患 APS。将子痫前期和 APS 的相对频率进行比较,就不会感到奇怪了。

胎儿宫内生长受限也与抗磷脂抗体相关,可见于 15%~30% 的 APS 孕产妇。抗心磷脂抗体 IgG 效价越高的患者似乎越容易发生胎儿宫内生长受限。监测胎心率异常提示子宫胎盘功能异常在 APS 孕产妇中常见。对 APS 妇女进行的一项大型队列研究发现,50% 的 APS 孕产妇产前检查异常,最终导致产科干预的增加和早产的发生。胎盘功能不全引起的胎儿心率异常最早可出现在妊娠中期。

子痫前期、胎儿宫内生长受限和胎心异常发生率的增加均可导致 APS 孕产妇医源性早产的发生。多达 1/3 的 APS 孕产妇发生早产。APS 孕产妇很可能在孕 34 周前分娩。

抗磷脂抗体综合征治疗

最初,对于抗磷脂抗体综合征患者孕期给予大剂量泼尼松(40mg/d 或更大剂量)联合低剂量阿司匹林治疗。这种治疗方案使 60%~70% 的患者成功妊娠。随后,有建议将肝素用于抗磷脂抗体综合征的治疗。一些病例显示出其相对于大剂量泼尼松具有相当的成功率。一个小型随机试验发现,肝素和泼尼松的功效相当。然而,经泼尼松治疗的孕产妇发生产科不良事件,包括子痫前期、足月前胎膜早破和早产的概率增加[41]。其他研究也已经证实了肝素的有效性。因此,肝素(或低分子量肝素,LMWH)可用于 APS 孕产妇的孕期治疗。对肝素疗效不佳的患者可给予静脉注射免疫球蛋白辅助治疗。与单独使用肝素相比,免疫球蛋白的费用昂贵而且单独使用不能提高治疗效率,因而不推荐作为首选治疗方法[42]。对于 APS 孕产妇孕期发生血栓形成的高风险,肝素也具有潜在治疗效果,即使对于那些并无血栓栓塞史的孕妇也是如此。既往无血栓症的患者给予血栓预防性剂量的肝素(10 000~20 000U/d,普通肝素)。既往发生过血栓形成的患者需接受充分的肝素抗凝治疗。治疗目标是维持 aPTT 为正常值的 1.5~2.5 倍。既往无血栓症的患者需持续接受抗凝治疗直到产后 6 周。既往发生过血栓症的 APS 患者需终生抗凝治疗。产后应将肝素更换为华法林。除了担心肝素可进入母乳外,哺乳期使用华法林也是安全的。

狼疮抗凝物能够延长 aPTT。因此,对于狼疮抗凝物阳性的患者不能用 APTT 试验监测抗凝剂。应检测抗凝血因子 Xa。用普通肝素进行充分抗凝治疗，抗凝血因子 Xa 水平以 0.4~0.7U/mL 为宜。

肝素的副作用罕见，但具有潜在危险，包括出血、骨质疏松和血小板减少。孕期给予普通肝素治疗的患者中，1%~2% 发生肝素致骨质疏松而骨折。因此需鼓励患者进行负重运动并补充钙剂。此外，在 5% 的患者中肝素可导致免疫介导性血小板减少症。在治疗开始后 10 天内可发现血小板减少症。相应地，在治疗开始后的前 10 天，需连续进行血小板计数。

低分子肝素在孕期的使用越来越多。最初认为低分子肝素可穿过胎盘导致胎儿出血。然而，研究发现情况并非如此，孕期使用低分子肝素是安全的。为了充分抗凝治疗，推荐使用依诺肝素 1mg/kg，皮下注射，每 12 小时一次。然而，由于孕期血浆容量及肾血流增加，依诺肝素的药代动力学发生了改变。为了保持足够的药量，需监测抗凝血因子 Xa 的水平。用低分子肝素进行充分的抗凝治疗，抗凝血因子 Xa 水平以 0.5~1.1U/mL 为宜。低分子肝素导致骨质缺乏和血小板减少的危险较普通肝素低。但是，其价格较昂贵且半衰期较长，产时抗凝治疗不太方便。对需要充分抗凝治疗的孕产妇，低分子肝素的优势大打折扣。然而，普通肝素对只需给予预防剂量的患者较有优势。对孕 34~36 周的孕产妇，应将低分子肝素换成普通肝素。普通肝素的半衰期较短且在分娩时易于快速检测 APTT，如果胎膜早破患者自发进入产程可以较安全地进行麻醉给药。表 27-8 总结了对 APS 孕产妇的处理措施。

恶性抗磷脂抗体综合征

大多数 APS 患者会发生单一大血管血栓形成。对复发的患者，再次发作常在首次发生后的数月到数年。1992 年，Asherson 等人报道了恶性

■ 表 27-8 抗磷脂抗体综合征的治疗指南
I.治疗目标
A.胚胎和胎儿存活
B.及时发现子宫胎盘功能不全及子痫前期
C.预防血栓形成
II.处理
1.孕前咨询
a.妊娠相关风险包括流产、胎儿死亡、子痫前期、胎儿宫内生长受限、子宫胎盘功能不全和早产
b.评估诊断的准确性。必要时确认是否存在抗磷脂抗体
2.产前检查
a.证实胚胎存活，开始给予普通肝素(10 000~20 000U/d，分两次给药)皮下注射，或给予相应剂量的低分子肝素(预防性)。对曾经发生血栓形成的患者给予大剂量(治疗性)
b.补充钙剂并负重运动
c.经常评估子痫前期的发展
d.动态超声检查评估胎儿生长
e.32 周起开始胎儿监测，合并并发症可更早
f.如果患者曾经发生或血栓栓塞或孕期急性发作，给予治疗剂量的肝素，维持 aPTT 于正常值的 1.5~2.5 倍，或给予依诺肝素 1mg/kg，每天 2 次。
g.如果给予低分子肝素，需每 3 个月检查一次抗凝血因子 Xa 水平。抗凝血因子 Xa 水平以 0.5~1.1U/mL 为宜
注:患者至少符合一项临床标准和一项实验室标准可认定抗磷脂抗体综合征。

APS[43]。与绝大多数 APS 患者不同,发生恶性 APS 的患者出现多脏器微血管血栓形成, 常见于肾脏、肺和胃肠道。而心脏、脑组织、肝脏和肾上腺较少发生。恶性 APS 的死亡率为 50%~65%。

对 50 例恶性 APS 患者进行的回顾性调查发现,78%的患者发生肾损害而并发恶性高血压。肾活检可发现明显的微血管病和偶发的肾梗死。66%的患者发生肺损害。最常见的症状是严重呼吸困难。大约 50%肺损害的患者可发展成急性呼吸窘迫综合征 (ARDS),25%的患者会发生肺栓塞。56%的患者发生中枢神经系统损害。症状多变,包括精神错乱、嗜睡、木僵、癫痫和大、小血管梗死。50%的患者发生心肌损伤,38%发生胃肠道损害。胃肠道损害的最常见症状是剧烈腹痛。肠系膜血管阻塞(包括动脉和静脉)并不少见。其他脏器受累不常见,如肝(35%)、肾上腺(26%)、脾脏(20%)和胰腺(1%)。50%的患者发生皮肤受累,表现为浅表性坏死和坏疽,片状出血和紫癜。

诊断

恶性 APS 的诊断较为困难,需与以下疾病加以鉴别,包括弥散性血管内凝血(DIC)、血栓性血小板减少性紫癜(TTP)和狼疮性肾炎。Drenkard 及其同事报道了 6 例抗心磷脂抗体高效价的患者,血栓形成后抗体效价降低。并推测急性血栓形成可能导致一过性的抗体消耗,致使在急性发病时增加了 APS 诊断的难度。恶性 APS 的实验诊断包括狼疮抗凝物和高效价抗心磷脂抗体 IgG, 二者均可在大约 95%的患者中检出。合并 SLE 的患者也可能发生血小板减少症和抗双链 DNA。也可能存在溶血性贫血和与 DIC 一致的化验值。

治疗

恶性 APS 没有规范的治疗措施。患者往往病情危重而需收住 ICU。视患者症状采取相应的支持治疗,包括积极降压治疗、辅助通气、透析和血管加压药。某些机构推荐血浆置换术。但是有研究认为联合应用抗凝药、类固醇激素、静脉注射免疫球蛋白或血浆置换,以快速降低抗磷脂抗体效价,可改善临床结局。

(颜昊 贺芳 译)

参考文献

1. Arnett FC, Reveille JD, Wilson RW, et al. Systemic lupus erythematosus: current state of the genetic hypothesis. *Semin Arthritis Rheum*. 1984;14:24-35.
2. Doria A, Tincani A, Lockshin M. Challenges of lupus pregnancies. *Rheumatology*. 2008;47:iii9-iii12.
3. Tan EM, Cohen AS, Fries JF, et al. The 1982 revised criteria for the classification of systemic lupus erythematosus. *Arthritis Rheum*. 1982;25:1271-1277.
4. Clowe MEB, Jamison M, Myers E, James AH. A national study of the complications of lupus in pregnancy. *Am J Obstet Gynecol*. 2008;199:127.e1-127.e6.
5. Petri M. Sex hormones and systemic lupus erythematosus. *Lupus*. 2008;17:412-415.
6. Petri M, Howard D, Repke J. Frequency of lupus flare in pregnancy. The Hopkins Lupus Pregnancy Center experience. *Arthritis Rheum*. 1991;34:1538-1545.
7. Tandon A, Ibanez D, Gladman DD, Urowitz MB. The effect of pregnancy on lupus nephritis. *Arthritis Rheum*. 2004;50:3941-3946.
8. Mintz G, Niz J, Gutierrez G, et al. Prospective study of pregnancy in systemic lupus erythematosus. Results of a multidisciplinary approach. *J Rheumatol*. 1986;13:732-739.
9. Lockshin MD. Pregnancy does not cause systemic lupus erythematosus to worsen. *Arthritis Rheum*. 1989;32:665-670.
10. Lockshin MD, Reinitz E, Druzin ML, et al. Lupus pregnancy. Case-control prospective study demonstrating absence of lupus exacerbation during or after pregnancy. *Am J Med*. 1984;77:893-898.
11. Urowitz MB, Gladman DD, Farewell VT, Stewart J, McDonald J. Lupus and pregnancy studies. *Arthritis Rheum*. 1993;36:1392-1397.
12. Nossent HC, Swaak TJ. Systemic lupus erythematosus. VI. Analysis of the interrelationship with pregnancy. *J Rheumatol*. 1990;17:771-776.
13. Wong KL, Chan FY, Lee CP. Outcome of pregnancy in patients with systemic lupus erythematosus: a prospective study. *Arch Intern Med*. 1991;15:269-273.
14. Ruiz-Irastorza G, Lima F, Alves J, et al. *Br J Rheumatol*. 1996;35:133-138.
15. Doria A, Cutolo M, Ghirardello A, et al. Steroid hormones and disease activity during pregnancy in systemic lupus erythematosus. *Arthritis Rheum*. 2002;47:202-209.

16. Imbasciati E, Tincani A, Gregorini G, et al. Pregnancy in women with pre-existing lupus nephritis: predictors of fetal and maternal outcome. *Nephrol Dial Transplant.* 2009;24:519-525.

17. Gladman DD, Tandon A, Ibanez D, Urowitz MB. The effect of lupus nephritis on pregnancy outcome and fetal and maternal complications. *J Rheumatol.* 2010;37:754-758.

18. Kwok LW, Tam LS, Zhu T, Lueng YY, LI E. Predictors of maternal and fetal outcome in pregnancies of patients with systemic lupus erythematosus. *Lupus.* 2011;20:829-836.

19. Wagner SJ, Craici I, Reed D, et al. Maternal and fetal outcomes in pregnant patients with active lupus nephritis. *Lupus.* 2009;18:342-347.

20. Packham DK, Lam SS, Nicholls K, et al. Lupus nephritis and pregnancy. *Q J Med.* 1992;83:315-324.

21. Day CJ, Lipkin GW, Savage COS. Lupus nephritis and pregnancy in the 21st century. *Nephrol Dial Transplant.* 2009;24:344-347.

22. Burkett G. Lupus nephropathy and pregnancy. *Clin Obstet Gynecol.* 1985;28:310-323.

23. Smyth A, Oliveira GHM, Lahr BD, et al. A systematic review and meta-analysis of pregnancy outcomes in patients with systemic lupus erythematosus and lupus nephritis. *Clin J Am Soc Nephrol.* 2010;5:2060-2068.

24. Ambrosio P, Lermann R, Cordeiro A, Borges A, Nogueira I, Serrano F. Lupus and pregnancy—15 years of experience in a tertiary center. *Clinic Rev Allerg Immunol.* 2010;38:77-81.

25. Andrade R, Sanchez ML, Alarcon GS, et al. Adverse pregnancy outcomes in women with systemic lupus erythematosus from a multiethnic US cohort: LUMINA (LVI). *Clin Exp Rheumatol.* 2008;26:268-274.

26. Cortes-Hernandez J, Ordi-Ros J, Paredes F, et al. Clinical predictors of fetal and maternal outcome in systemic lupus erythematosus: a prospective study of 103 pregnancies. *Rheumatology (Oxford).* 2002;41:643-650.

27. Clowse ME, Magder LS, Witter F, Petri M. Early risk factors for pregnancy loss in lupus. *Obstet Gynecol.* 2006;107:293-299.

28. Lockshin MD, Kim M, Laskin CA, et al. Lupus anticoagulant, but not anticardiolipin antibody, predicts adverse pregnancy outcome in patients with antiphospholipid antibodies. *Arthritis Rheum.* 2012;64:2311-2318.

29. Johnson MJ, Petri M, Witter FR, et al. Evaluation of preterm delivery in a systemic lupus erythematosus pregnancy clinic. *Obstet Gynecol.* 1995;86:396-339.

30. Waltuck J, Buyon JP. Autoantibody-associated congenital heart block: outcome in mothers and children. *Ann Intern Med.* 1994;120:544-551.

31. Buyon JP, Clancy RM, Friedman DM. Cardiac manifestations of neonatal lupus erythematosus: guidelines to management, integrating clinical clues from the bench and bedside. *Nat Clin Pract Rheumatol.* 2009;5:139-148.

32. Friedman DM, Kim MY, Copel JA, et al; For the PRIDE investigators. Utility of cardiac monitoring in fetuses at risk for congenital heart block. The PR interval and dexamethasone evaluation (PRIDE) prospective study. *Circulation.* 2008;117:485-493.

33. Friedman DM, Kim MY, Copel JA, Llanos C, Davis C, Buyon JP. Prospective evaluation of fetuses with autoimmune-associated congenital heart block followed in the PR interval and dexamethasone evaluation (PRIDE) study. *Am J Cardiol.* 2009;103:1102-1106.

34. Friedman DM, Llanos C, Izmirly PM, et al. Evaluation of fetuses in a study of intravenous immune globulin as preventive therapy for congenital heart block: results of a multicenter, prospective, open-label clinical trial. *Arthritis Rheum.* 2010;62:1138-1146.

35. Pisoni CN, Brucato A, Ruffati A, et al. Failure of intravenous immunoglobulin to prevent congenital heart block: findings of a multicenter, prospective observational study. *Arthritis Rheum.* 2010;62:1147-1152.

36. Meehan RT, Dorsey JK. Pregnancy among patients with systemic lupus erythematosus receiving immunosuppressive therapy. *J Rheumatol.* 1987;14:252-258.

37. Miyakis S, Lockshin MD, Atsumi D, et al. International consensus statement on an update of the classification criteria for definite antiphospholipid syndrome (APS). *J Thromb Haemost.* 2006;4:295-306.

38. Branch DW, Khamashta MA. Antiphospholipid syndrome: obstetric diagnosis, management, and controversies. *Obstet Gynecol.* 2003;101:1333-1344.

39. Branch DW, Silver RM, Blackwell JL, et al. Outcome of treated pregnancies in women with antiphospholipid syndrome: an update of the Utah experience. *Obstet Gynecol.* 1992;80:614-620.

40. Lima F, Khamashta MA, Buchanan NM, et al. A study of sixty pregnancies in patients with the antiphospholipid syndrome. *Clin Exp Rheumatol.* 1996;14:131-136.

41. Cowchock FS, Reece EA, Blaban D, Branch DW, Plouffe L. Repeated fetal losses associated with antiphospholipid antibodies: a collaborative randomized trial comparing prednisone and low-dose heparin treatment. *Am J Obstet Gynecol.* 1992;166:1318-1323.

42. Branch DW, Peaceman AM, Druzin M, et al. A multicenter, placebo-controlled pilot study of intravenous immune globulin treatment of antiphospholipid syndrome during pregnancy. The Pregnancy Loss Study Group. *Am J Obstet Gynecol.* 2000;182:122-127.

43. Asherson RA, Cervera R, Piette JC, et al. Catastrophic antiphospholipid syndrome. Clinical and laboratory features of 50 patients. *Medicine (Baltimore).* 1998;77:195-207.

44. Drenkard C, Sanchez-Guerrero J, Alarcon-Segovia D. Fall in antiphospholipid antibody at time of thromboocclusive episodes in systemic lupus erythematosus. *J Rheumatol.* 1989;16:614-617.

第 28 章

妊娠合并镰状细胞危象的处理

• *Linda R.Chambliss*

血红蛋白病为血红蛋白生成异常的遗传性疾病。广义而言,血红蛋白病可划分为血红蛋白数量异常如地中海贫血,或血红蛋白结构异常如镰状细胞贫血。血红蛋白病较常见,全世界大约有 5%~7% 的人罹患该病。8% 的非裔美国人存在镰状细胞,而每 600 个非裔美国人中就有 1 个罹患镰状细胞贫血。据估计,全世界有 30 000 000 人至少有一个血红蛋白 S(HbS)基因。在美国,每年大约有 1500 个罹患镰状细胞贫血的婴儿降生。

妊娠合并镰状细胞贫血显著增加了母胎并发症的发生。母体并发症与慢性溶血、易于感染、间歇性镰状危象发作、潜在性多脏器损害以及子痫前期危险增加有关。这些导致产妇死亡率增加。对胎儿的影响包括胎儿宫内生长受限(IUGR)风险增加,低出生体重,早产以及镰状细胞基因纯合子或杂合子的可能。

■ 病理生理学

血红蛋白是一种含铁转运蛋白,负责将氧气从肺运送到细胞。正常成人血红蛋白包括 4 条珠蛋白肽链。最常见的成人血红蛋白是血红蛋白 A_1,由一对 α 链和一对 β 链组成($\alpha_2\beta_2$)。成人还有少量血红蛋白 A_2,由一对 α 链和一对 δ 链组成($\alpha_2\delta_2$)。胎儿时期的血红蛋白主要是血红蛋白 F,由一对 α 链和一对 γ 链组成($\alpha_2\gamma_2$)。出生后,γ 链被 β 链取代。然而,有报道称存在数百种 α 链、β 链、γ 链和 δ 链的变种。

镰状细胞贫血的 β 链发生了点突变,谷氨酸被缬氨酸取代。形成的血红蛋白 S 导致红细胞膜变形,以致红细胞失去了正常的性状和变形能力。新月形红细胞的携氧能力下降,红细胞失去正常形态,易于破坏,尤其是在小血管中,从而造成血流淤滞。镰状细胞更多黏附在内皮,进一步造成血管阻塞、血栓形成和组织损伤。红细胞更易脱水,细胞寿命从正常的 120 天缩短为不足 20 天。导致长期血管内和血管外溶血。

红细胞是否发生镰状改变取决于血红蛋白 S 的数目以及氧气含量。血红蛋白 S 的数目越多或氧气含量越低,越容易发生。纯合子患者 80%~100% 的血红蛋白为血红蛋白 S,在氧气含量正常时也会发生镰状改变。杂合子患者,也就是所说的镰状细胞性状,只有 25%~40% 的血红蛋白 S,除非在极端情况下,否则很少发生镰状改变。

该病主要表现为慢性溶血性贫血,胆红素增多,易于感染,血管堵塞与血栓形成。表 28-1 列出了常见的感染性并发症。患者免疫力减弱,因脾功能缺失而感染荚膜性细菌的风险增大。贫血和血液淤积造成广泛的组织缺氧,尤其是肝脏、肾脏、皮下组织、脾和心脏。常见下肢皮肤和皮下组织溃疡。视网膜血管损伤和血栓形成导致视力丧失。一些发生肺心病和(或)肺动脉

■ 表 28-1 镰状细胞贫血常见感染

尿路感染
肺炎
胆囊炎
骨髓炎(特别是沙门菌)
皮肤溃疡

高压的患者中风的危险增加。骨髓细胞增多。髓外造血最初发生在肝脏和脾脏,但成年时多数患者发生脾功能缺失。肝脏增大。长期溶血导致含铁血黄素沉着和胆石症。肾脏尤其易于损伤,因为髓质血氧含量降低而导致血红蛋白镰状改变增加。30%~40%的患者发生肾乳头坏死和梗死。蛋白尿、血尿和肾浓缩功能受损常见。患者容易发生脱水。镰状细胞贫血和镰状细胞性状的患者肾髓质癌的发病率升高。表 28-2 列出了镰状细胞贫血的肾脏并发症。

由于长期贫血,患者心脏肥大,左心房和两侧心室增大。即使是非妊娠期,患者心前区高动力和 Ⅱ~Ⅲ 级收缩期杂音常见。患者心脏舒张功能减退,运动耐量下降。休息时心输出量提高,运动时心输出量增加能力有限。也有报道,儿童因镰状细胞贫血发生心肌梗死。猝死并不常见。

■ 表 28-2 镰状细胞贫血肾脏并发症

尿路感染
蛋白尿
肾病综合征
血尿
低渗尿(无法浓缩尿液)
肾小管酸中毒
钾排泄不良
肾乳头坏死
急性肾衰竭
慢性肾衰竭
终末期肾病
肾髓质癌

肺脏因反复的感染和梗死而受损。功能性肺血管树减少。肺动脉高压已越来越被看作是镰状细胞贫血的主要并发症。

■ 镰状细胞贫血的诊断

在非裔美国人患者中出现小细胞低色素性溶血性贫血时需考虑是否为镰状细胞贫血。但镰状细胞贫血也发生在加勒比地区、中东、印度、地中海和拉丁美洲。虽然大多数患者的血红蛋白水平为 6~9g/dL,但有些患者的血红蛋白水平较高,接近正常值,特别是复合杂合子的患者。根据 DNA 倍体分析、高效液相色谱、等电聚焦电泳或醋酸纤维膜电泳检出高浓度的血红蛋白 S 可做出镰状细胞贫血的诊断。血红蛋白电泳是通过血红蛋白传导电流,不同的血红蛋白具有不同的电荷,从而可加以分离。正常情况下,成人血红蛋白中至少 95% 为血红蛋白 A_1 ($\alpha_2\beta_2$),3%~5% 为血红蛋白 A_2($\alpha_2\delta_2$),不到 1% 为血红蛋白 $F(\alpha_2\gamma_2)$。不应该有血红蛋白 C、S、E 或 H。镰状细胞贫血的患者有 80%~100% 的血红蛋白 S 而镰状细胞性状的患者有不到 45% 的血红蛋白 S。某些患者可能为复合杂合子,可同时伴有另一种异常血红蛋白,如血红蛋白 C 或血红蛋白 β 地中海贫血。但是,已有存在多种其他异常血红蛋白的研究报道。HbSC 病的患者有约 60% 的血红蛋白 C 以及大约 40% 的血红蛋白 S。复合杂合子患者通常病情较轻。

■ 妊娠镰状细胞贫血相关并发症

妊娠期间的生理变化对镰状细胞贫血患者造成极大的负担。妊娠期间生理性贫血常见,对叶酸的需求量增加。镰状细胞贫血的患者已经处于贫血状态,叶酸不足。妊娠加重了心脏负担,许多镰状细胞贫血患者存在潜在的肺动脉高压,运动耐量下降,已达到最大心输出量。妊娠加剧了血栓栓塞的危险，而其也是镰状细胞贫血的一种常见并发症(表 28–3)。

镰状细胞贫血的患者可发生多种妊娠并发症。患者更易发生感染、胆石症、子痫前期、子痫、血栓栓塞以及肺栓塞、胎儿宫内生长受限(IUGR)和早产。感染性疾病包括尿路感染、肺炎、产褥感染和败血症的危险增加。败血症和子痫前期连同已经存在的肾功能不全加剧了急性肾功能衰竭的风险。既往输过血的患者存在针对不同红细胞抗原的抗体。许多患者因血管阻塞危象而借助麻醉药止痛。镰状细胞贫血孕产妇可能多以剖宫产终止妊娠而出现低出生体重或早产儿。长期缺氧和胎盘血栓形成增加了胎儿宫内生长受限的风险。

肺动脉高压常见。并发肺动脉高压孕产妇的死亡率为 25%~50%，故需详细评估患者是否

■ 表 28–3 镰状细胞贫血妊娠并发症

贫血

感染(尿路，肺炎，产后感染，脓毒症和感染性休克)

血栓栓塞(深静脉血栓，肺栓塞和脑血管意外)

急性呼吸窘迫综合征需辅助通气

产后出血

需输血治疗

子痫前期和子痫

脱水

急性肾衰竭

胆石病

多器官功能衰竭

麻醉药依赖

致敏红细胞

剖宫产

麻醉并发症

孕产妇死亡

自然流产

胎膜早破

早产

低出生体重

宫内生长受限

围产期死亡率增加

并发肺动脉高压。有研究者认为，超声心动图检查发现三尖瓣反流速度超过 2.5ms 是肺动脉高压较有效的筛查方法。因孕期心血流量增大，超声心动图检查不易发现肺动脉高压，需对患者行心导管检查以确诊。

镰状细胞性状的患者发生子痫前期、尿路感染以及肾髓质癌的风险增加。有学者主张给予预防性抗生素，有人建议每个孕期至少进行一次尿培养。虽然尚缺乏随机试验数据指导治疗，但低剂量阿司匹林可能有助于镰状细胞贫血的孕产妇降低子痫前期的风险，特别是早孕期子宫动脉超声多普勒检查异常的患者。镰状细胞贫血孕产妇子痫发作需与脑血管意外相鉴别，后者并非镰状细胞贫血的常见并发症。可以对癫痫患者采用成像技术以排除脑卒中。

许多镰状细胞贫血患者使用羟基脲这种细胞毒性药物治疗。羟基脲能够迅速破坏含血红蛋白 S 的红细胞，而诱导产生血红蛋白 F。它也可降低镰状细胞对内皮的黏附性。如果患者受孕，应停用羟基脲，因其对动物存在致畸性。虽然目前尚无羟基脲致畸的报道，但数据量有限。哺乳期女性也应避免服用羟基脲。对孕期预防性输血以降低危象发生及改善妊娠结局所起的作用仍有争议。对预防性输血和部分性血液置换已有所研究，多数研究者认为二者并非常规治疗措施。输血治疗增加了同种异体免疫和(或)输血反应的风险。业已表明，输血治疗有助于急性胸痛综合征相关性缺氧、症状性缺血、大手术前术前准备、极度疲劳或存在心力衰竭的证据时的治疗。

■ 各种类型危象

在多数情况下，镰状细胞贫血患者妊娠期间的病情发展、发生危象的次数及其类型与非孕期时类似，除了一些孕产妇发生血管阻塞危象的风险增加。由于产时较大的血流动力学变化，产妇易在产后即刻发生血管阻塞危象。孕期

及产后发生危象的处理措施与非孕期推荐的处理方法没有本质上的区别。

表28-4列出了不同类型的镰状细胞贫血危象。最常见的危象是血管阻塞危象，患者产生剧痛，尤其是长骨或关节，也可能是骨髓长期低氧环境所致。最常见部位是肱骨、胫骨和股骨。大约60%的镰状细胞贫血患者每年会发生一次血管阻塞危象。持续数天到数周不等，可由多种因素诱发，包括感染、梗塞、脱水、酸中毒、应激、药物或酒精、寒冷及妊娠。1/3的危象与感染有关。然而大多数的危象并无明确的诱因。虽然骨痛常因血管阻塞危象所致，但也可因骨髓炎所致。二者均可引起疼痛，导致发热、肿胀和白细胞增多。可通过体温及白细胞计数加以辨别。骨髓炎时体温及白细胞计数均明显升高。其他骨科并发症也较常见（表28-5）。

虽然血管阻塞危象最常导致骨痛，但疼痛也可发生在胸部、腹部和背部。疼痛是局限性或游走性的。常常发生身体多处同时疼痛。血管阻塞危象的疼痛常被描绘为持续性或搏动性锐痛、钝痛、叩痛和切割痛。患者在发生危象前有1~2天的前驱期，感觉异常、麻木、钝痛，随后逐

渐加重。20%的患者因发生危象而住院治疗。脱离危象的患者因红细胞生成增多，纤维蛋白原增多及血浆黏度增加而容易发生血栓栓塞。很难将血管阻塞危象所致疼痛与腹部其他疾病诸如胆石病或阑尾炎加以辨别。需仔细考虑各种病因，而不是简单地将腹痛归结于危象的发生。一般而言，因血管阻塞危象导致腹痛的患者仍可听到肠鸣音。肠鸣音消失要考虑到其他导致腹痛的原因，诸如阑尾炎和胆囊炎。

除了血管阻塞危象所致疼痛，许多患者也因下肢溃疡、骨骼情况、神经疾患而长期疼痛。一些患者疼痛长期无法缓解。

急性胸痛综合征(ACS)危象患者表现发热、胸痛、呼吸急促和白细胞计数升高，胸部X线检查显示渗出性改变。这些常见的并发症主要是由于肺组织的感染和梗塞，在哮喘性疾病患者更常见。最常见的微生物是衣原体和支原体，细小病毒B19和各种呼吸道病毒。也包括葡萄球菌和肺炎链球菌。因呼吸痛发生通气不足进而发展为肺不张的患者因下位肋梗死，也可导致ACS。将ACS和肺炎或肺梗塞加以辨别较为困难。

叶酸消耗以致叶酸不足导致红细胞生成中断时，会发生巨幼红细胞危象。在镰状细胞贫血时，因细胞增殖快常会发生叶酸缺乏。巨幼红细胞危象也会发生在经口摄食减少，酗酒或叶酸需要量增加时（如同孕期对叶酸的需要量增加）。

一些类型的危象在儿童中常见，如脾隔离危象、再生障碍性危象和高溶血危象。成年期患者会发生功能性无脾症，因此妊娠期间脾隔离并不典型。有报道认为，再生障碍性危象与细小病毒B19感染有关。高溶血危象特征包括脾肿大和血红蛋白减少2g。正如脾隔离危象一样，高溶血危象一般只发生于儿童，因为成年期患者会发生功能性无脾症。高溶血危象可连同以下疾病同时出现，支原体感染、遗传性球形红细胞增多症和葡萄糖-6-磷酸脱氢酶缺乏症。然而，葡萄糖-6-磷酸脱氢酶缺乏症是X-连锁遗传，故在女性并不多见。

表28-4 镰状细胞贫血危象

血管阻塞危象

急性胸部综合征

巨幼红细胞危象

再生障碍性危象

脾隔离危象

高溶血危象

表28-5 常见的镰状细胞贫血骨科并发症

血管阻塞危象所致骨痛

肱骨头或股骨头坏死

骨髓炎

关节炎

指炎（手指或脚趾肿痛）

■ 血管阻塞危象的处理

应将发生危象的患者收住 ICU。因为大多数的危象均与血管阻塞有关，优先处理措施是水化，缓解疼痛，寻找诱因以及最常见的感染 (图 28-1)。因为至少 1/3 的血管阻塞危象因感染而起，需仔细评估有无常见的感染发生，如尿路感染、胆囊炎、肺炎和骨髓炎。尿路感染需治疗至少 10 天。镰状细胞贫血患者肾浓缩功能受损，而易发生脱水。除此之外，可能发生持续发热或胃肠道丢失。如有可能，应给予患者经口摄入水分，最少摄入 60mL/(kg·d)。如果患者严重

脱水或无法经口摄入足够水分，应给予静脉补液。发生血管阻塞危象的患者钠离子从尿中丢失，需保持电解质平衡。稀释性碳酸氢钠小心纠正酸中毒。只有在氧饱和度低于 95% 或低于基线 3% 时，才考虑吸氧治疗，但不作为常规治疗，因一旦停止会导致镰状改变反弹。患者既往止痛剂用药史可能有助于指导治疗，过去使用最有效的止痛剂可能仍然具有很好的止痛效果。止痛药可口服、皮下注射或静脉给药，因肌肉注射吸收不稳定最好避免使用。表 28-6 给出了建议剂量。

进行血红蛋白电泳检测可用于判断血红蛋白 S 的水平，而非确诊血红蛋白病。血红蛋白 S 水平、血细胞比容测定以及患者的病情陈述可用于帮助决定是否给予输血治疗。换血疗法的目的是使血细胞比容升高超过 35%，使血红蛋白 A 的水平提高大于 40%，降低血红蛋白 S 的含量。表 28-2 阐述了换血疗法的步骤。

在血管阻塞危象治疗过程中，虽然输血治疗或换血疗法并非必须，但有一类患者需考虑输血治疗。输血治疗的适应证：严重贫血 (血红蛋白<5~6g/dL)，急性胸痛综合征伴低氧，充血性心力衰竭，脑卒中，顽固性疼痛以及术前患者。血红蛋白水平保持在等于或高于 10mg/dL 的患者，手术并发症较少。

镰状细胞贫血的患者，特别是发生危象的患者由于脱水、感染和镰状改变，发生血栓栓塞的风险增加。许多研究者支持给予镰状细胞贫血的孕产妇预防性抗凝治疗。如果已行预防性抗凝治疗，妊娠后应继续使用。如果没有给予预防性抗凝治疗，应开始给予抗凝治疗。可给予标准治疗方案。也应该给予患者其他的处理措施，如步行和间歇充气加压装置。

需评估胎儿健康情况。确定孕周，评估是否存在胎儿宫内生长受限。如果胎儿已具有生存能力，应监视胎儿发育并考虑给予类固醇激素。尽力避免发生危象的孕产妇因胎儿因素而需终止妊娠，因为危象发生期间行外科手术对孕产

> 评估疼痛位置的特点，强度，相关症状，伴随状态，妊娠并发症，既往镇痛情况

↓

> **体格检查**
> **生命体征**
> 感染，脱水，缺氧，酸中毒的证据
> 评估胎儿生长状态：EGA，IUGR，产前诊断
> 实验室检查：白细胞手工分类计数及网织红细胞计数，肝肾功能，血红蛋白电泳，尿液分析及培养
> 缺氧，胸痛，肺部检查异常，存在充血性心力衰竭或急性冠状动脉综合征的证据时进行胸部 X 线检查 (腹部防护) 或在存在充血性心力衰竭的证据，极度缺氧，肺动脉高压时进行超声心动图检查

↓

> 排查引起疼痛的可能原因和诱因
> 疼痛是否由镰状细胞贫血所致还是有其他病因？
> 如果发生血管阻塞危象：
> 　补液
> 　给予止痛剂
> 　开始预防性抗凝治疗
> 　治疗感染
> 　如缺氧给予吸氧
> 　输血治疗 (急性冠状动脉综合征，严重贫血，脑卒中)
> 　纠正酸中毒
> 　胎儿监测
> 　处理阿片类药物的副作用 (恶心，呕吐，便秘)
> 　警惕相关并发症，如血栓栓塞、脑卒中、肺动脉高压、充血性心力衰竭

图 28-1　疑似血管阻塞危象发生时的检查和评价。

■ 表 28-6　镰状细胞贫血危象致中重度疼痛时阿片类药物通常的起始剂量 [a]

药物	口服	胃肠外
短效阿片受体激动剂		
吗啡	0.3mg/kg 每 3~4 小时或 10~30mg 每 3~4 小时	0.1~0.15mg/kg 每 2~4 小时或 5~10mg 每 2~4 小时
二氢吗啡酮	0.06~0.08mg/kg 每 3~4 小时或 7.5mg 每 3~4 小时	0.015~0.020mg/kg 每 3~4 小时或 15mg 每 3~4 小时
哌替啶	因其代谢物去甲哌替啶对中枢神经系统毒性,不推荐作为一线药物	因其代谢物去甲哌替啶对中枢神经系统毒性,不推荐作为一线药物
	只可短暂使用或已知对吗啡/二氢吗啡酮过敏时	只可短暂使用或已知对吗啡/二氢吗啡酮过敏时
	1.1~1.75mg/kg 每 3~4 小时或 50~150mg 每 3~4 小时	0.75~1.75mg/kg 每 3~4 小时或 50~150mg 每 3~4 小时
羟吗啡酮	无法使用	1~1.5mg 每 6 小时或 0.5mg 静脉缓慢滴注
阿片类药物组合		
可待因和对乙酰氨基酚	0.5~1mg/kg 每 3~4 小时	不推荐
可待因	15~60mg 每 3~6 小时	无法使用
二氢可待因酮	0.15~0.20mg/kg 每 3~4 小时	无法使用
羟考酮	0.15~0.20mg/kg 每 3~4 小时或 10mg 每 4~6 小时	无法使用
长效阿片受体激动剂	在疼痛紧急处理时未指出,直到已知患者阿片药物需求	在疼痛紧急处理时未指出,直到已知患者阿片药物需求

[a]Guidelines from the NIH publication The management of sickle cell disease. http://www.nhlbi.nih.gov/health/prof/blood/sickle/sc_mngt.pdf. AmL essed March 7, 2014.

注:出版物中关于阿片类药物的建议剂量与吗啡等效剂量存在较大差异。对每位患者都必须遵守临床反应这一标准。必须静脉滴注至产生临床反应。因为药物之间并没有完全的交叉耐药性。在更换药物时经常使用剂量需低于等效剂量,静脉滴注直至产生临床反应。

妇存在一定的危险。在手术之前纠正脱水,可减少并发症。全身麻醉与急性胸痛综合征风险增加相关。

对于发生危象的患者,除了初期治疗措施外,其他处理措施也可提高患者总体健康水平并改善妊娠结局。有报道指出,镰状细胞贫血患者存在缺食性营养不良,包括矿物质和维生素。营养咨询可有助于治疗。需回顾患者的预防接种状态,并适当进行预防接种。镰状细胞贫血孕产妇每年需接受一次流感疫苗接种,每五年接种一次肺炎链球菌疫苗。成年患者较儿童感染和脓毒症发生的风险较小,而不需常规抗生素治疗。如果患者没有接种过乙肝疫苗,则需接种。应劝患者戒烟,并给予适当的戒烟疗法和咨询。患者应计划妊娠,以便在疾病静止期受孕。镰状细胞贫血的孕产妇剖宫产率较高,可能在剖宫产时要求行绝育术。此外,由于许多患者叶酸不足,孕前补充叶酸十分必要,以降低出生缺陷。

■ 防治策略

理想的情况是,避免危象发生或将疼痛事件发作次数和疼痛程度降至最低。在一些研究

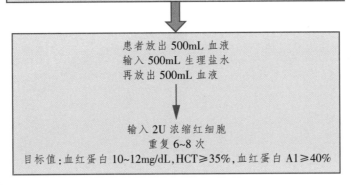

图 28-2　换血疗法技术。

中，预防性输血治疗可以减少血管阻塞危象发生次数并降低其严重程度，但是存在免疫抑制、致敏红细胞抗原和铁超载的危险。孕期需经常产前检查。每天需服用 4~5mg 叶酸，以降低巨幼红细胞危象的风险。每个孕期至少进行一次尿培养，或当患者出现症状时。需纠正脱水，减少生活压力。遗憾的是，羟基脲在妊娠期和哺乳期禁用。

有些方法已经用于治疗镰状细胞贫血。羟基脲和丁酸盐可以促进血红蛋白 F 产生，异常基因的遗传操作和骨髓移植可以有效"治愈"血红蛋白病。不过，这些药物在妊娠期禁止使用。尽管存在一些并发症，但已有利用骨髓移植治疗成功的报道。不过，找到合适的配型较困难，而且有移植失败报道，发生移植物抗宿主病。这一方面的工作还在进行。脐带血也许能为骨髓移植提供新的供体。但是，即使是脐带血也会发生上述并发症：高的移植失败率和移植后移植物抗宿主病。

■ 结论

与以往相比，镰状细胞贫血患者的寿命已有所延长，妊娠已成为可能。虽然镰状细胞贫血患者妊娠期间可能面临多种问题，但研究数据显示大多数接受适当的多学科治疗的患者都可以足月分娩具有存活力的婴儿。除了仔细监测发生胎儿宫内生长受限的可能，孕期处理血管阻塞危象与对非妊娠患者采取的治疗措施没有本质上的区别。在了解疾病潜在的病理生理学机制，留意孕期出现的特殊并发症的前提下，大多数的镰状细胞贫血患者都将会获得良好的转归。

（颜昊　贺芳　译）

推荐读物

ACOG technical bulletin 78. Hemoglobinopathies in pregnancy. http://www.ACOG.org. Accessed March 7, 2014.

Center for Disease Control and Prevention. Hemoglobin S allele and sickle cell disease. http://www.cdc.gov/genomics/hugenet/reviews/sickle.htm.

Harvard Sickle Cell Program. A comprehensive source for information for patients and health care providers. http://www.sickle.bwh.harvard.edu.

Howard J, Oteng-Ntim E. The obstetric management of sickle cell disease. *Best Pract Res Clin Obstet Gynaecol.* 2012;26:25-36. http://www.elsevier.com/locate/bpobgyn. Accessed March 7, 2014.

National institutes of health guidelines for pain management in sickle cell anemia. http://www.nhlbi.nih.gov/health/prof/

blood/sickle/sc_mngt.pdf. Accessed March 7, 2014.

Rogers DT, Molokie R. Sickle cell disease in pregnancy. *Obstet Gynecol Clin North Am*. 2010;37:223-237.

Sickle Cell Disease Association of America (SCDAA). A patient advocacy site with information for the public. http://www.sicklecelldisease.org. Accessed March 7, 2014.

Sickle Cell Information Center. Anesthesia and transfusion guidelines. http://www.emory.edu/PEDS/SICKLE. Accessed March 7, 2014.

The Comprehensive Sickle Cell Centers. A description of a major clinical research program supported by the NHLBI. http://www.rhofed.com/sickle. Accessed March 7, 2014.

索 引